针灸歌赋临床精解书系

针灸治疗歌赋

临床精解

杨朝义 编著

中国健康传媒集团

中国医药科技出版社

内 容 提 要

本书精选了针灸古籍中业界公认的、实用价值高的且具有代表性的多首针灸治疗歌赋，对歌赋逐条解读，深入解析取穴原理和临床应用，并附有歌赋临床应用的注意事项以确定歌赋的使用边界，歌赋最后附有验案以予以实证。本书内容丰富，资料翔实，实用性强。适合中医药院校师生、中医药从业者及广大中医药爱好者阅读参考。

图书在版编目（CIP）数据

针灸治疗歌赋临床精解 / 杨朝义编著 . -- 北京：
中国医药科技出版社 , 2025. 4. -- （针灸歌赋临床精解
书系）. -- ISBN 978-7-5214-5194-8

Ⅰ. R245

中国国家版本馆 CIP 数据核字第 2025ND9548 号

美术编辑 陈君杞
版式设计 友全图文
出版 **中国健康传媒集团** | 中国医药科技出版社
地址 北京市海淀区文慧园北路甲 22 号
邮编 100082
电话 发行：010-62227427 邮购：010-62236938
网址 www.cmstp.com
规格 710×1000 mm $^1/_{16}$
印张 27 $^1/_4$
字数 503 千字
版次 2025 年 4 月第 1 版
印次 2025 年 4 月第 1 次印刷
印刷 天津市银博印刷集团有限公司
经销 全国各地新华书店
书号 ISBN 978-7-5214-5194-8
定价 **69.00 元**

获取新书信息、投稿、
为图书纠错，请扫码
联系我们。

前　言

中医针灸学流传千年而长盛不衰，传至世界多地，诸多国家如获珍宝，非常重视，现已成为世界医学的重要组成部分。尤其时下慢性疾病多发，人们对保健养生高度重视，中医针灸学如一颗璀璨之星，向世人展现着其灿烂的光芒。针灸歌赋是历代针灸医家在长期临床实践中的智慧结晶，歌赋特点是言简意赅，朗朗上口，便于记忆，运用方便，是针灸传承发展的重要形式，与药性赋、汤头歌、脉诀等同为中医教学和临床别具特色的重要组成部分。针灸歌赋的诞生由来已久，通过大量流传下来的文献考证来看，针灸歌赋最早的记载见于宋代崇宁元年（公元1102年）的《琼瑶神书》。该书是一部以歌诀阐述针灸理论的专著，书中绝大部分内容以五言、七言歌诀形式写成，内容包括经络、穴位、针刺手法、运气流注、特定穴配伍及治疗处方等，共载歌诀328首。继《琼瑶神书》之后，北宋王惟一所撰的《铜人腧穴针灸图经》中也有3首针灸歌赋。歌赋的兴盛是在金元时期，如在此时期何若愚所著的《流注指微针赋》、窦汉卿所著的《标幽赋》《通玄指要赋》、席弘所著的《席弘赋》、王国瑞所著的《玉龙歌》、滑寿所著的《十四经脉气所发篇》等，皆是具有重要价值的针灸学内容，对后世针灸学的发展有着极其深远的影响，成为千古传诵的名篇。歌赋发展真正鼎盛时期是在明代，写作体裁上形式多样，内容上更丰富多彩，歌赋数量上可谓浩瀚。如刘纯的《医经小学》、徐凤的《针灸大全》、陈言的《杨敬斋针灸全书》、高武的《针灸聚英》、杨继洲的《针灸大成》、汪机的《针灸问对》、吴崑的《针方六集》、陈会的《神应经》、张景岳的《类经》与《类经图翼》、夏英的《灵枢经脉翼》、张三锡的《经络考》、翟良的《经络汇编》等著作中皆汇集了大量的针灸歌赋。这些歌赋至今仍是针灸临床及针灸研究的重要资料，对临床有重要的指导意义，对针灸学研究有重要的科研价值。

由于歌赋多年代久远，文字晦涩难懂，词略意广，故体悟较难，钻研不易，给当今学习者造成了诸多困难，学习中难免遇到很多问题。同时由于歌赋卷帙浩繁，使得诸多的学习者茫无边际、不知所向，因此余根据临床所需，进行搜集整理，根据每首歌赋的社会背景，对写作体裁深入分析，对传抄错讹、校勘避讳等诸多的问题做了进一步的校正与相关注解，并进一步发挥临床应用，其内容并非单纯地为注解而注解，而是从临床实践出发，更贴近于临床，具有很强的实用价值。

从歌赋诞生至今为止，其数量可谓浩瀚，据山东中医药大学艾莹的《古代针灸歌赋的文献研究》显示，在45部针灸著作中共收载歌赋1497首，除去重复的有1045首，包括综合治疗类405首、经穴定位类539首、八法八穴类31首、流注针法类34首、针灸禁忌类36首。歌赋数量如此之多，平时应当学习哪些歌赋呢？这也是很让人很头痛的问题，诸多歌赋让针灸初学者目不暇接，难以从头学起。笔者根据长期的临床实践，并结合针灸学基本内容，通过已出版的各类相关文献，将临床实用性强的歌赋归纳总结为三大部分，分别编撰为上、中、下三部相关著作。上部为《针灸经络腧穴歌赋临床精解》，以经络与腧穴为主要内容；中部为《针灸刺法灸法歌赋临床精解》，以针刺法、灸法、针刺运用及针刺禁忌等为主要内容；下部为《针灸治疗歌赋临床精解》，即本书，以临床治疗为主要内容。以此来分部论述符合针灸学的基本内容，也便于大家查阅。

本书汇集了与临床治疗密切相关的19首针灸歌赋，故称为《针灸治疗歌赋临床精解》，这些歌赋内容可谓是稀世珍品，每一篇皆是一直被广为传颂的针灸名篇。它是历代针灸临床大家宝贵经验的高度概括和总结，凝聚着医家们的智慧与心血，字字珠玑。在惜墨如金的古代，《针灸聚英》《针灸大成》等针灸专著中均以较大篇幅收录了历代歌赋，唯恐遗失，以期广为流传。近现代，数位老一辈的针灸医家对其进行了白话文的注释和校释，以便后人学习和使用，如施土生的《针灸歌赋校释》；陈璧琉、郑卓人合著的《针灸歌赋选解》；王森、赵晓梅、张兆发合著的《针灸歌赋集注》；谷世喆、齐立洁、任秀君、侯中伟合著的《针灸经络腧穴歌诀白话解》；国医大师贺普仁不仅注解歌赋，更总结了自己临床应用针灸歌赋的卓越疗效而成《针灸歌赋临床应用》。

针灸歌赋均以朗朗上口的形式记录各位医家的临证经验，合辙押韵，便于诵读，像唐诗宋词一般，韵味十足，乐于被人们传颂。而且，一经背记，终生难忘，临证就会触景脱口而出，运用自如，这些歌赋常是某些疾病的特效用穴，用之即灵，不会因忙乱而无计可施，贻误病机。古人一直将其作为学习针灸的"童子功"，一入门便大量背记。近年来亦有诸多的重要文献显示，掌握一定数量的针灸歌赋对学生学习、使用针灸，提高针灸的临床水平，起到提纲挈领、执简驭繁、事半功倍的作用。余在临床工作中就受益于此，常根据患者之病证随手取用相关穴位，多能效如桴鼓。如"行间可治膝肿病，尺泽能医筋拘挛"；"偏正头风痛难医，丝竹金针亦可施，沿皮向后透率谷，一针两穴世间稀"；"大便闭结不能通，照海分明在足中，更把支沟来泻动，方知妙穴有神功"；"鹤膝肿劳难移步，尺泽能舒筋骨疼，更有一穴曲池妙"；"顶心头痛眼不开，涌泉下针定安泰"；"头面之疾针至阴"；"肚腹三里留，腰背委中求，头项寻列缺，面口合谷收"；"头项强急承浆保"；"颔肿喉闭少商前"；"肠鸣大便时泄泻，脐旁两寸灸天枢"；"大敦二穴主偏坠，水沟间使治邪癫"；"五痔原因热血作，承山须下病无踪"；"寒热痹痛，开四关而已之"；"阴陵、水分，去水肿之脐盈"；"阴郄、后溪，治盗汗之多出"；"强痛脊背泻人中，挫闪腰酸亦可攻，更有委中之一穴，腰间诸疾任君攻"等。笔者根据患者病证之症状，歌赋即能脱口而出，穴位随手而取，取之即效。

针灸歌赋秉承了古人惜言如金的特色，言简意赅，信息高度浓缩。如最为大家熟知的《四总穴歌》："肚腹三里留，腰背委中求，头项寻列缺，面口合谷收。"短短20个字，高度概括了4个常用穴的主治范围，对相应部位的病证，无论虚、实、寒、热皆可以选择使用。杨继洲将家传的针灸治疗经验以《胜玉歌》的形式总结成篇，记录于《针灸大成》中。开篇即言："《胜玉歌》兮不虚言，此是杨家真秘传。"该歌赋共收载穴位66个，涉及病种高达54个之多，用穴之精简，令人叹为观止。最关键的是，数量如此之少的腧穴，却能发挥出效如桴鼓之用，犹如中药治疗中的"经方"。针灸歌赋的运用有利于针灸医生临床经验的总结与技术的提升，也更显示了针灸旺盛的生命力，有利于针灸技术的传承与传播。由此，针灸歌赋的重要性可见一斑，大力深入研究并传承推广各类歌赋具有深远的临床意义。

本书参阅了大量的相关古今文献，在此不能一一致谢，谨向这些呕心沥血的前辈们致以最崇高的敬意！因笔者水平所限，可能对先贤诸家的思想和学术理解未尽全面，但功拙不计，仅以此慰藉吾辈弘扬针灸学术、普救含灵之苦之心。其注解中存在谬论之处，敬请各位老师及同道不吝赐教，期望能够还原歌赋本来之面貌，能够让歌赋在临床中发挥更大的作用。编写本套丛书的目的就是想唤起针灸同道对针灸歌赋的高度重视，不仅仅要很好地传承，更要从临床实践中进一步发挥总结其中的规律，让这块璞玉大放异彩。

杨朝义
2024 年仲夏于潍坊奎文杨朝义中医门诊

目 录

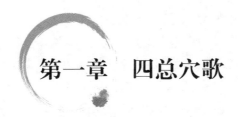

第一章　四总穴歌

【歌赋】

肚腹三里留，腰背委中求，头项寻列缺，面口合谷收。

四总穴歌赋原载于明代朱权所著的《乾坤生意》中，该书是一部综合性医书。约刊于14世纪末（明代永乐年间，公元1406年），内容分述用药大略、运气、各科病证治法以及丹药、膏药、针灸等。之后在《凌门传授铜人指穴》《针灸聚英》《针灸大成》《杨敬斋针灸全书》《类经图翼》《针方六集》等针灸专著中皆有收录本歌赋，大力推广了本歌赋的传承，使之经久不衰，传承至今，对针灸临床有着深远的影响。本歌赋选自《针灸大成》。

【注解】

"四总穴"为本歌赋的名称，四穴指合谷、列缺、足三里、委中。"总"：是概括、总结之意，其意是可用四穴治疗全身疾病的意思，故为总。

一、肚腹三里留

（一）肚腹

肚腹是指腹部胃、大肠、小肠、脾之类病证，也泛指人身前面之疾患（即腹部疼痛及消化系统疾患而引起的呕吐、胃痛、腹泻等症）。

（二）三里

三里指足三里穴。若因脾胃、肠道疾患（人身前面，与腰背相对而言）而引起的腹部疼痛及相关症状，如脾、胃、大肠、小肠功能失调出现的肚腹疼痛、呕吐、胃痛、腹泻等症状，可首选足三里穴或者以足三里穴为主穴施治。

1.穴位解释　本穴最早见于《灵枢·五邪》，原名为"三里"。足三里之名首见于《圣济总录》中。"足"指下肢；"三里"指犊鼻下三寸。

足三里穴归属足阳明胃经，为足阳明胃经之合穴，胃腑的下合穴。不仅是四总穴之一，也是"马丹阳天星十二穴"之一、"回阳九针"之一、肚腹疾病之主穴、强壮保健要穴。临床以补法或平补平泻法为常用，宜灸，是临床重要灸穴。

2.定位 在小腿外侧，犊鼻下3寸，胫骨前嵴外一横指处，犊鼻与解溪连线上。

3.穴性 疏经通络，升清降浊，理脾和胃，补益气血，扶正培元。

4.主治

（1）消化系统疾病：胃痛、胃胀、嗳气、呃逆、呕吐、食积、泄泻、便秘、痢疾、阑尾炎、急慢性胃肠炎等。

（2）各种慢性病、虚证：虚劳羸瘦、心悸气短、头晕、咳嗽气喘、内脏下垂、慢性病恢复期。

（3）皮肤病：痤疮、黄褐斑、风疹、荨麻疹、瘙痒症。

（4）头面五官疾病：面瘫、面部痉挛、三叉神经痛、耳鸣、耳聋、眼疾、鼻疾等。

（5）下肢痿痹：中风偏瘫后遗症、手足麻木、膝关节疾病、肢体抬举不利等。

（6）保健要穴：提高人体免疫力、抗衰老等。

（7）其他：如失眠、癫狂、高血压、糖尿病、低血压、月经不调、不孕症、腰痛、水肿、脚气、乳腺炎、乳腺增生、心脏病、呼吸系统疾病、白细胞减少症等。

二、腰背委中求

（一）腰背

腰背即人身后面的疾患（指背痛、腰痛、腿痛）。

（二）委中

指委中穴。腰背部及腿痛（人身后面，与肚腹相对而言），可首选用委中穴或以委中穴为主穴施治。

1.穴位解释 委中首见于《灵枢·本输》。"委"即委曲；"中"即正中。本穴在腘横纹中点，当足膝委折之中，弯曲而取之，故名"委中"，别名"血郄""郄中""腘中"。

委中穴归属于足太阳膀胱经，为足太阳经气所入之合穴，五行中属土，膀胱之下合穴。委中穴是临床常用的刺血穴位，刺之则有清热达邪、祛除经脉之外邪、舒畅经络之经气的作用。一般直刺1~1.5寸，常以平补平泻法为用，禁灸。

因膀胱经循行于腰背部，取用为循经取穴，《灵枢·终始》言："病在腰者，取之腘。"此处"腘"即指委中穴。因外邪所引起的腰背部疼痛，取用委中穴治之甚佳。

2.定位 在膝后区，腘横纹中点。

3.穴性 舒筋通络，活血散瘀，通经止痛，清热解毒。

4.主治

（1）腰背及下肢疾患：如颈项强痛、腰背痛、急性腰扭伤、坐骨神经痛、踝关节扭伤、足跟痛等。

（2）急性吐泻：如中暑、急性肠胃炎等。

（3）皮肤疾患：如瘾疹、荨麻疹、痤疮、疔疮、痈等。

（4）泌尿生殖系统疾患：如小便不利、遗尿、痔疾、肛周脓肿等。

三、头项寻列缺

（一）头项

头项是指头及颈项部位。

（二）列缺

指列缺穴。头及颈项部的疾患（指头痛、颈项痛等），可首选列缺穴或者以列缺为主穴施治。

1.穴位解释 本穴首见于《灵枢·经脉》。"列"：排列，裂开；"缺"：凹陷、孔隙；其穴位于桡骨茎突上方凹陷处，故名列缺，又称"童玄""腕劳"。

列缺穴归属于手太阴肺经，为手太阴络脉别走手阳明之络穴，联络着二经之经气，既可以治疗肺经病变，又可以治疗与其相表里的大肠经病变。本穴还是八脉交会穴之一，通于任脉，故还可以治疗任脉之病变。

2.定位 在前臂，腕掌侧远端横纹上1.5寸，拇短伸肌腱与拇长展肌腱之间，拇长展肌腱沟的凹陷中。

3.穴性 疏风解表，宣肺理气，利咽通络。

4.主治

（1）外感疾病：感冒、咽喉肿痛、咳嗽、气喘、咽干、眼痒等。

（2）颈项部疾病：手臂挛痛、颈项强痛、肩背酸痛。

（3）男女生殖系统疾病：小便不利、小便灼热、尿血、癃闭、遗尿、痛经、胎衣不下、阴茎痛等。

（4）其他：还用于半身不遂、牙痛、掌中热、头痛等。

四、面口合谷收

（一）面口

面口指口角及颜面部疾患。

（二）合谷

指合谷穴。凡颜面部、口腔及五官疾患（面瘫、面痛、面肌痉挛、颞颌关节炎、口周疾病、牙痛、咽喉痛等），可首选合谷穴或以合谷为主穴施治。

1.穴位解释 本穴首见于《灵枢·本输》。"合"指开合、结合或合拢之意；"谷"是山谷的意思，又指肌肉会合的地方，即古之所谓"肉之大会"，亦成为洼谷。"合谷"，是山名，本穴在太阴与阳明结合处，开则如谷，合则如山，故名合谷。又因本穴处于手拇指与食指之间，手张之状，其形大如虎口之状也，所以又称为"虎口"。

合谷穴属于手阳明大肠经，为原气所过和留止大肠之原穴。

2.定位 在手背，第1、2掌骨间，第2掌骨桡侧的中点处。

3.穴性 疏风解表，清热开窍，镇痛镇静，通降肠胃。

4.主治

（1）头面五官疾病：眩晕、眼疾、耳鸣、耳聋、鼻疾、面瘫、面肌痉挛、颞颌关节功能紊乱等。

（2）外感疾病：感冒、发热、咳嗽、咽喉肿痛等。

（3）疼痛证：头痛、牙痛、面痛、手指痛、手腕痛、肩臂痛、肘痛、腹痛、胃痛等。

（4）妇科疾病：闭经、难产、堕胎、胎衣不下、月经不调、痛经等。

（5）皮肤病：瘾疹、黄褐斑、粉刺等。

（6）肠道疾病：痢疾、便秘、肠道痉挛等。

（7）其他：手术麻醉、疟疾、痿症、痹证、中风、无汗、多汗等。

【临床意义】

四总穴歌是每个针灸工作者所熟知的歌赋，可谓是针灸歌赋中最经典之代表，歌赋精简易记，朗朗上口，是一首脍炙人口的针灸歌赋，临床疗效可靠，运用广泛。

四总穴的诞生是根据《灵枢·终始》所言"从腰以上者，手太阴阳明皆主之；从腰以下者，足太阴阳明皆主之"演变而来的。本歌赋虽然仅仅四穴，但是概括较为全面，可涵盖头项、面口、肚腹、腰背等全身大部分重要部位。四穴皆是远端用穴，远离病患处，可谓是远端用穴之典范，循经取穴之经典概括，也是单穴疗法之代表，可以以此四穴为主穴治疗诸多相关部位之疾病。

当今针灸临床受此四穴的启发，又衍生了八总穴、十总穴、十二总穴等相关歌赋。如现代临床广为传颂的"心胸取内关"、"胁肋支沟取"、"小腹三阴谋"、"坐骨刺环跳"、"腿痛阳陵透"、"急救刺水沟"、"疼痛阿是穴"等，即由此启发而衍生。可见四总穴歌在针灸临床中影响深远，意义重大，因此每个针灸从业者都应当熟读于心，灵活运用。

【临床验案】

病案一　足三里穴针灸治疗胃脘痛

患者刘某，女性，36岁。胃脘部隐痛半月余，于住处社区就诊，口服药物治疗1周疗效不佳，再于某县级人民医院进一步胃镜检查，胃镜检查示：浅表性胃炎，十二指肠球部黏膜慢性炎症。服用西药，胃痛仍未缓解。今日午饭后，胃脘疼痛较之前加重，呈牵拉样胀痛，故来诊。患者极度惧针，于是仅针刺双侧足三里穴，常规消毒，直刺1.5寸左右，得气后施以较强的平补平泻手法，以患者耐受为度，使针感向上传导，以传至腹部为最佳，针刺10分钟左右疼痛即缓解，留针30余分钟，疼痛消失。后再配用中脘穴、内关穴、太冲穴巩固治疗3次，诸症消失。

按语：足三里穴是全身大穴之一，应用极为广泛，在临床中称为"百病可用之穴"。针灸俗语中言"若要身体安，三里常不干""常灸足三里胜吃老母鸡"等重要总结评价。可见足三里穴治疗作用的广泛性及重要性，在临床应用中确具有广泛性，几乎所有慢性脏腑疾病皆可用到。但在其列举病案中仅针对四总穴而言的"肚腹三里留"而举例，即治疗腹病的运用。足三里穴在腹病的运用中有重要的作用，尤其是胃肠疾病中可谓是首选用穴，针灸临床中将足三里、中脘、内关穴称之为"胃三针"，三穴同时运用成为治疗胃病的基本成方。足三里穴为胃经之合穴，胃腑之下合穴，在五行中属土，为"土中之土"，故健脾胃的功效十分强大，由此可见，足三里穴在胃病治疗中的重要性不言而喻。

病案二 委中穴点刺放血治疗腰腿痛

患者张某，男性，48岁。腰痛已数年，经治疗半年来已基本缓解。近1周右下肢又出现明显的胀痛，疼痛难忍，用药5日未效，故来诊。望诊见右下肢委中穴处瘀络充盈明显，立在其处消毒，用一次性6号针头点刺出血，使瘀血尽出，出血3~5ml，起针后感觉胀痛已缓解，隔日复诊时胀痛症状已完全消失。

按语：委中穴因其作用广泛才被收入到四总穴中，是治疗瘀证、实证、热毒疾病的常用穴，尤其在腰腿痛治疗方面本穴更有着确实的疗效，具有很好的舒筋活络、强腰健膝的作用。在本篇中所谈的是关于"腰背委中求"的运用，因此所举病案也是针对腰痛的具体运用，委中穴是腰腿痛疾患常用要穴，一般为首选穴，急慢性腰腿疼痛往往多能立效，尤以刺血为常用。余在临床工作几十年中曾独以此穴刺血治疗数例腰腿痛患者而取得了显著疗效，确实见证了"腰背委中求"的实用性。

病案三 列缺穴治疗落枕

患者王某，男性，29岁。因睡觉时吹空调受寒，早晨起床后，感觉头颈部左右活动受限，并感觉发凉，经活动几小时后症状较之前加重，故来诊。检查：患者头向左侧歪斜，不能向右侧转动及俯仰，呈强迫体位，左侧颈肩部肌肉紧张，局部明显压痛。诊断为落枕。医者立于患侧列缺穴常规消毒，取用1寸毫针向上斜刺0.8寸左右，得气后施以较强刺激量的捻转手法，以患者耐受为度，并嘱患者逐渐于左右前后不同方向活动其颈部，1分钟后其疼痛即有所缓解，活动范围较之前加大，10余分钟后其疼痛明显缓解，留针20分钟，起针后患者头颈部活动自如而痊愈。

按语：列缺穴为手太阴肺经之络穴，沟通了表里两经，联系着肺与大肠二经之经气，又是八脉交会穴之一，通于任脉，故其作用广泛，历代医家对此积累了非常丰富的经验，被列为四总穴之一。本篇所列举的病案是针对四总穴歌中"头项寻列缺"的运用而言。关于头项寻列缺的运用牵及多个方面的理论。从手太阴肺经的循行来看，其经脉并没有上行到头项部，为何却用列缺穴作为四总穴之一用到头项部的疾病治疗？一是手太阴肺经与手阳明大肠经互为表里，手阳明大肠经从手走头，上于颈项。而列缺穴是肺之络穴，联络表里两经，故用之有效；二则是从肺的生理病理方面来解释，肺主一身皮毛，与卫表有着密切的联系，当机体感受外邪时，便会出现发热、咳嗽、头项强痛等系列症状，这是因风寒外邪初犯肌表所表现出的表证，用列缺穴可以起到疏风、解表、宣肺、通络的作用，与此相关的症状也随即消失，本例患者的治疗就是利用了这一理论。所以当外邪侵袭人体出现颈项强痛时，列缺穴是首选穴位，在四总穴歌中所言的"头项寻列缺"也就是指此而言。在《千金十一穴歌》中有"胸项如有痛，后溪并列缺"之记载，这一运用既有四总穴中"头项寻列缺"之用，又有不同之处。《千金十一穴歌》中的运用是八脉交会穴理论的进一步延伸，后溪与督脉脉气相通，列缺穴与任脉脉气相通，两者相配，主治胸项部病，都是以经脉循行所过及联系部位为依据。后溪穴通督脉，行于头项；列缺穴通任脉，行于胸腹，两者合用，故治任督二脉，有交通二脉之阴阳的作用。这一运用在治疗头项部病中主要针对的是一般颈项部强痛，当病位既在前，又在后时，两穴相配尤为适宜。由以上两种情况的作用结果，故有"头项寻列缺"之用。

病案四　合谷穴治疗牙痛

患者杜某，男性，41岁。右侧下牙痛4日，就诊于某诊所，服用阿莫西林、甲硝唑、布洛芬等药，其疼痛未愈，故来诊。检查：牙齿无缺损、无龋齿，右下牙床处有压痛，脉弦数，舌质红，苔略黄。诊断为风火牙痛。立取右侧合谷穴，直刺1寸深左右，得气后施以较强的泻法，治疗5分钟左右患者自诉牙痛明显缓解，加配患侧的颊车穴，留针30分钟，期间每10分钟行针1次，其疼痛逐渐消失。第2日继续巩固治疗1次，1月后随访，疼痛未见复发。

按语：合谷穴是全身要穴、大穴之一，治疗作用十分广泛，具有双向调节作用，止痛方面疗效强大，其不仅单独运用作用广、功效强，而且与他穴配合运用作用更广、疗效更强。若与太冲穴配用，名为"四关"穴，具有镇痛、镇静、镇痉等方面的作用，是临床中重要的对穴组合，可广泛用于临床诸疾；与曲池穴合用，用于头面部疾病的治疗，临床中有"头面若有疾，曲池合谷为之主"之说；与复溜穴合用，对汗证有双向调节的作用，"无汗补合谷泻复溜，多汗泻合谷补复溜"；与三阴交配伍治疗妇科病，尤对保胎和堕胎方面具有双向调节作用，"安胎泻合谷补三阴交，堕胎补合谷泻三阴交"。合谷穴配伍运用作用十分广泛，不再一一列举。本篇所谈的内容是"面口合谷收"之用，因此病案所举例也是针对面口合谷收之用。因手阳明大肠经上于头面，手阳明多气多血，合谷穴为原穴，原穴为原气所过所留止之处，故取用合谷穴治疗头面疾病甚效，作用范围甚广，对眼、鼻、口、牙齿、咽喉、面部均有良好的作用，若与曲池穴合用其效更佳，确实能够担当起"面口合谷收"之用。

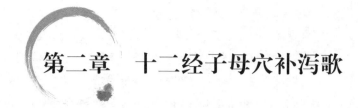

第二章 十二经子母穴补泻歌

【歌赋】

肺泻尺泽补太渊，大肠二间曲池间；

胃泻厉兑解溪补，脾在商丘大都边；

心先神门后少冲，小肠小海后溪连；

膀胱束骨补至阴，肾泻涌泉复溜焉；

心包大陵中冲补，三焦天井中渚瘈；

胆泻阳辅补侠溪，肝泻行间补曲泉。

本歌赋原文出自清代医家李守先所著的《绘图针灸易学》，该书分为卷上和卷下两部分。子母补泻理论最早诞生于《难经·六十九难》中，本篇中提出了"虚者补其母，实者泻其子，当先补之，然后泻之"。这是根据五行生克制化理论，结合脏腑经络属性提出的临床治疗原则。之后对此深入阐述的当属于《针灸聚英》一书，《针灸聚英》又名《针灸聚英发挥》，该书有四卷，由明代高武所撰。卷一：论脏腑、经络、腧穴；卷二：集录各家针灸取穴方法；卷三：论针法、灸法；卷四：记述针灸歌赋。在卷三中"十二经病井荥输经合补虚泻实篇"中深入讲解了子母补泻，进一步发展完善，其内容已经明确。清代医家李守先将其总结成歌赋载于《绘图针灸易学》中，便于记忆，朗朗上口，流传至今。（子母补泻取穴见表1）

表1　子母补泻取穴表

经脉	虚实	本经取穴	异经取穴
手太阴肺经	虚	太渊	太白
	实	尺泽	阴谷
手少阴心经	虚	少冲	大敦
	实	神门	太白

经脉	虚实	本经取穴	异经取穴
手厥阴心包经	虚	中冲	大敦
	实	大陵	太白
手阳明大肠经	虚	曲池	足三里
	实	二间	足通谷
手太阳小肠经	虚	后溪	足临泣
	实	小海	足三里
手少阳三焦经	虚	中渚	足临泣
	实	天井	足三里
足太阴脾经	虚	大都	少府
	实	商丘	经渠
足少阴肾经	虚	复溜	经渠
	实	涌泉	大敦
足厥阴肝经	虚	曲泉	阴谷
	实	行间	少府
足阳明胃经	虚	解溪	阳谷
	实	厉兑	商阳
足太阳膀胱经	虚	至阴	商阳
	实	束骨	足临泣
足少阳胆经	虚	侠溪	足通谷
	实	阳辅	阳谷

【注解】

肺泻尺泽补太渊，大肠二间曲池间。

此句所谈的是肺与大肠互为表里两经的子母补泻用穴。

肺经在五行中属金，金生水，故金之子为水，在肺经五输穴中尺泽属水，因此尺泽属于肺经之子穴，实则泻其子，肺之实证可泻本经之子穴尺泽。实证而引发的咳喘及外感标实证引起的感冒皆首选尺泽施以泻法治疗，如外感所致的急性扁桃体炎、咽喉肿痛等，于尺泽、少商穴刺血可有立竿见影之效，如血热妄行而致的咯血、鼻中衄血等，尺泽施以泻法，配孔最可立效。土生金，故金之母为土，在肺经五输穴中太渊属土，因此太渊属于肺经之母穴，虚则补其母，如果肺之虚证而引发的咳喘及外感表虚证引起的感冒首选太渊施以补法治疗，其用培土生金，则是治本之法。

大肠经在五行中也属金，金生水，故金之子为水，在大肠经五输穴中二间属水，因此二间穴属于大肠经之子穴。二间穴又为本经之荥穴，五行为水，荥主身热，水能克火，故清泻二间穴可有很好的清热泻火作用，泻之可清大肠之火毒，清利肠腑之湿热，用于大便脓血，又可清阳明经之邪热，导热下行，用于发热、牙痛、咽喉肿痛、鼻出血等大肠经之实热。土生金，故金之母为土，在大肠经五输穴中曲池穴属土，因此曲池穴属于大肠经之母穴，为合土穴；脾胃在五行中属土，因此曲池与脾胃联系密切，对因胃弱气少、脾气不得运于四肢而引起的屈伸不利，以培中土增强气血运行，濡润四肢，可标本兼治。

胃泻厉兑解溪补，脾在商丘大都边。

此句所谈的是脾与胃互为表里两经的子母补泻用穴。

脾在五行中属土，土生金，故土之子为金，在脾经五输穴中商丘属金，因此商丘属于脾经之子穴，实则泻其子，脾之实证就泻商丘。湿邪困脾之实证可用商丘穴治之，脾实证主要为湿邪留着的病变，如湿阻气机可出现胸闷气塞、腹满胀痛及二便不利等症，当湿邪留于机体则会出现身体困重，湿滞交阻会形成脘腹胀满，湿热熏蒸可见头痛如裹、头晕、胸闷、食少、腹痛及黄疸等症，皆可以商丘穴泻之，配阴陵泉、公孙等穴用之疗效更强。火生土，故土之母为火，在脾经五输穴中大都属火，因此大都属于脾经之母穴，虚则补其母，如脾虚所致的便溏泄泻、久痢、完谷不化、食欲减退、四肢乏力、肢体消瘦、身重不卧、腹满，以及唇干多痰、面色萎黄等症皆可用大都补之，或针后加灸，或独用灸法施治，皆能起到温脾健运、益火补中、振奋脾阳的作用。

胃在五行中也属土，土生金，故土之子为金，在胃经五输穴中厉兑属金，因此厉兑属于胃经之子穴，实则泻其子，胃之实证则泻厉兑。泻之可清胃中实热，治疗胃火上攻所致诸证，如面肿、齿痛、鼻衄、喉痹、心腹胀满、热病以及热盛而致的癫狂病、尸厥、口噤、神志昏乱、梦魇不宁等，针泻厉兑穴可清泻胃火，清热开窍，尤以点刺放血，配以荥穴内庭泻之，其效更强。火生土，故土之母为火，在胃经五输穴中解溪属火，因此解溪属于胃经之母穴，虚则补其母，如果胃之虚证就补解溪，若配以太白、脾俞、足三里等穴，疗效更强。但由于胃病多实多热，胃之虚多与脾虚有关，故在临床中较少施以补法，以平补平泻为常用，若泻之可清降胃火、宣畅阳明经气，治疗胃热证和足阳明经脉、经别循行处的病变。

心先神门后少冲，小肠小海后溪连。

此句所谈的是心与小肠互为表里两经的子母补泻用穴。

心在五行中属火，火生土，故火之子为土，在心经五输穴中神门属土，因此神门属于心经之子穴，实则泻其子，如心之实证则泻神门穴，针泻神门可清热除烦、宁心安神，常用于心痛、心烦、癫、狂、痫等。神门穴还是五输穴之输穴、原穴，能补能泻，补之则可养血安神，常用于心悸、失眠、痴呆等证。木生火，故火之母为木，在心经五输穴中少冲穴属火，因此少冲穴属于心经之母穴，虚则补其母。少冲穴为心经之井穴，井穴善治急症，用于急救，故针刺补之可用于心虚证中的心下暴痛、四肢厥冷，尤其是心脏过分虚弱而发生猝然昏倒，针刺补之极为灵验。通过子母补泻变通法，根据"补井当补合"，故也常用少海穴代替少冲穴补之用于心经虚证的治疗。

小肠在五行中也属火，火生土，故火之子为土，在小肠经五输穴中小海属土，因此小海属于小肠之子穴，实则泻其子，如果小肠之实证就泻小海穴，功善清热祛风、舒筋活络，为治疗小肠热盛及小肠经循行通路上病变之常用穴，通过泻小海穴，可治疗目黄、耳聋、颊肿、齿龈肿痛、颈颔及肩背后侧疼痛等病证。木生火，故火之母为木，在小肠经五输穴中后溪穴属木，因此后溪穴属于小肠经之母穴，虚则补其母，如果小肠之虚证可补后溪穴，具有补益小肠内在之腑和外在之经脉虚证的功效。但在临床实际运用中多以泻而用，用于解表清热，舒筋解痉，祛邪截疟。

膀胱束骨补至阴，肾泻涌泉复溜焉。

此句所谈的是肾与膀胱互为表里两经的子母补泻用穴。

肾在五行中属水，水生木，故水之子为木，在肾经五输穴中涌泉属于木，因此涌泉属于肾经之子穴，实则泻其子，故能泻肾火，引热下行，而有养阴之性，用于治疗相火妄动所致头目、咽喉、口舌之疾。涌泉穴为足少阴肾经之井穴，易于闭塞，故有启闭开窍、苏厥醒神之功，用于治疗厥闭、癫狂等实邪郁闭之神志病变。其性降泻，故有滋阴泻火、引火归原之能。金生水，故水之母为金，在肾经五输穴中复溜穴属金，因此复溜穴属于肾经之母穴，虚则补其母，故可用复溜穴治疗肾气亏虚所致诸疾，功同肾俞、太溪穴，主要治疗肾阴亏虚、阴虚火旺所导致的各种疾病，如肾气亏虚而致的腰酸、腰痛、咽干、口干、泄泻、盗汗、阳痿、遗精、月经不调等，皆可用复溜穴补之。复溜穴尤善行气化水，通调水道，对水肿、癃闭针之可流，对盗汗、遗尿针之可止，具有双向调节水液代谢的作用。

膀胱在五行中也属水，水生木，故水之子为木，在膀胱经五输穴中束骨属于木，因此束骨属于膀胱经之子穴，实则泻其子，膀胱之实证可泻束骨穴。针刺束骨穴施以泻法，具有疏调膀胱经经气、舒风通络、宣痹止痛、解表退热、开郁安神的作用，是治疗外邪侵袭经脉所致肌肉关节疼痛之常用穴，尤善于治疗项强不能俯仰。金生水，故水之母为金，在膀胱经五输穴中至阴穴属金，因此至阴穴属于膀胱经之母穴，虚则补其母。至阴穴交于肾经之处，而胞脉交于肾，针补至阴，可有温中散寒、降逆止痛、理气转胎的作用，可用于治疗胎位不正、难产、胎衣不下、遗尿、小便不利、水肿等疾，尤善于矫正胎位，为治疗胎位不正之特效穴。《肘后歌》言"头面之疾针至阴"，至阴也可用于头痛、眼疾、鼻塞、足冷头重等头面疾病的治疗。

心包大陵中冲补，三焦天井中渚痊。

此句所谈的是肾与膀胱互为表里两经的子母补泻用穴。

心包在五行中属火，火生土，故火之子为土，在心包经五输穴中大陵属土，因此大陵属于心包经之子穴，实则泻其子，心包之火则泻大陵穴。大陵穴还是五输穴之输穴、原穴，可补可泻。心包代心受邪，因此主要用于心脏疾病或心神疾患，泻之能清心火、安心神，凡心经实热证皆可治之，如口舌生疮、癫狂、喜笑不休、目赤、失眠、口热、口臭、心胸烦闷、心痛、心悸、腋肿、吐血、热病汗不出等。本穴是历代医家治疗心脏病的常用穴，如《通玄指要赋》言："心胸痛，求掌后之大陵。"《玉龙歌》载："心胸之病大陵泻，气攻胸腹一般针。"木生火，故火之母为木，在心包经五输穴中中冲穴属火，因此中冲穴属于心经之母穴，虚则补其母，故可用于治疗心包经之虚证，也是急救的要穴。心包络虚证主要是指由于心血不足或血虚生热所引起的急性病，如突然发作的心下暴痛（其痛绵绵不休、四肢厥冷、口鼻气冷、喜热畏寒），或内热烦躁，或血虚猝倒、昏厥失神等。中冲为井木穴，针补中冲穴助火，因此可用于治疗血虚而引起的各种症状。结合子母补泻变通原则，"补井当补合"，故也常用曲泽穴代替中冲穴施以补法用于某些虚证的治疗。

三焦在五行中也属火，火生土，故火之子为土，在三焦经五输穴中天井属土，因此天井属于三焦之子穴，实则泻其子，三焦之实证可泻天井穴，泻之能清泻三焦之火，用于治疗三焦经郁火上攻之实热证，且有消肿止痛的作用，对三焦经循行之病变有很好的止痛功效，如偏头痛，耳聋，面颊肿痛，喉痹，耳后、颈项及肩臑、肘臂外缘的疼痛等。《类经图翼》言"天井泻一切瘰疬疮肿瘾疹"，针泻天井穴治疗瘰疬疮疡非常有效。木生火，故火之母为木，在三焦经五输穴中中渚属木，因此中渚属于三焦经之母穴，虚则补其母，三焦之虚证则补中渚。中渚穴为火经之木穴，施以补法，补木生火，具有温补三焦之功，因为中渚穴为输穴，"输主体重节痛"所以用中渚治疗三焦循行通路上各种痛症，尤其久病不愈，正气不足者，针刺中渚穴施以补法可有很好的补虚止痛的功效，补虚之用在历代多有记载。如《针灸甲乙经》："头眩耳鸣，中渚主之。"《备急千金要方》载："中渚主目䀮䀮无所见，恶风寒。"《席弘赋》载："久患伤寒肩背痛，但针中渚得其宜。"《太乙歌》："久患腰疼背胛劳，但寻中渚穴中调。"以上所用皆说明了中渚穴具有补虚的作用。因本穴性善通调，泻之能清泻三焦郁火，釜底抽薪而治疗三焦相火亢盛所致的头面五官疾患，尤长于治疗火热亢盛之耳疾。

胆泻阳辅补侠溪，肝泻行间补曲泉。

此句所谈的是胆与肝互为表里两经的子母补泻用穴。

肝在五行中属木，木生火，故木之子为火，在肝经五输穴中行间属于木，因此行间属于肝经之子穴，实则泻其子。行间穴还是肝经之荥穴，所以针刺行间穴以泻肝之实证、热证为其特性，有清肝热、息肝火、平肝风、泻肝实的作用。临床运用十分广泛，且为临床之要穴，凡见肝实症状皆可取用，如肝风内动之眩晕、手足抽搐痉挛、角弓反张等，或肝胆火旺之头痛、口苦口干、目赤肿痛、耳鸣耳聋、胁痛、心中烦热、夜寐不安、小便灼热、血尿等，或肝气横逆之脘腹胀痛、呕吐，或痛泻等，或肝经循行通路上气血郁结，发生胸胁胀满疼痛、少腹痛、疝气、阴痛等。水生木，故木之母为水，在肝经五输穴中曲泉穴属水，因此曲泉穴属于肝经之母穴，虚则补其母，故用曲泉穴有补肝养血的作用。曲泉穴在五行为水，联系着肾，所以针刺曲泉穴补之，用于肝肾两虚的病证极具特效，肝虚的症状主要为血液衰少或肾水不足，水不涵木所致，如血虚风动的眩晕，或肝虚血少、不能营养筋脉而发生的筋骨疼痛、拘急、肢体麻木不仁，或肝肾阴虚、水不涵木所引起的目干、雀盲、耳鸣等症状。因肝经直接联系生殖系统，且又联系着肾脏，因此对泌尿生殖系统疾病有特效，补之可对肝肾亏虚所致的遗精、阳痿、月经不调、阴挺、闭经、不孕等诸证特效。

胆在五行中也属木，木生火，故木之子为火，在胆经五输穴中阳辅属于火，因此阳辅属于胆经之子穴，实则泻其子，如果胆之实证就泻本经之子穴阳辅。凡见胆实及胆经循行而致的偏头痛、胸脘痞满、胁痛、喉痹、缺盆中痛、腋下肿、瘰疬、口苦易怒或寒热往来及夜寐不安等症状皆可以通过泻阳辅而治之。通过针泻阳辅穴，疏调气血，消肿止痛，故对胆经循行之痛症疗效确实。水生木，故木之母为水，在胆经五输穴中侠溪，因此侠溪属于胆经之母穴，虚则补其母，胆之虚证可补侠溪穴。胆与肝相为表里，肝藏血，有储藏血液和调节血量的功能。所以胆虚的症状，大多与血虚不足有关；或因胆气虚寒，失却升发清阳的作用，清阳不能舒展，致发生头晕、目眩、耳鸣、胸脘烦闷、胆怯、喜作长叹、虚烦不眠等症状。根据虚则补其母，取用侠溪穴施以补法，可起到壮水涵木、调气补虚的作用。因侠溪穴为荥穴，泻之可有清胆泻火的作用，可用于肝胆火热及其上扰五官清窍所致诸疾。

【临床意义】

本歌赋指出了十二经在四肢肘膝以下的重要穴位；每经二穴，共二十四穴。按照十二经所属的五行，将各穴在井、荥、输、经、合中所分配的五穴相互联系起来，从五行相生的规律中，构成了子母穴的关系。子母补泻法主要适宜用于五脏六腑中有明显的虚证或明显的实证，通过"补其虚、泻其实"的运用，对某经脏腑之虚实证进行补泻治疗，来调整其有余和不足的现象，使其脏腑恢复阴阳平衡。在治疗时首先要明确病情之虚实，而运用这些子母穴施以补虚泻实，即能发挥出极大的疗效，临床这种取穴方法具有取穴少、疗效强的特点，临床运用具有事半功倍之效，具有以一敌十的作用，是临床治疗精穴疏针的重要方法，也是临床治疗五脏虚实之证的有效途径，故当予以重视。

【作用机制】

子母补泻法是根据五行理论选用五输穴以治疗相应脏腑虚证和实证的用穴方法。五输穴的五行属性与脏腑五行属性相合，五行之间存在"生我"与"我生"的母子关系。"生我"者为母，"我生"者为子。根据"虚者补其母，实者泻其子"的理论取穴。所以称为子母补泻法。

每经五输穴分别为井、荥、输、经、合穴，此五穴各有五行属性：阴经的五输穴依次为木、火、土、金、水；阳经的五输穴依次为金、水、木、火、土。诸阴经与诸阳经五输穴依次是相生关系，阴经是木生火、火生土、土生金、金生水、水生木；阳经是金生水、水生木、木生火、火生土、土生金。阴阳经相应的五输穴之间分别相克，由此可见，五行属性之间存在着刚柔相济的作用。

子母补泻法分为本经子母补泻法和异经子母补泻法，在这里所指的主要是本经子母补泻法的运用，异经子母补泻不在所谈之范畴，其异经子母补泻取穴可参照"表1子母补泻取穴表"。

【注意事项】

临床中若能正确地运用子母补泻法，可对一些疾病的治疗起到事半功倍之效。但是必须正确合理地运用，要结合中医基本理论，综合分析。用好子母补泻法必须明确以下几个方面，方能正确灵活运用。

子母补泻法仅适用于五脏病，而不适宜于六腑病的运用。中医学强调的是以五脏为中心的整体观念，五脏之间存在生克制化关系，而六腑之间并不存在类似的关系。如肝为木，心为火，木生火，故肝为心之母，肝火旺就可导致心火旺，从而出现心肝火旺之证；若从推理来看，胆与小肠之间也为相同的关系（胆为小肠之母），但在临床中没有胆火旺导致小肠火旺之说。所以在临床中六腑病不适宜用"补母泻子法"，子母补泻仅适用于五脏病的治疗。

井穴补泻有变通之说。《难经·七十三难》言："诸井者，肌肉浅薄，气少，不足使也（井穴位于四肢末端，肌肉浅薄，气血微少，作用力低，尚达不到补泻的功效）。刺之奈何？然：诸井者木也（指五脏而言），荥者火也，火者木之子，当刺井者，以荥泻之。故经言补者不可以为泻，泻者不可以为补，此之谓也。"在这里指出了要"泻井当泻荥"的变通法。到了明代汪机根据《难经》这一特性又补充了"补井当补合"的变通法，使这一理论得以完善。

【临床验案】

病案一　尺泽穴治疗咳嗽

患者刘某，男性，17岁。咳嗽3日。患者3日前因感受风寒出现发热、头痛、咽痛、流涕症状，并渐出现了咳嗽，在家服用感冒类药物，头痛、流涕症状缓解，咽痛及咳嗽渐重，并伴发热，故来就诊。检查：体温38℃，舌质红，苔薄黄，脉浮数。诊断为风热咳嗽。治疗：先于少商穴点刺出血，再于尺泽穴直刺1寸左右，得气后施以泻法，每10分钟行针1次，留针30分钟，起针后诸症明显缓解。第2日复诊，咽痛消失，体温正常，咳嗽明显缓解，继续按上法治疗1次，诸症消失。

按语：尺泽穴所用一是根据合穴理论，二是根据本经之子穴理论，针刺施以泻法，从而达到速捷之效。

病案二　太渊穴治疗气喘

患者女性，58岁，反复喘憋2年余，本次发作月余，时轻时重，曾服用西药治疗（药名不详），疗效不显。故来就诊，患者呈劳倦面容，呼吸短促难续，汗出肢冷，舌淡，脉沉细。诊断为虚性气喘。治疗：针刺太渊穴（双侧），施以补法，每10分钟行针1次，留针30分钟，起针后患者即感喘憋缓解，隔日1次，共治疗5次，症状基本消失。

按语： 太渊穴属手太阴肺经之原穴，气血充盛，太渊穴又为本经之母穴，"虚则补其母"。故针刺太渊穴施以补法治疗虚性气喘甚效。

病案三 神门穴治疗失眠

患者男性，36岁，因工作变动，情绪紧张，导致睡眠不安，日渐加重，服用镇静安神类药物不良反应较大，醒后感觉头晕无力，心悸不安，停用药物后失眠加重，故来就诊。舌质红，苔薄黄，脉弦数。诊断为失眠。治疗：针刺神门穴，施以平补平泻，每10分钟行针1次，留针30分钟，共治疗4次后，患者睡眠正常，1个月后随访，诸症消失。

按语： 本例患者因情志不畅而致心神不安，故睡眠不宁。针刺神门穴清心宁神，而获痊愈。

病案四 复溜穴治疗盗汗

患者男性，49岁，夜寐汗出月余。患者自述在半年前因劳累后而出现头晕目眩，腰酸乏力，溲黄尿浊，于某院检查并未发现器质性疾病，药物治疗（药名不详），疗效不显。患者近一个月又出现盗汗，且逐渐加重，现汗出如洗，两腿酸痛，舌尖红，脉虚数。诊断为盗汗，证属肾阳不足，心火偏亢。治疗：针刺复溜穴施以补法，配阴郄穴施以泻法。每日1次，共治疗10次而愈。

按语： 针刺阴郄穴施以泻法而清心火，止心液；针补足少阴肾经的母穴复溜滋补肾阴。二穴伍用，以滋阴清火，故诸症而除。

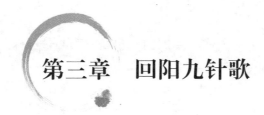

第三章　回阳九针歌

【歌赋】

哑门劳宫三阴交，涌泉太溪中脘接，环跳三里合谷并，此是回阳九针穴。

本歌赋最早出自明代著名针灸学家高武所著的《针灸聚英》，后又被《针灸大成》等很多针灸著作和文献收录。回阳九针是指患者处于危急状态，亡阳亡阴，生命垂危时，当急施九针以回阳救逆。本歌赋选自《针灸大成》。

【注解】

回阳九针歌中的"回阳"是指使衰微的阳气恢复，最早出自《医宗金鉴·内治杂证法·伤损出血》："或元气内脱不能摄血，用独参汤加炮姜以回阳，如不应，急加附子。"阳气虚脱主要表现为大汗淋漓、面色苍白、肌肤手足逆冷、神疲乏力、呼吸微弱、脉微欲绝等症状。借此强调了阳气的重要性。

"九针"确切地说应该称为九穴，是指哑门、劳宫、三阴交、涌泉、太溪、中脘、环跳、足三里、合谷穴，这些穴位皆是临床常用的重要穴位，针刺敏感性强，对某些急症、危症确能起到救急的作用，具有回阳救逆之效，为常用急救要穴。

下面将其九穴的运用简括如下，以供大家参考。

（一）哑门

1.穴位解释　哑门穴归属督脉，为督脉与阳维脉之会。在项部，后发际正中直上0.5寸。内应延髓，其脉入脑系舌本，为回阳九针之一。

2.穴性　哑门穴是治疗督脉和神志病变之常用穴，喑哑失语之主穴。具有醒神开窍、利咽开喑的作用。

3.主治　临床常用于中风、癫狂痫等病的急救治疗。

（二）劳宫

1.穴位解释 劳宫穴归属手厥阴心包经，为心包经脉气所溜之荣火穴。在第2、3掌骨之间偏于第3掌骨，掌心第一横线上。

2.穴性 劳宫穴性善清降，既能清泻心火、清痰舒气、化气降逆、开七情之郁结，又能醒神开窍、舒筋通脉、清胸膈之热、导火下行，为回阳九针之一。

3.主治 凡神志疾患，用之速效。常与肾经之井穴涌泉穴相配，使水火相济，心肾相交，共奏清心抑火、开窍醒神之功。

（三）三阴交

1.穴位解释 三阴交穴归属于足太阴脾经，为足三阴之会穴。在内踝尖上3寸，当胫骨内侧面的后缘。

2.穴性 三阴交穴既能补脾养血，又能补肾固精，滋阴柔肝，为治疗妇科病、血证以及脾肝肾三脏有关的男女生殖、泌尿系统疾病之常用穴。

3.主治 本穴为脾肝肾三经之交会，气血双调，阴阳双补，补脾之中兼顾肝肾，而肾寓真火，补肾助命门以温煦脾阳，脾肾阳气充沛则生机旺盛，阴血生化无穷，故能健脾益气，滋阴养血，滋阴生精之中不失温煦之气，益气升阳之中不失濡润之血，故为回阳九针之一，用于各种亡阳、亡阴的救治。

（四）涌泉

1.穴位解释 涌泉穴归属于足少阴肾经，为足少阴脉气所出之井木穴。在足底部，屈足卷趾时足心最凹陷中，约当足底2、3趾蹼缘与足跟连线的前1/3与后2/3交点凹陷处。

2.穴性 涌泉穴功善开窍醒神、泻火滋阴，为回阳九针穴之一。涌泉为足少阴肾经脉气所出之井木穴，脉气所出如泉水自地涌出，其性降泻，故有滋阴泻火，引火归原之效。

3.主治 本穴为治疗实邪郁闭之神志病变和相火妄动之头目咽喉诸疾之要穴。针刺之可启闭开窍，苏厥醒神，常用于厥闭、癫狂等疾病的急救，故为回阳九针之一。

（五）太溪

1.穴位解释 太溪穴归属于足少阴肾经，为肾经经气所注之输土穴，肾脏原气所过和留止足少阴肾经之原穴。在内踝尖与跟腱后缘连线之中点凹陷处。

2.**穴性**　太溪穴为肾脉之根，先天元气之所发，能调节肾脏之元阴元阳，为回阳九针之一。

3.**主治**　本穴具有滋阴降火的作用，为滋阴之要穴，用于治疗一切阴虚之证；具有益肾补虚、调经利湿的作用，本穴为肾脏原气所过和溜止之处，取用本穴，可治疗因肾气不固，或肾不纳气、肾气虚衰，以及久病元气衰亡等所导致的阳气虚损之证，故能为回阳九针之一。

（六）中脘

1.**穴位解释**　中脘穴归属任脉，为足阳明经经气汇聚之募穴，八会穴之腑会，任脉与手太阳、少阳，足阳明经之交会穴。位于上腹部，脐中上4寸，前正中线上。

2.**穴性**　中脘穴性主调和，功善调理脾胃，补之灸之则能补益脾胃，温中散寒，益气养血，为回阳九针之一。

3.**主治**　本穴是治疗一切脾胃之疾和各种慢性病、脏腑病之常用要穴，特别是胃肠疾病之主穴、要穴。具有调理脾胃、升清降浊的作用，临床应用范围甚广。因善调理脾胃，用之则有健脾化湿、豁痰醒神之效，可以治疗痰蒙清窍之癫狂痫及中风惊厥等证，以及痰湿中阻、壅肺之眩晕、惊悸、咳喘等证，故为回阳九针之一。

（七）环跳

1.**穴位解释**　环跳归属于足少阳胆经，为足少阳胆经与足太阳经交会之穴。在股外侧部，侧卧屈股，当股骨大转子最凸点与骶管裂孔连线的外1/3与内2/3交点处。

2.**穴性**　本穴具有通经活络、疏通气血、祛风除湿、温经散寒的作用，为回阳九针穴之一。

3.**主治**　临床主要以治腰腿痛疾病为要，是治疗下肢痿痹不遂之要穴。

（八）足三里

1.**穴位解释**　足三里穴归属于足阳明胃经，为足阳明胃经脉气所入之合土穴。在犊鼻直下3寸，胫骨前嵴外侧1横指处。

2.**穴性**　足三里穴为足阳明胃经之合穴，胃腑之下合穴，土中之真土，经气之枢纽，有升清降浊之功，化积行滞之力，补之则升，泻之则降，为调理肠胃、补益气血、温养元阳之强壮要穴和肚腹疾病之常用穴，回阳九针之一，四总穴之一，自古被推崇为百病皆治之要穴。

3.**主治**　本穴具有双向调节的作用，补之则能温中，泻之则能清胃，寒热皆调。

（九）合谷

1.穴位解释　合谷穴归属于手阳明大肠经，大肠原气所过和留止手阳明大肠经之原穴。在手背第1、2掌骨之间，近第2掌骨桡侧缘的中点。

2.穴性及主治　合谷穴具有疏风解表的作用：其性升而能散，清轻走表，能发表解热，疏散风邪，清泻肺气，为上焦气分病之常用穴，用于治疗肺卫受感和气分病证；具有清热开窍的作用：合谷穴走而不守，能清能散，清泻肺热，宣散阳明，以其清轻宣散以通清窍，而治疗头面诸窍之疾，为四总穴之一，"面口合谷收"；具有镇痛安神的作用：功善调理大肠，既能行瘀血而止痛，又能清泻大肠热邪，通腑气而开窍安神；具有益气固脱之效：补气可以固脱，益气可以回阳，为回阳九针之一。

【临床意义】

回阳九针穴，是指患者处于病情危急，出现亡阳或亡阴，生命危急的情况下，当及时、迅速地运用九穴回阳救逆，此为临床急救常用有效穴位。亡阳与亡阴互为因果，实难以截然分开，阴竭则亡阳，阳亡则阴无以化，所以九穴可用于亡阳也可用于亡阴的情况。九穴皆是临床常用重要穴位，这些腧穴针感强，用途皆十分广泛，是用于危笃重证的常用经验穴，在临床中常用于晕厥、休克等危急重症的抢救，对某些急症、危症能达到见效迅速、回阳救逆之效，是临床急救的常用穴位配方，由此九穴给针灸临床的急救用穴指出了一条用穴思路，值得临床参考运用。

【临床验案】

病案一　哑门穴治疗脏躁

患者李某，女性，20岁。1974年10月26日初诊。因新婚1个月思念娘家，3日前突然鼻出血，量约100ml，继之神志恍惚，哭笑无常，时昏睡，不思饮食。经乡村医生用中西药物并针刺人中及十宣放血等治疗无效。现症见患者面红气粗，躁动不安，昏昏欲睡。首针内关（双）、涌泉（双），留针10分钟。出针后，患者较之前清醒，面红气粗减轻，躁动略平，思食，欲饮水。但1小时后诸症恢复如前，竟至神昏入睡。细审其症，乃气郁日久化火，扰乱心神所致。故改针哑门穴，得气后留针20分钟出针。患者渐睁双目，长叹一口气，后完全清醒。为巩固疗效，每日再针哑门、内关（双）穴1次，连续3日，并嘱其家属注意

调养劝慰，避免刺激。3年来无复发。［王自明.四川中医，1986，4（10）：11］

病案二　劳宫穴治疗流行性乙型脑炎呼吸停止

患者赵某，男性，8个月。发热8日，意识障碍、抽搐3日而入院。经查：体温39.2℃，心率140次/分，呼吸10次/分，深度昏迷，颈抵抗阳性，呼吸呈叹息状而不规则，病理反射阳性。诊断为流行性乙型脑炎（重型）合并呼吸衰竭。立即用脱水剂、呼吸兴奋剂等治疗，1小时后患者出现呼吸停止，即行气管切开术，用人工呼吸机协助呼吸，3小时后仍无自主呼吸。即刻施以针刺。以劳宫为主穴，配穴为涌泉。常规消毒穴位皮肤后，用毫针快速直刺入穴位，接G-6805型治疗仪，启动开关，将输出钮逐渐旋转增大到2~3.5档（10~18V），电流强度以看到患者双上下肢及胸部肌肉呈节律性、刺激性被动运动为宜，频率为每分钟20~30次。5分钟后患者出现不规律自主呼吸，留针30分钟后呼吸逐渐规律，即停止治疗。7日后患者神志逐渐转清，抽搐停止，住院1个月后痊愈出院。［秦守杰等.中国针灸，1996，（3）：53］

病案三　涌泉穴治疗过敏性休克

患者张某，女性，2岁。因患上呼吸道感染肌内注射青霉素。注射后未到1分钟，患儿哭声戛然而止，双目上翻，遍身汗出，口面灰滞，急刺人中、十宣等穴不应。继以三棱针直刺涌泉穴。至出血后，患儿猛然哭出，面色转红，神志恢复。［杜明钧.中医杂志，1991，32（10）：59］

病案四　涌泉穴治疗狂病

患者李某，男性，28岁。半个月前因失恋，急躁不安，加之又和同事闹矛盾，随后闷闷不乐，头痛失眠，怒目视人，胡言乱语，亲疏老少不分，经常无事生非，动手打人，经该厂医院治疗无效，于1979年10月8日由家人送来就诊。检查：状若呆痴，自己否认有病，语无伦次，答非所问，躁动不安，舌质红，苔黄，脉滑数。诊断为精神分裂症。即行涌泉穴针刺治疗，5分钟后，患者安静如常，约30分钟后患者感觉双耳一声巨响，留针1小时后出针，一切活动恢复正常。［熊新安.中医杂志，1989，30（2）：26］

病案五　中脘穴治疗晕厥

一妇人，时时死去，已二日矣。凡医作风治之，不效。灸中脘五十壮，即愈。［宋·窦材《扁鹊心书·卷中·厥证》］

病案六　中脘穴治疗癫痫

一人病痫三年余，灸中脘五十壮即愈。

一妇人病痫已十年，亦灸中脘五十壮愈。凡人有此疾，惟灸法取效最速，药不及也。［宋·窦材《扁鹊心书·卷下·痫证》］

病案七　足三里穴抢救青霉素过敏反应

患者杨某，女性，24岁。因进食生冷食物，导致出现寒战、高热、呕吐、腹泻等症状，其乡村医生未经皮肤敏感试验，便给予青霉素注射液80万单位肌内注射，在尚有1/3药液未注射完毕时，患者顿感手足心发痒、心慌、胸闷，待注射完毕，全身已出现大量皮疹（以四肢居多），痒甚难忍，继而呼吸困难、口唇青紫、颜面苍白、烦躁等症状相继出现。适值笔者路过该村，立即让患者平卧位，双侧穴位皮肤常规消毒后，用28~30号2寸毫针，快速直刺入足三里穴1.5寸左右，施行持续地提插捻转手法之泻法，给予强刺激，直至患者病情稳定，留针30~60分钟。［杨兆龙.新中医，1995，（8）：31］

病案八　合谷穴指压法治疗晕厥

患者高某，男性，46岁。某晚突然昏倒，神志不清，二便失禁。当时一时无法找到药物，在紧急情况下，即给予指压双侧合谷，约3分钟患者神志即清醒。［肖继芳.针灸临床杂志，1993，（2、3）：67~68］

第四章　十二经治症主客原络歌

本歌赋载于《针灸大成》卷五，杨继洲根据家传《卫生针灸玄机秘要》，参考明代以前20余种针灸学著作，并结合其丰富的临床实践经验编成此书。该书较全面地论述了针灸理疗、操作手法等，并考定腧穴名称和部位，记述历代名家针灸医案，是对明代以前针灸学术的又一次大总结，被称为针灸史上第3次大总结。

本歌赋以经络阴阳表里配属关系，分别将各经原络相配归属主客关系，根据《灵枢·经脉》中经脉病候精简总结了原络穴的基本主治证候，用于全身疾患。原穴与络穴既可以单独运用，也可以相互配合运用，当相互配合时，先病脏腑为主，取其经之原穴，后病相表里的脏腑为客，取其经的络穴，就称为"主客原络配穴"。本歌赋选自《针灸大成》。

【歌赋及注解】

一、肺之主大肠客

> 太阴多气而少血，心胸气胀掌发热，
> 咳嗽缺盆痛莫禁，咽肿喉干身汗越，
> 肩内前廉两乳痛，痰结膈中气如缺，
> 所生病者何穴求，太渊偏历与君说。

手太阴肺经为多气少血之经，若出现了以下相关症状：心胸部胀满、手掌发热、咳嗽气喘、咽喉肿痛、少气不足以息、身汗出、缺盆部肩内侧两乳痛，这些症状出现主要是病在肺，牵及表里之大肠，因此就可以取用手太阴肺经原穴太渊为主，配手阳明大肠经络穴偏历为客施以治疗。

二、大肠主肺之客

> 阳明大肠夹鼻孔，面痛齿疼腮颊肿，
> 生疾目黄口亦干，鼻流清涕及血涌，
> 喉痹肩前痛莫当，大指次指为一统，
> 合谷列缺取之奇，二穴针之居病总。

手阳明大肠经上于面部，且在面部鼻旁两侧迎香穴夹于两鼻孔。若本经出现了以下相关症状：牙痛、面痛（三叉神经痛）、腮颊肿胀疼痛（如腮腺炎）、眼睛发黄、口干、鼻流清涕或出血、咽喉肿痛、肩前痛，及大指、食指疼痛不灵活，这些症状出现主要是病在大肠，牵及表里之肺，因此就可以取用手阳明大肠经之原穴合谷为主，手太阴肺经络穴列缺为客施以针刺治疗。

三、脾主胃客

> 脾经为病舌本强，呕吐胃翻疼腹脏，
> 阴气上冲噫[①]难瘳，体重不摇心事妄，
> 疟生振栗[②]兼体羸，秘结疸黄手执杖，
> 股膝内肿厥而疼，太白丰隆取为尚。

①噫：嗳气。
②振栗（lì）：寒栗震颤。

足太阴脾经主要证候可见舌根发硬疼痛、胃脘痛、食则呕、嗳气腹胀、身体沉重不能活动、思虑不安等，患疟疾身体出现寒栗震颤、身体虚弱、大便秘结、黄疸等，下肢内侧肿、厥冷及疼痛，这些症状的出现主要是病在脾，牵及表里之胃，因此可取用脾经原穴太白为主，胃经络穴丰隆为客施以治疗。

四、胃主脾客

> 腹膜[①]心闷意凄怆[②]，恶人恶火恶灯光，
> 耳闻响动心中惕，鼻衄唇喎疟又伤，
> 弃衣骤步身中热，痰多足痛与疮疡，
> 气蛊[③]胸腿疼难止，冲阳公孙一刺康。

①膜（chēn）：胀起；胀大。
②凄怆：指悲伤；悲凉。
③气蛊（gǔ）：气愤。亦作"气臌"。腹部肿胀，俗称为"气臌胀"。

如果出现以下相关症状：腹部胀满、心胸闷、不愿见人及到明亮的地方、

听到声音心中就警惕不安、鼻出血、嘴歪、疟疾，体内热而致发狂证的裸体狂奔、痰多、足部疼痛、疮疡病、足阳明胃经循行部之胸腿疼痛等，这些症状的出现主要是病在胃，牵及表里之脾，因此可用足阳明胃经之原穴冲阳为主，脾经的络穴公孙为客施以治疗。

五、真心主小肠客

少阴心痛并干嗌[①]，渴欲饮兮为臂厥，
生病目黄口亦干，胁臂疼兮掌发热，
若人欲治勿差求，专在医人心审察，
惊悸呕血及怔忡，神门支正何堪缺。

①嗌：指咽峡部分，干嗌：咽喉干燥。

手少阴心经疾病可见心痛、咽喉干燥、口渴欲饮、眼睛发黄、惊悸、怔忡、呕血、上臂内侧痛、手掌心发热，是为臂部脉气厥逆，这些症状的出现主要是病在心，牵及表里之小肠，因此可用手少阴心经原穴神门为主，手太阳小肠经络穴支正为客施以治疗。

六、小肠主真心客

小肠之病岂为良，颊肿肩疼两臂旁，
项颈强疼难转侧，嗌颔[①]肿痛甚非常，
肩似拔兮臑似折[②]，生病耳聋及目黄，
臑肘臂外后廉痛，腕骨通里取为详。

①颔：下颌骨下、结喉上两侧部。
②肩似拔兮臑(nào)似折：描述性语句，形容肩痛、上臂痛剧烈。

手太阳小肠经的主要证候为咽喉肿痛、面颊肿、耳聋、目黄、肩部牵拉样疼痛、上臂部剧痛、颈项不能左右转动，上臂、肘的外侧后缘疼痛，这些症状的出现主要是病在小肠，牵及表里之心，因此可取用手太阳小肠经原穴腕骨为主，手少阴心经络穴通里为客施以治疗。

七、肾之主膀胱客

脸黑嗜卧不欲粮，目不明兮发热狂，
腰痛足疼步难履，若人捕获难躲藏，
心胆战兢气不足，更兼胸结[①]与身黄，

若欲除之五更法，太溪飞扬取最良。

①胸结：病名，即结胸。水热互结于胸。

肾经病变可表现为面色发黑、喜欢躺着、不想吃饭、视物不清、发热狂躁、腰腿疼痛、难以行走、肾气亏虚时犹如被人抓捕一样、心中惶惶不安、胸部气结、身体发黄。这些症状的出现主要是病在肾，牵及表里之膀胱，因此就可以取用足少阴肾经原穴太溪为主，膀胱经的络穴飞扬为客施以治疗。

八、膀胱主肾之客

> **膀胱颈痛目中疼，项腰足腿痛难行，**
> **痫疟狂癫心胆热，背弓反手额眉棱，**
> **鼻衄目黄筋骨缩，脱肛痔漏腹心臙，**
> **若要除之无别法，京骨大钟任显能。**

足太阳膀胱经经脉证候主要表现为足太阳膀胱经所行颈项、腰背、腿、足疼痛，患痫疾、疟疾、癫狂及角弓反张，前额疼、眉骨疼、鼻出血、眼睛发黄、脱肛、痔疮等，这些症状出现主要是病在膀胱，牵及表里之肾，因此就可以用足太阳膀胱经之原穴京骨为主，肾经原穴大钟为客施以治疗。

九、三焦主包络客

> **三焦为病耳中聋，喉痹咽干目肿红，**
> **耳后肘疼并出汗，脊间心后痛相从，**
> **肩背风生连膊肘，大便坚闭及遗癃，**
> **前病治之何穴愈，阳池内关法理同。**

三焦病变可表现为耳聋、耳后疼痛、咽喉疼痛而干、目赤肿痛、心痛连及后背、脊骨间疼痛、出汗、肩臂肘疼痛、大便不通、小便不利或遗尿。这些症状出现主要是病在三焦，牵及表里之心包，因此就可以取用手少阳三焦之原穴阳池为主，手厥阴心包经之络穴内关为客施以治疗。

十、包络主三焦客

> **包络为病手挛急，臂不能伸痛如屈，**
> **胸膺胁满腋肿平，心中澹澹①面色赤，**
> **目黄善笑不肯休，心烦心痛掌热极，**
> **良医达士细推详，大陵外关病消释。**

①澹澹（dàn）：形容心悸。

手厥阴心包经病变可出现手臂痉挛疼痛不能伸展、胸胁痛、胸中满闷、腋下肿痛、心悸、面赤、眼睛昏黄、心烦、心痛、掌心发热，这些症状出现之后，好的医生应当仔细认真地全面分析明确相关病变经脉。这些症状的出现主要是病在心包，牵及表里之三焦，因此可取用手厥阴心包经原穴大陵为主，手少阳三焦经络穴外关为客施以治疗。

十一、肝主胆客

气少血多肝之经，丈夫溃疝若腰疼，
妇人腹膨小腹肿①，甚则嗌干面脱尘②，
所生病者胸满呕，腹中泄泻痛无停，
癃闭③遗尿疝瘕痛，太光④二穴即安宁。

①小腹肿：即疝病。
②面脱尘：面垢如尘，神色昏暗。
③癃闭：癃指小便不畅，闭指小便不通。
④太光：太指肝经原穴太冲，光指胆经络穴光明。

足厥阴肝经是少气而多血之经，其证候主要表现为男性疝气病、腰痛、女性腹胀、小腹部肿、咽干、面色晦暗似有尘土、胸满、呕吐、腹痛、腹泻、小便不畅、小便闭塞不通、遗尿、小腹部痞块肿瘤疼痛。以上这些症状主要是病在肝，牵及表里之胆，因此可以取用肝经原穴太冲为主，胆经络穴光明为客施以治疗。

十二、胆主肝客

胆经之穴何病主？胸胁肋痛足不举，
面体不泽头面疼，缺盆腋肿汗如雨，
颈项瘿瘤坚似铁，疟生寒热连骨髓，
以上病症欲除之，须向丘墟蠡沟取。

足少阳胆经发生病变主要表现为头痛、面痛、胸胁肋部疼痛及足部疼痛不能抬举、面部皮肤不光泽、缺盆和腋窝部肿胀、汗出如雨、颈项部出现坚硬如铁的瘿瘤瘰疬、疟疾寒热往来。以上这些病症的出现主要是病在胆，牵及表里之肝，因此可用胆经原穴丘墟为主，足厥阴肝经络穴蠡沟为客施以治疗。

【临床意义】

原穴与络穴皆是针灸临床重要穴位，为特定穴内容之一。原穴是脏腑原气经过和留止于十二经脉之腧穴，为脏腑之原。《灵枢·九针十二原》记载："五脏有疾，当取之十二原。"在《黄帝内经·灵枢》中第一个篇章就专门论述了原穴的内容，被称之为《九针十二原》，可见古代医家对十二原穴之重视。

络穴沟通表里两经，是表里两经在体表相联系的渠道，因此表里两经同病的情况下取用络穴最为恰当，为首选穴位。在《黄帝内经》中极为重视络穴，且在每个络穴中皆有络脉病候（即络穴的功用主治），其重要性由此可见一斑，故值得临床重视。

原穴可以单独运用，络穴也可以单独运用，在临床中以原穴与络穴相互配用更为广泛，形成了针灸临床固定的重要配穴法——原络配穴法。在疾病的发展中由表经传变到里经，或由里经传变到表经是最为常见的疾病传变规律之一，因此表里经原络配穴运用就极为实用，也最为直接。原络配穴以先病的原穴为主，以后病的络穴为客，称之为原络主客配穴法。本篇全面提出了原络主客配穴法，并以歌诀形式列出了12组配穴法及与这12组配穴法相适应的十二经病证，这种配穴方法是针灸组穴的重要方法，具有简单实用、取穴精简的特点，临床所用有事半功倍之效，故值得针灸临床重视。

【临床验案】

病案一　太渊、列缺穴合用治疗慢性哮喘

患者女性，49岁，因感冒后诱发慢性哮喘急性发作。患者慢性支气管炎3年余，每因季节交换护理不当而诱发哮喘，冬季尤其明显。本次因受寒而发哮喘，恶寒咳嗽，痰白而黏，哮喘不得卧，舌质淡，苔白腻，脉沉细略弦。治疗：针刺太渊、列缺、丰隆穴，并于尺泽、肺俞穴点刺放血，治疗完毕，症状明显缓解。之后隔日1次，治疗5次后，症状明显缓解，但活动时气短、咳嗽明显，舌质淡，苔薄白，脉沉细。方案调为太渊、列缺、足三里、肺俞穴，施以毫针针刺。并于肺俞、足三里穴加用温针灸，继续治疗10次，诸症消失，随访1年未见复发。

病案二　合谷、偏历穴治疗牙痛

患者男性，28岁，反复牙痛3日。患者3日前出现下牙疼痛，服用布洛芬

和阿莫西林等药物，时轻时重，并出现胃痛，停用药物而来诊。检查见右下第2与第3磨牙疼痛，牙龈红肿。治疗：常规消毒，合谷穴直刺1.2寸，偏历穴向上斜刺0.8寸，得气后施以较强的泻法，5分钟后即感疼痛缓解，每10分钟行针1次，每次行针1分钟，留针30分钟后仅感微痛，隔日治疗1次，共治疗3次，诸症消失。

病案三　大陵、神门穴治疗胸痛

患者女性，53岁，间断性胸痛半年余。患者平时身体较为虚弱，半年前因郁怒生气出现了胸痛、胸闷、心悸、气短、汗出乏力等症。之后每因情绪波动就会发作，病情轻重不一，时轻时重，反复发作，本次症状加重3日而来诊。现患者面色苍白，手足冰冷，舌质淡红，苔薄白，脉细数，心率138次/分。治疗：大陵穴向内关穴方向斜刺1.5寸，神门穴直刺0.5寸，均以得气为度。针刺5分钟后，患者即感症状明显好转，15分钟后患者自述诸症缓解，留针30分钟起针。之后每周治疗3次，共治疗10次，随访半年，诸症消失。

病案四　内关、太冲穴治疗胃痛

患者女性，36岁，胃脘胀痛1月余。患者于2个月前调换新工作，不太适应新环境，工作压力大，精神高度紧张，渐出现胃脘胀痛，伴有胸胁胀满，常叹息，纳少，时有吞酸，大便不畅，舌苔薄白，脉弦。诊断为胃脘痛（肝气横逆犯胃）。治疗：常规消毒，于内关、太冲穴施以泻法，施以较强的手法，针刺10分钟后其症状即感缓解，每10分钟行针1次，留针30分钟。起针后其症状已明显缓解，共治疗5次，诸症消失。

病案五　太溪、飞扬穴治疗腰痛

患者男性，67岁，腰痛反复发作2年余。20日前因装修房屋劳累后加重，感腰部酸痛不适，局部发凉，喜温喜按，休息后稍缓解。面色㿠白，肢冷畏寒，舌质淡，苔薄白，脉沉细无力。治疗：于太溪、飞扬穴常规进针，得气后，施以提插捻转泻法，留针30分钟，每5分钟行针1次，起针后即感腰部舒适，酸痛缓解，隔日治疗1次，治疗10次后症状消失，继续巩固治疗5次，随访1年，疗效稳定，未再复发。

病案六　太冲、光明穴治疗眼痛

患者男性，39岁，眼睛胀痛伴目视不明1周。患者于1周前无明显原因出现眼睛胀痛、发干及视物昏花，于当地的县级医院就诊检查，未发现异常，给予滴眼液（药名不详）治疗，未见明显疗效。治疗：常规消毒，太冲穴直刺0.8寸，光明穴直刺1.5寸，施以较强的泻法，并于太阳穴刺血，每10分钟行针1次，留针40分钟。起针后即感胀痛缓解，眼睛明亮，隔日治疗1次，共治疗7次，诸症消失。

第五章 马丹阳天星十二穴并治杂病歌

【歌赋】

三里内庭穴，曲池合谷接，
委中配承山，太冲昆仑穴，
环跳与阳陵，通里并列缺，
合担用法担，合截用法截。
三百六十穴，不出十二诀，
治病如神灵，浑如汤泼雪，
北斗降真机，金锁教开彻，
至人可传授，匪人莫浪说。
三里膝眼下，三寸两筋间，
能通心腹胀，善治胃中寒，
肠鸣并泄泻，腿肿膝胻酸，
伤寒羸瘦损，气蛊及诸般，
年过三旬后，针灸眼便宽。
取穴当审的，八分三壮安。
内庭次趾外，本属足阳明，
能治四肢厥，喜静恶闻声，
瘾疹咽喉痛，数欠及牙疼，
疟疾不能食，针着便惺惺。
曲池拱手取，屈肘骨边求，
善治肘中痛，偏风手不收，
挽弓开不得，筋缓莫梳头，
喉闭促欲死，发热更无休，
遍身风癣癞，针着即时瘥。
合谷在虎口，两指歧骨间，

头痛并面肿，疟病热还寒，

齿龋鼻衄血，口噤不开言，

针入五分深，令人即便安。

委中曲䐃里，横纹脉中央，

腰痛不能举，沉沉引脊梁，

酸疼筋莫展，风痹复无常，

膝头难伸屈，针入即安康。

承山名鱼腹，腨肠分肉间。

善治腰疼痛，痔疾大便难，

脚气并膝肿，辗转战疼酸，

霍乱及转筋，穴中刺便安。

太冲足大趾，节后二寸中，

动脉知生死，能医惊痫风，

咽喉并心胀，两足不能行，

七疝偏坠肿，眼目似云朦，

亦能疗腰痛，针下有神功，

昆仑足外踝，跟骨上边寻，

转筋腰尻痛，暴喘满冲心，

举步行不得，一动即呻吟，

若欲求安乐，须于此穴针。

环跳在髀枢，侧卧屈足取，

折腰莫能顾，冷风并湿痹，

腿胯连腨痛，转侧重欷歔，

若人针灸后，顷刻病消除。

阳陵居膝下，外廉一寸中，

膝肿并麻木，冷痹及偏风，

举足不能起，坐卧似衰翁，

针入六分止，神功妙不同。

通里腕侧后，去腕一寸中，

欲言声不出，懊恼及怔忡，

实则四肢重，头腮面颊红，

虚则不能食，暴喑面无容，

毫针微微刺，方信有神功。

列缺腕侧上，次指手交叉，

善疗偏头患，遍身风痹麻，

痰涎频壅上，口噤不开牙，

若能明补泻，应手即如拿。

　　本歌赋首载于元代王国瑞所著的《扁鹊神应针灸玉龙经》中，题名为《天星十一穴歌诀》，后在明代徐凤撰写的《针灸大全》上刊载时进一步修改完善，并增加了太冲穴，并题名为《马丹阳天星十二穴并治杂病歌》。

　　马丹阳乃金代道教代表人物之一，也是针灸名家，名为马钰（号丹阳，顺化真人）。马丹阳为金代贞元年间进士，遇师王嘉（号重阳子），授以道术，成为道教北宗的代表人物之一，并精通针术。马钰根据自己临床经验写成本歌赋。后被元代针灸医家王国瑞首载于《扁鹊神应针灸玉龙经》中，由此得以流传。《扁鹊神应针灸玉龙经》一书载有百穴法歌，穴位图，灸四花穴法及24部类病证的针灸疗法，120穴玉龙歌，收录85首歌诀，80余种病症的取穴和针刺法。

　　本歌赋后经针灸医家徐凤的进一步修改完善，并载于《针灸大全》一书中，其后在《杨敬斋针灸全书》《类经图翼》《针灸聚英》《针方六集》《针灸易学》《凌门传授铜人指穴》等针灸专著都有转载。从此被世人重视并广为传颂。本篇歌赋选自《针灸大全》。

【注解】

　　马丹阳天星十二穴的所谓"天星"，主要是根据《黄帝内经·灵枢》"毫针上应七星"而来；另外，根据天有七星的意思，称为天星十二穴，也就是说，这里归纳的12个穴位是从7条经脉上选取出来的。马丹阳经过长期临床实践总结了12个要穴，可用于全身诸多疾病的治疗，并编成歌赋的形式利于后人学习与传播，故以此命名。

三里①内庭穴，曲池合谷接，

委中配承山，太冲昆仑穴，

环跳与阳陵②，通里并列缺，

合担③用法担，合截④用法截。

①三里：指足三里穴。

②阳陵：指阳陵泉穴。

③担：挑担，成对的含义，此指二穴同用（也有人认为"担"即补法，笔者遵从前者）。"担法"指病在中而上下取穴，并使上下两穴互相呼应以发挥针

灸的疗效，即在肢体的两侧各取一穴，或者上肢一穴、下肢一穴，使两穴互相呼应，加强疗效。

④截：截半，有单一的含义，此指独取一穴（也有人认为截即泻法，故目前担与截有两种理论学说。一指取穴法，单取一穴，或取双穴；二指补泻手法，担为补法，截为泻法的运用；笔者遵从前者）。"截法"指取某经中间部分某一穴，来激发经气的传感，使上下经气畅通，以泻病势，即单取肢体一侧的一个穴位，从中间独截，阻断病势。

担截法作为临证选穴、配穴的一种特殊方法，其特点是在四肢的远端选取穴位，治疗胸腹及头面疾病。担截法可以单独使用，如上截法、下截法、上担法、下担法、上下担法。其中"上截法"如头痛、牙痛、发热，独取单侧的合谷穴；"下截法"如痔疮、便秘、腰痛，独取单侧承山穴；"上担法"如胸闷、心慌、气短，取双侧内关穴；"下担法"如腹痛、腹泻、腹胀，取双侧足三里穴；"上下担法"如胃痛、呕吐、气逆，上取双侧内关穴，下取双侧公孙穴。如果将担与截合起来运用，便有上担下截法、下担上截法等配穴形式。其中"上担下截法"如胁痛、气郁，上取双侧支沟穴，下取单侧阳陵泉穴；"下担上截法"如腹中疼痛、胀满，下取双侧足三里穴，上取单侧曲池穴。担截法选穴精要，处方严谨，配穴得力，具有简单、快捷、有效、安全的特点，临床应用广泛，主要用于治疗胸腹内脏和头面部疾病。除了常用的担截配穴形式外，对于肢体疾患，还可取用本经穴位相配，以两端取穴为"担"，中间取穴为"截"。如上肢疼痛麻木，取肩髃穴、合谷穴为担，独取曲池穴则为截；下肢疼痛，取环跳穴、丘墟穴为担，独取阳陵泉穴则为截。头面疾患也是如此，如偏头痛一证，取瞳子髎穴、足窍阴穴为担，独取风池穴则为截。担截法常在马丹阳天星十二要穴、八脉交会穴中运用，其他四肢穴位亦可取用。

天星十二穴的组成分别是：足三里、内庭、曲池、合谷、委中、承山、太冲（徐凤后来增添）、昆仑、环跳、阳陵泉、通里和列缺12个穴位。这12个穴位皆是临床常用重要穴位，临床运用非常广泛，是针灸临床必须掌握的基本穴位。

若需要上下两穴或左右两同名穴治疗的时候就取用此法，称之为担法；适合独取一穴治疗的时候就单独取用一穴，称之为截法。

三百六十穴，不出十二诀，
治病如神灵，浑如汤泼雪，
北斗①降真机，金锁教开彻，

至人^②可传授，匪人^③莫浪说。

①北斗：北斗星，喻其天星，此处比喻为北斗之神。

②至人：道家用于指超凡脱俗，达到无我境界的人。古代用于指思想或道德修养高超的人，也指仁义之人。最早出自《素问·上古天真论篇》："中古之时，有至人者淳德全道，和于阴阳调于四时……"在此指医德高尚及医术高超的人。

③匪人：原指不亲近的人。出自《易经·比》："六三，比之匪人。"王弼注："所与比者皆非己亲，故曰比之匪人。"在此指医德不正及医术低劣之人。

全身一共有360个穴位，在临床中用以上的12个穴位足以囊括，治病效果极其灵验，治愈疾病简直就像雪上泼了开水，立刻融化了一样。可谓是神仙之真传，以此法治疗就像打开了治病的这把金锁。对聪明至诚的人方可以传授此秘诀，对行为不良、思想不端正的人不可传授。

三里膝眼下，三寸两筋间，
能通心腹胀，善治胃中寒，
肠鸣并泄泻，腿肿膝胻^①酸，
伤寒羸瘦损，气蛊及诸般，
年过三旬后，针灸眼便宽。
取穴当审的，八分三壮安。

①胻：是形声字，月（实为肉）为形，行（héng）为声。本意为小腿。

足三里穴位于外膝眼（犊鼻）直下3寸，胫骨前嵴外1横指处，在犊鼻穴与解溪穴连线上。本穴能治疗腹胀、腹泻、肠鸣，和胃中寒邪，能治疗膝部和小腿酸痛、肿胀，还可治疗伤寒、虚劳羸瘦、气臌病等。本穴具有很好的保健作用，尤其针对30岁以上的人针灸足三里穴的强壮保健作用很大，可使身体强健、眼睛明亮。取穴时一定要仔细认真，一般针刺八分，灸三壮。

足三里穴首见于《圣济总录》中。本穴在《黄帝内经》中原名三里，至《圣济总录》为了与手三里相区别，而始名足三里，一直沿用至今。因为穴位在膝下3寸，胫骨外侧，为胃气之大会，故名足三里。本穴归属于足阳明胃经，为足阳明胃经之合穴、胃腑之下合穴、四总穴之一、回阳九针之一，为土中之真土，经气之枢纽。具有健脾和胃、扶正培元、调补气血、疏风化湿、通经活络的作用。自古被推崇为百病皆治之要穴，保健之要穴。本穴一般直刺1~2寸，可补可泻，具有双向调节作用，补之则升，泻之则降，为调理胃肠、补益气血、温养元阳之强壮要穴和肚腹疾病之常用穴。本穴宜灸。

内庭次趾外，本属足阳明，

能治四肢厥，喜静恶闻声，

瘾疹咽喉痛，数欠及牙疼，

疟疾不能食，针着便惺惺①。

①惺惺（xīng）：觉醒、清醒的意思。此处指病症减轻或消失。

内庭穴位于足次趾和中趾间（第2、3趾间），趾蹼缘后方赤白肉际处。本穴属足阳明胃经，能治疗四肢厥冷、胃热引起的心烦及厌恶各种嘈杂声、荨麻疹、咽喉肿痛及牙痛、疟疾不能进食以及频繁呵欠症，针刺后相关症状即可减轻或消失。一般针刺0.5~0.8寸。

内庭穴首见于《灵枢·本输》。本穴为足阳明胃经之荥水穴，功善清降胃火，导热下行，和土运湿，通降胃气，清宣阳明经气，为治疗胃火炽盛所致诸症之常用穴。对于胃火炽盛，阳明热炽循经上扰之头面、咽喉、口齿及胃肠疾患有较好的疗效。本穴多施以泻法，少用或不用艾灸。

曲池拱手取，屈肘骨边求，

善治肘中痛，偏风手不收，

挽弓开不得，筋缓莫梳头，

喉闭促欲死，发热更无休，

遍身风癣癞，针着即时瘳①。

①瘳（chōu）：形声。从"疒"，表示与疾病有关。此处指病愈的意思。

曲池穴应屈肘拱手取穴，在肱骨外上髁连线中点处。本穴善治肘关节疼痛，因受风邪引起的手臂无力，不能开弓射箭，不能举臂梳头。还能治疗咽喉肿痛、各种热证及皮肤病，如风癣、癞疥病，针刺后就会很快痊愈了。

曲池穴归属手阳明大肠经，为手阳明经脉气所入之合土穴，是临床常用的重要穴位。其具有清热解表、祛风止痒、调和气血、舒筋利节、调理肠胃等诸多作用，是治疗风热表证、皮肤病、肠胃病以及手阳明经气不畅所致循行通路上诸疾之常用穴。一般直刺1~1.5寸，多施以泻法或平补平泻法，一般不用补法。

合谷在虎口，两指歧骨间，

头痛并面肿，疟病热还寒，

齿龋鼻衄血，口噤不开言，

针入五分深，令人①即便安②。

①令人：指使人，让人的意思。

②便安：便利安稳，便利安适。最早出自《后汉书·霍谞传》。

合谷穴在虎口位置，第1、2掌骨之间，第2掌骨桡侧的中点处。本穴主治头痛、面部肿痛、疟病寒热往来、龋齿牙痛、鼻出血以及牙关紧闭不能说话等症，一般针刺0.5～1寸，即可使人安适。

合谷穴归属于手阳明大肠经，为手阳明大肠经原气所过和留止之原穴。本穴为全身大穴之一，临床常用重要穴位，四总穴之一，回阳九针之一。本穴具有疏风解表、清热开窍、镇痛安神、益气固脱的作用。治疗范围甚广，临证随配穴和针法的不同，其适应证亦随之有别。一般直刺0.5～1寸，多用泻法、平补平泻法或灸法。

委中曲䐉里，横纹脉中央，
腰痛不能举，沉沉①引脊梁②，
酸疼筋莫展，风痹复无常，
膝头难伸屈，针入即安康。

①沉沉：沉着、沉重的意思。

②脊梁：脊背。

委中穴在膝后区䐉窝，䐉横纹中点上。可治疗腰部疼痛、痛引腰背、酸痛不适，活动不利，以及因感受风邪，风痹反复发作，膝关节屈伸困难等症。针之速效，效如桴鼓。

委中穴归属于足太阳膀胱经，为足太阳膀胱经经气所入之合土穴，四总穴之一（腰背委中求），别名血郄，居于筋府䐉窝之中，性善疏泄清降，常以放血为用，为临床最常用的刺血穴位，用之清热达邪，祛除经脉之邪，舒畅经络之经气，而有舒筋活络、强腰健膝之功；刺络放血又可凉血清热解毒，活血散瘀通络。委中是治疗瘀证、实证、热毒之证的常用主穴，腰背下肢痿痹之要穴。临床以刺络放血法或平补平泻法为常用，禁灸。

承山名鱼腹，腨肠分肉间。
善治腰疼痛，痔疾大便难，
脚气并膝肿，辗转①战疼酸②，
霍乱及转筋，穴中刺便安。

①辗转：指反复不定，翻来覆去的样子。出自《后汉书·来历传》。

②疼酸：疾病症状名。指酸楚不适。《素问·至真要大论篇》："诸病胕肿，疼酸惊骇，皆属于火。"

承山穴又名鱼腹，其穴位于小腿腓肠肌两肌腹之间，用力伸直足尖使足跟上提时，在"人"字缝凹陷之端。本穴善治腰部疼痛，痔疮肿痛及大便困难，还可治疗因脚气而引起的膝肿、下肢酸疼难忍以致不能安宁、霍乱而引起的吐泻及小腿转筋。

承山穴归属于足太阳膀胱经，膀胱经主筋所生病，且其经别自腘至尻，别入肛中。故针刺承山穴能疏调膀胱经之气血，而有舒筋解痉、理肠疗痔之功效。承山穴是治疗下肢痿痹不遂和肛门疾患之常用要穴，主治腿肚转筋和痔疮的经验效穴、要穴。一般直刺1~1.5寸，多施以泻法或平补平泻法，宜灸。

> 太冲足大趾，节后二寸中，
> 动脉知生死，能医惊痫风，
> 咽喉并心胀，两足不能行，
> 七疝偏坠肿，眼目似云朦，
> 亦能疗腰痛，针下有神功。

太冲穴位于足背，第1、2跖骨结合部前方凹陷中，距本节2寸。其穴下有第1趾背动脉，触之可判断生死。本穴可治惊风、癫痫、中风、咽喉不适、胸胁部胀痛、小肠疝气、睾丸偏坠痛、眼睛昏花不明，也能治疗腰痛。

太冲穴归属于足厥阴肝经，为足厥阴肝经所注之输穴，原气所过和留止之原穴。其性下降，善于疏浚开导，既能平肝息风、清热降逆，又能养血养肝、和肝敛阴，是治疗肝之脏病、经病、气化病以及与肝有关的脏腑器官疾病之常用要穴。长于平肝、调肝、柔肝。一般直刺0.5~1寸，本穴多施以泻法或平补平泻法。

> 昆仑足外踝，跟骨上边寻，
> 转筋腰尻痛，暴喘满冲心，
> 举步行不得，一动即呻吟，
> 若欲求安乐，须于此穴针。

昆仑穴在踝区，位于跟骨上边外踝高点与跟腱之间的凹陷中。能治疗突发的喘咳胸满，气上冲心。还可治疗腰骶疼痛、足跟肿痛、转筋、行走困难、活动疼痛难忍，若想解决这些疾苦，可用昆仑穴治疗。

昆仑穴归属足太阳膀胱经，为足太阳经经气所行之经穴。性善疏通，可疏调本经之经气，功善通经止痛，为治疗膀胱经循行通路上经气郁滞所致诸疾之要穴，因其通经化瘀之力强大，所以虚证及孕妇禁用此穴。一般直刺0.5~1

寸，多施以泻法或平补平泻法。

> 环跳在髀枢，侧卧屈足取，
> 折腰①莫能顾，冷风并湿痹，
> 腿胯连腨痛，转侧重欷歔②，
> 若人针灸后，顷刻病消除。

①折腰：古代弯腰行礼，称之为折腰。在此指因腰部疼痛而不能前后俯仰、转侧之意。

②欷（xī）歔（xū）：叹息声；抽咽声。也作"唏嘘""歔欷"。形容因疾病痛苦不堪，接连发出叹声，而又非常悲切的意思。

环跳穴在臀区，侧卧屈膝股骨大转子高点至骶管裂孔连线的外1/3和内2/3交点处。本穴主治腰痛不能弯以及由于风寒湿侵袭而形成的下肢痿痹，腰胯牵及小腿肚子疼痛，活动时疼痛明显加重，疼痛难以忍受。针灸此穴后疼痛即可缓解，效如桴鼓。

环跳穴归属于足少阳胆经，为足少阳胆经与足太阳经之交会穴。善于疏通二经之经气，而有通经活络之功，止痛强筋之效，为治疗下肢痿痹不遂之要穴主穴。一般直刺2～3寸。临床多施以平补平泻法，泻之则可祛风除湿，通经活络，灸之、补之则能温经散寒，通经活络。

> 阳陵居膝下，外廉一寸中，
> 膝肿并麻木，冷痹及偏风①，
> 举足不能起，坐卧似衰翁，
> 针入六分止，神功妙不同。

①偏风：指中风，半身不遂。出自《素问·风论篇》："风中五脏六腑之俞，亦为藏府之风，各入其门户，所中则为偏风。"

阳陵泉穴在小腿外侧，腓骨小头前下缘凹陷中。可用于治疗膝关节肿痛、麻木，寒邪所致的痹证及中风后的痿证，步履艰难，难以行走，起坐犹如虚弱的老年人，针刺阳陵泉六分，其功效如神，妙不可言。

阳陵泉穴归属于足少阳胆经，为胆经脉气所入之合土穴，八会穴之筋会。功善疏肝解郁、清肝利胆、舒筋活络、通利关节，为疏肝解郁之要穴，筋病之主穴，凡病欲疏肝解郁者，一般为首选，病之有关于筋者，其为必主，临床常用大穴，应用甚为广泛。一般直刺1～2寸，多施以泻法或平补平泻法。

通里腕侧后，去腕一寸中，

欲言声不出，懊恼①及怔忡②，

实则四肢重，头腮面颊红，

虚则不能食，暴喑③面无容，

毫针微微刺，方信有神功。

①懊恼：意思是烦恼；恼指恼怒。此处是指因病痛而烦恼发怒。

②怔忡：指心悸，惊惧不安。

③暴喑：指突然声音嘶哑或失音的急性病证。出自《灵枢·寒热病》。

通里穴在前臂前区，腕掌侧远端横纹上1寸，尺侧腕屈肌腱的桡侧缘。可用于治疗突然失语、舌强不语、心中烦躁不安、心悸怔忡、肘臂肿痛、身重不已、头面红赤的实证；以及突然失声、面色苍白、食欲不佳的虚证。仔细认真地针刺通里穴可有神效。

通里穴归属手少阴心经，为手少阴心经之脉别走手太阳经之络穴。补之则能养心血、益心神、健脑益智；泻之则能清心火、通心络、安心神，具有双向调节作用，是治疗心功能失调所致病证和神志病变之常用穴。一般针刺0.5～0.8寸，多施以平补平泻法，不宜灸。

列缺腕侧上，次指手交叉，

善疗偏头患，遍身风痹麻，

痰涎频壅上，口噤不开牙，

若能明补泻，应手即如拿。

列缺穴在腕部桡侧，桡骨茎突上方距腕横纹上1.5寸。临床可有简易取穴法，其方法是两手虎口自然平直交叉食指按于茎突上指尖下凹陷处取之。列缺穴善治头项部的疾患和因感受风邪导致的麻木、痰涎壅盛、口噤不开等症。临床施治时根据患者症状之虚实正确地运用补泻手法，其病痛就犹如随手被拈去。

列缺穴归属于手太阴肺经，为手太阴络脉别走手阳明之络穴，联络着二经之经气，既可以治疗肺经病变，又可以治疗与其相表里的大肠经病变，能清善解，功专宣肺利气，疏风解表，为治疗肺卫受感，宣降失常所致诸疾之常用穴。本穴又是八脉交会穴，通于任脉，故可以治疗任脉之病变，主治范围颇为广泛，为四总穴之一。一般沿皮刺0.5～1寸，或直刺0.1～0.3寸，多施以泻法或平补平泻法，不宜灸。

【临床意义】

《马丹阳天星十二穴并治杂病歌》仅取12个穴位（分别是足三里、内庭、曲池、合谷、委中、承山、太冲、昆仑、环跳、阳陵泉、通里、列缺）而用于治疗全身疾病，12个穴位皆在人身四肢部，8个在下肢，4个在上肢，强调了四肢用穴的重要性，为临床远端用穴开拓了用穴思路。穴位因在四肢部取穴方便，且具有安全性，不会伤及脏腑器官，这些穴位的作用功效极为广泛，疗效可靠，是人身常用之大穴，其中包括了四总穴在内，使针灸初学者能够把握用穴之重点。

这些穴位集结成歌赋经过了长期的临床实践经验总结，确为临床经典用穴，且在歌赋中详细阐述了各穴的部位、取穴方法、功用及主治等。这些穴位一直在针灸临床中占有着重要的应用价值，也一直是穴位中研究的重点，可谓是临床精穴疏针之典范，一针疗法之代表。本歌赋在针灸医学史上占有重要的地位，其特点是重用四肢穴位，安全方便，疗效可靠，值得临床高度重视。

【临床验案】

病案一　足三里穴治疗胃痛

患者男性，39岁，胃脘痛2个小时。患者2个小时前无明显原因出现胃脘部疼痛，就近药店推荐奥美拉唑及莫沙必利，服药近1个小时后疼痛未缓解而来诊。检查：腹壁稍紧张，疼痛拒按，二便正常，舌白腻，脉弦，既往无胃痛史。诊断为胃脘痛。治疗：取用足三里穴（双侧），针刺1.8寸左右，得气后施以较强的平补平泻手法，15分钟后疼痛渐缓，每10分钟行针1次，留针40余分钟疼痛已基本缓解，起针后饮用半杯温开水，已无不适感。

病案二　内庭穴治疗牙痛

患者男性，32岁，牙痛2日。患者于2日前无名原因出现上牙疼痛，于某口腔科就诊，未见牙齿松动及龋齿，建议口服消炎药及止痛药处理，患者回家自服药物未缓解而来诊。检查：上牙左第5、6、7牙齿疼痛，伴牙龈肿胀，舌质红，苔黄腻。诊断为胃火牙痛。治疗：取用内庭穴（双侧），常规消毒，稍向上斜刺0.8寸，得气后施以较强的捻转泻法，10余分钟后疼痛即缓解，每5分钟行针1次，留针30分钟，第2日复诊时稍感疼痛，又治疗1次后症状完全消失。

病案三　曲池穴治疗荨麻疹

患者男性，18岁。数小时前全身突然出现大小不等、形态不一的风团，色鲜红，继而皮疹成批出现，瘙痒难忍。诊断为急性荨麻疹。治疗：取用曲池穴（双侧），并于耳尖、大椎穴、膈俞穴点刺放血。曲池直刺2寸左右，双手同时捻针，提插捻转，施以强刺激，使局部有明显的酸、麻、胀感及向上行的针感，每10分钟行针1次，留针30分钟。起针后痒感消失，皮疹消失大半。第2日复诊时皮疹已完全消退。

病案四　合谷穴治疗牙痛

患者男性，51岁，牙痛1周。检查：牙齿无缺损、无龋齿，右下牙床有压痛，脉洪数，舌质红，苔黄。诊断为胃火牙痛。治疗：取用合谷穴（双侧）。直刺1.5寸，施以泻法，强刺激，使针感向上传导，留针30分钟，每5分钟行针1次。经针刺5分钟后疼痛明显缓解，起针后仅感不适。后继续治疗2次，诸症消失。1个月后随访未见复发。

病案五　委中穴治疗急性腰扭伤

患者女性，43岁。患者1日前搬动重物时伤及腰部，当即疼痛难忍，不能转侧，翻身不能，行走艰难，经家人搀扶而来，检查示腰部督脉旁开2寸左右压痛。诊断为急性腰扭伤。治疗：先取委中穴（双侧），于双侧委中穴瘀络点刺出血，加拔罐5分钟，出血7~8ml，即时疼痛消失。

病案六　承山穴治疗习惯性便秘

患者女性，45岁。大便干结已15年余，每4~5日排便1次，无其他不适。舌质红，苔略黄而燥，脉略数。诊断为习惯性便秘。治疗：取用承山穴（双侧）。穴位常规消毒，直刺2寸，得气后，施以较强的反复提插手法，力量由轻至重，以患者耐受为度，每次行针1分钟，留针30分钟，每10分钟行针1次，隔日1次，经治疗5次后基本好转，共治疗10次已痊愈。3个月后随访，未复发。

病案七　太冲穴治疗狐疝

患者男性，42岁。5日前突发小腹坠胀痛，痛连睾丸，站立时左囊肿大，平卧时症状可缓解，疼痛程度不一，二便调，舌苔薄黄，脉弦紧。诊断为狐疝。

治疗：取用太冲穴（双侧）。穴位常规消毒，针尖向上斜刺1寸左右，拇指向前捻转3次再向后退1次，如此连做3次，稍停片刻后渐渐提至皮下，施行第2次手法，如此反复操作3次，然后再向后下方斜刺透向涌泉穴，给予提插捻转手法，使针感向大趾、次趾放射，留针30分钟，每10分钟行针1次。1次治疗后疼痛明显缓解，共治疗7次痊愈。

病案八　昆仑穴治疗落枕

患者男性，54岁，颈项部强痛2日。患者在医院陪同家人住院，睡觉姿势不当导致左侧颈项部僵硬强痛，经按摩未缓解而来诊，检查见颈项部左侧僵硬压痛，不能前后俯仰，诊断为落枕。治疗：即取右侧昆仑穴针刺，施以泻法，并嘱患者前后逐渐活动，经针刺5分钟后疼痛明显缓解，10余分钟后疼痛完全消失，留针20分钟起针，经1次治疗而痊愈，第2日电话回访无任何不适。

病案九　环跳穴治疗坐骨神经痛

患者女性，42岁。左侧腰腿痛3个月余，加重半月。患者于3个月前因劳累出现了左侧腰腿疼痛，于当地医院检查诊断为继发性坐骨神经痛（根性），经服用药物（药名不详）疗效不明显，时轻时重，后又在他处行针灸及推拿治疗，未有疗效，于半月前症状加重，活动受限，故来诊。检查示脊柱正常，第3、4、5腰椎压痛，左腿直腿抬高试验阳性，沿坐骨神经分布区有压痛。诊断为坐骨神经痛。治疗：取用环跳穴。患者侧卧位，患肢向上，常规消毒患侧穴位皮肤后，取用3寸毫针，快速刺入环跳穴到一定深度，施以捻进捻退的方法，待有明显针感后，再继续捻转3分钟，患者即感患肢明显松弛，疼痛减轻，留针30分钟后出针，起针后活动明显改善，共治疗6次而愈。3个月后随访未复发。

病案十　阳陵泉穴治疗痿证

患者男性，46岁。1个月前无名原因渐出现双下肢发软，行走无力，小腿外侧有灼热感，夜间症状明显，于某医院就诊，诊断为神经炎，服用维生素B_1、甲钴胺等药物治疗，未有疗效。近1周来症状较之前加重，以致行走困难，故来诊。检查示下肢无红肿，无肌肉萎缩，双下肢肌力基本正常，膝反射减弱，舌淡，苔薄黄腻，脉濡数。诊断为痿证。治疗：取用阳陵泉穴。患者仰卧位，常规消毒双侧穴位，直刺阳陵泉穴1.5寸，得气后施以较强的捻转提插、平补平泻手法，使患者穴位处有明显的酸、麻、胀等针感，并向穴位上下传导放散，留针40分钟，每10分钟行针1次，治疗1次后患者即感症状改善，行走轻松，共治疗7次后诸症消失。

病案十一　通里穴治疗声音嘶哑

患者女性，26岁。声音嘶哑10余日，曾于某院治疗5日，疗效不明显，故来诊。检查示患者面色淡白，精神萎靡，言语嘶哑不清，舌质淡红，苔薄白，脉细弱。诊断为声音嘶哑（言语不清）。治疗：取用通里穴。双侧穴位常规消毒，顺着经脉方向斜刺0.8寸，施以捻转补法，得气后留针30分钟，每10分钟行针1次，起针后即能言语，共治疗3次，恢复正常。

病案十二　列缺穴治疗偏头痛

患者男性，56岁。偏头痛反复发作20余日。患者20日前无名原因出现左侧偏头痛，严重时痛至左肩及后头部，舌淡红，苔白，脉弦紧。诊断为偏头痛。治疗：取右侧列缺穴。穴位常规消毒，向肘部方向斜刺0.8寸，得气后，施以捻转泻法，使针感向肘部放射，针刺5分钟后疼痛基本消失，留针30分钟，每10分钟行针1次，起针后症状消失。1个月后随访，未见复发。

【总结】

《马丹阳天星十二穴并治杂病歌》辨证取穴表

	病症	取穴
头面五官及咽喉疾患	头痛、面肿、鼻衄、口噤、齿龋	合谷
	偏头痛、痰涎并口噤不开	列缺
	头腮面颊红、欲言声不出、暴瘖	通里
	眼目似云矇、咽喉痛	太冲
	视力下降	足三里
	牙痛、咽喉痛	内庭
	喉闭促欲死	曲池
胸腹疾患	心（胸）胀	太冲
	心腹胀、胃中寒、气蛊诸疾	足三里
	不能食	通里
	脚气冲心之暴喘	昆仑
腰背疾患	腰痛	太冲、承山
	腰尻痛（腰臀痛）	昆仑
	折腰莫能顾	环跳
	腰痛不能举（不能弯腰）	委中

病症		取穴
四肢疾患	肘中痛；挽弓开不得，手臂屈伸不利	曲池
	膝难屈伸；酸痛筋莫展	委中
	腿肿膝胻酸	足三里
	脚气并膝肿，辗转战疼酸；霍乱并转筋	承山
	膝肿并麻木；举足不能起（不能抬脚）	阳陵泉
	腿胯连腨痛（坐骨神经痛）	环跳
	两足不能行	太冲
	举步行不得（行走困难）；转筋	昆仑
	四肢厥冷	内庭
	四肢重	通里
疝、痔及大便疾患	七疝偏坠重	太冲
	痔疾大便难	承山
	肠鸣泄泻	足三里
诸风、伤寒及热病	惊痫风	太冲
	风痹复无常	委中
	遍身风痹麻	列缺
	遍身风癣癫；发热无休	曲池
	冷痹及偏风	阳陵泉
	冷风湿痹	环跳
	瘾疹（荨麻疹）；疟疾不能食	内庭
	伤寒	足三里
	疟病热还寒	合谷
诸虚劳损疾患	赢瘦损	足三里
	懊恼、怔忡	通里
	喜静恶闻声；数欠	内庭

第六章　孙真人针十三鬼穴歌

【歌赋】

百邪癫狂所为病，针有十三穴须认。
凡针之体先鬼宫，次针鬼信无不应。
一一从头逐一求，男从左起女从右。
一针人中鬼宫停，左边下针右出针。
第二手大指甲下，名鬼信刺三分深。
三针足大趾甲下，名曰鬼垒入二分。
四针掌上大陵穴，入针五分为鬼心。
五针申脉为鬼路，火针三下七锃锃。
第六却寻大椎上，入发一寸为鬼枕。
七刺耳垂下八分，名曰鬼床针要温。
八针承浆名鬼市，从左出右君须记。
九针劳宫为鬼窟，十针上星名鬼堂。
十一阴下缝三壮，女玉门头为鬼藏。
十二曲池名鬼腿，火针仍要七锃锃。
十三舌头当舌中，此穴须名是鬼封。
手足两边相对刺，若逢孤穴只单通。
此是先师真妙诀，猖狂恶鬼走无踪。

明代杨继洲注：

一针鬼宫，即人中，入三分。

二针鬼信，即少商，入三分。

三针鬼垒，即隐白，入二分。

四针鬼心，即大陵，入五分。

五针鬼路，即申脉（火针），入三分。

六针鬼枕，即风府，入二分。

七针鬼床，即颊车，入五分。

八针鬼市，即承浆，入三分。

九针鬼窟，即劳宫，入二分。

十针鬼堂，即上星，入二分。

十一针鬼藏，男即会阴，女即玉门头，入三分。

十二针鬼腿，即曲池（火针），入五分。

十三针鬼封，在舌下中缝，刺出血，仍横安针一枚，就两口吻，令舌不动，此法甚效。更加间使、后溪二穴尤妙。

男子先针左起，女子先针右起。单日为阳，双日为阴。阳日阳时针右转，阴日阴时针左转。

十三鬼穴最早出自唐代大医家孙思邈（公元581～682年）所著的《备急千金要方·卷十四·风癫第五》中，相传孙思邈是根据战国时期扁鹊所流传的内容改编而成，其实乃孙思邈根据自己长期临床实践编撰而成。之后有多部针灸医著转载，首见于明代徐凤著的《针灸大全》中，之后高武的《针灸聚英》、杨继洲的《针灸大成》均对此加以转载，题名为《孙真人针十三鬼穴歌》，所载内容与《备急千金要方》中略有出入。本篇歌赋内容则是摘录于杨继洲的《针灸大成》中。

另外在南北朝刘宋时期（南朝宋）徐秋夫著有《秋夫疗鬼十三针之歌》，在后世的《凌门传授铜人指穴》一书中所载，但是该歌赋与孙真人所著的有所不同。徐秋夫的十三穴与孙真人十三鬼穴有9个穴位相同，4个穴位不同，其中徐秋夫的4个不同穴位是神庭、乳中、阴陵泉、行间穴，孙真人的则是申脉、上星、会阴、曲池穴，孙真人的十三鬼穴影响更为深远，当今一般所提及的"十三鬼穴"均指孙思邈所流传下来的歌赋内容，因此本篇以摘编孙思邈的"十三鬼穴"探讨。本篇后附有徐秋夫著有"秋夫疗鬼十三针之歌"内容供参考。

【注解】

《孙真人针十三鬼穴歌》中的"孙真人"指孙思邈，因信奉道教，道教称之为孙真人，被后世尊称为药王。其著作有《备急千金要方》和《千金翼方》两书。"十三鬼穴"指的是因为有13个穴位，其数为"十三"，每个穴位均冠以"鬼"字为名，故称为"十三鬼穴"。

此处以鬼穴命名有两层含义：一是指"鬼病"，此类疾病是指精神类疾患，因为当时对此类疾病的认识非常局限，其发病症状多怪异，犹如"鬼怪作祟"；二是有"鬼穴"之意，用这些穴位治疗此类疾病疗效卓著，有特效，立竿见影，犹如"神工鬼斧"，手到病除。故名之为鬼穴。

百邪癫狂所为病，针有十三穴须认。
凡针之体先鬼宫①，次针鬼信②无不应。
一一从头逐一求，男从左起女从右。

①鬼宫：即人中穴。
②鬼信：即少商穴。

治疗癫狂类精神疾病，针刺治疗有特效的13个穴位，分别是鬼宫（人中）、鬼信（少商）、鬼垒（隐白）、鬼心（大陵）、鬼路（申脉）、鬼枕（风府）、鬼床（颊车）、鬼市（承浆）、鬼窟（劳宫）、鬼堂（上星）、鬼藏（会阴）、鬼腿（曲池）、鬼封（舌缝），必须先认清。首先针刺鬼宫穴（人中穴），其次再针刺鬼信穴（少商穴），以下诸穴再按照下面的顺序分别施针。下面就把13个穴位的针刺顺序及方法与大家一一明确。男子先从左边针刺，女子先从右边针刺。

一针人中鬼宫停，左边下针右出针。
第二手大指甲下，名鬼信刺三分深。

第一针要针刺的叫鬼宫穴，也就是人中穴（水沟穴），其穴在面部，人中沟的上1/3与下2/3交点处，用透针法从左边进针，右边出针。第二穴叫鬼信穴，其穴在手大指末节桡侧，距指甲角0.1寸，即少商穴，针刺3分深。

人中穴（水沟穴）即鬼宫，首见于《针灸甲乙经》。归属督脉。人中之名应是水沟，其穴因居于人中沟近鼻常流水之沟中，故名水沟。别称人中者，取身居乎天地中之义也，天食人以五气，天气通于鼻；地食人以五味，地气通于口，此穴正当鼻下口上，犹天之下，地之上，人居其中，故名人中。其穴位于天地之间，为督脉和手足阳明之会，性善交通天地之气，启闭开窍醒神，是治疗中风、中暑、惊、狂、痫、厥等各种神志突变、意识昏迷之主穴、要穴。一般向上斜刺0.3~0.5寸，多施以雀啄手法。而鬼门十三针针刺时则主张以从左进针从右出针透刺法。

少商即鬼信，首见于《灵枢·本输》。归属手太阴肺经，为手太阴肺经经气所出之井穴。"商"为五音之一，性属金，与肺相应，禀金秋肃杀之气，肺经之根，由阴出阳，脉气初出而微小之象，故曰少商。功善清泄脏热，开瘀通窍，为治疗神志突变、意识昏迷等阳实郁闭之证的急救穴。凡急性热病、闭证、厥证、狂证、癫证、急惊风等皆可取之，有起死回生之效，故归为"十三鬼穴"

之一，名为鬼信。一般常以点刺出血为用，或浅刺0.1寸。而鬼门十三针主张针刺3分深。

三针足大趾甲下，名曰鬼垒①入二分。
四针掌上大陵穴，入针五分为鬼心。

①鬼垒：即隐白穴。

第三针针刺的叫鬼垒，其穴在足大趾末节内侧，距趾甲角0.1寸，即隐白穴，针刺深度为2分。第四针针刺的是大陵穴，穴位在腕部掌横纹的中点，在此处称之为鬼心，针刺深度为5分。

隐白穴即鬼垒，首见于《灵枢·本输》。归属足太阴脾经，为足太阴脾经脉气所发出之井木穴。土为金之母，白为金之色。本穴承厉兑之金，由足阳明之阳，传交足太阴之阴，为足太阴之脉所起，足太阴经气所隐，故名隐白。本穴具有补之可补益脾气，升举下陷之阳，灸之或刺之能益气固摄，活血止血，理血调经。因其穴由阳经交于阴经之穴，气血俱旺，针之可醒神开窍，回阳救逆，治疗神志病，因此归为"十三鬼穴"之一，名为鬼垒。一般直刺0.1～0.2寸，多施以平补平泻法或点刺出血，宜灸。鬼门十三针主张针刺2分深。

大陵穴即鬼心，首见于《灵枢·本输》。陵：大阜、隆高之义。穴在掌后两筋间，其体隆而高如大阜，故名大陵。其归属于手厥阴心包经，为心包经脉气所注之输土穴，原气所过而留止之原穴。本经子穴，既能祛邪扶正，宁心安神，为治疗心悸失眠之主穴；又能清心泻火，祛邪安神，治疗心经实热之癫狂舌疮而别称鬼心，归为"十三鬼穴"之一，名为鬼心。一般直刺0.3～0.5寸，多施以泻法或平补平泻法。鬼门十三针主张针刺5分深。

五针申脉为鬼路，火针三下七锃锃①。
第六却寻大椎上，入发一寸为鬼枕②。

①锃锃（zèng）：器物等经过擦磨或整理后闪光耀眼。在这里指烧红的针光亮。

②鬼枕：即风府穴。

第五针针刺的是申脉穴，其在踝区，外踝尖直下，外踝下缘与跟骨之间凹陷中，又称为鬼路。治疗时用火针，将针烧至光亮，用火针针刺3下。第六针针刺的叫鬼枕穴，即风府穴，其穴在颈后区，枕外隆凸直下，两侧斜方肌之间凹陷中项部。

申脉穴即鬼路，首见于《针灸甲乙经》。申，通伸；脉，指筋脉。穴在外踝之下，展足则开，为阳跷脉所生，是踝关节屈伸着力之处，针之可使血脉畅通，筋脉得伸，故名申脉。其归属足太阳膀胱经，为八脉交会穴之一，通于阳跷脉，是阳跷脉气所出之起始穴，故善调理阳跷脉经气，而有镇静安神之功，可治疗癫狂痫证、失眠抽动等阳跷脉之病。因其安神之功，归为"十三鬼穴"之一，名为鬼路。一般直刺0.2~0.3寸，多施以平补平泻法。鬼门十三针主张火针针刺。

风府穴即鬼枕，首见于《灵枢·本输》。风，指风邪；府，指府舍。本穴位居项后风邪易袭之处，为风邪所入之府，故名风府。其归属于督脉，为督脉与阳维脉、足太阳经之会。督脉由此上行入脑，而内通于脑，故有很强的清脑醒神的作用，是治疗神志疾病的要穴。凡精神失常，发为癫狂或神志迷乱、狂躁不安者，针刺风府穴皆有很好的疗效，所以归为"十三鬼穴"之一，名为鬼枕。本穴向下颌方向斜刺1~1.5寸，多施以泻法。

七刺耳垂下八分，名曰鬼床①针要温。
八针承浆名鬼市，从左出右君须记。

①鬼床：即颊车穴。

第七针针刺的叫鬼床，即颊车穴，其穴在面部，下颌角前上方一横指（中指）处，咀嚼时咬肌隆起处，针刺要施以温针。第八针刺鬼市穴即承浆穴，其穴在面部，颏唇沟的正中凹陷处，针法为透针，从左透右。

颊车穴即鬼床，首见于《素问·气府论篇》。本穴在耳下面颊端牙车骨处，该骨总载诸齿，转关开合，为上下牙之运动枢纽，穴当其处，故名颊车。其归属足阳明胃经，是治疗口眼㖞斜、牙痛、口噤之要穴。因为本穴总载诸齿咀嚼转动开阖，治疗颌面颊肿、牙关紧闭、口噤不语之病，所以归为"十三鬼穴"之一，名为鬼床。一般直刺0.3~0.5寸或沿皮刺1~1.5寸，多施以平补平泻法，或透针法。鬼门十三针主张温针治疗。

承浆穴即鬼市，本穴首见于《针灸甲乙经》。本穴内为口中津液所聚之处，外可承受流出之口涎，故名承浆。其归属任脉，为任脉与督脉、手足阳明之交会穴，是治疗面口诸疾之常用穴，流涎之要穴。本穴为任督之交会，故能通调任督，可治疗癫狂等精神疾患，因此归为"十三鬼穴"之一，名为鬼市。一般斜刺0.3~0.5寸，多施以平补平泻手法。鬼门十三针主张从左至右的透针法。

九针劳宫为鬼窟，十针上星名鬼堂。
十一阴下缝①三壮，女玉门头②为鬼藏③。

①阴下缝：即会阴穴。

②玉门头：有两说，一说是阴蒂头上，另一说是指会阴穴。一般多从一说。

③鬼藏：即以上两穴。

第九针针刺的是劳宫穴，又称为鬼窟穴，其穴在掌区，横平第3掌指关节近端，第2、3掌骨之间偏第3掌骨。第十针针刺的是上星穴，又称为鬼堂，其穴在头部，前发际正中直上1寸。第十一穴叫鬼藏，男女不同，男子即会阴穴，其穴在阴囊根部与肛门连线的中点，女子即为阴蒂处，用灸三壮法。

劳宫穴即鬼窟，劳宫首见于《灵枢·本输》。劳指劳作、劳动；宫指皇宫、中宫。手乃人之劳动器官，本穴位在手掌中央，故名劳宫。其归属于手厥阴心包经，为手厥阴心包经之荥火穴，既能泻心火，清痰舒气，化气降逆，开七情之郁结，又能醒神开窍，舒筋通脉，清胸膈之热，导火下行，所以归为"十三鬼穴"之一，名为鬼窟。一般直刺0.3~0.5寸，多施以泻法，不宜灸。

上星穴即鬼堂，本穴首见于《针灸甲乙经》。高处为上；星指星辰。人当审思之际，多先反目上视，闭目凝神，则往事如见，犹星夜之星辰，穴居头上，故名上星。其归属督脉，是治疗风热上攻所致鼻衄、鼻塞、头痛、目眩等证之常用穴。上星为督脉脉气所发，具有镇静安神、清利头目的作用，可用于癫狂痫等神志类疾病，故归为"十三鬼穴"之一，名为鬼堂。一般平刺1~1.5寸，多施以泻法。

会阴穴即鬼藏（男会阴，女阴蒂头上），本穴首见于《针灸甲乙经》。会，聚而相合也。因穴居前后阴之间，为任督冲三脉之起点，三脉皆汇聚于阴部，故名会阴。其归属督脉，为冲、任、督三脉之会，是治疗前后二阴诸疾和癫狂、惊痫、溺水、窒息诸证之常用穴。本穴为任督二脉交会之处，刺之能通调任督之经气，而任脉为阴脉之海，总理一身之阴；督脉为阳脉之海，总督一身之阳，故本穴能调节阴阳，调理气血，故有苏厥醒神、开窍醒神之功，用于治疗癫、狂、惊痫等神志病变，以及溺水窒息之危急重症，故被归为"十三鬼穴"之一，名为鬼藏。一般直刺0.5~1寸，多施以泻法。鬼门十三针中主张施以灸法。

十二曲池名鬼腿，火针仍要七锃锃。
十三舌头当舌中，此穴须名是鬼封①。

①鬼封：即经外奇穴海泉穴。

第十二个针刺的是曲池穴，又称为鬼腿，其穴在在肘横纹外侧端，屈肘成直角，在肘横纹外侧端与肱骨外上髁连线中点处，需要用火针针刺，把火针烧红到亮。第十三针针刺的叫鬼封穴，其穴在舌下舌系带处，名舌缝。

曲池穴即鬼腿，本穴首见于《灵枢·本输》。因取穴时，肘部屈曲凹陷，形似浅池，手阳明经气流注至此，犹水入池中，故名曲池。其归属手阳明大肠经，为手阳明经脉气所入之合土穴，是治疗风热表证、皮肤病、肠胃病以及手阳明经气不畅所致循行通路上诸疾之常用穴。针泻曲池穴，能清泻阳明之热，可用于火热上攻、热扰神明所致的癫、狂、痫。小儿热极生风导致的惊厥等，针刺曲池穴施以较强的泻法，即可缓解。一般直刺1～1.5寸，多施以泻法或平补平泻法。鬼门十三针中主张施以火针治疗。

海泉穴即鬼封，海泉穴为经外奇穴，在口腔内，当舌下系带中点处。本穴位于舌部，舌为心之苗，有醒神清脑、祛邪开窍、清热降逆、通利舌窍之功效，主治口舌生疮、呕吐、腹泻、高热神昏、中风后遗症言语障碍等。

手足两边相对刺，若逢孤穴只单通①。
此是先师真妙诀，猖狂恶鬼走无踪。

①单通：即透刺法。

如果穴位是在手足上，双侧穴位都要针刺，如果是单穴（如人中、承浆、舌缝、会阴穴），治疗时就施以透针法。这是先师治疗癫狂病的真正妙诀，按法用之可使患者疾病霍然而愈。

【临床意义】

十三鬼穴歌因冠以"鬼"字而被蒙上了一层神秘的面纱，且在历代留下了诸多具有传奇色彩的故事，其实这些穴位就是治疗一些神志类疾病的综合运用。这13个穴位由唐代著名医家孙思邈（尊称为孙真人）根据古代医家所流传下来的宝贵经验结合自己临床实践，总结出来专用于治疗神志疾患的经验用穴。就如西医学中所言的癔症、精神分裂症、癫狂、强迫症、抑郁症等精神类疾患。这类疾病往往病因不易明确，发病多突然迅速，发病之后多胡言乱语，动作诡异，犹如鬼邪作祟。由于当时文化水平的落后，古人认为这些犯病之人是鬼邪附体，人们难以解释这些疾病现象，故被蒙上了一层神秘面纱。而冠以"鬼"字一是符合了时代背景；二是言明了这类穴位所治疗的疾病范围及疾病特点；三是所谓的这些"鬼穴"，对精神情志类疾病的治疗有意想不到效果，可谓是特效穴，如有神工鬼斧，手到病除之意。

这些用穴确为临床之宝贵经验，在治疗神志疾病方面有着不可替代的临床价值，经过历代医家不断地临床验证，具有很强的实效性。余在临床以此十三鬼穴也治疗了多例相关的神志类疾患，尤其癫、狂、痫等疾病，通过临床运用，具有取穴少、疗效高的优势特点，因此应当进一步深入研究整理，推广其临床运用。

【临床验案】

病案一　人中穴治疗癫病

患者孙某，男性，70岁。患中风后遗症，因左侧肢体瘫痪、语言謇涩半个月，于1990年12月初收住入院。患者从12月10日起，常常出现不明原因的发笑现象，每日数次，时作时止。12月12日，竟然连续狂笑十几分钟不能终止。时值笔者当班，患者家属急呼诊治，查患者狂笑不止，舌淡，苔白，脉弦，问其发笑原因，边笑边答"不知道"。即取人中穴强刺激，狂笑顷刻停止。在留针过程中，患者受人挑逗，曾有数次阵阵轻笑。每遇发笑，就大幅度提插、捻转，予以强刺激，发笑即平。共留针30分钟，间断行针4次而愈。在之后的数月中，一直未再出现过类似发作。摘自【王启才.中医杂志，1991，32（6）：51】

病案二　少商穴治疗邪祟

镇江巡江营王守戎之媳，抱子等署后高楼，楼逼山脚，若有所见，抱子急下，即昏仆者一日夜。姜汤灌醒，如醉如痴，默默不语，不梳不洗，与食则食，弗与亦弗索也，或坐或卧，见人则避。如此半月，越江相招。入其室即避门后，开门即避于床，面壁不欲见人。令人抱持，握手片刻，而两手脉或大或小，或迟或数，全无一定。此中恶也，与苏合香丸。拒不入口，灌之亦不咽。明系鬼祟所凭，意惟秦承祖灸鬼法，或可治也。遂授以灸法，用人抱持，将病人两手抱住捆紧扎两大指相连，用大艾团一柱，灸两大指甲角（少商），灸至四壮，作鬼语求食求冥资。灸至七壮，方号呼叫痛，识人求解，继进安神煎剂，熟睡数日而愈。【清·郑重光《素圃医案·卷三·诸中证治效》】

病案三　隐白穴治疗小儿夜啼

患者赖某，男性，2岁。患儿于出生后半年，突患呕吐、腹泻，治愈后，每夜睡至11点左右即大哭不止，用任何方法都无法制止，经常哭至口干、身疲力竭而昏昏欲睡，仍会阵发性惊跳而大哭，似有腹痛之状，虽经驱虫等多种方法治疗，仍未见效，常有泄泻、纳差。检查示面色稍苍白，指纹青，舌淡苔白，颈软，心肺正常，肝脾未触及，四肢无畸形，发育良好。诊断为小儿夜啼。治疗：医者先用左手把患儿足大趾固定，然后右手持点燃的香烟1支（因小儿足趾小，故改用香烟代替艾条），在隐白穴上方（距皮肤2～3厘米）处施行温和灸，以局部皮肤发红为度，灸完一侧穴位，再换另一侧。当晚即比以往多睡2个小时左右，次日再治1次即愈。每夜睡至天亮未见哭啼，从未复发。【吕景山，等.单穴治病选萃.北京，人民卫生出版社，1993：87-88，88-89，89，80-90，90】

病案四　大陵穴治疗失眠

患者崔某，女性，36岁。患者近10余日，烦躁不安，甚至彻夜不眠，曾服催眠镇静之剂，但效果不佳，故前来就诊。诊断为失眠。治疗：大陵穴。患者仰卧位，常规消毒双侧穴位皮肤，对准穴位缓慢进针，直刺0.8寸，得气后拇指向前、食指向后轻轻捻转毫针，施以补法，每10分钟行针1次，要尽力使针感向上传导，留针30分钟。当夜便可入睡，共治3次而愈。【吕景山，等.单穴治病选萃.北京：人民卫生出版社，1993：220-221】

病案五　风府穴治疗癫病

患者，男性，26岁。家人代诉，患者精神失常已4个月，主要表现为恐惧不安、言语零乱且语音轻微声细，时有阻滞，表情淡漠，常不自主地摇头、挤眼、摆手等，疑神疑鬼，自言自语，幻视。曾于某精神病医院诊断为青春型精神分裂症，服用药物疗效不显而来诊。治疗：风府穴。患者取坐位，双侧穴位常规消毒，快速刺入穴位约1寸，注意针尖的方向应保持与头正位水平，待局部产生酸、麻、胀感时，使用中等刺激量。共治疗6次，最后1次用重刺激手法，患者精神症状完全恢复，生理反射正常。【陈钟舜.中医杂志，1956，（12）：649-653】

病案六　劳宫穴治舌伸不缩

患者周某，男性，12岁。1975年2月14日就诊。患儿母亲代诉其舌伸出口外6小时。现症见患儿外感发热1旬，经服药、输液治疗，热势已退，今晨突然发现其精神痴呆，舌头伸出口外，静坐不动，舌淡，苔薄白，脉弦缓。脉症合参，证属心气不足，无滋养，筋脉弛缓之故。治宜补虚强心。针刺左劳宫，下针后，针下感到满实松滑，拇指向前用力一顶，效如鼓应，舌收而愈。【黄国健.针灸单穴应用大全.北京：中国医药科技出版社，2020：117】

病案七　上星穴治疗失眠

患者叶某，女性，54岁，2003年8月10日就诊。患失眠症10余年，每日只睡3小时左右，多梦易醒，精神倦怠，时有心悸，舌淡，苔薄白，脉沉细而弱。

中医辨证属心脾两虚，治以补气养血。取以直径0.3毫米，长75毫米毫针从上星穴沿皮透刺至百会穴，施以小幅度高频率捻转补法1分钟。然后留针40分钟，中途上星穴透百会穴再行手法1次。次日来诊，患者自诉一觉睡了5个小时。效不更方，以此方治疗2个疗程（20日），患者睡眠质量大为改善。【刘宝芳.针灸临床杂志，2007，23（5）：38-39】

病案八　会阴穴治疗郁证

患者王某，男性，35岁。因失恋而诱发精神病，10余年间每因精神刺激而发作，经中西药物治疗虽有暂时性缓解，但未获根治之效。1986年3月5日求诊，当时患者抑郁不乐，神疲乏力，失眠健忘，心悸惊恐，饮食不佳，喜静而恶见人，舌质淡，脉弦细。诊断为郁证。治疗：取用会阴穴。嘱患者仰卧，两腿屈曲外展，先用直刺会阴穴，再艾灸5分钟，然后将针退于皮下，以15°角向内上方斜刺，用艾灸5分钟，然后再退至皮下，以15°角向下方斜刺，再灸5分钟。治疗30次而愈。1年后随访未复发。【徐以经，等.国医论坛，1989，4（16）：22】

病案九　曲池穴治疗小儿惊厥

患者，张某，男性，3岁。因高热39.5℃，发生惊厥，于1987年12月5日半夜就诊。每当惊厥发作时，患儿失去知觉，眼球上翻，大小便失禁，周身有节律性抽动，面部肌肉痉挛，口吐泡沫，舌向后缩，瞳孔反射消失，脉搏快而不整，先一侧抽搐，后两侧同时进行，持续5分钟，间歇10分钟复至。患儿母亲诉说，患儿对解热镇静药有过敏史，用后皮肤糜烂，甚至休克。余以强刺激针刺曲池穴，进针30秒钟时，患儿面部肌肉抽搐停止，但仍有四末颤动感，又针对侧曲池穴，诸症即消失，观察4小时未发。【黄祥云.新疆中医药，1988，24（4）：26】

附：秋夫疗鬼十三穴歌

人中神庭风府始，舌缝承浆颊车次，
少商大陵间使连，乳中阳陵泉有据，
隐白行间不可差，十三穴是秋夫置。

第七章　胜玉歌

【歌赋】

胜玉歌兮不虚言，此是杨家真秘传。
或针或灸依法语，补泻迎随随手捻。
头痛眩晕百会好，心疼脾痛上脘先。
后溪鸠尾及神门，治疗五痫立便痊。
髀疼要针肩井穴，耳闭听会莫迟延。
胃冷下脘却为良，眼痛须觅清冷渊。
霍乱心疼吐痰涎，巨阙着艾便安然。
脾疼背痛中渚泻，头风眼痛上星专。
头项强急承浆保，牙腮疼紧大迎全。
行间可治膝肿病，尺泽能医筋拘挛。
若人行步苦艰难，中封太冲针便痊。
脚背痛时商丘刺，瘰疬少海天井边。
筋疼闭结支沟穴，颔肿喉闭少商前。
脾心痛急寻公孙，委中驱疗脚风缠。
泻却人中及颊车，治疗中风口吐沫。
五疟寒多热更多，间使大杼真妙穴。
经年或变劳怯者，痞满脐旁章门决。
噎气吞酸食不投，膻中七壮除膈热。
目内红痛苦皱眉，丝竹攒竹亦堪医。
若是痰涎并咳嗽，治却须当灸肺俞。
更有天突与筋缩，小儿吼闭自然疏。
两手酸痛难执物，曲池合谷并肩髃。
臂疼背痛针三里，头风头痛灸风池。
肠鸣大便时泄泻，脐旁两寸灸天枢。

诸般气症从何治，气海针之灸亦宜。
小肠气痛归来治，腰痛中空穴最奇。
腿股转酸难移步，妙穴说与后人知。
环跳风市及阴市，泻却金针病自除。
热疮臁内年年发，血海寻来可治之。
两膝无端肿如斗，膝眼三里艾当施。
两股转筋承山刺，脚气复溜不须疑。
踝跟骨痛灸昆仑，更有绝骨共丘墟。
灸罢大敦除疝气，阴交针入下胎衣。
遗精白浊心俞治，心热口臭大陵驱。
腹胀水分多得力，黄疸至阳便能离。
肝血盛兮肝俞泻，痔疾肠风长强欺。
肾败腰疼小便频，督脉两旁肾俞除。
六十六穴施应验，故成歌诀显针奇。

　　本歌赋出自明代著名针灸医家杨继洲所著的《针灸大成》。杨继洲，三衢（今浙江衢州）人，是家学渊源的著名针灸医家，在明代嘉靖年间，被选为世宗的侍医。本歌赋则为杨继洲在其家传《卫生针灸玄机秘要》一书的基础上，结合自身长期临床实践经验的基础上编撰而成。《胜玉歌》之名是指胜过《玉龙歌》的意思。在明代以前针灸临床盛行传诵《玉龙歌》，为了以引起当时针灸医家的重视，所以定名为《胜玉歌》。后在诸多的针灸医籍中被收藏，对针灸临床治疗有深远的影响和重要的指导价值。本歌赋摘录于《针灸大成》。

【注解】

胜玉歌兮不虚言，此是杨家真秘传。
或针或灸依法语①，补泻迎随②随手捻。

　　①法语：是正告的意思。此处是指遵照歌赋的内容施以临床。
　　②迎随：是针刺补泻法的一种，又称为针向补泻法，是指以针尖方向与经脉循行方向之间的逆（迎）、顺（随）关系来分别进行补泻的一种针刺补泻手法。逆着经脉的循行叫作迎，迎而夺之为泻；顺着经脉的走向叫作随，随而济之为补。同时，针向补泻法又属于狭义的迎随补泻法，该法始见于《黄帝内经》，后世医家对"迎随"方法多有发挥，并在此基础上演化出多种迎随补泻法，又称为广义迎随补泻法，如子母迎随补泻法、候卫气流注盛衰之迎随补泻法、深浅

迎随补泻法等。

胜玉歌这首歌赋的内容则是根据长期临床实践总结而成，临床运用真实可靠，按照歌诀内容施以相应的方法，根据病之虚实，或针刺，或艾灸，针刺时根据经脉之顺逆（补泻）决定针刺方向，并施以合理的补泻手法，或补或泻，正确、灵活地运用。

头痛眩晕百会好，心疼①脾痛②上脘先。
后溪鸠尾及神门，治疗五痫③立便痊。

①心疼：泛指心胸部的疼痛。

②脾痛：因脾与胃互为表里，此指胃腹部的疼痛。

③五痫：即马、羊、鸡、猪、牛5种痫病，因其发病时，口中所发出的声音似马、似羊等，故以此命名。此病的特征是在发作时突然晕倒，不省人事，手足抽搐，两目上视，喉内发出五畜的声音，在将醒时，口吐涎沫，醒后一如常人。

无论虚实之头痛、眩晕取用百会穴，根据病之虚实正确地选择针刺或艾灸治疗有较好的效果。胸膈部及腹部疼痛常首先取用任脉的上脘穴施以治疗，上脘穴在上腹部，具有降泻作用，因此对胸膈及上腹部位的病变有很好的治疗作用，如心中烦热、痛不可忍、心疼积块、腹痛胀急、气胀积聚、上冲心胸、腹痛，以及翻胃呕吐等症皆可首选上脘为主穴治疗。治疗各种癫痫疾病取用后溪、鸠尾及神门穴相互为用，根据病之虚实，施以针刺或艾灸，正确地施以补泻，对此可有极佳的疗效，能使发作的患者立即见效，迅速痊愈。后溪、鸠尾及神门穴仍是目前临床治疗癫痫病的常用要穴。

百会穴在头部，前发际正中直上5寸。首见于《针灸甲乙经》。百，言其众多，有多条经脉交会于此；会，聚会，故名百会。归属督脉，为手足三阳经与督脉之所会，是治疗气虚下陷证和肝火、肝阳、肝风所致头部疾患之常用要穴。一般平刺0.5～1寸，多施以平补平泻法。本穴具有清头散风、开窍凝神、平肝息风、升阳益气的作用。是人体诸阳经之总汇，称为诸阳脉之督纲，具有统摄全身阳气的作用，能贯通诸阳经，为回阳九针之一。

上脘在上腹部，脐中上5寸，前正中线上。首见于《灵枢·四时气》。因其穴在胃脘上口贲门处，故名上脘，别名上管，归属任脉，为任脉与手少阳、足阳明经之会，是治疗胃及食道病变之常用穴，临床多施以平补平泻法，本穴宜灸。本穴具有和胃降逆、利膈化痰的作用，是治疗胃及食道病变之常用穴，胃痛、呕吐之要穴。与中脘穴、下脘穴并称为三脘，均为胃病之常用穴，本穴以降泻为要，偏于治上；中脘穴主调和，偏于治中；下脘穴以疏通为要，偏于治下。

后溪穴在手内侧，第5掌指关节尺侧近端赤白肉际凹陷处。首见于《灵枢·本输》。后，指手小指本节后；溪，指小水沟，握拳时，按之似小溪之渠，故名后溪。本穴归属于手太阳小肠经，为手太阳小肠经脉气所注之输木穴，八脉交会穴之一，通于督脉。一般直刺0.5～1寸，多施以泻法或平补平泻法。本穴具有解表清热、通督醒神、舒筋解痉、祛邪截疟的作用，主要用于治疗疟疾、督脉病和手太阳经循行通路上的疾病。功专"通督镇静"，既能醒神定志，又能抑制督脉之挛急，为治疗疟疾、落枕、急性腰扭伤、腰痛、抽搐、痉挛性疾病之要穴。

鸠尾穴在上腹部，剑胸结合下1寸，前正中线上。首见于《灵枢·九针十二原》。鸠，布谷鸟之别名，胸骨剑突犹如鸠尾，穴在其下，故名。本穴归属任脉，为任脉之络穴，膏之原穴，是治疗痫证之主穴、要穴，心胸病之常用穴。向下斜刺0.5～1寸，一般多施以平补平泻法，不宜灸。本穴性善调和，用之可宽胸理气，和胃降逆，调和上下；通调任督，调和阴阳，以调和前后，清心宁神以和中，为治疗阴阳失合之痫证主穴、要穴，气机失调之心胸胃病之常用穴。一般向下斜刺0.5～1寸，多施以平补平泻法。

神门穴在腕前区，腕掌侧远端横纹尺侧端，尺侧腕屈肌腱桡侧缘。首见于《针灸甲乙经》。出入之处为门，心藏神，穴为心经之原穴，心气出入之门户。归属于心经，为手少阴脉气所注之输土穴，原气所过和留止少阴心经之原穴，是治疗心神疾患之要穴。一般直刺0.3～0.5寸，一般施以平补平泻法。本穴功善清心泻火，养血安神，为治疗心神疾患之要穴，为手少阴心经之经病以及与其有关的脏腑器官病变常用穴。

髀①疼要针肩井穴，耳闭②听会莫迟延。
胃冷③下脘却为良，眼痛须觅清冷渊。

①髀：指大腿，也指大腿骨。

②耳闭：耳窍闭塞，气机阻滞，轻则重听，重则耳聋，属于听觉障碍的症状。

③胃冷：指胃阳不足，寒气偏胜。

大腿部疼痛时针刺肩井穴治疗，施以下病上治，可有很好的疗效。肩井穴是手足少阳经、足阳明胃经、阳维脉四经之交会，因此针刺该穴可疏调四经之气血，宣导三焦的气机，理气通络，调整脾胃运化功能，尤善治疗下肢疾病，临床有"两足肩井搜"之用。若出现听觉障碍时及时取用听会穴治疗，"莫迟延"提示耳聋之疾需要及时治疗，若不能及时治疗则会严重影响治疗效果，用听会穴治疗耳聋主要针对早期实性的患者，可以适当配合远端穴位，虚证当以加用补肾的穴位，实证当以肝胆经穴位为主，无论虚实手少阳经脉用穴都极为重要，如液门、中渚、外关等穴。胃脘部冷痛取用下脘穴治疗，胃脘部冷痛则是脾胃虚寒，因脾胃虚寒可致胃脘胀满、消化不良、肠鸣腹痛、泄泻等症状，取用下脘穴施灸或温针灸可有良效。眼痛可取用清冷渊穴。此处的眼痛则是因热所致，清冷渊穴其特性擅清热，故用于三焦火盛而致眼疼，如目赤肿痛、多眵多泪、眼红、眼胀等疾病，临证可根据患者的疾病特点配用相关穴位。

肩井穴在肩胛区，第7颈椎棘突与肩峰最外侧连线的中点。首见于《针灸甲乙经》。其穴在肩上凹陷深处，故名肩井，归属于足少阳胆经，为足少阳胆经与阳维脉之会。肩井是治疗肩胛部病变和足痿之要穴，胎产乳疾之常用穴。一般向胸骨方向施以斜刺0.5~1寸，多施以平补平泻法，宜灸。本穴善通经行气，为发散经脉气郁之要穴，凡气郁之证皆可以取用本穴，临床是肩臂疼痛不举及上肢麻木之常用主穴。

听会穴在面部，耳屏间切迹与下颌骨髁突之间的凹陷中。首见于《针灸甲乙经》。因穴在耳前，为声音会合聚集之处，司听之会，故名听会。归属足少阳胆经，是治疗实热性耳疾之要穴，齿痛口㖞之常用穴，临床多施以泻法，不宜灸。一般直刺0.5~1寸，多施以泻法。本穴善疏风清热，通窍利耳，治疗实热性耳疾具有特效。常与耳门穴、听宫穴配伍运用。

下脘穴在上腹部，脐中上2寸，前正中线上。首见于《针灸甲乙经》。其穴正处于胃之下口处，故名下脘。归属任脉，是治疗胃肠疾病之要穴，临床多施以平补平泻法，宜灸。本穴性善疏通，具有消食化滞、和中理气之功，常用于饮食停滞、脾虚不运所致胃肠疾病。

清冷渊穴在臂后区，肘尖与肩峰角连线上，肘尖上2寸。首见于《针灸甲乙经》。清冷，寒凉之义；渊，为深水。本穴可清泻三焦之湿热，因此借此渊名，以表解热之用，故名。归属手少阳三焦经，是治疗三焦实热证之常用穴，临床以泻法为常用。一般直刺0.5~1寸。本穴善清热泻火、通经止痛，是治疗三焦实热证之常用穴。

霍乱[1]**心疼吐痰涎**[2]**，巨阙着艾便安然。**
脾疼[3]**背痛中渚泻，头风**[4]**眼痛上星专。**

[1]霍乱：古代中医病名，一般把上吐下泻同时并作的病都包括在霍乱范围

内，认为这是一种胃肠挥霍缭乱的现象，故名。它既包括烈性传染病的"霍乱"，也包括一般夏秋季节常见的急性胃肠炎。

②心疼吐痰涎：指心胸腹部疼痛，邪蕴在内，使脾胃功能失常，吐出痰涎和食物，也就是霍乱发作时的证候之一。

③脾疼：指中焦部位的疼痛。

④头风：指经久难愈之头痛。

出现霍乱，胃脘部疼痛，吐出痰涎之物，取用巨阙穴施灸即可痊愈了。巨阙位于上腹部，邻近膈肌，内应于胃，又为心经经气汇聚之募穴，所以刺之可宽胸理气，化痰祛瘀，和胃降逆，用于"心疼吐痰涎"，治疗心胸及上腹部疾病极效，实证针刺泻之，虚证"着艾便安然"。

中焦部位疼痛牵及背痛针刺中渚穴施以泻法，中渚穴属三焦经之输穴，三焦通行诸气，本穴又为三焦经之母穴，因此可施以补法，在该穴施以补法，木旺生火，能增强三焦的元气，达到通阳、散寒、理气的目的。中渚在手背部，第4、5掌骨间凹陷处。取穴时微握拳，于第4掌指关节近端凹陷中取之。中渚穴首见于《灵枢·本输》。小洲曰渚，穴当小指次指本节后掌骨间凹陷处，三焦脉气由关冲，出入液门，至此水流成渚，经气缓慢输归于阳池，如汇之有渚，故名中渚。别名下都，归属于手少阳三焦经，为三焦经脉气所注之输穴。本穴具有清热泻火、通经活络的作用，性善通调，是治疗三焦经脉循行通路上病变和邪热上扰头面五官疾患之常用穴。泻之可清热泻火，通经活络，本穴又为本经之输穴，"输主体重节痛"，泻之通经祛瘀，理气止痛，此处泻之则是用于实证，虚证者当补之，因此临床应根据患者病情虚实施以补泻手法合理治疗。

顽固性前头痛及眼痛以上星穴治疗有特效，本穴为督脉之穴，位于前额处。上星穴在前发际正中直上1寸。首见于《针灸甲乙经》。高处为上；星指星辰。人当审思之际，多先反目上视，闭目凝神，则往事如见，犹星夜之星辰，穴居头上，故名上星。别名鬼堂、明堂、神堂，归属督脉。本穴具有清热凉血、清利头目的作用，是临床治疗风热上攻所致鼻衄、鼻塞、头痛、目眩之常用要穴。就穴位所在而言，主要用于治疗前头痛，就其上星穴的特性而言，以治疗热证而引发的头痛或眼痛，故针刺上星穴以治疗前头痛、眼痛之热证为用，尤其适宜风热所致的急性前头痛或急性热证而致的眼痛，针刺施以泻法或点刺放血为用，若是虚证所致的头痛则不宜为用。

巨阙穴在上腹部，前正中线上，脐上6寸处。首见于《针灸甲乙经》。巨，大也；阙为内庭中正之门。其为心经经气汇聚之处，为心之宫城，故名巨阙。

别名心募，归属任脉，为手少阴心经经气汇聚之募穴。本穴具有宽胸和胃、宁心安神的作用，是治疗脾胃病和心神疾患之常用穴。

头项强急承浆保，牙腮疼紧大迎全①。

①全：形容其有效，可以安全无虑的意思。

头项部筋脉拘急疼痛，活动受限，取用任脉的承浆穴施以治疗可达到有效缓解。此用则是前后对应取穴法，是一种很好的取穴思路，前有病取后面穴位，后有病而取前面穴位。承浆穴在面部，颏唇沟的正中凹陷处。首见于《针灸甲乙经》。承，受也；浆，口中之津液。本穴内为口中津液所聚之处，外可承受流出之口涎，故名承浆。归属任脉，为任脉与督脉、手足阳明之交会穴，是治疗面口诸疾之常用穴，流涎之要穴。本穴一般斜刺0.3~0.5寸，多施以平补平泻法。具有祛风通络、生津敛液的作用，是流涎之主穴、要穴，因与督脉、手足阳明之交会，针之可疏通四经之经气，用于面口之疾、癫狂、口㖞等。承浆治疗落枕、颈项强痛就是所用的一个典型代表，承浆穴属任脉，颈项属于督脉，前后相应，此法至今在临床中仍然被广泛运用，是一种前后取穴法，具有标本兼治的效果。

牙痛、面颊部疼痛、口噤不开等症，取用大迎穴皆可以治疗，所用则是局部取穴。大迎穴在面部，下颌角前方，咬肌附着部的前缘凹陷中，面动脉搏动处。首见于《素问·气穴论篇》。因其在下颌角前方的大迎骨处，故名大迎。归属于足阳明胃经，是治疗火热之邪所致面疾之常用穴。一般直刺0.2~0.3寸，多施以平补平泻法。大迎穴功擅清热解毒，为治疗火热之邪所致面疾之常用穴。大迎穴为足阳明胃经与手阳明大肠经之交会穴，二穴多气多血，且均行于面颊部，二经分别联系到上、下齿，且处于下颌角前方大迎骨处，因此针刺本穴治疗上下牙痛及面颊部疾病具有特效，用之既可疏调局部之气血，又能疏调手足阳明二经之气血，对牙痛可谓是标本兼治。

行间可治膝肿病，尺泽能医筋拘挛。
若人行步苦艰难，中封太冲针便痊。

行间穴可治疗膝关节肿胀疼痛，尺泽穴能治疗筋拘挛、肢体关节不能屈伸，二穴所用皆是"实则泻其子"理论的具体体现，行间穴为肝经之子穴，尺泽穴为肺经之子穴，"实则泻其子"，因此二穴针刺皆施以泻法。行间穴在足背，第1、2趾间，趾蹼缘后方赤白肉际处。首见于《灵枢·本输》。其穴在足大趾、次趾之间，犹如脉气流过之间隙，故名行间。归属足厥阴肝经，为肝经经气所溜之荥火穴，是治疗肝经实热证之常用穴，清肝、泻肝之要穴。一般直刺或斜刺0.5～1寸，多施以泻法。行间穴为肝经之荥火穴，本经之子穴，因此性擅清泻，长于清肝泻火，是治疗肝经实热证之要穴。行间穴治疗膝关节疼痛为远端取穴，临床所用具有佳效，其取用可有多方面的原理。此处所用是"膝肿病"，即膝关节肿胀，肝经行于膝关节，肝藏血而主筋，本穴为肝经之子穴，因此泻之可起到清热泻火、行瘀通络、舒筋止痛的功效，因此清泻行间穴对膝关节肿胀疼痛及腿肿连膝之疾病有佳效。

尺泽穴治疗筋病具有显著疗效，古今临床皆为常用。尺泽穴在肘区，肘横纹上，肱二头肌桡侧缘凹陷中。首见于《灵枢·本输》。其归属于手太阴肺经，为手太阴肺经脉气所入之合水穴，是治疗肺气不利和痰热壅肺之证以及血热毒邪所致诸证之要穴。一般直刺0.5～1寸，多施以泻法，也常以点刺放血为用。尺泽穴为肺经经气所入之合水穴，且为子穴，故用之可清泻肺热，宣肺降气，祛毒邪。尺泽穴为肺经合穴，五行属水，金生水，为肺经之子穴。就五行关系而言，肺实则金克木，木受克则筋挛拘急，泻本穴可以舒筋活络，对于消除各部位拘急皆有良效，况且肝经支脉注于肺中，经脉直接相通，肝主筋，因此治筋病有效。又本穴紧贴筋骨旁下针还有"以筋治筋"之作用，故用之治疗"筋拘挛"有特效。

如果因下肢疾病疼痛导致行走困难，取用中封、太冲穴针刺可迅速达到治疗目的。中封、太冲皆为肝经之穴，二穴皆为肝经之代表穴位，中封穴为肝经之经穴，具有通畅气血的作用，太冲穴为肝经之原穴、输穴，是气血之充盛之处。肝主藏血，能濡养筋脉，又有储藏血液和调节血量的功能；又肝主筋，二穴皆为肝经之穴，故能舒筋止痛。因此二穴所用对治疗"行步苦艰难"具有广泛的作用，无论血行阻滞，筋脉受伤，以致肿胀疼痛，或酸重麻木，屈伸不利等，用之二穴可有养血散瘀、舒筋活络的功能。肝主疏泄藏血，治风亦治血，故能疏肝理气，通络活血。太冲穴为木经之土穴，能疏肝祛风（木之特性）及调理脾胃、祛湿（土之特性），下肢疼痛多为风湿之因，本穴能治风湿，因此对风湿类疾病也具特效。

中封穴在踝区，内踝前，胫骨前肌肌腱的内侧缘凹陷中。首见于《灵枢·本输》。其穴在商丘、丘墟穴二凸之间，中立于两封之间，故名中封。归属足厥阴肝经，为肝经经气所行之经金穴，是治疗肝经经气不畅和肝经湿热下注所致诸疾之常用穴。一般直刺0.5～1寸，临床多施以泻法或平补平泻法。

太冲穴在足背，第1、2跖骨间，跖骨底结合部前方凹陷中，或触及动脉搏动。本穴首见于《灵枢·本输》。太，大也；冲，冲要，通道之义；比喻本穴是肝经大的通道所在，亦即元气所居之处，故名太冲。归属足厥阴肝经，为足厥阴肝经所注之输土穴，原气所过和留止之原穴，一般直刺0.5～1寸，多施以泻法或平补平泻法。本穴擅于疏浚开导，既能平肝息风，清热降逆，又能养血柔肝，和肝敛阴，是治疗肝之脏病、经病、气化病以及与肝有关的脏腑器官疾病之常用要穴。

脚背痛时商丘刺，瘰疬少海天井边。

筋疼闭结支沟穴，颔①肿喉闭少商前。

①颔：位于颈的前上方，相当于颌部的下方，喉结上方软肉处。

脚背疼痛时取用商丘穴施治有较好的疗效，瘰疬常取用少海、天井穴针刺治疗。

商丘穴在踝区，内踝前下方，舟骨粗隆与内踝尖连线中点凹陷中。首见于《灵枢·本输》。商，五音之金音也，本穴为脾经之经金穴；丘，其位置在足内踝下前陷中，踝骨隆起似丘，故名商丘。归属于足太阴脾经，为足太阴脾经经气所行之经金穴，是治疗脾湿证和脾经经病之常用穴。直刺0.3～0.5寸，多施以泻法。商丘穴为脾经之经穴，且为本经之子穴，脾为湿土，又主四肢，针刺泻之可有清热、化湿、消肿、止痛的作用，其穴又在足背之处，故针刺丘墟泻之，对脚背痛的治疗可有标本兼治的作用。

少海穴在肘部，屈肘成直角，当肘横纹内侧端与肱骨内上髁连线的中点处。首见于《针灸甲乙经》。其穴为手少阴脉气所入之合穴，且穴处凹陷似海，因喻穴为少阴之海而名为少海。少海归属手少阴心经，为手少阴经气所入之合水穴，是治疗实热神志疾患和上肢麻痹挛痛等症之常用穴。一般直刺0.5～1寸，多施以平补平泻法。施以针灸可益水泻火，清热凉血，瘰疬所生多为水亏火炽，肝郁血热而致，针刺少海从根本上消除瘰疬之病因。天井穴为三焦经之合土穴，本经子穴，泻之清泻三焦火热，灸之能助三焦之气化，温通水道，化痰散结，治疗瘰疬。正如《玉龙歌》言"天井二穴多着艾，纵生瘰疬灸皆安"，故对久病或体质较弱的患者，施以灸法，左病灸右，右病灸左，并采用"疾吹其火，毋待自灭"的操作方法。二穴伍用，一水一土，相互制约，相互为用，清热泻火，化痰散结之功益彰。

支沟穴在前臂后区，腕背侧远端横纹上3寸，尺骨与桡骨间隙中点。首见于《灵枢·本输》。归属手少阳三焦经，为手少阳三焦经脉所行之经火穴，是治疗气机失调所致诸疾之要穴。直刺0.5～1寸，临床多施以平补平泻法。支沟穴最擅调理诸气，抓住擅"调气"的特点，临床应用甚广，是治疗便秘、胁肋痛之特效穴，正如本歌赋中的运用。支沟治疗胁痛、肋痛及便秘均具特效，可谓是首选穴，古今临床皆极为重视，古有"胁痛肋痛针飞虎"之用，今有"胁痛肋痛支沟取"之说。支沟治疗虚实便秘皆可，"支沟气上阳有功"。实秘泻之以泻三焦之火，三焦属于相火，穴属火，火经之火穴，针泻支沟穴，清热泻火。虚秘补之行气通水，解除气虚无力及精血枯燥，故而便秘解除。

少商穴在手指，拇指末节桡侧，指甲根角侧上方0.1寸。本穴首见于《灵枢·本输》。"少"为小之意，又末端称少，"商"为五音之一，性属金，故称为少商。其归属手太阴肺经，为手太阴肺经经气所出之井穴。临床多施以点刺出血为用，或浅刺0.1寸，多施以泻法。少商穴擅清泻脏热，开瘀通窍，为治疗神志突变、意识昏迷等阳实郁闭之证的急救常用穴和喉科要穴。咽喉部疼痛取用少商穴刺血可有立竿见影之效，少商穴治疗咽喉肿痛是临床公认之效穴，被称为喉科之要穴，可用于急性扁桃体炎、急性咽炎及急性喉炎等咽喉疾病，为首选穴位，急性咽喉肿痛，点刺出血立效。严重者配合商阳穴刺血，再加配尺泽、合谷、液门、鱼际等穴针刺，发挥更好的疗效。

天井穴在肘后区，肘尖上1寸凹陷中。首见于《灵枢·本输》。因穴在尺骨鹰嘴窝之凹陷中，处于四方高，而中央低下，形似天井，故名天井。归属于手少阳三焦经，为三焦经脉气所入之合穴，是治疗三焦经实热证之常用穴，疗病之经验效穴。一般直刺0.5~1寸，多施以平补平泻法。

脾心痛急[1]寻公孙，委中驱疗脚风缠[2]。

①脾心痛急：指各种原因引起的心胸胃腹部急性发作的疼痛病证。

②脚风缠：属于腿游风之类足病，大多为营卫风热相搏，凝结于经脉而成，其特征是发作急骤，在两腿内外侧，忽生赤肿，形如堆云，焮热疼痛。

心胸胃腹急性疼痛皆可取用公孙穴治疗，委中穴能医治腿脚风之类的足病。

公孙穴为八脉交会穴之一，乃别走足阳明胃经之络穴，且为八脉交会穴之一，通于冲脉，可治疗胃心胸疾病，因此可有"公孙冲脉胃心胸"之言。公孙在足内侧缘，当第1跖骨底的前下缘赤白肉际处。本穴首见于《灵枢·经脉》。公孙穴乃脾土别络，络于阳明燥金之位，脾为阴土，居中央，为后天之源，象征母德，故名公孙。归属足太阴脾经，为足太阴别走足阳明胃经之络穴，八脉交会穴之一，通于冲脉。本穴具有健脾和胃、理气化湿、调和冲脉的作用，是治疗脾胃、胸膈、肠腹部疾病之常用穴。《灵枢·经脉》言："其病：厥气上逆则霍乱。实，则肠中切痛；虚，则鼓胀。取之所别也。"针刺公孙穴可治疗肠胃绞痛发作急骤的霍乱症，具有和中调气、散邪止痛的功效，这就是"脾心疼急寻公孙"之用。又因公孙为八脉交会穴之一，通于冲脉，冲脉为病气从少腹上冲，腹中胀急等表现，若此相关症状可针刺公孙穴以宽胸利膈，行气散郁而解除疼痛。

委中为全身要穴之一，也是四总穴之一，为治疗颈肩腰腿痛的特要穴，本穴别名血郄，故是临床刺血要穴。本穴在腘窝横纹中点，当肱二头肌肌腱与半腱肌肌腱中间。委中首见于《灵枢·本输》。委，曲之义；中，正中，中央。因穴在腘窝中央正中，委屈之处，须膝腘屈曲，委而取之，故名委中。委中另有别名郄中、腘中，归属足太阳膀胱经，为足太阳膀胱经经气所入之合土穴，临床应用非常广泛。具有活血散瘀、凉血清热、舒筋活络、强腰健膝的作用，用于血分有热、毒邪侵犯机体所致的疮疡、疔疮、丹毒，是治疗瘀证、实证、热毒之常用穴，腰痛及下肢痿痹之要穴。脚风缠为热毒炽盛之症，并发于下肢内外侧，故针刺委中穴治疗可谓是首选用穴，尤其刺血用之，则起到疏泄风热，消肿止痛的作用，从而能达到"驱疗脚风缠"的目的。

泻却人中及颊车，治疗中风口吐沫。

当中风发作口吐涎沫时，刺泻人中与颊车穴，可有很好的疗效。

口吐涎沫为中风后常见的表现，是临床急症，人中穴则为最常用的急救要穴，取穴方便，功效强大，针刺安全，故是临床首选穴。本穴为督脉与手足阳明经之交会，具有开窍醒神、宣通督脉的功效。中风口吐涎沫时常表现为牙关紧闭，口噤不语及口眼㖞斜，针刺颊车穴可利牙关而开窍，主治牙关紧闭，流涎不收。人中穴以启闭醒神，颊车穴以利牙关而止涎沫。本句所谓"泻却人中及颊车，治疗中风口吐沫"，也就是这个意思。

人中穴在面部，在人中沟的上1/3与下2/3交界处。本穴首见于《针灸甲乙经》。本穴标准穴名为水沟穴，但平时多以人中称之，可谓是别称称谓的应用远远多于标准穴名之称。其归属督脉，为督脉和手足阳明之会，一般多向上斜刺0.3~0.5寸，施以雀啄法。人中穴为临床急救之第一要穴，性善启闭开窍，而有开窍醒神之功，是治疗中风、中暑、惊狂痫厥等神志突变、意识昏迷之主穴、要穴。

颊车在面部，下颌角前上方一横指（中指），咀嚼时，咬肌隆起处。首见于《素问·气府论篇》。本穴在耳下面颊端牙车骨处，该骨总载诸齿，转关开合，为上下牙之运动枢纽，穴当其处，故名颊车。颊车穴归属足阳明胃经，一般直刺0.3~0.5寸，或沿皮刺1~1.5寸，多施以平补平泻法。颊车穴善祛风开窍，是治疗口眼㖞斜、牙痛、口噤之要穴。

五疟①寒多热更多，间使大杼真妙穴。

经年或变劳怯者，痞满脐旁章门决。

①五疟：指心疟、肝疟、脾疟、肺疟、肾疟的统称。源于《素问·刺疟论篇》。

各种类型的疟疾，不论寒多热少或发热时间较长，热比寒更多的热重寒微等现象，都可取用间使、大杼为用，二穴能有相得益彰的妙用。病程已久的疟疾，久疟不愈，就会发展成不易治疗的劳疟。疟久气血失调，疟邪夹瘀血痰湿，聚于左胁之下，渐结渐固，结为痞块，胀满不舒。可取用脐旁的章门穴，就是一个具有特效之要穴。

间使穴在前臂前区，腕掌侧远端横纹上3寸，掌长肌腱与桡侧腕屈肌腱之间。间使穴属手厥阴心包经，心包络是心的外围，心主血脉，称为君火，与各种热病有关。首见于《灵枢·本输》。间，间隙也；使，令也。本穴为手厥阴经脉气所行之经穴，君主臣使相间而行之道路也，故名间使。归属于手厥阴心包经，为心包经脉气所行之经穴。一般直刺0.5~1寸，多施以泻法。间使穴善疏理厥阴经经气，理气通络，解郁截疟，宁心安神，是治疗厥阴气机不畅所致心胸神志病变之常用穴，解郁截疟之经验效穴。心包络通过与心经的密切关系，所以称为相火，该经诸多穴位，也是治疗热性疾病为主。心包络又和三焦相表里，少阳主调和，厥阴主寒热。疟疾的形成，主要是由于病邪蕴扰于半表半里，营卫不和，阴阳相搏所致，针刺间使穴，就能够由里达表，通调厥阴与少阳之经气，使血行正常，三焦的气机和畅，借以清热、除烦、解表、截疟，故间使穴是治疗各种疟疾之特效穴。

大杼穴在脊柱区，第1胸椎棘突下，后正中线旁开1.5寸。首见于《灵枢·海论》。脊椎骨两侧横突，形似织杼，故称椎骨为杼骨，穴在杼骨之端，故名大杼。归属足太阳膀胱经，为督脉、手足太阳之会，八会穴之骨会。斜刺0.5~1寸，根据疾病施以补泻。大杼穴具有疏风宣肺、壮骨强筋之功效，是治疗外邪束表所致肺卫表证和与骨有关病证之要穴。

章门穴在侧腹部，在第11肋游离端的下际。章门穴属足厥阴肝经，是肝胆两经之会穴，也是脾之募穴，且还是八会穴之脏会，能治一切脏病。首见于《针灸甲乙经》。章同"障"，蔽也；门，出入之处。人之两肋如障身蔽体之衣，穴当古代章服启闭之处，能治癥瘕痞块，刺之能开四障之门，故名章门。归属足厥阴肝经，为足太阴脾经精气汇聚之募穴，八会穴之脏会，足厥阴、足少阳与带脉之会。一般斜刺0.5~0.8寸，多施以泻法或平补平泻法。章门为五脏之气出入交经之门户，五脏精气汇聚之处，又为脾脏阴精尽藏之处，故其与五脏六腑息息相关，是治疗五脏虚衰，中焦失和诸证之要穴，尤以肝脾之病见长。由于肝藏血，脾统血，痰湿主因与脾脏有关，所以用章门穴可起到疏肝解郁、活血通络以及化痰湿、消痞满的功效。临床尤以施灸法效最佳。如《医宗金鉴》载曰"痞块多灸左边"，说明本病以灸左边章门为特效，用之简单而效验，可谓是特效之佳法。

噎气①吞酸食不投②，膻中七壮除膈热③。

①噎（yē）气：指食物下咽时，出现气逆梗塞的症状。

②食不投：指食物虽然已入口，仍复吐出的膈证和反胃的症状。

③膈热：指热邪引起的噎膈。

吞咽时有气逆梗塞的感觉，出现泛酸，食后不久即又将所食之物吐出，可用膻中穴施灸七壮祛除膈间之热。

"噎气吞酸食不投"是指噎气频频、气逆不舒、食难下咽的气膈、食膈之症状，也即气机的上逆，在膻中穴施以针灸，可有宽胸利膈、调气降逆、行气和中的作用。膻中穴为八会之气会，心包之募穴，又是任脉与脾、肾、三焦、小肠之交会，是临床重要穴位，又有"上气海"之称，为各种气病之要穴。如《行针指要歌》云："或针气，膻中一穴分明记。"刺之可调理气机，使气机升降有序，用于治疗因脏腑气机失调所致诸证。临床可针可灸，此处以灸为用，其理论则是通过以热而引热的作用除"膈热"。

膻中穴在胸部，横平第4肋间隙，前正中线上。首见于《针灸甲乙经》。膻，袒露；中，中间。胸部袒露出的中间部位，故称膻中。归属任脉，为足太阴、足少阴、手太阴、手少阳与任脉之交会穴，心包经之募穴，八会穴之气会。一般平刺0.5～1.5寸或直刺0.3～0.5寸，多施以平补平泻法。本穴具有调气降逆、宣肺化痰、宽胸通乳的作用，是治疗外邪侵犯心脏所致诸症之常用穴和调气之要穴。

目内红痛苦皱眉①，丝竹攒竹亦堪②医。

①苦皱眉：形容发病时的剧烈疼痛。

②堪：指能够、可以的意思。

眼睛红肿疼痛使眉头紧皱，眼睛难以睁开，可近取眼睛周围的丝竹空穴与攒竹穴相协而运用，具有很好的作用。

目内红痛指眼睛红赤肿痛、羞明怕光等热毒蕴结于目窍等一类疾病，其治疗当以清热解毒，消肿止痛为原则，取用眼睛上方眉毛两端之丝竹空穴、攒竹穴施治可谓是简单实效。二穴所用则是局部取穴，首先体现出了头面部穴位以治疗局部病证为主要特点的用穴思路，头面五官疾病常以近取用穴为主，眼疾当以眼睛周围穴位为主，耳疾当以耳朵周围穴位为主，鼻疾当以鼻子周围穴位为主的取穴，这是与四肢部用穴的巨大区别，本篇歌赋用穴突显出了这一特点。

丝竹空穴在面部，眉梢凹陷中。首见于《针灸甲乙经》。本穴近于眉梢陷处，眉毛状似丝竹，故名丝竹空。归属手少阳三焦经，为手足少阳经之交会穴。一般直刺0.3～0.5寸，多施以泻法或平补平泻法。丝竹空穴具有调理三焦、和解少阳、清热明目的作用，主治三焦气机失调，枢机不利所致诸疾。

攒竹穴在面部，眉头凹陷中，额切迹处。首见于《针灸甲乙经》。其穴位于眉头，为眉毛攒聚之处，眉毛形如竹叶，两眉紧蹙，形如竹叶攒聚，故名攒竹。归属足太阳膀胱经，直刺或斜刺0.3～0.5寸，多施以泻法或平补平泻法。攒竹穴善宣散太阳经之风火，而疏风清热明目，为治疗眼病、前额等穴所在处局部病证之常用穴。

丝竹空穴疏调少阳经气，散风止痛，清热泻火，清肝明目，平肝息风；攒竹穴疏调太阳经气，祛风散邪，清热明目，通络止痛。二穴伍用，太阳、少阳二经并治，疏风散邪，清热泻火，泻热明日，消肿止痛。根据热则疾之的理论，若在二穴点刺放血运用，消肿止痛的疗效更佳，多有立竿见影之效。或在太阳穴、耳尖穴刺血治疗也具佳效，远端配以行间针刺更相得益彰。

若是痰涎并咳嗽，治却须当灸肺俞，
更有天突与筋缩，小儿吼闭①自然疏。

①吼闭：即高声大叫，牙关紧闭，神志不清之证。此证多因邪热、痰浊等病邪闭阻于内所致。吼，指喉中痰鸣的声音；闭，形容急剧咳嗽而无吸气之余地，犹如气闭窒息的症状。

若是咳嗽伴有痰涎之表现，当取用肺俞穴施以灸治，再配以天突穴、筋缩穴，还可以治疗小儿吼闭。

肺俞穴在脊柱区，第3胸椎棘突下，后正中线旁开1.5寸。首见于《灵枢·背腧》。本穴为肺气转输于背部之处，是诊治肺部疾患的重要腧穴，故名肺俞。肺俞穴归属于足太阳膀胱经。斜刺0.5～0.8寸，可灸可刺血，可补可泻。肺俞穴具有宣肺散邪，补益肺气的作用，为治疗肺脏内伤、外感诸疾之主穴和风邪、郁热所致的皮肤病之要穴。肺俞为肺的背俞穴，对外感、内伤或肺脏虚实之证皆可治疗，是治疗咳嗽的首选要穴。此处为"痰涎并咳嗽"之症，说明

为寒邪所伤之咳，因此首选灸法为治。临床根据患者之病因选择适宜的方法，实证之咳也可于肺俞穴施以刺血治疗，或者毫针针之施以泻法，对于寒邪之咳除了温灸，也可以火针点刺，或者配合毫针施以温针灸皆可。

天突穴在颈前区，胸骨上窝中央，前正中线上。首见于《灵枢·本输》。天气通于肺，本穴如肺气出入之灶突，能通利肺气，故名天突。归属任脉，为任脉与阴维脉之会。操作时先直刺0.2~0.3寸，然后将针尖转向下方，紧贴胸骨后方刺入。本穴其性清降，针刺可降逆化痰、清利咽喉、通利肺胃，为治疗气郁痰壅所致肺胃之疾之常用穴，咽喉病之要穴。

筋缩穴在脊柱区，第9胸椎棘突下凹陷中，后正中线上。首见于《针灸甲乙经》。其穴在督脉两旁肝俞之中央，与肝气相通，善治筋肉挛缩诸疾，故名筋缩。归属督脉，一般向上斜刺0.5~1寸，多施以平补平泻法。筋缩穴功善通督镇静，息风止痉，舒筋缓急，是治疗筋脉痉挛抽搐之主穴、要穴。

"更有天突与筋缩"，是指天突穴与筋缩穴的伍用，在肺俞穴所用的基础上再加用天突穴与筋缩穴。天突穴是治疗急性咳与喘之要穴，具有很强的平喘止咳之效，对急性咳喘针之多能立效，但本穴操作有一定的难度，对针灸初学者，或针刺不熟练者不宜使用，否则会引起针刺意外事故。筋缩穴与咳嗽治疗并无直接治疗作用，筋缩穴在督脉上，横平肝俞，与肝气相通，肝主筋，肝病则筋肉挛缩，主治挛缩、筋缩，故名筋缩，是临床治疗狂痫瘛疭、痉挛筋缩诸疾之要穴。此处所言乃为小儿吼闭，吼闭即高声大叫，牙关紧闭，神志不清之证。此即小儿惊痫之表现，筋缩穴即可治疗。早在《针灸甲乙经》记载言："小儿惊痫如瘛疭，脊急强，目转上插，筋缩主之。"《针灸歌》言："忽然痫发身旋倒，九椎筋缩无差谬。"皆说明了筋缩是治疗惊痫之要穴。若用肺俞穴配天突穴、筋缩穴治疗惊痫症状极效。取用筋缩穴即可解除急性发作的"吼闭"，即惊痫症状，与天突穴相配，即达"小儿吼闭自然疏"的目的。

两手酸痛难执物[1]，曲池合谷并肩髃。
臂疼背痛针三里[2]，头风[3]头痛灸风池。

①难执物：指屈伸不能自如，难以持物，运动障碍的症状。

②三里：指手三里穴。

③头风：指头痛日久不愈，时发时止，甚至一触即发的病证。

两手酸痛难忍，难以持物，可取用曲池、合谷及肩髃三穴一并治疗。上臂及背部疼痛可取用手三里穴治疗，一般性头痛及顽固性头痛皆可取用风池穴施灸治疗。

曲池、合谷、肩髃皆为手阳明大肠经之穴，手阳明多气多血，《黄帝内经·素问》云"痿证独取阳明"，三穴是治疗上肢痿痹症之常用要穴，合谷为原穴，曲池为合穴，二穴为原合配穴，作用功效强大，二穴合用治疗作用十分广泛，如《杂病穴法歌》言"头面耳目口鼻病，曲池、合谷为之主"，《席弘赋》载"曲池两手不如意，合谷下针宜仔细"，表明其具有疏风解表、调和气血、扶正祛邪的作用。肩髃穴是手阳明、手太阳及阳跷脉三经之交会，可疏通三经之气血，具有通经、疏风、化湿、止痛的作用。三穴合用通经接气，通上达下，可使针感自手至肩上下贯通，疏通经脉，祛邪外出，故对"两手酸痛难执物"有佳效。

曲池穴在肘区，屈肘成直角，在肘横纹外侧端与肱骨外上髁连线中点处。首见于《灵枢·本输》。取穴时，肘部屈曲凹陷，形似浅池，手阳明经气流注至此，犹水入池中，故名曲池。归属于手阳明大肠经，为手阳明经脉气所入之合土穴。一般直刺1~1.5寸，多施以泻法或平补平泻法。曲池穴具有清热解表、祛风止痒、调和气血、舒筋利节、调理肠胃的作用，是治疗外感病和皮肤病之要穴，是临床常用要穴。

合谷穴在手背，第1、2掌骨间，第2掌骨桡侧的中点处。本穴首见于《灵枢·本输》。肉之大会为谷。穴当手拇指、食指肌肉联合处；两指分开时，该处凹陷，形似深谷，故名合谷。归属于手阳明大肠经，为原气所过和留止大肠经之原穴。一般直刺0.5~1寸，多施以泻法或平补平泻法。合谷穴具有疏风解表、清热开窍、镇痛安神、益气固脱的作用，治病范围甚广，是临床常用的重要穴位，为四总穴之一，回阳九针之一。

肩髃穴在三角肌区，肩峰外侧缘前端与肱骨大结节两骨间凹陷中。屈臂外展，肩峰外侧缘呈现前后两个凹陷，前下方的凹陷即是此穴。本穴首见于《灵枢·经脉》。穴在肩端，举臂两骨间陷者中，故名肩髃。可根据治疗需求斜刺1~2寸，直刺2~3寸。一般多施以平补平泻法。本穴具有疏风活络、舒筋利节的作用，是治疗肩臂疼痛、瘫痪和本经病证之常用穴，尤长于治疗肩关节病变。

手三里穴在前臂，肘横纹下2寸，曲池与阳溪连线上。首见于《针灸甲乙经》。若于曲池尖处量之，则为三寸，故名"三里"，以与足三里区别，其穴在手部，所以名为"手三里"。一般直刺0.5~1寸，多施以平补平泻法。手三里穴属手阳明大肠经，手阳明大肠经"循臂上廉，入肘外廉，上臑外前廉，上肩，出髃骨之前廉"，循行于上肢至肩背，手阳明多气多血，手三里穴善疏经通络，偏于治疗经络病，故是治疗肘、臂、肩、背、颈疼痛或手臂不仁，上肢瘫痪的常用要穴。《针灸大成》记载："臂痛背痛针三里。"《通玄指要赋》言："肩背患，责肘前之三里。"可见手三里穴治疗上臂肩背之疾临床经验丰富，可与曲池或与肩髃等穴配伍用于上臂、肩背部疼痛治疗以提高疗效。

头风头痛之因多为风邪所伤，风池则是治疗风证之要穴，无论外感风邪，还是内动肝风，皆可取用。治疗当针刺施以泻法而祛风为用，但此处言之以灸用，其原因有二，一是所治患者多为久病之虚证，临床常伴有头晕、无力、心悸、怔忡等表现，可以灸之；二是针刺风池有一定的风险，若针刺不当可伤及延髓，故要熟练掌握其针刺方法，严格掌握针刺的角度和深度，对针刺技术水平不高者应慎刺，可施以适度的灸法，不可过之。风池穴为风邪易于停蓄之处，又位近延髓，故不可妄用艾灸和补法，以防风火相煽，助热上扰，在临床主张宜针不宜灸。

肠鸣大便时泄泻，脐旁两寸灸天枢。
诸般气症从何治，气海针之灸亦宜。

腹泻伴有肠鸣时以灸脐旁开2寸的天枢穴为治，可起到温中散寒，调肠止泻的作用。各种气机不调之证该如何选穴呢？可根据病之不同分别取用上气海与下气海穴，且根据病证或针或灸施以适宜治疗。

天枢为大肠之募穴，对肠道具有双向调节作用，腹泻与便秘皆具特效，是临床治疗肠道疾病首选穴位，临床所用确具实效。天枢穴在腹部，横平脐中，前正中线旁开2寸。其首见于《脉经》，居于天地之气相交之中点，为人气所从，通于中焦，有斡旋上下，分清理浊，职司升降之功。清气由此上通肺金，浊气由此下处肠部，促使胸腹之气上下沟通，故名天枢。归属于足阳明胃经，为大肠精气汇聚于腹部之募穴。直刺1~2寸，多施以平补平泻法。天枢穴居于腹部，能调和胃肠，疏通腑气，是治疗大肠功能失常，腑气不通之常用要穴，运用时要抓住其疏通之性，灵活运用。"肠鸣泄泻"是临床常见症状，其原因多为感受寒邪，内停湿滞，脾胃虚弱，不能腐熟水谷所致。灸天枢穴可散寒祛湿，温中健脾，起到标本兼治之功。临床根据患者之疾病特性也常施以泻法用之，针刺泻之通腑气、助运化，消导积滞，以达通肠驱浊之效。临证常与上巨虚或大肠俞配合运用，上巨虚为大肠之下合穴，二穴合用则为下合穴与腹募穴配用之法，广用于肠腑之疾。与大肠俞配穴为俞募配穴法，因此三穴合用治疗肠道疾病则为特效组合。临床可根据患者之病情虚实或针或灸，或补或泻。

气机不调则是诸多疾病之根源，因此调气治疗是临床常用之法，那么关于"气证"该如何用穴呢？首当其冲的则是气海穴，针灸学中关于"气海"则有上气海与下气海之分。"上气海"则为膻中穴，"下气海"则为气海穴。《灵枢·海论》："膻中者为气之海。"《行针指要歌》云："或针气膻中一穴分明记。"

二穴都能理气、益气，治疗因气虚、气逆所致病证，但二者所在部位不同，联系的脏腑经络有别，故运用有别。气海穴位居下焦，为元气之所会，以调补下焦，益肾培元，治疗脏器虚惫、元气不足、气虚下陷、元气暴脱之证，尤善施以灸法；膻中穴位居上焦，为胸中诸气之所聚，以调理上焦为主，有宣肺、宽胸、降逆的作用，既能治疗咳吐、胸痛之实证，又可治疗气短、缺乳之虚证。气海穴在下腹部，脐中下1.5寸，前正中线上。首见于《针灸甲乙经》。穴居脐下，为先天元气之海，大气所归，犹如百川之海，主一身之疾，故名气海。归属任脉。为生气之海，元气所会，是治疗一切真气不足、脏气虚惫、中气下陷、久疟不愈之常用穴和下焦气机失调之要穴。直刺1～3寸，多用补法或平补平泻法，宜灸，是常用重要灸穴。

小肠气痛①归来治，腰痛中空穴②最奇。

①小肠气痛：属于疝气之类，由于肾脏寒气上冲，或由肝脏气火上逆而发，临床特点是少腹疼痛，阴囊偏坠肿痛，上连腰部或下腹气上冲心胸，直达咽喉。

②中空穴：即八髎穴中的中髎穴。

疝气导致的腹痛取用归来穴（归来穴治疗疝气具有显著的疗效，可谓是临床特效穴，尤其针、灸并用疗效佳）施治有很好的疗效，由此而致的腰痛可用中空穴（即八髎中的中髎穴）治疗为最佳。

疝气又称为"小肠气"、"偏坠"等，西医学主要以手术为主，针灸有较好的作用，中医学对此记载甚早，在历代皆有相关的论述。本病病位在少腹及前阴，前阴在任脉线上，足厥阴肝经过阴器、抵少腹，故本病与任脉、足厥阴肝经密切相关。《素问·骨空论篇》："任脉为病，男子内结七疝，女子带下瘕聚。"《难经·二十九难》："任之为病，其内苦结，男子为七疝，女子为瘕聚。"可见古代医家对疝气的治疗积累了非常丰富的经验。

归来穴属足阳明胃经，其穴名也与疝气有关。还者曰归，返者曰来。归来自下腹部，在脐中下4寸，前正中线旁开2寸。首见于《针灸甲乙经》。刺之本穴可使不归之气，返回本位，下垂之疾复归原处，而治男子挛缩，女子阴挺。古人谓本穴能调经种子，使妇女月经通调，待夫君归来而有子也，故名归来。归属于足阳明胃经。一般直刺1～2寸，多施以平补平泻法，宜灸。归来穴性主调和，能调气和血，尤擅治妇科诸疾，为妇科之常用要穴。补之则能培补冲任，益气固脱，所以可治疗小肠气痛。

中空穴即八髎穴中的中髎穴。八髎穴分别由上、次、中、下组成，在骶后孔中，左右八穴，合称"八髎"。穴当第1骶后孔中，为八髎最上之骨郤，故名上髎；居其次于第2骶后孔中者，名次髎；居其中第3骶后孔中者，名中髎；居八髎最下之第4骶后孔中者，名下髎，归属于足太阳膀胱经。功善补肾强腰，调理下焦。

腿股①转酸难移步，妙穴说与后人知。
环跳风市及阴市，泻却②金针病自除。

①股：《说文解字》："股，髀也。从肉殳声。"指大腿。
②泻却：指祛除病邪的意思。

大腿酸痛影响正常的运动，难以活动，可取用足少阳胆经的环跳穴、风市穴与足阳明胃经的阴市穴施以针刺，就可祛除病邪，使疾病得以痊愈，可谓是妙法之用。

"腿股转酸难移步"则是指大腿感受了风寒湿等邪气而引起的大腿痿痹之症，此处所言三穴确为实用要穴。环跳为下肢痿痹不遂之要穴，属足少阳胆经，与足太阳之交会，通经化瘀，尤擅治疗坐骨神经痛。风市穴因善祛风之邪而名为"风市"，属足少阳胆经，针刺艾灸俱适宜，一般祛风之穴不宜灸，因灸之则恐其风火相煽，而本穴灸之可散邪祛风，无火而助风势之弊，故适宜灸。阴市穴属足阳明胃经，其穴在足阳明，按理穴当名为"阳市"，为何而名为阴市？因其善祛寒湿之邪，其处为寒湿之邪所驻留，寒湿之邪为阴邪，故名为"阴市"。下肢痿痹多为风寒湿之邪入侵，三穴所用既能祛风寒湿之邪气，又能通经化瘀而止痛，既可以止痛而治标，又能祛风寒湿之邪气而治本，标本兼治，故治疗下肢痿痹之症有特效。尤其配用灸法可谓极效之法。

环跳穴在臀区，股骨大转子最凸点与骶管裂孔连线的外1/3与内2/3交点处。首见于《针灸甲乙经》。针刺本穴可使腿部痿痹不能伸屈跳跃者，跳跃如常，故名环跳。归属于足少阳胆经，为足少阳经与足太阳经交会穴，是治疗下肢痿痹不遂之要穴。一般直刺2～3寸，临床多施以平补平泻法。

风市穴在大腿外侧中线上，当腘横纹上7寸，直立垂手时，中指尖处。首见于《肘后备急方》。因本穴为风邪游行不定聚集之市集，功善祛风，治疗外风所致诸疾，故名风市。其归属足少阳胆经，是治疗风痹疼痛之要穴，一般直刺1～2寸，多施以泻法。

阴市穴在股前区，髌底上3寸，股直肌肌腱外侧缘。首见于《针灸甲乙经》。其穴在膝内辅骨后，内属阴，其主治多为诸阴寒疾患，犹治诸阴病之市集也，故名阴市。归属足阳明胃经。一般直刺1～1.5寸，多施以平补平泻法。阴市穴具有温经散寒、疏经利节的作用，是治疗少腹及膝股之阴寒诸疾常用穴，尤长于寒湿者。

热疮臁内①年年发，血海寻来可治之。

①热疮臁内：一种慢性小腿溃疡。指在外科中最为缠绵的臁疮，又名裙边疮、伤守疮，俗名烂腿。初发先痒后痛，红肿成片，日久溃烂，流出臭秽脓血污水，疮口低陷，肉色黯红或紫黑，四周皮肤僵硬，形如缸口，收口极慢，患肢常伴有青筋暴露（静脉曲张），愈后易复发，由于湿热下注，气血凝滞而成。内治宜活血通络，清热利湿。

臁疮一病易反复发作，针刺血海穴活血理血，清血分之热，即可根治。臁疮是一种缠绵难愈的疾病，故在民间有"里臁外臁得长二十四年"之说，这说明此病确实易反复发作，治疗较为棘手。臁疮的发生多为湿热下注所致，常发生在小腿内外下1/3的地方，发生在小腿内侧的称为内臁疮，发生在小腿外侧的称为外臁疮。针刺血海穴既可以清血分之热，又可以引湿导浊，疏泄留滞于脾经的湿邪，故用于臁疮治疗十分有效，若配合曲池穴、内庭穴运用，其效更佳。

血海穴在股前区，髌底内侧端上2寸，股内侧肌隆起处。首见于《针灸甲乙经》。血海穴善治血证，有祛瘀生新，引血归脾之效，如江河百川入归大海，故名血海。归属足太阴脾经。一般直刺1~2寸，多施以平补平泻法。血海穴有扶脾统血，养血活血，凉血理血之功，是治疗血病及血分有关疾患之要穴。因此其治疗范围较为广泛，凡有关"血液"之病，血海穴皆宜治之，而尤长于治疗妇科经血诸证，亦可治疗各种皮肤病（根据"治风先治血，血行风自灭"的理念）。

两膝无端肿如斗①，膝眼三里艾当施。

①斗：古时的一种量酒器，容量为十升。

膝关节肿胀犹如斗大，可用内、外膝眼穴及足三里穴施灸治疗。

膝眼是指内膝眼与外膝眼（即犊鼻），二穴分别处于膝部内外侧凹陷中，既是风寒湿之邪气入侵之地，也是祛除风寒湿之邪气之处。功善舒筋利节，针刺、艾灸皆能治疗膝痛，尤其灸法用之极效，具有标本兼治的作用，灸之祛风散寒，活血止痛。因此对多种膝关节疾病皆有效，尤其对风寒湿而致疾患更具特效。

外膝眼穴也称为膝眼，因与内膝眼相区别，故称为外膝眼，又名犊鼻，现在多以犊鼻称谓。在膝前区，髌韧带外侧凹陷中。首见于《灵枢·本输》。犊，指小牛。穴当髌韧带外侧凹陷中，其处形如牛鼻，故名犊鼻。归属于足阳明胃经，是治疗膝关节病证之常用穴。一般向膝中斜刺0.5~1.2寸或向对侧内膝眼透刺，多施以平补平泻法，宜温灸。

内膝眼穴在膝部，髌韧带内侧凹陷处的中央。因本穴在膝关节内侧凹陷中，故称为内膝眼，为经外奇穴，是治疗膝关节疾病的常用穴。一般向膝中斜刺0.5～1.2寸或向对侧外膝眼透刺，多施以平补平泻法，宜温灸。

足三里穴在小腿外侧，犊鼻下3寸，胫骨前嵴外1横指处，犊鼻与解溪连线上。首见于《圣济总录》。本穴在《黄帝内经》中原名三里，至《圣济总录》为与手三里相区别，而始名足三里。其穴在膝下3寸，胫骨外侧，为胃气之大会，故名足三里。归属足阳明胃经，为足阳明胃经脉气所入之合土穴。一般直刺1～2寸，多施以补法或平补平泻法，宜灸，是临床常用的重要灸穴。足三里穴属足阳明胃经，用之可疏通足阳明经气，通利关节，灸之温经散寒，行气化湿，起到扶正祛邪作用，达到标本兼治之功，具有健脾和胃、扶正培元、调补气血、疏风化湿、通经活络的作用。足三里穴为四总穴之一，回阳九针之一，马丹阳天星十二穴之一，自古被推崇为百病皆治之要穴，治证广泛，大有波及全身之用，是所有慢性病、脾胃病的基本用穴。

两股转筋①承山刺，脚气②复溜不须疑。

①转筋：指腓肠肌痉挛的症状。

②脚气：在中医上又称为脚弱。引起的原因是水寒或者湿热，邪气侵犯人体下肢足部，流溢于皮、脉、肌肉之间。浮肿者为湿脚气，不肿者为干脚气。

两腿转筋（即腓肠肌痉挛）就刺承山穴治疗，脚气病用复溜穴即可。

承山穴在小腿后区，腓肠肌两肌腹与肌腱交角处，当伸直小腿或足跟上提时，腓肠肌肌腹下出现尖角凹陷处。首见于《针灸甲乙经》。穴在腓肠肌肌腹之间凹陷处，腓肠肌肌腹凸起似山，穴当其下，可承之，故名承山。归属足太阳膀胱经，是治疗足太阳膀胱经循行通路下肢疾患和肛门疾患之常用穴，小腿转筋和痔疮之经验效穴。一般针刺1～1.5寸，多施以泻法或平补平泻法，宜灸。承山穴是历代治疗腓肠肌痉挛的特效用穴，并有诸多相关记载，如《铜人腧穴针灸图经》载："霍乱转筋……"《千金翼方》言："灸转筋随年壮神验。"《针灸大成》载："脚转筋，多年不愈，诸药不效者，灸承山二七壮。"《马丹阳天星十二穴并治杂病歌》："……霍乱及转筋，穴中刺便安。"针刺承山穴可用于治疗各种原因所引起的转筋，为首选穴位。

脚气症状主要表现为两脚软弱，弛缓无力，顽痹，挛急，不便行走。其原因多为血虚气弱、水寒或湿热之邪侵袭下肢，使经络与气血壅滞不通所致。复溜穴为肾经之母穴，本穴善疏通肾经之经气，行气化水，通调水道，针之灸之可有下气、除湿、通经的功用，故有"脚气复溜不须疑"之说。复溜穴在小腿内侧，内踝尖上2寸，跟腱前缘。首见于《灵枢·本输》。自太溪正经直上之脉，后从内踝稍后而上，复合其流，穴当其处，故名复溜。归属足少阴肾经，为足少阴肾经经气所行之经金穴。一般直刺0.5～1寸，多施以平补平泻法。复溜穴对水肿、癃闭针之可流，对盗汗、遗尿针之可止，具有双向调节水液代谢之作用。

踝跟骨痛灸昆仑，更有绝骨共丘墟。

踝关节及足跟痛时首先灸昆仑穴，若再配以绝骨（悬钟）与丘墟，其效更佳。

昆仑、绝骨及丘墟用于踝痛及足跟痛皆是局部取穴所用，昆仑为足太阳膀胱经之经穴，善通经止痛；绝骨即悬钟，为八会髓之会，善益髓壮骨；丘墟为胆经之原穴，善通经活络。三穴均是下肢部重要穴位，用之三穴可有标本兼治的作用，首先能疏调周围气血的壅滞，缓解疼痛以治其标，又能通经、调气、濡养以治其本。临床根据病证之虚实，或针或灸，或补或泻，灵活运用，其效卓著。余在临床治疗踝痛与足跟痛之症更擅在远端用穴，远端取穴用穴少，见效更快，若远近配合施治，其效更佳，远端穴位以针刺，局部穴位以施灸。

昆仑穴在踝区，外踝尖与跟腱之间的凹陷中。首见于《灵枢·本输》。穴居于外踝之后，外踝高突如山，故名昆仑。归属足太阳膀胱经，为足太阳经经气所行之经穴。一般直刺0.5～1寸，多施以泻法或平补平泻法。本穴性善疏通，能疏调本经之经气，功善通经止痛，是治疗足太阳膀胱经循行通路上经气郁滞所致诸疾之要穴。

绝骨穴，在古代本穴称为绝骨，当今名为悬钟。其穴在小腿外侧，外踝尖上3寸，腓骨前缘。首见于《针灸甲乙经》。其穴在外踝尖上3寸，外踝形如钟，此处如悬钟之象，故名悬钟。归属于足少阳胆经，为八会穴之髓会。一般针刺1～2寸，多施以补法或平补平泻法。本穴为八会髓之会，足三阴之大络，功善充髓壮骨，舒筋活络，是治疗髓病骨痿之要穴，颈项强痛不能左右回顾之常用穴。

丘墟穴在踝区，外踝前下方，趾长伸肌腱的外侧凹陷中。首见于《灵枢·本输》。其穴在外踝前下方凹陷中，踝高似丘，踝前跗肉凸起似墟，其名丘墟。穴属于足少阳胆经，为脏腑原气所过和留止胆经之原穴。一般直刺0.5～1寸，或透刺照海，多施以泻法。丘墟穴功善疏肝利胆，通经活络，为治疗肝胆气郁、实热、湿热所致诸疾之要穴，本经经脉所过部位病变之常用穴。

灸罢大敦除疝气，阴交①针入下胎衣。

①阴交：即三阴交。

疝气灸用大敦具有特效，针刺三阴交可以治疗胎衣不下。

疝气病位在少腹及前阴，足厥阴肝经过阴器、抵少腹，前阴在任脉循行线上，故疝气与足厥阴肝经、任脉密切相关，故针刺取穴主要以肝经、任脉用穴。其症状主要表现为少腹肿胀疼痛，痛引睾丸或阴囊肿胀疼痛。大敦穴属足厥阴经之井穴，为木经之木穴，因此疏泄肝气的作用极其强大，又井穴善开窍，生殖为九窍之一，灸之则具有开窍散寒止痛之效，因此灸大敦穴是治疗疝气之特效方法。肝经诸多穴位皆对疝气有良好的功效，除了大敦穴之外，蠡沟、行间、太冲、曲泉等穴位皆对疝气能有效治疗。如《灵枢·经脉》载曰："气逆则睾肿卒疝……取之所别也。"就记载了肝经络穴蠡沟治疗疝气的运用。

"阴交针入下胎衣"的运用早有记载，最早记载可见《南史·卷三十二·列传第二十二·张邵传》中，其记载了用合谷、三阴交针刺下胎衣的医案。

宋后废帝出乐游苑门，逢一妇人有娠，帝亦善诊之，曰："此腹是女也。"问文伯，曰："腹有两子，一男一女，男左边，青黑，形小于女。"帝性急，便欲使剖。文伯恻然曰："若刀斧恐其变异，请针之立落。"便泻足太阴（即三阴交穴），补手阳明（即合谷穴），胎便应针而落。两儿相续出，如其言。

针刺下胎衣当以补合谷穴、泻三阴交穴为用其效更佳，三阴交为脾、肝、肾三经之交会穴，主阴血，穴当补不当泻；合谷为大肠之原穴，大肠与肺相表里，主气，当泻不当补。故欲使下胎有效，则三阴交当泻，合谷当补之，意在使血衰气旺。胎失所养，生长不利，故下。之所以有如此功效，皆因一穴属气分，一穴属血分，二者合用，可调理气血阴阳，合理施以补泻手法，故针效强大。

遗精白浊[①]心俞治，心热口臭大陵驱。

①白浊：即阴茎热痛，时时流出秽浊如脓的浊液。大多为湿热内蕴，或为色欲过度，元气不固所致。

遗精、白浊取用心俞宁心安神，化瘀定志就得以治愈了，心火旺盛而致的口臭施以大陵泻法即能使口气清新。

遗精是男科常见疾病，其多因肾阴亏虚，心火上炎或心有妄思，相火过旺，心肾不交等所致，与心肾关系密切。白浊多因心虚生热，湿热下注所致。心俞为心之背俞穴，针刺心俞宁心安神，滋阴清火而以治，主要从病因上着手处理。遗精者多与肾虚有关，基本病机是肾失封藏，精关不固，因此常与肾俞穴、太溪穴、志室穴配合运用。白浊多为湿热下注所致，故常配阴陵泉穴、三阴交穴化湿通利小便，或配蠡沟穴、行间穴清利下焦湿热。

口臭常与胃热、心热及伤食积滞有关，此处明确了口臭之病因为心热，心火上逆，熏蒸于口舌，发出秽臭之气。心热者口臭可针刺大陵穴，大陵穴属心包经之原穴，且为本经之子穴，"实则泻其子"，可治疗一切心包之热，因心包代心受邪，故针刺大陵穴清泻心火，故口气清新。心热之口臭也可针刺心包经之荥穴劳宫，"荥主身热"，故针刺劳宫穴，施以泻法，也能清心火而平口臭之症状。

大敦穴在足趾，大趾末节外侧，趾甲根角侧后方0.1寸。首见于《灵枢·本输》。穴当足大趾肌肉丰厚，汗毛聚集之处，形如大的土堆，故名大敦。归属足厥阴肝经，为肝经脉气所出之井木穴。一般针刺0.1~0.2寸，或点刺出血，或灸之。大敦穴泻之可疏理下焦，调理冲任，灸之则能暖肝而温下元，是治疗前阴疾病和妇科病之常用穴，治疝气之要穴。

三阴交穴在小腿内侧，内踝尖上3寸，胫骨内侧缘后际。首见于《针灸甲乙经》。交指交会，穴在足太阴、厥阴、少阴三经交会处，故名三阴交。归属于脾经。一般针刺1~1.5寸，多施以补法或平补平泻法。三阴交为足之三阴之交会穴，既能补脾养血，又能补肾固精，滋阴柔肝，是治疗妇科病、血证以及肝脾肾三脏有关的男女生殖、泌尿系统疾病之常用穴。

心俞穴在脊柱区，第5胸椎棘突下，后正中线旁开1.5寸。首见于《灵枢·背腧》。其穴位近于心，为心脏脉气输注于背部之处，是诊治心脏疾患之重要腧穴，故名心俞。归属于足太阳膀胱经。一般向脊柱方向斜刺0.5~0.8寸，根据虚实施以补泻，宜灸。心俞穴为转输之处，故能调理心脏功能，是治疗心疾之要穴。

大陵穴在腕前区，腕掌侧远端横纹中，掌长肌腱与桡侧腕屈肌腱之间。首见于《灵枢·本输》。归属于手厥阴心包经，为心包经脉气所注之输土穴，亦为本经之原穴。直刺0.3~0.5寸，多施以泻法或平补平泻法。大陵穴既能祛邪扶正，宁心安神；又能清心泻火，祛邪安神，可治疗心经实热之癫狂舌疮，故别称"鬼心"，为十三鬼穴之一。

腹胀[1]水分多得力，黄疸至阳便能离。

①腹胀：指腹部胀大如鼓的臌胀病之类，此处主要是指"水臌"病。

腹部胀大如鼓的水臌病，通过针刺水分利水消肿，可以发挥很好的疗效，黄疸病用至阳穴就能较快的祛除黄疸。

臌胀分为臌病与胀病两类，在古代被列为"风、痨、臌、膈"四大顽症之一。指肝病日久，肝脾肾功能失调，气滞、血瘀、水停于腹中导致的以腹胀大如鼓，皮色苍黄，脉络暴露为主要临床表现的一种病证。臌证又分为了气臌、水臌、血臌。此处主要是指水臌一类疾病的治疗，水臌病其原因主要是由于饮食不节损伤脾胃，脾不能运化，水郁于内。主要表现为腹部渐大，动摇有水声，腹部较软，按之凹陷，胸痞闷，气喘，苔滑或白，脉沉缓。针刺水分穴以分利水湿，利水消胀，尤其施以灸法用之，温补脾阳，促进小便通畅，发挥利尿泻下的作用，故水臌病用之极效。若体质虚弱者可加配建里穴、关元穴施灸以调中行水。

黄疸是由于感受湿热疫毒等外邪，导致湿浊阻滞，脾胃肝胆功能失调，胆液不循常道，随血泛溢引起的以目黄、身黄、尿黄为主要临床表现的一种肝胆病证。临床辨证当以辨阴黄与阳黄为首法，阳黄以湿热为主，阴黄以寒湿为主。治疗以化湿利胆退黄为原则。常以胆的背俞、下合穴，及祛湿的常用穴为主。至阳穴为历代治疗黄疸的经验要穴，其为阳气至极，穴当上、中焦交界之处，上可助胸阳以消阴翳，下可调脾脏以祛湿退黄，刺之灸之则能助脾阳以消阴黄；泻之则能清湿热以退阳黄。阳黄、阴黄皆可治之，虚实皆可运用，或针或灸，或补或泻，用法得当，功效卓著，为治疗黄疸病之要穴。

水分穴在上腹部，脐中上1寸，前正中线上。首见于《针灸甲乙经》。本穴在小肠上口，水谷至此而泌别清浊，水液入膀胱，渣滓入大肠，能分别水谷之清浊，利水主水病，故名水分。归属任脉，为任脉与足太阴经之会。一般直刺1～2寸，多施以平补平泻法，宜灸。水分穴具有分利水湿、和中理气的作用，是治疗中焦水谷运化失常所致湿困中焦诸症之常用穴。

至阳穴在脊柱区，第7胸椎棘突下凹陷中，后正中线上。首见于《针灸甲乙经》。至，极也。人以背为阳，膈以上为阳中之阳，膈以下为阳中之阴，督脉之气上行至此，由阳中之阴达于阳中之阳，阳气至极，故名至阳。归属督脉，一般直刺0.5～1寸，一般多施以平补平泻法，宜灸。至阳穴具有温通截疟、祛湿退黄的作用，是治疗胸痹、黄疸的常用要穴。

肝血盛[1]兮肝俞泻，痔疾肠风[2]长强欺。

①肝血盛：指肝胆火旺的系列症状。

②肠风：指便血。

肝郁化火的疾病针刺肝俞施以泻法，治疗痔疮及便血针刺长强。

肝血盛是指肝胆火旺一类系列症状，可表现为目赤肿痛、多泪、口苦、舌红、口干、心中烦热、夜寐不安、急躁易怒、头痛、头晕、胁痛等诸多症状，如热极生风，会出现角弓反张、抽搐痉挛等较为严重的症状。如肝热下行，可导致隐痛、淋浊尿血。又因肝热过盛，木火刑金，使肺阴耗损，还可以因此并发咳呛、咯血等表现。凡见以上症状，皆可针刺肝俞施以泻法治之。肝俞为肝脉经气所输注背部之背俞穴，内应于肝，以"调肝"为要，其特性与太冲相近，故常与之配用，实证者也常与行间配用泻之，以清泻肝胆之火。肝虚之证也可在肝俞或曲泉施以补之，或灸之。肝俞穴在脊柱区，第9胸椎棘突下凹陷中，后中线旁开1.5寸。首见于《灵枢·背腧》。因其内应于肝，是肝脏精气输注于背部之处，是诊治肝病的重要腧穴，故名肝俞，归属于足太阳膀胱经。一般向脊柱方向斜刺0.5~0.8寸，常以平补平泻法或泻法为用。肝俞穴以疏泄肝木为要，具有肃降之力，有清泻肝阳、平肝息风、疏肝通络、调肝明目之功，尤长于调理肝脏之气血，是治疗肝病的重要腧穴，也是治疗眼疾的常用穴位。

痔疾是常见之病，在民间有"十人九痔"之说，是临床高发病，但是在西医学中尚无理想方法，主要以手术治疗为主，针灸学中积累了丰富的治疗经验，可谓是理想之法，其常用穴位有承山、二白、八髎、大肠俞、长强穴等。长强穴属督脉，为督脉之络穴，联系着任督二经之经气。其穴位于肛门部，为阳气之所会，针刺之调理腑气，清热利肠，治疗肛门疾患。长强穴在会阴区，尾骨下方，尾骨端与肛门连线的中点处。首见于《灵枢·经脉》。本穴属督脉，为督脉之别络。督脉为诸阳之长，其气强盛，穴当其处，故名长强。归属督脉，为督脉与足少阳、少阴之会，督脉络由此别走任脉。一般向上与骶骨平刺0.5~1.2寸，多施以平补平泻法，可灸。长强穴具有通调任督、补肾壮阳、调理下焦、清热利肠的作用，是治疗痔疾、便血、脱肛的特效用穴。

肾败[1]腰疼小便频，督脉两旁肾俞除。

①肾败：是肾脏精气亏耗，导致肾气亏虚。

肾脏精气亏耗所致的腰痛、小便频数，取督脉两旁的肾俞即可以消除。

腰为肾之府，主骨生髓，肾精亏虚则必腰酸腰痛，肾主生殖，主前后二阴，肾气亏虚则见前后二便失常、尿频、失禁或癃闭。肾俞为肾之精气输注之处，为补肾之专穴，既能补肾滋阴，填精益髓，强筋壮腰，又能温补肾阳，补肾培元，涩精止带，化气行水。肾俞穴在脊柱区，第2腰椎棘突下，后正中线旁开1.5寸。首见于《灵枢·本输》。穴居腰部，内应于肾，是诊治肾病之要穴，故名肾俞。归属于足太阳膀胱经。一般直刺1~1.5寸，多施以补法，宜灸，是临床常用灸穴。肾俞为补肾强腰健体之要穴。肾俞穴与太溪穴俱能滋补肾阴，但太溪穴以滋阴为要，其滋阴之力优于肾俞；肾俞穴与关元、命门穴均能温肾壮阳，关元、命门穴功专补阳。肾俞穴既可滋阴又可补阳，具有阴阳双补、同补同调的作用，其力平和，是补肾调肾之首穴，故临床可根据患者病情虚实针之或灸之，滋阴或补阳。

六十六穴施应验，故成歌诀显针奇。

上述所言的66个穴位，如果在临床上按照歌诀所说的方法去运用，用之即效，特别灵验，因此将这些穴位奇特的功效编撰成通俗易懂、朗朗上口的歌诀，为了便于发扬传承。

【临床意义】

本歌赋诞生于明代著名针灸学家杨继洲编著的《针灸大成》一书中，是杨继洲在家传《卫生针灸玄机秘要》的基础上编纂而成的配穴处方的经验总结。在明代以前，元代王国瑞所撰的《扁鹊神应针灸玉龙经》已广为盛行，后世简称"玉龙歌"，但其篇幅较长，不易记诵。有鉴于此，杨继洲简明扼要地编成了这篇名为《胜玉歌》的针灸歌赋，以引起读者的重视，能够流传，所以定名为《胜玉歌》，全歌76句，38韵，汇集了66穴特效应用（全篇无重复用穴，临床常用重要穴位均有涉及，以各类特定穴为主，经外奇穴仅涉及2个），所涉及治疗病种较为广泛，主要以常见的疼痛病为主，并将常见的内科杂症也总结于内，共涉及50余种病症。

本歌赋总结简明扼要，通俗易懂，读来朗朗上口，易于记忆，临床实用性极高，既重视远端用穴，又重视局部取穴。其歌赋则是通过经络病辨证与脏腑病辨证相结合的方法施以取穴。经络病辨证取穴：如，头痛眩晕百会好、头风头痛取风池、头风眼痛取上星、头项强急取承浆、耳闭取听会、颔肿喉痹取少商、两股转筋取承山等。脏腑病辨证取穴：如，诸般气症取气海、痰涎咳嗽取肺俞、心热口臭取大陵、黄疸取至阳、肝血盛取肝俞、肠鸣泄泻取天枢、肾败腰疼小便频取命门肾俞等。无论经络病辨证取穴还是脏腑病辨证取穴，均具有用穴精少的特点，在用法上注重针灸并用，强调了针与灸并用的重要性，是针灸并用的经典歌赋，这一启发性的运用，对后世临床治疗有非常深远的影响，其用穴多是一穴或两穴运用，是精穴疏针之典范，对针灸临床用穴有较高的指导价值，至今在针灸临床中仍被广为传颂，起到了指导用穴的作用，尤其对针灸初学者有重要的学习价值，因此当熟读或熟背，得心应手用于临床。

【总结】

本篇穴位66穴

1.百会，2.上脘，3.后溪，4.鸠尾，5.神门，6.肩井，7.听会，8.下脘，9.清冷渊，10.巨阙，11.中渚，12.上星，13.承浆，14.大迎，15.行间，16.尺泽，17.中封，18.太冲，19.商丘，20.少海，21.天井，22.支沟，23.少商，24.公孙，25.委中，26.人中（水沟），27.颊车，28.间使，29.大杼，30.章门，31.膻中，32.丝竹空，33.攒竹，34.肺俞，35.天突，36.筋缩，37.曲池，38.合谷，39.肩髃，40.手三里，41.风池，42.天枢，43.气海，44.归来，45.中空，46.环跳，47.风市，48.阴市，49.血海，50.内膝眼，51.外膝眼（犊鼻）；52.足三里，53.承山，54.复溜，55.昆仑，56.绝骨（悬钟），57.丘墟，58.大敦，59.三阴交，60.心俞，61.大陵，62.水分，63.至阳，64.肝俞，65.长强，66.肾俞。

《胜玉歌》辨证取穴表

病症		取穴
头面五官及颈项咽喉疾患	头痛眩晕	百会
	头风头痛	风池
	头风眼痛	上星
	眼痛	清冷渊
	目内红肿	丝竹空、攒竹
	耳闭	听会
	心热口臭	大陵
	牙腮疼紧	大迎
	颔肿喉痹	少商
	头项强急	承浆
	瘰疬	少海、天井
	痰涎、咳嗽	肺俞
	小儿喉痹	天突、筋缩
胸腹疾患	心疼脾痛	上脘
	脾心痛急	公孙
	胃冷	下脘
	腰痛	中空
	脾疼背痛	中渚
	噫气吞酸食不投	膻中
	霍乱心疼吐痰涎	巨阙
	腹胀	水分

病症		取穴
四肢疾患	两手酸痛难执物	曲池、合谷、肩髃
	臂痛背痛	手三里
	筋拘挛	尺泽
	髀痛	肩井
	膝肿	行间、膝眼、足三里
	腿股转酸难移步	环跳、风市、阴市
	脚气	复溜
	脚风缠	委中
	踝跟骨痛	昆仑、绝骨、丘墟
	脚背痛	商丘
	两股转筋	承山
疝、痔、大小便及妇科疾患	疝气	大敦
	小肠气痛	归来
	痔疾肠风	长强
	肠鸣泄泻	天枢
	腹疼便秘	支沟
	肾败腰疼小便频	肾俞
	遗精白浊	心俞
	胎衣不下	三阴交
诸风、癫痫、疟疾疾患	中风吐沫	人中、颊车
	五痫	后溪、鸠尾、神门
	五疟	间使、大杼
	疟母	章门
其他疾患	黄疸	至阳
	肝血盛	肝俞
	诸般气症	气海
	臁疮	血海

第八章　席弘赋

【歌赋】

凡欲行针须审穴，　要明补泻迎随诀，
胸背左右不相同，　呼吸阴阳男女别。
气刺两乳求太渊，　未应之时泻列缺；
列缺头痛及偏正，　重泻太渊无不应。
耳聋气痞听会针，　迎香穴泻功如神。
谁知天突治喉风，　虚喘须寻三里中。
手连肩脊痛难忍，　合谷针时要太冲。
曲池两手不如意，　合谷下针宜仔细。
心痛手颤少海间，　若要除根觅阴市。
但患伤寒两耳聋，　金门听会疾如风。
五般肘痛寻尺泽，　太渊针后却收功。
手足上下针三里，　食癖气块凭此取。
鸠尾能治五般痫，　若下涌泉人不死。
胃中有积刺璇玑，　三里功多人不知。
阴陵泉治心胸满，　针到承山饮食思。
大杼若连长强寻，　小肠气痛即行针。
委中专治腰间痛，　脚膝肿时寻至阴。
气滞腰痛不能立，　横骨大都宜救急。
气海专能治五淋，　更针三里随呼吸。
期门穴主伤寒患，　六日过经尤未汗，
但向乳根二肋间，　又治妇人生产难。
耳内蝉鸣腰欲折，　膝下明存三里穴，
若能补泻五会间，　且莫向人容易说。
睛明治眼未效时，　合谷光明安可缺。

人中治癫功最高，十三鬼穴不须饶。
水肿水分兼气海，皮内随针气自消。
冷嗽先宜补合谷，却须针泻三阴交。
牙齿肿痛并喉痹，二间阳溪疾怎逃。
更有三间肾俞妙，善除肩背消风劳；
若针肩井须三里，不刺之时气未调。
最是阳陵泉一穴，膝间疼痛用针烧。
委中腰痛脚挛急，取得其经血自调。
脚痛膝肿针三里，悬钟二陵三阴交；
更向太冲须引气，指头麻木自轻飘。
转筋目眩针鱼腹，承山昆仑立便消。
肚疼须是公孙妙，内关相应必然瘳。
冷风冷痹疾难愈，环跳腰俞针与烧。
风池风府寻得到，伤寒百病一时消。
阳明二日寻风府，呕吐还须上脘疗。
妇人心痛心俞穴，男子痃癖三里高。
小便不禁关元好，大便闭涩大敦烧。
髋骨腿疼三里泻，复溜气滞便离腰。
从来风府最难针，却用工夫度浅深，
倘若膀胱气未散，更宜三里穴中寻。
若是七疝小腹痛，照海阴交曲泉针。
又不应时求气海，关元同泻效如神。
小肠气撮痛连脐，速泻阴交莫在迟，
良久涌泉针取气，此中玄妙少人知。
小儿脱肛患多时，先灸百会次鸠尾。
久患伤寒肩背痛，但针中渚得其宜。
肩上痛连脐不休，手中三里便须求，
下针麻重即须泻，得气之时不用留。
腰连膝肿急必大，便于三里攻其隘，
下针一泻三补之，气上攻噎只管在，
噎不在时气海灸，定泻一时立便瘥。
补自卯南转针高，泻从卯北莫辞劳，
逼针泻气令须吸，若补随呼气自调，
左右捻针寻子午，抽针行气自迢迢，

用针补泻分明说，更用搜穷本与标。

咽喉最急先百会，太冲照海及阴交。

学者潜心宜熟读，席弘治病最名高。

本歌赋首见于明代徐凤所著的《针灸大全》一书中，在明代影响深远，之后在明代高武的《针灸聚英》、杨继洲的《针灸大成》、杨敬斋的《杨敬斋针灸全书》中均有记载，到了近代的《针灸穴法》中也有转载，影响深远。本歌赋则由南宋时期著名针灸学家席弘根据自己长期临床经验编著而成，席弘为江西临川人，又名宏，后名横，字宏达，号梓桑君。席氏家传针灸12代，由宋到明。

《针灸大全》又名《徐氏针灸大全》《针灸捷法大全》，共6卷，徐凤根据前人有关针灸资料汇编于公元1439年，是一部介绍针灸的资料大全。该书的问世搜集整理了明代以前的针灸成果，为杨继洲编著《针灸大成》奠定了基础。本歌赋摘录于《针灸大全》中。

【注解】

凡欲行针须审穴，要明补泻迎随诀，
胸背左右不相同，呼吸阴阳男女别。

凡是要以针灸治病，就必须先明确所用的穴位，根据补泻施以迎随补泻手法（迎随补泻是针刺手法的一种，诞生于《黄帝内经》与《难经》中），进针时针尖随着（即顺着）经脉循行的方向刺入为补法，针尖迎着（即逆着）经脉循行方向刺入为泻法。人身各个部分都可用阴阳区分，如胸腹为阴，背为阳；右为阴，左为阳。针刺补泻可因呼吸、阴阳、男女的不同而有区别。

本歌赋不仅仅是单纯的治病用穴，而且非常重视补泻手法，开篇就强调了针灸治病的补泻重要性，其补泻方法当根据临床实际情况灵活运用。此处指出了迎随补泻与呼吸补泻两种方法。迎随补泻法又称为针向补泻法，是指以针尖方向与经脉循行方向之间的逆（迎）、顺（随）关系来分别进行补泻的一种针刺补泻手法。同时，针向补泻法又属于狭义的迎随补泻法，该法始见于《黄帝内经》，后世医家对"迎随方法"多有发挥，并在此基础上演化出了多种迎随补泻法，又称为广义迎随补泻法，如字母迎随补泻法、候卫气流注盛衰之迎随补泻法、深浅迎随补泻等。呼吸补泻法是根据呼气和吸气的不同阶段进针或出针，来执行补泻的一种针刺补泻手法。该法最早源于《黄帝内经》中。如《素问·离合真邪论篇》曰："吸则内针……候呼引针，呼尽乃去……故命曰泻""呼尽内针……候吸引针，气不得出……故命曰补。"后世医家在《黄帝内经》的基础上逐步发展，将呼吸之法分为"自然呼吸"与"着意呼吸"。本法的具体操作是以患者鼻的吸气、呼气为自然呼吸状态。补法：呼吸时进针，针刺得气后，呼气时向下插针，吸气时向上提针数次，最后在吸气时出针。泻法：吸气时进针，针刺得气后，吸气时向下插针，呼气时向上提针数次，最后在呼气时出针。

气刺两乳①求②太渊，未应之时泻列缺；
列缺头痛及偏正，重泻太渊无不应。

①两乳：指膻中穴。

②求：本义恳请、乞助的意思。此处引申指"需要"。

气病（即胸部闷胀疼痛、气喘、咳嗽等）需要针刺八会之气会膻中与肺经原穴太渊治疗，若针刺后效果不理想，则再配合列缺穴施以泻法可有佳效；列缺穴治疗偏正头痛甚效，若与太渊穴同时针刺，施以泻法无不奏效。

膻中为八会之气会，为治疗各种气病之要穴，刺之可调理气机，如《行针指要歌》言"或针气，膻中一穴分明记"。膻中又称为上气海。膻中穴为胸中诸气之所聚，肺脏主之，故刺之可调理肺气，宣肺化痰。

太渊为肺经之原穴，手太阴之脉所注之输土穴，又为脉会，是原气所过和留止之处，因而其具有调整脏腑经络虚实的作用，补之能补肺气，泻之能利肺降逆，化痰止咳。因此膻中穴与太渊穴配用可治疗肺气虚弱和肺失宣降之诸疾。若是肺卫受感，宣降失常所致的咳嗽、气喘等症，二穴再配合泻列缺即能达到很好的疗效。

列缺为手太阴肺经之络穴，联络着肺与大肠二经之经气，肺经经气由此输布于外，而主皮毛，司一身之表，故刺之可宣肺理气，疏风解表，因此针刺列缺可用于治疗肺卫受感而致的头痛。列缺穴配太渊穴施以泻法，祛风通络，治疗外感而致的头痛卓效。

耳聋气痞①听会针，迎香穴泻功如神。
谁知天突治喉风②，虚喘须寻三里③中。

①气痞：病证名称，指气之郁结。

②喉风：多因风热外邪客于经络，深入肺胃脏腑，致气血凝滞，风火相煽，蕴结而成。症见咽喉部突然肿痛，呼吸困难，吞咽不适。又有锁喉风、缠喉风之名。

③三里：指足三里穴。

气机郁结而致的耳聋，应取听会穴针之，配以迎香穴以泻之，则使耳聋之症迅速而愈。喉风病常以天突为主穴进行治疗，其效甚佳，当虚不纳气的喘证以取足三里培土生金之法以治之。

听会为足少阳胆经腧穴，位居于耳前凹陷处，有清泻肝胆湿热、疏通耳窍气机、启闭开窍益聪之功；迎香穴居于鼻旁，有宣肺气、通鼻窍、散风邪、清火热之力。听会穴以清泻肝胆为主；迎香穴以宣肺清肠为要。二穴相合，清泄散邪，启闭通窍之功益彰。耳聋多为气闭而致，其治疗当以通窍启闭为先，针刺听会穴以通耳窍为主，佐以迎香穴宣肺气以通鼻窍，耳鼻相通，二穴共针之，通窍启闭益聪之力而增。

天突为任脉之穴，位于颈部，上连咽喉，内应气道，肺气出入之灶突，性擅清降，刺之降逆化痰，清利咽喉，是治疗咽喉病之要穴，常用于急性咳喘，故治疗突发的咽喉急证具有特效。

肺气不足之咳喘多因土不生金所致，调补脾土则是治本之法，足三里穴为足阳明胃经之合穴，土中之土穴，补之则能培土生金，补益肺气，用于肺气虚所致诸症，是虚喘之重要穴，临床常与肺俞、太渊、中府、膻中等穴据证配伍，用于肺气虚弱所致诸疾。

手连肩脊痛难忍，合谷针时要太冲。
曲池两手不如意，合谷下针宜仔细。

手连肩脊疼痛可取手阳明大肠经原穴合谷，足厥阴肝经原穴太冲二穴相配，功效显著。两手屈伸不利，可取手阳明大肠经合穴曲池，原穴合谷相配治疗，可通经活络，调和气血。

合谷与太冲名为四关，两穴一阴一阳，一气一血，一升一降，是一组具有阴阳经相配、上下配穴、首尾相应、气血同调等多特点的针灸名方，两穴合用，共奏上疏下导、开关宣窍、调畅气机、活血通络之功。临床运用颇广，大有颇及全身之势，在临床中辨证论治，灵活运用，可有广泛作用，如镇痛、镇定、镇痉等，正如《标幽赋》言："寒热痹痛，开四关而已之。"

曲池为手阳明大肠经之合穴，合谷为手阳明大肠经之原穴，二穴伍用为本经原合配穴法，临床治证极为广泛，其伍用由来已久，最早伍用出自《杂病穴法歌》中，其言："头面耳目口鼻病，曲池合谷为之主。"《胜玉歌》言："两手酸痛难执物，曲池合谷共肩髃。"再如本歌赋中的配用等。可见二穴伍用由来已久，运用极广。手阳明多气多血，原合伍用，通经络，调气血，因此对上肢疾病治疗极佳。

心痛手颤少海间，若要除根觅阴市。

心痛及手颤之症取用少海穴治疗有较好的效果。如果要达祛除病根之功，还需要配合阴市治疗。

少海为手少阴心经之合水穴，经气旺盛，且心主血脉，故针刺少海穴有理气活血，通络止痛之功，可改善气血运行不畅。阴市穴属足阳明胃经，性主温热，阳明多气多血，善祛风祛湿，温经散寒。二穴伍用，一上一下，一阴一阳，少海通其经络调其气血以治标；阴市祛寒湿以解病因治其本。阴市尤其施以灸法，其效更佳，性主温热，灸之可温经散寒，祛湿止痛。

但患伤寒两耳聋，金门听会疾如风。

如果因感受风寒之邪导致耳聋，可取金门、听会穴治疗，其效如风之吹云，效如桴鼓。

二穴伍用治疗伤寒所致耳聋可收速效。听会穴位于耳前，属足少胆经，针刺可直接疏调耳内之气血，有启闭开窍聪耳之功；金门穴为足太阳之郄穴，阳维脉之别属，膀胱主表，"阳维为病苦寒热"，针刺宣通诸阳以祛邪，又能清宣太阳、调和营卫、解表散邪，以祛病邪。听会穴在病患处，疏调耳内之气血；金门穴远离病患处，解表散邪祛除病因；二穴伍用，远近配合，标本兼治。

五般①肘痛寻尺泽，太渊针后却收功。

①五般：是指各种意思。

由各种原因（风、寒、湿、火、痰）导致的肘部疼痛，皆可取用尺泽穴配太渊穴针刺，可收功效。

尺泽穴为手太阴肺经之合穴，为其子水穴，具有舒筋止痛的作用，是历代治疗筋骨病之要穴。《肘后歌》："尺泽能舒筋骨疼。"《玉龙歌》："筋急不开手难伸，尺泽从来要认真。"《通玄指要赋》："尺泽去肘疼筋急。"故常用于筋骨病的治疗，是治疗筋骨病的常用要穴。太渊为肺经之原穴、输穴，八会脉之会也，且为本经之母穴，对全身血脉均有调节作用，有疏风散寒、调和气血、通其经络、调其脏腑之虚实的作用，补之以补其虚，泻之以祛其邪。二穴伍用，循经取穴，尺泽穴舒筋止痛以治其标，太渊穴调其脏腑虚实，祛除风、寒、痰之病因治其本，标本兼治。

手足上下①针三里②，食癖气块③凭此取。

①上下："上"指上肢，"下"指下肢。

②三里：指上肢的手三里；下肢的足三里。

③食癖气块：指饮食无节伤及脾胃，致精气亏耗，邪冷之气搏结不散而形成积聚，潜匿于两胁之间，按之无物，有时作痛，当痛时方觉有物。

伤食积滞，伤及脾胃，可取上肢的手三里与下肢的足三里以消食化积。

手三里为手阳明大肠经腧穴，有祛风止痒、通络止痛、和胃利肠、消肿止痛之功效；足三里为足阳明胃经之合穴，有调理肠胃、理气消胀、行气止痛、健脾和胃、消积化滞、调和气血、强身健体之功效。二穴伍用，一上一下，一胃一肠，宣通胃肠，调整气机，既能通腑止痛，又能消痞散结，从而达标本兼治的作用。

鸠尾能治五般痫①，若下涌泉人不死。

①五般痫：是古代对各种痫证的统称。又名五脏痫。即肝痫、心痫、脾痫、肺痫、肾痫。还有指马、牛、猪、羊、鸡五痫的合称。

鸠尾穴可治疗各种痫证，若是危急重症的患者配以涌泉穴可以转危为安。

鸠尾穴属任脉，为任脉之络穴，膏之原穴，具有通调任督、清心宁神的作用，是治疗痫证之常用主穴、要穴，心胸病之常用穴。涌泉归属足少阴肾经，为足少阴脉气所出之井木穴，是治疗厥闭、癫狂、脏躁等邪实郁闭多种神志病变之急救穴。鸠尾位于心下，与心脏为邻，为病所邻近取穴；涌泉穴处于足心，清肾热，降阴火，醒脑开窍；二穴伍用，一近一远，通经活络，宁心定志，清热息风，抗痫止痉，标本兼治，故用于癫痫危急重症而速效。

胃中有积刺璇玑，三里功多人不知。
阴陵泉治心胸满①，针到承山饮食思。

①心胸满：指中宫健运失调，水湿内停，以致清气不升，浊阴不降，上逆心胸所致的各种心胸疾患。

胃有积滞可针刺璇玑穴，足三里穴功效多，若是二穴伍用对积滞其效更佳，只是人们对此不知道罢了。心胸痞满、不思饮食，可取阴陵泉与承山穴，用之以泻湿除满，消食化积，从而恢复正常的饮食。

璇玑穴属任脉，临床主要以清肺利咽为主，主用于治疗咽喉诸疾。本穴性擅清利，且有生发清气，消积滞的功效，在古代多有相关记载，如《杂病穴法歌》："内伤食积针三里，璇玑相应块亦消。"《长桑君天星秘诀歌》："若是胃中停宿食，后寻三里起璇玑。"皆是足三里穴与璇玑穴治疗食积的运用，但目前在临床中较少运用璇玑穴治疗此症。璇玑穴以清降为用，足三里穴以调中气为治。起到理气消积，健脾和胃的功效，通过临床实用来看，疗效显著。

阴陵泉穴属足太阴脾经，为合水穴，具有健中宫、助运化、调水液、利水湿、消水肿的作用；承山穴属足太阳膀胱经，具有舒筋活络、调理肠腹、凉血疗痔之效。承山穴以升清，阴陵泉以降浊，二穴伍用，一升一降，升清降浊，斡旋中焦，开胸顺气，利水渗湿之力倍增。

大杼若连长强寻，小肠气^①痛即行针。

①小肠气：病证名，即疝气，为古代七疝之狐疝。指小肠坠入阴囊内，并伴有气痛，称为小肠气。

疝气疼痛时，可取大杼、长强为主穴治疗。

大杼为足太阳膀胱经背部腧穴，手足太阳、少阳之会，八会穴之骨会，具有疏调太阳经和少阳经之经气的作用，而有疏风宣肺、壮骨强筋之功。本穴较少用于小肠气痛的治疗。长强穴归属督脉，具有通调任督、补肾壮阳、调理下焦、清热利肠的作用，是治疗肛肠疾患之常用要穴。也是小肠气痛之常用穴，尤其针灸并用其效更佳。大杼穴用之通阳散结，理气止痛，舒筋活络；长强穴通畅督脉，补肾壮阳，清利下焦。二穴伍用调上利下，疼痛得消，疝气得除。目前二穴在临床中极少用于小肠气痛的治疗，可进一步验证其临床疗效如何。

委中专治腰间痛，脚膝肿时寻至阴。
气滞腰痛^①不能立，横骨大都宜救急。

①气滞腰痛：多因失志忿怒，郁闷忧思，或闪挫跌仆，筋脉气滞所致。

委中穴是治疗腰痛的特效穴，脚痛、膝痛及肿胀可以配至阴穴治疗。气血运行郁滞不畅之腰痛，可取横骨、大都穴能较快地得以解决。

委中为足太阳经之合穴，四总穴之一，腰腿痛之常用要穴、主穴。至阴为足太阳之井穴，有调理胞宫气血之功，是治疗胎位不正以及难产、胞衣不下之常用穴，尤长于矫正胎位。至阴穴泻之还能祛风散邪，具有通络止痛的作用，根据"经脉所过，主治所及"的理论，还可治疗足太阳经循行之疼痛。至阴穴为足太阳与足少阴经气交接之处，故用之可通调足太阳与足少阴之经气，有调补肾气，疏通经气，祛邪散滞的作用，因此可以调理脚膝肿胀疼痛。

横骨为肾经之穴，位于小腹，可宣通气机，缓急止痛，通利小便，利水消肿；大都为脾经之荥火穴，具有健脾运气、调和中焦、清退虚热的作用，是治疗脾胃虚弱病之要穴。二穴相配，温阳化气，行气消胀，健脾化滞，消肿止痛，是治疗虚劳腰疼治本之法，从中医辨证角度发挥运用，所以有"气滞腰痛不能立，横骨大都宜救急"之说。其运用思想值得临床进一步探索，治病不离虚实，但目前临床中很少以此二穴用于腰痛的治疗。

气海专能治五淋[①]，更针三里随呼吸。

[①]五淋：五淋是各种淋证的总称，可分为热淋、石淋、血淋、气淋、膏淋。

气海穴对各种淋证皆有很好的疗效，可再配以足三里穴，施以呼吸补法，可获得很好的疗效。

淋证主要表现为小便频数，短涩淋漓，小腹及尿道刺痛或胀痛。气海穴在小腹部，为元气之所会，生气之海，呼吸之根，凡气化蒸动之机均由此所发，功专大补元气，温振肾阳，既能温脾胃助运化，犹如釜底抽薪，又能蒸动膀胱气化，因此对各种淋证具有特效作用，临床常作为淋证的主穴；足三里为土经之土穴，经气之枢纽，有升清降浊，化积行滞之力。二者相配，气海穴以补气行水为主；足三里穴以健中化湿为要，二者伍用，相得益彰，作用协同，功效倍增，故是淋证之有效组合。

期门穴主伤寒患，六日过经尤未汗，
但向乳根二肋间[①]，又治妇人生产难。

[①]乳根二肋间：指期门在胸部乳下两肋间，即在第6肋间隙，前正中线旁开4寸处。

期门穴是治疗伤寒的常用穴位，若伤寒不解而传经，针刺期门穴使之不再传，本穴又可治疗伤寒所致的难产。

伤寒治疗最常用风府、风池穴以治，正如《伤寒论》中所言："太阳病，初服桂枝汤，反烦不解者，先刺风池、风府，却与桂枝汤则愈。"可见初期之伤寒风池、风府穴为首选。在《伤寒论》中期门穴主治伤寒也多次被提及，主要用于治疗肝乘脾、肝乘肺之证，针之期门以泻肝经之气盛；或用于治疗无汗伤津，热结阳明，脾病而见肝脉之证，以泻肝木；或用于热入血室，以泄热通经，清热凉血解郁。期门穴为足厥阴肝经之募穴，是肝经最后一个穴位，也是十二经脉运行最后到达的穴位，为气血归入之门户。肝经与脾经之交会，所以可治疗肝胆病及脾胃等脏腑之疾。

耳内蝉鸣腰欲折，膝下明存三里穴，
若能补泻五会[①]间，且莫向人容易说。

[①]五会：指胆经腧穴地五会。

耳内鸣响伴有腰痛如折的症状可取足三里穴治疗，再配以地五会穴，根据患者症状之虚实或补或泻，其疗效更好，一般不轻易去传授。

其所述的耳内鸣响及腰痛如折的症状则是肾气亏虚所致，其治疗方案取用足三里与地五会穴施治，此方案乃为席氏的特有临床经验，肾气虚而不取用直接补肾的穴位，而是取用足三里穴补之。通过针刺足三里穴施以补法以补益脾胃，助气血生化，强壮身体，间接的补益肾精；地五会穴属胆经，泻之清肝泻胆，通经活络，且能通过清泻肝胆之火能减少肾气之亏耗。足三里补之，以调气血，通经活络，地五会泻之，疏调肝胆，祛风清热，引火下行。

睛明治眼未效时，合谷光明安可缺。

治疗眼疾一般首取睛明穴施治，若疗效不佳时再加刺远端的合谷与光明穴，就会达到理想的效果。

睛明穴属足太阳膀胱经之起始穴，手足太阳、足阳明、阴跷、阳跷脉之交会穴，其性轻清，功专疏风清热，通络明目，治疗眼病为局部取穴运用，是治疗眼病之常用要穴，临床治疗眼疾具有特效，对西医学中的青光眼、白内障、视网膜出血、视神经萎缩也有很好的疗效。合谷穴属手阳明大肠之原穴，四总穴之一，善治疗头面五官诸疾，手阳明多气多血，善疏风解表，清热开窍。光明穴善治眼疾，有明目之效，故名光明，具有通络明目的作用，可治疗各种原因所致的目疾。睛明穴疏调眼部之气血。合谷、光明穴疏通阳明及少阳经气，合谷以宣清导浊为主，光明以升清泻火为要，二穴伍用，一升一降，升降和化，清热泻火，祛风明目之功益彰，可治疗一切眼病，不论是外眼病变，还是内眼病症皆效。

人中治癫功最高，十三鬼穴①不须饶。

①十三鬼穴：此处应指孙真人十三鬼穴。

人中穴是治疗癫痫的特效要穴，常为首选穴，十三鬼穴在治疗癫疾方面更须重视。

人中穴又名水沟穴，为督脉与手足阳明经之交会穴，为临床急救第一要穴，性擅启闭开窍，而有开窍醒神之功，是治疗中风、中暑、惊、狂、痫、厥等各种神志突变、意识昏迷之主穴、要穴。本穴操作方便，具有显著疗效，常作为这类疾病之首选穴。

十三鬼穴出自《千金要方》，为孙思邈（孙真人）所创，故名为《孙真人十三鬼穴歌》，共有13个穴位，是用于治疗癫狂等精神类疾患的经验效穴，临床用之有效，代代传承，经过了诸多历代医家临床实践之验证，是这类疾病不可缺少的用穴。其用法有讲究，应用时要按照一定的顺序先后施以针刺，临床当以灵活运用，具体运用可参阅《孙真人十三鬼穴歌》这一章节。

水肿水分兼气海，皮内随针^①气自消。

①皮内随针：指针刺时要浅刺，针至皮下即可。

水肿疾病，取用水分及气海穴，且浅刺至皮下，其效极佳，可效如桴鼓，速见其效。

二穴伍用治疗水肿具有显著疗效，在临床中广为运用。水分为任脉之穴，在脐上，内应于小肠，穴当水液入膀胱，渣滓入大肠之泌别清浊之处，有运脾土、利水湿、消水肿之功；气海也属于任脉之穴，在脐下，为生气之海，有调补下焦气机，补肾虚，宜肾元，和营血，理冲任，振元阳，祛寒湿，涩精止带之效。水分穴以利水为主；气海穴以行气为要。二穴均为任脉之穴，合而用之，一上一下，一温一利，相互促进，相互制约，水肿之症即可除矣。二穴伍用施以灸法运用，也有极佳的疗效，可根据病证针灸并用，以提高疗效。

冷嗽^①先宜补合谷，却须针泻三阴交。

①冷嗽：即寒咳（也即急、慢性支气管炎）。一是指感受寒凉咳嗽；二是指脾肺均受寒邪而致的咳嗽；三是指久嗽患者于饮酒后，咳嗽减而痰涎清白的病证。

治疗寒咳患者时先针刺合谷穴施以补法以疏风散寒，解表止嗽，再针刺三阴交穴，调理脾胃，散寒止咳。

合谷与三阴交配伍运用是临床常用的有效对穴，有着广泛的作用，尤其在妇科病方面，如月经不调、痛经、闭经、崩漏、滞产、胞衣不下、缺乳等，另外还可用于不寐、冷嗽、坐骨神经痛、手指麻木等。二穴伍用最早出自《针灸大成》中，并有医案之记载与说明："宋太子出苑，逢妊妇，诊曰：女。徐文伯曰：一男一女。太子性急欲视，文伯泻三阴交，补合谷，胎应针而下，果如文伯之诊。后世遂以三阴交、合谷为人妇禁针。然文伯泻三阴交，补合谷而堕胎，今独不可补三阴交、泻合谷，而安胎乎？盖三阴交为脾肝肾三脉之交会，主阴血。"后在《杂病穴法歌》及本歌赋中均有二穴的伍用，其用法皆是血当补而不当泻；合谷为大肠之原穴，大肠为肺之腑，主气，气当泻不当补。文伯泻三阴交，以补合谷，是血衰气旺也。今补三阴交，泻合谷，是血旺气衰矣。故北宋名医刘元宾亦曰："血衰气旺定无妊，血旺气衰应有体。"补三阴交泻合谷可安胎，而泻三阴交补合谷又能堕胎。

于冷嗽的治疗，也即急慢性支气管炎。合谷以理气为主，三阴交以理血为要。二穴伍用，气血双调，行气活血，故功效广泛。

牙齿肿痛并喉痹，二间阳溪疾怎逃。

牙龈肿痛及咽喉疼痛，取二间、阳溪穴以清热消肿止痛，其效甚佳。

二间穴为手阳明大肠经之荥水穴，为本经子穴，针之可泻本经实热，功善清热消肿；阳溪穴为手阳明大肠经所行之经火穴，功善清热散风。二穴所用为手阳明本经之配穴，手阳明大肠经与牙齿关系密切，在《足臂十一脉灸经》中手阳明被称之为"齿脉"，手阳明大肠与牙齿咽喉关系密切，二穴擅清热消肿，通经止痛，针刺施以泻法，可起到泻热、利咽、消肿的作用，故其对阳明火热之邪而引起的牙痛、咽喉肿痛有效。

更有三间肾俞妙，善除肩背消风劳[①]；
若针肩井须三里，不刺之时气未调。

①风劳：病名。是指虚劳病复受风邪者。

三间穴和肾俞穴相配用于治疗风寒客于肩背部经络而致的风劳病尤为特效，如果在局部取用肩井穴治疗，最宜配用足三里穴施治，能使气血调畅，标本兼治，疾病才能真正痊愈。

三间穴属手阳明大肠经，为输木穴，有调腑气、泻邪热、利咽喉、止疼痛的作用；肾俞穴属足太阳膀胱经，为肾脏精气输注的处所，功专补肾，为补肾之专穴，既具有补肾滋阴、填精益髓、强筋壮腰、明目聪耳的作用，又有补肾培元、涩精止带、化气行水等功效。肾俞以滋阴为主，以治其本；三间以泻火为要，治其标。二穴伍用，一补一泻，相互制约，滋阴降火，标本兼治，消肿止痛益彰。

肩井穴属足少阳胆经，为手足少阳与阳维脉之会，性善通调，刺之能疏通手足少阳与阳维脉之经气，而理气通络，催产通乳，是治疗肩胛部痹痛和足痿之要穴，胎产乳疾之常用穴。其针刺要掌握方法，与皮肤呈80°角，向锁骨方向斜刺，切忌深刺，以免伤及内脏和神经。《禁针穴歌》："肩井深时人闷倒，三里急补人还原。"足三里穴属足阳明胃经之合穴，为土中之土穴，调补气血作用强大。肩井理气通络，以调局部之气血，治其标；足三里补益脾胃，使气血生化有源，升阳益气，以治其本。二穴伍用远近相配，通补兼施，标本兼治。

最是阳陵泉一穴，膝间疼痛用针烧①。

委中腰痛脚挛急，取得其经血自调。

①针烧：指用火针、温针的治疗方法。

膝关节疼痛，首先取用阳陵泉穴，并施以火针或温针灸。委中穴可治疗腰痛、脚筋挛急，能使气血调畅，筋脉得以濡养而病自除。

膝为筋之府，筋气聚会之处，阳陵泉为胆经之合穴，八会之筋会，是治疗筋病之首选穴，具有舒筋活络、通利关节的作用。阳陵泉在膝关节处，是治疗膝痛的常用要穴。膝关节疼痛多为风寒湿之邪侵袭而致，因此在阳陵泉施以火针或温针灸，则能起到温经散寒、祛风利湿、舒筋活络、消肿止痛的作用。

委中是历代医家治疗腰腿疼痛的常用之要穴，是古代医家长期实践经验的总结，并有诸多的相关运用记载，对此总结最为经典、传颂最广的当属《四总穴歌》中的"腰背委中求"之用，可根据病情或刺血或针刺运用，委中穴在古代被称之为"血郄"，适宜刺血运用。《黄帝内经》言："肾有邪其气留于两腘。"若有其适应证，查见瘀络，点刺用之，泻其瘀滞，通其气血，故通则不痛。

脚痛膝肿针三里，悬钟二陵①三阴交；

更向太冲须引气，指头麻木自轻飘。

①二陵：指阴陵泉、阳陵泉。

膝关节、踝关节肿胀疼痛常取用足三里、悬钟、阴陵泉、阳陵泉及三阴交治疗，并配合太冲牵引其气，即使出现脚趾麻木的症状用之也会悄然消失。

足三里穴为足阳明胃经之合穴，足阳明多气多血，主束筋骨，利关节。"四总穴"之一，土经之土穴，经气之枢纽，调补气血，疏风化湿。悬钟穴为足少阳胆经之腧穴，八会髓之会，三阳之大络，功擅充髓壮骨，舒筋活络。阴陵泉穴归属足太阴脾经，为足太阴脾经所入之合水穴，具有健脾化湿、淡渗利湿、健脾固本、益气养血的作用，尤其因湿邪所致者所用必不可少。阴陵泉穴处于膝关节处，所以治疗膝痛极效。阳陵泉穴属足少阳胆经之合穴、下合穴，且为八会之筋会，具有舒筋活络、通利关节的作用，一切关于筋病者，皆为之所主。三阴交穴为足之三阴交会穴，具有健脾益气、滋阴养血、滋补肝肾、调和气血的作用，对慢性四肢疼痛皆有调治作用。太冲穴属足厥阴肝经，既是足厥阴肝经之输穴，又是肝经气血汇聚之原穴，肝主筋而藏血，因此具有益血养筋、舒筋通络的作用。

以上所述诸穴皆是临床治疗痿痹症之常用要穴，尤擅治疗筋骨疼痛等疾病，所用具有标本兼治之效，诸穴伍用，养血柔筋，强筋壮骨，利湿止痛。

转筋目眩针鱼腹[1]，承山昆仑立便消。
肚疼须是公孙妙，内关相应必然瘳。

①鱼腹：即小腿腓肠肌的肌腹部。此处形似鱼腹而名之。有注解为承山穴，承山穴之别名有"鱼腹"之称。但本句紧跟其后有承山之穴，故此处鱼腹非指承山穴。也有人注解为承筋穴，但承筋穴在历代并未有鱼腹之别称。故此处之鱼腹是指形如鱼腹之部位，所用相当于阿是穴，有以上症状者可于此部位找反应点运用。

小腿转筋，头晕目眩，针刺鱼腹、承山、昆仑可使症状立即消失；腹痛取公孙可谓是妙穴，配内关运用，二穴相得益彰，疾病必然痊愈。

承山穴属足太阳膀胱经，具有舒筋解痉、理肠疗痔之功，是主治腿肚转筋和痔疮的经验效穴、要穴；昆仑穴归属足太阳膀胱经，为足太阳经经气所行之经穴，具有通经止痛的作用，是治疗膀胱经循行通路上经气郁滞所致诸疾之要穴。足太阳膀胱经是全身最长经脉，从头走足，起于目内眦睛明，广泛联系头面部，二穴伍用通经接气、祛瘀舒筋之力益增。

内关为手厥阴心包经之络穴，八脉交会穴之一，通于阴维脉，具有理气宽胸、和胃降逆、宁心安神的作用；公孙为脾经之络穴，八脉交会穴之一，通于冲脉，具有健脾和胃、理气化湿、调和冲脉的功效。二穴皆是络穴，又是八脉交会穴，既属于八脉交会穴配穴法，又属于络穴配穴法。内关通于阴维脉，公孙通于冲脉，合于胃、心、胸。二穴一上一下，内关专走上焦，公孙专走下焦，直通上下，理气健脾，宽中消积，所以能统治胃、心、胸、腹之疾患。

冷风[1]冷痹[2]疾难愈，环跳腰俞针与烧。

①冷风：指风寒湿之邪侵入四肢肌肉及关节，引起四肢关节麻木不仁，冷痛酸楚之症。

②冷痹：即寒痹，指感受寒邪。

当感受风寒湿而引起的痹证较为缠绵难愈，可以针刺环跳、腰俞施以温针灸或火针治疗，从而达到温经散寒、通经止痛的效果。

环跳穴属足少胆经，为足少阳经与足太阳经交会穴，具有祛风除湿、通经活络的作用，善于疏通二经之经气，是治疗下肢痿痹不遂之要穴。腰俞穴归属督脉，具有理气通络、疏理下焦的作用，为腰部经气输注之处，腰部扭转，穴如户下枢轴，善治腰疾转运不利者，故名腰俞。腰俞穴擅理气通络，疏理下焦，与环跳穴伍用，施以温针灸或火针治疗，尤对腰腿痛的风寒痹证有较好的治疗功效。

风池风府寻得到，伤寒百病一时消。
阳明二日①寻风府，呕吐还须上脘疗。

①阳明二日：指外邪传里成阳明病，胃失和降而见发热、呕吐、食不下之症。

一般的伤寒病证首选针刺风池、风府穴，即可以迅速解决。如果伤寒两天未解，病邪已传入阳明经，则必须取风府穴治疗，如果并见呕吐食不下，还应取上脘穴以和胃降逆止呕。

风池、风府同居脑后，且均为风邪入侵之门户，针刺用之，可以祛风散邪，而治一切风疾，是临床常用的重要穴位。二穴伍用在历代多有相关记载，最早见于《伤寒论》中，其载曰："太阳病初服桂枝汤，反烦不解者，先刺风池、风府，却与桂枝汤则愈。"李东垣在《金匮真言》言："夫风从上受之，风寒伤上，邪从外入，客于经络，令人振寒头痛，身重恶寒，治在风池、风府。"《杂病穴法歌》："伤寒一日刺风府，阴阳分经次第取。"伤寒一日针刺风府，阳明二日其病邪由太阳之表入阳明之里，因其外邪仍在，因此还仍需用风府祛风散邪。但对恶心呕吐等阳明里证，需要加刺上脘以和胃降逆。二穴伍用，功效协同，相互促进，功效多多，可用于感冒、中风、头昏目眩（头痛、头晕）、项背强痛（颈椎病、落枕）等疾病的治疗。

上脘、中脘及下脘穴均归属任脉，是临床常用的重要穴位，常合称为"三脘穴"，三穴各有特性，中脘健脾和胃，下脘通滞，上脘降逆，临床也常合并用之。下脘为任脉与手少阳、足阳明之交会穴，其性降逆，用之可理气和胃，降逆止呕，凡胃失和降所致胃及食道病变，皆可用之。

妇人心痛心俞穴，男子疝癖①三里高②。

①疝（xuán）癖（pǐ）：指脐腹偏侧或胁肋部时有筋脉攻撑急痛的病证。"疝"是形容脐的两旁有条状筋块，状如弓弦，大小不一，或痛或不痛；"癖"是指潜匿于两胁之间的积块，平时寻摸不见，痛时摸之才觉有物。但习惯上通常称为疝癖。

②三里高：指足三里穴功效高。

女人心痛可用心俞穴（男人心痛当然也可取用）治疗，男子疝癖肚腹病可用足三里（女子当然也可以运用）治疗疗效高。

心俞穴属足太阳膀胱经，为心脏脉气输注于背部之处，内应于心，脏腑胸背之气相通应，为治疗心疾之要穴，具有疏通心络、调理气血、养心安神、宁心定志的作用，是治疗心脏疾患和与之相关病症之常用穴。治疗心脏病常配内关运用，治疗心神疾患常配神门、大陵运用。足三里穴归属足阳明胃经，为足阳明胃经所入之合土穴，是肚腹疾病之主穴。《黄帝内经》言："合主逆气而泄。"针刺足三里泻之可升清降浊，条达气机，为疏导胃气之枢机，用于一切胃的气机上逆之症。《玉龙歌》载："欲调饱满之气逆，三里可胜。"凡气机郁滞或气血瘀阻所致的胀满、痃癖之证，针刺足三里可以泻之。

小便不禁关元好，大便闭涩大敦烧。

小便不利，乃至小便频数难以自制者，取用关元穴治疗效果好；大便秘结，难以排便者取用大敦穴艾灸。

关元穴归属任脉，为任脉、冲脉、足三阴之会，小肠之募穴，具有温肾壮阳、培元固本的作用，是治疗诸虚百损之常用穴，也是治疗肾虚所致男科病、妇科病、泌尿系统疾病之要穴。因其位居小腹部，内应膀胱，用之可疏通膀胱，用于各种小便不利之证，常与膀胱募穴中极配合运用，尤其针灸并用其效更佳。大敦穴归属足厥阴肝经，为肝经脉气所出之井木穴，木经之木穴，具有较好的疏泄肝气的作用，其特性在于"疏泄"。足厥阴肝经与生殖系统联系密切，大敦为井穴，井穴具有通窍作用，前后二阴分别为九窍之一，所以是治疗疝气、崩漏等疾病及男科病之常用要穴。

髋骨腿疼三里泻，复溜气滞便离腰。

髋部、腿部疼痛针刺足三里施以泻法通调气血，针刺复溜能行气止痛，可治疗气滞所致的腰痛。

足三里穴归属足阳明胃经，为足阳明胃经所入之合土穴，阳明多气多血，擅疏风化湿、通经活络，主束筋骨、利关节。髋骨腿疼多因风寒湿而致，针刺足三里既可祛除风寒湿之病因，又能通其经络调其气血，因此对髋骨腿疼标本兼治。复溜为足少阴肾经经气所行之经穴，功善疏通肾经经气，对经气运行不畅所致之疾有良效。肾经经气郁滞不畅，主要影响水液之代谢，因肾为水，故针刺复溜则能行气化水，通调水道。腰为肾之府，当肾经气不畅可见腰痛。复溜穴为肾经之母穴，虚者补其母。因此针刺复溜对腰酸、腰痛及各种水肿疾病有良效，尤其为治疗腰痛伴有水肿的首选穴。即"复溜气滞便离腰"之因。

从来风府最难针，却用工夫度浅深。

针刺风府穴能够祛风通络，治疗腰腿痛，但是针刺风府穴有一定的难度和风险性，需要掌握正确的方法，注意针刺的角度和深度。

风府穴位居风居之府，归属督脉，且与阳维、足太阳之交会。督脉由此上行入脑，内通于脑；足太阳主开主表；阳维主一身之阳络，针刺本穴，既能疏散外风，又能平息内风，醒神开窍，是治疗风邪为患诸疾之常用穴，风证之要穴。故风府穴是临床常用要穴，但是针刺有一定的风险，需要正确地掌握方法，此处深部有延髓，所以针刺方向及深度要准确。一般取穴方法为伏案正坐位，使头部微前倾，项肌放松，向下颌方向缓慢刺入0.5～1寸。针尖不可向上，以免刺入枕骨大孔，误伤延髓。若适当深刺可有较强的镇静安神作用，在针刺时一定缓慢，当针刺出现触电感并向四肢放射，应立即退针，不可猛刺乱刺。正如"从来风府最难针，却用工夫度浅深"。

倘若膀胱气未散①，更宜三里穴中寻。

①膀胱气未散：膀胱经气血凝滞不通。

如果是膀胱经气血凝滞不通，导致腰腿疼痛，此时最宜取用足三里穴调补气血，疏风化湿，通经活络。

足三里为足阳明胃经之合穴，足阳明胃经为多气多血之经，用之有益气通络，行气活血的作用，以补益之中达通经利节之效，故对膀胱经气血凝滞不通有效。

若是七疝①小腹痛，照海阴交曲泉针。
又不应时求气海，关元同泻效如神。
小肠气撮痛连脐，速泻阴交莫在迟，
良久涌泉针取气，此中玄妙少人知。

①七疝：指各类疝气，通常所指冲疝、狐疝、㿗疝、厥疝、瘕疝、㿉疝、癃疝。

如果是疝气导致了小腹疼痛，可针刺照海、阴交、曲泉穴以理气止痛；如若效果不明显，再加上气海、关元，其疗效可得以加强，其效如神。如果疝气疼痛较为严重，并牵掣到脐，则应立即针刺泻阴交穴，不可延迟。对病程久者针刺涌泉穴以取气，疗效极佳，其中的玄妙之处很少有人知道，可谓是绝技。

席氏根据临床经验，对疝气的治疗做了较为全面的临床总结，其经验是：在一般的情况下取用照海、阴交及曲泉穴针刺就有很好的效果；如果通过三穴的针刺疗效不佳，再配用关元、气海针刺，余认为此二穴施以灸法其效更佳，用之可起到温阳散寒，升提益气的作用；若腹痛严重时需要及时加配阴交穴施以泻法加强效果；若是病程已久者，那么应针刺涌泉穴以行气理血，疏调经脉。

疝气主要与肝、肾、任脉关系密切，因此取穴主要从三经而用，足少阴肾经主前后二阴；肝经循股阴，入毛中，环阴器，抵小腹，经络所过。《素问·骨空论篇》："任脉为病，男子内结、七疝，女子带下、瘕聚。"《难经·二十九难》言："任之为病，其内苦结，男子为七疝，女子为瘕聚。"肾主生殖，主前后二阴，因此肾经也是治疗疝气之重要经脉。此处用穴也是从三经而用，照海、涌泉为肾经之穴，阴交、气海、关元为任脉之穴，曲泉为肝经之穴。照海穴属足少阴肾经，为八脉交会穴之一，通于阴跷脉，针刺以疏调气血，消滞止痛。阴交穴归属任脉，为任脉与冲脉、足少阴经之会，穴处于小腹部，功善擅温下元，调经血，且直接疏调小腹部之气血。曲泉穴属足厥阴肝经，为足厥阴肝经经气所入之合穴，具有疏肝活血、清热利湿的作用，针刺肝得以疏泄，疼痛消失。气海、关元穴同居任脉下焦，为任脉与足三阴之会，皆能大补元阳，总调下焦气机，尤其灸之，增强升举之力，促使还纳。涌泉穴归属足少阴肾经，为足少阴脉气所出之井木穴，为肾脉之根，针刺之以达消肿通滞而止痛。

小儿脱肛患多时，先灸百会次鸠尾。

小孩脱肛日久不愈时，一般先灸百会，再灸鸠尾，就能获得较好的治疗效果。

百会穴归属督脉，为手足三阳经与督脉之所会，是治疗气虚下陷证和肝火、肝阳、肝风所致头部疾患之常用要穴，灸百会升举一身之气，升下陷之清阳，使肛脱上提。鸠尾归属任脉，为任脉之络穴，具有通调任督、清心宁神、理气降逆的作用，灸之化瘀通脉。二穴伍用治疗脱肛在《百症赋》也有记载："脱肛趋百会尾翠（即鸠尾）之所。"二穴一任一督，调阴和阳，灸之百会具有升阳举陷之效，用之鸠尾化瘀通脉，调理气机。因此治疗脱肛、子宫脱垂、胃下垂等气虚下陷之疾甚效。

久患伤寒肩背痛，但针中渚得其宜。
肩上痛连脐不休，手中三里便须求，
下针麻重即须泻，得气之时不用留。

久治不愈的伤寒病出现了肩背痛，针刺中渚穴最为适宜，如果肩痛同时牵及反反复复脐腹疼痛，可取用手三里针刺，当得气后施以泻法，施以强刺激，

当麻重感明显时即可出针。

中渚为手少阳三焦经脉气所注之输木穴，性擅通调，具有清热泻火、通经活络、消肿止痛的作用，刺之能通调三焦气血，治疗外经病变，故能治外感风寒、风热之表证。《肘后歌》言："肩背诸疾中渚下。"中渚穴可用于一切肩背疾患。手三里穴归属手阳明大肠经，具有疏通经络、和胃利肠的作用，长于治疗经络病。二穴伍用，通经化瘀，和胃利肠，故对伤寒而致的肩背痛牵及腹痛有卓效。

腰连膝肿急必大^①，便于三里攻其隘^②，
下针一泻三补之，气上攻噎只管在，
噎^③不住^④时气海灸，定泻一时立便瘥。

①急必大：指大便闭塞不通。

②隘（ài）：险要，关键所在。

③噎：堵塞，塞住的意思。此处指吞咽时，有哽噎不顺的感觉，多因肝气不舒，气逆上攻所致。

④不住：是持续之意。

腰痛牵及膝关节肿胀，同时并见大便不通，可针刺足三里以治之，施以一泻三补的操作方法，足三里也可以治疗胃气上逆而致的吞咽不适，若哽噎不顺持续发生，施以气海灸法，其哽噎感随即消失。

足三里穴归属足阳明胃经，为足阳明胃经脉气所入之合土穴，足阳明多气多血，阳明主束筋骨，利关节，因气血充盛，针之可调补气血，行气活血，通经活络，疏风化湿，因此可以治疗膝肿麻木、痿痹及半身不遂等属于经络痹阻的相关疾病。足三里泻之能升清阳降浊阴，引胃气下行，助脾气水谷之运行，所以能通便降逆气。施以"一泻三补"针刺法，先以泻法行气降逆，后再以补法健运脾胃增强生化。气海穴归属任脉，又名下丹田，为气化蒸动之机，下焦诸气之所会，故刺之可总调下焦气机，用于治疗下焦气机不调所致诸症。如腹胀、腹痛、奔豚气、痛经等症，常与膻中、支沟、太冲伍用，以增强调理气机之功。

补自卯南转针高，泻从卯北莫辞劳，
逼针泻气令须吸，若补随呼气自调。
左右拈针寻子午^①，抽^②针行气自迢迢^③，
用针补泻分明说，更用搜穷本与标。

①子午：子，指半夜；午，指中午。在此处所言是指阴阳。如左捻针为补为阳，右捻针为泻为阴。

②抽：上提的意思。

③迢迢（tiáo）：指远、长的意思。

补法为从卯（东）向午（南）的方向，以大指向上，食指向下捻；从卯（东）向子（北）的方向，以大指向下，食指向上捻针为泻。吸气时将针推进，是呼吸补泻的泻法进针法；随着呼气进针，是呼吸补泻的补法进针法。左捻针为午为补为阳；右捻针为子为泻为阴。提插行气时应使针感传导到很远的位置。使用针灸疗法治病，要分清补泻手法以及疾病在标、在本。

在这里运用了卯南酉北的补泻法，这一针刺手法出自《备急千金要方》中："欲补从卯南，欲泻从酉北。"十二支配合方位：卯是东方，午是南方，酉是西方，子是北方。卯南指的是午，酉北指的是子。后世补泻法中以左转从午，属补；右转从子，属泻。这仅是补泻手法的一种，针灸补泻是针灸学的重要内容之一，针灸治疗疾病根据"虚则补之，实则泻之"的理论施以补泻达到补虚泻实的作用，医者在临床中必须掌握补泻手法，这是基本功，有道是"扎针不灵，补泻不明"，可见补泻之重要性。在《难经·七十三难》言"补者不可以为泻，泻者不可以为补"，就是说针灸治病，不可以虚实不分，补泻乱用。其补泻方法可有多种手法，如《灵枢·终始》篇言："泻者迎之，补者随之。"这就是所谓的迎随补泻法；《素问·调经论篇》中言："气盛乃内针，针与气俱内，以开其门……针与气俱出，曰泻……"这就是所谓的呼吸补泻法。目前在针灸临床中所用的补泻法分为单式补泻手法和复式补泻手法，其中常用的单式补泻手法有提插补泻、捻转补泻、徐疾补泻、迎随补泻、呼吸补泻、开阖补泻等。在复式补泻手法中常用的有烧山火、透天凉、青龙摆尾、凤凰展翅、白虎摇头、苍龟探穴、龙虎交战、子午捣臼等。在临床中要根据患者的实际情况施以适宜的补泻手法，以达扶正祛邪，补虚泻实，恢复机体阴阳平衡。

李梃在《医学入门》言："从子至午，左行为补；从午至子，右行为泻。"在十二支中的方位，子在北，午在南，卯在东，酉在西。左转为顺转，相当于从子转向午；右转为逆转，相当于从午退向子。午在卯之南，而子在卯之北，所以赋中将左转说成是"补自卯南转针高"，右转说成是"泻从卯北莫辞劳"。左转为补，要结合呼气出针；右转为泻，要结合吸气进针，故"逼针泻气令须吸，若补随呼气自调"。左右捻转对于催气、行气有明显作用，故言"左右捻针寻子午，抽针行气自迢迢"。

咽喉最急先百会，太冲照海及阴交①。

①阴交：指三阴交。

急性发作的咽喉肿痛，甚至不能言语，应先取百会穴，再配以太冲、照海及三阴交穴，可收滋阴降火、清热利咽之效。

百会穴具有清头散风的作用，伤于风者，上先受之。百会位于颠顶，为诸阳之首，主表主外，因此针刺本穴可治疗邪热上扰或风热上攻所致诸症。太冲穴属足厥阴肝经，足厥阴肝经"循喉咙之后，上入颃颡"，肝经经过咽喉部，故可治疗咽喉肿痛。照海穴属足少阴肾经，且为八脉交会穴之一，通于阴跷脉，阴跷脉由此沿股内侧上行，在咽喉于冲脉交会，因此具有滋阴泻火、利咽安神的作用。三阴交为脾、肝、肾三经之交会穴，脾经"上膈，挟咽，连舌本，散舌下"。肝经"循喉咙之后，上入颃颡，连目系"。肾经"入肺中，循喉咙"。三经均联系到喉咙，故三阴交能治疗咽喉诸疾。百会在最上，太冲、照海、三阴交在下，由此体现了席氏根据经络所通而按部配穴的特点。

学者潜心宜熟读，席弘治病最名高。

针灸初学者要仔细认真熟读这一歌赋，甚至能够达到背诵的程度，就能像席弘那样，成为针灸治病的高手。

【临床意义】

《席弘赋》为席弘所作，为席弘长期临床经验的总结，其篇幅不长，但内容全面，共61句，涉及50余症，59个穴位（不算重复穴位与十三鬼穴在内）。治疗方法上则注重艾灸与针刺并用；针刺上极为重视补泻手法及辨证选穴。其补泻法则以"迎随"为总则，手法特点是以捻转方向来分补泻，还有注重调气。补泻结合阴阳、男女、呼吸运用，这些补泻法在临床中均有重要的意义。

用穴上极为重视特定穴及对穴的运用，用穴绝大多数为各类特定穴，用到的特定穴有47个，分别是井穴有3个（至阴、大敦、涌泉），荥穴3个（二间、大都、鱼际），输穴3个（三间、太冲、中渚），经穴3个（阳溪、昆仑、复溜），合穴8个（尺泽、曲池、委中、足三里、阴陵泉、阳陵泉、曲泉、少海），络穴7个（列缺、丰隆、内关、光明、公孙、鸠尾、长强），原穴4个（太渊、合谷、太冲、腕骨），八脉交会穴4个（公孙、内关、列缺、照海），下合穴3个（阳陵泉、足三里、委中），八会穴5个（太渊、膻中、阳陵泉、悬钟、大杼），背俞穴1个（肾俞），募穴3个（膻中、期门、关元）。

并且本歌赋还是对穴的运用典范，其运用多是双穴配伍，如太渊配列缺、二间配阳溪、曲池配合谷、足三里配气海、阴陵泉配足三里、阴陵泉配三阴交、太冲配百会、太冲配合谷、太冲配三阴交、复溜配足三里、昆仑配承山等，这些对穴至今在临床运用中仍极为广泛，是临床常用经典对穴。除了对穴运用，其次是单穴的运用，由此可见，本歌赋体现了精穴疏针特点，对后世针灸临床起到了重要的影响。本歌赋理论全面，且有其独特的特点，语句凝练，朗朗上口，易于记忆。反映了元明时期针灸治疗特点。

【总结】

本篇穴位59穴

全篇共提到96穴，除去重复提及穴位37次，重复穴位分别为列缺（1次）、太渊（2次）、听会（1次）、足三里（10次）、合谷（3次）、太冲（2次）、手三里（1次）、鸠尾（1次）、涌泉（1次）、阴陵泉（1次）、承山（1次）、委中（1次）、气海（3次）、三阴交（1次）、阳陵泉（1次）、风府（2次）、关元（1次）、照海（1次）、阴交（2次）、百会（1次），即59穴。

1.膻中，2.列缺，3.太渊，4.听会，5.迎香，6.天突，7.足三里，8.合谷，9.太冲，10.曲池，11.少海，12.阴市13.金门，14.尺泽，15.手三里，16.鸠尾，17.涌泉，18.璇玑，19.阴陵泉，20.承山，21.大杼，22.长强，23.委中，24.至阴，25.横骨，26.大都，27.气海，28.期门，29.乳根，30.地五会，31.睛明，32.光明，33.人中，34.水分，35.三阴交，36.二间，37.阳溪，38.三间，39.肾俞，40.肩井，41.阳陵泉，42.悬钟，43.鱼腹，44.昆仑，45.公孙，46.内关，47.环跳，48.风府，49.风池，50.上脘，51.心俞，52.关元，53.大敦，54.复溜，55.照海，56.阴交，57.曲泉，58.百会，59.中渚。

《席弘赋》辨证取穴表

病症		取穴
头面五官及咽喉疾患	耳聋	听会、迎香、金门
	耳内蝉鸣腰欲折	足三里、地五会
	眼疾	睛明、合谷、光明
	牙齿肿痛并喉痹	二间、阳溪
	冷嗽	合谷、三阴交
	喉风	天突
	虚喘	足三里
颈项及腰背疾患	腰间痛；腰痛脚挛急	委中
	气滞腰痛不能立	横骨、大都
	风劳病	三间、肾俞；肩井、足三里
	气滞腰痛	复溜
	久患伤寒肩背痛	中渚
	肩上痛连脐	手三里
	腰痛、膝肿并大便不通	足三里

病症		取穴
胸腹疾患	气病	膻中、太渊，未应之时加列缺
	心痛手颤	少海、阴市
	食癖气块	手三里、足三里
	胃中积滞	璇玑、足三里
	心胸满	阴陵泉、承山
	腹胀水肿	水分、气海
	腹痛	公孙、内关
	七疝小腹痛	照海、阴交、曲泉、气海、关元
	小肠气撮痛连脐	阴交、涌泉
	妇人心痛	心俞
	男子疝癖	足三里
四肢疾患	手连肩脊痛	合谷、太冲
	两手活动不利	曲池、合谷
	五般肘痛	尺泽、太渊
	脚膝肿	至阴
	膝间疼痛	阳陵泉
	小腿转筋，头晕目眩	承山、昆仑
	髋骨腿疼	足三里
	脚痛膝肿	足三里、悬钟、阳陵泉、阴陵泉、三阴交、太冲
大小便疾患	小肠气痛	大杼、长强
	五淋	气海、足三里
	小便不禁	关元
	大便闭塞	大敦
	膀胱气未散	足三里
	小儿脱肛	百会、鸠尾
诸风、癫痫及伤寒疾患	五般痫	鸠尾、涌泉
	癫痫病	人中、十三鬼穴
	伤寒	风池、风府
	伤寒不解	期门
	伤寒传入阳明伴呕吐	风府、上脘
	冷风冷痹	环跳、腰俞
其他疾患	哽噎	足三里、气海

第九章　灵光赋

【歌赋】

黄帝岐伯针灸诀，依他经里分明说。

三阴三阳十二经，更有两经分八脉。

灵光典注极幽深，偏正头疼泻列缺。

睛明治眼胬肉攀，耳聋气闭听会间。

两鼻齆衄针禾髎，鼻窒不闻迎香间。

治气上壅足三里，天突宛中治喘痰。

心疼手颤针少海，少泽应除心下寒。

两足拘挛觅阴市，五般腰痛委中安。

髀枢不动泻丘墟，复溜治肿如神医。

犊鼻治疗风邪疼，住喘却痛昆仑愈。

后跟痛在仆参求，承山筋转并久痔。

足掌下去寻涌泉，此法千金莫妄传。

此穴多治妇人疾，男蛊女孕两病痊。

百会鸠尾治痫疾，大小肠俞大小便。

气海血海疗五淋，中脘下脘治腹坚。

伤寒过经期门愈，气刺两乳求太渊。

大敦二穴主偏坠，水沟间使治邪癫。

吐血定喘补尺泽，地仓能止两流涎。

劳宫医得身劳倦，水肿水分灸即安。

五指不伸中渚取，颊车可针牙齿愈。

阴跷阳跷两踝边，脚气四穴先寻取。

阴阳陵泉亦主之，阴跷阳跷与三里；

诸穴一般治脚气，在腰玄机宜正取。

膏肓岂止治百病，灸得玄功病须愈。

针灸一穴数病除，学者尤宜加仔细。
悟得明师流注法，头目有病针四肢。
针有补泻明呼吸，穴应五行顺四时。
悟得人身中造化，此歌依旧是筌蹄。

灵光赋首载于明代徐凤所撰的《针灸大全》一书中，之后《针灸大成》《针灸聚英》等书籍均有相关转载。其歌赋所作年代及作者至今不明，正如高武在《针灸聚英》书中所言："总灵光典注而成，不知谁氏所作。"

本歌赋为七言韵语，其内容与《席弘赋》极为相似，无论其形式还是内容上均有一致性。《席弘赋》从病与证结合选穴，且多是对穴的运用，更注重针刺补泻手法，用穴也均以特定穴为主，由此从两歌赋对比而言，《灵光赋》从内容上来看偏于单一，简单直接，《席弘赋》在内容上更为全面完善，由此推断《灵光赋》要早于《席弘赋》，《席弘赋》的诞生可能是席氏在《灵光赋》基础上进一步完善与总结而成。《席弘赋》诞生于南宋时期，据此推断《灵光赋》也应诞生于这一时期。

灵者，神也；光者，明亮也。灵光，指神异的光辉。赋以"灵光"为名，意为采用本赋治病灵验如神。本歌赋选自《针灸大成》。

【注解】

黄帝岐伯针灸诀，依他经里分明说。
三阴三阳①十二经，更有两经②分八脉③。

①三阴三阳：指手足三阴、手足三阳十二经。

②两经：指督脉及任脉。

③八脉：指奇经八脉。

把黄帝、岐伯针灸治疗疾病的方法编成歌诀形式来说明，治疗用穴要根据经脉决定，经脉分为手足三阴三阳十二条经脉，还有任督分属的奇经八脉。

针灸之术渊源则为《黄帝内经》，《黄帝内经》之内容则以黄帝与岐伯对话为主，此处所言黄帝与岐伯针术，则表明本歌赋内容是源于《黄帝内经》，《黄帝内经》重视经脉理论，经脉主体分为手足三阴三阳、十二正经与奇经八脉，这应当是每一个针灸者所必须要熟练掌握的基本内容。

灵光典注极幽深①，偏正头疼泻列缺。
睛明治眼胬肉②攀，耳聋气闭听会间。

两鼻齆③衄针禾髎④，鼻窒⑤不闻迎香间。

治气上壅足三里，天突宛⑥中治喘痰⑦。

①幽深：本义为深而幽静的意思，此处指深奥的意思。

②胬（nǔ）肉：中医病名，指眼球结膜增生而突起的肉状物。未遮掩住角膜的称"胬肉"，若已遮掩住角膜的称"胬肉攀睛"。

③齆（wèng）：指鼻道阻塞，发音不清。

④禾髎：指手阳明大肠经之口禾髎。

⑤鼻窒：中医病名，指以长期鼻塞、流涕为特征的慢性鼻病。

⑥宛（wǎn）：本义是"屈草自覆"，即把草弯曲用以覆盖自身。此处引申为低洼、凹陷、弯曲的意思。

⑦喘痰：即痰喘，气喘因痰浊壅滞于肺，症见呼吸急促，喘息有声，咳嗽，咯痰黏腻不爽，胸中满闷。

《灵光赋》这首歌赋内容是很精深的，需要好好地理解及运用。如果是偏正头痛可取用列缺穴施以泻法以疏风解表，通络止痛；如果是翼状胬肉可取用眼睛局部的睛明穴治疗疏风清热，通络明目；若是出现了耳聋就取用耳前的听会穴疏风清热，通窍利耳；若是鼻塞、鼻音重、流鼻血的情况可取用口禾髎穴清热散风，长期的鼻塞、流涕及嗅觉失灵可取用迎香穴散风邪，通鼻窍；治疗胃气上壅取用足三里穴和胃，行气，降逆；如果出现了咳嗽、咳痰、喘憋就可取用天突穴化痰，止咳，平喘。

列缺穴治疗头痛可有诸多的相关歌赋之记载，如《四总穴歌》《马丹阳天星十二穴并治杂病歌》《杂病穴法歌》《席弘赋》及本歌赋均记载了列缺穴治疗头痛的运用，主要用于偏正头痛，这说明其治疗头痛有着显著的疗效，是古代医家长期临床实践的经验总结。睛明穴处于眼睛局部，是手足太阳、足阳明、阴蹻、阳蹻脉之所会，用于治疗一切眼疾，尤其作为郁热所致之眼疾的常用要穴，胬肉的发生多因郁热而致，故治疗效果好。听会穴属足少阳胆经，居于耳前，具有通窍利耳的作用，是治疗耳疾的常用要穴，尤其适用于实热性耳疾；口禾髎与迎香皆归属手阳明大肠经，口禾髎居于鼻孔之下，迎香居于鼻旁，二穴皆擅清热散风，疏经开窍，因此对风热或火热之邪所致鼻疾特效。足三里归属足阳明胃经，为足阳明胃经所入之合土穴，是治疗胃腑疾病之首选要穴，泻之可升清降浊，条达气机，为疏导胃气之枢纽，故对胃气上逆之疾特效。天突归属任脉，为任脉与阴维之会，居于颈部胸骨上窝正中央，上连咽喉，内应气道，具有降逆化痰、清利咽喉的作用，是治疗急性咳喘的要穴。

睛明、听会、口禾髎、迎香皆在面部，所用皆是穴位所在器官之处的疾病。穴位最基本的作用是"穴位所在主治所在"，这一作用特性，最实用的莫过于头面部的穴位，这些临床所用强调了头面部疾病常以局部穴位为主，真正地体现了"穴位所在主治所在"有显著的疗效，在头面部其他穴位也是如此，主要用于近处器官疾病。如眼疾除了用睛明穴，还常用丝竹空、瞳子髎、承泣、四白、球后等眼睛局部穴位；鼻疾除了用迎香、口禾髎，还常用印堂、上迎香等鼻部穴位；耳疾除了用听会，还常用耳门、听宫、翳风、完骨等耳朵周围穴位。由此可明确了作者在此处表达的用穴思想。

心疼手颤针少海，少泽应除心下寒。

两足拘挛①觅阴市，五般腰痛②委中安。

髀枢③不动泻丘墟，复溜治肿如神医。

犊鼻治疗风邪疼，住喘却④痛昆仑愈。

①拘挛：指筋骨拘急挛缩，下肢屈伸不利。

②五般腰痛：泛指各种腰痛。

③髀枢：指股骨大转子。

④却：除、去的意思。

心痛手颤针刺少海穴，少泽穴治心下寒；双足拘急挛缩，屈伸不利取用阴市穴散寒祛湿之邪而解，多种腰痛可取用委中穴治疗；股骨大转子活动不利针刺丘墟穴施以泻法治疗，复溜穴治疗水肿可谓是神效；犊鼻穴治疗感受风邪所致的腿膝疼痛，平喘去痛针刺昆仑而愈。

少海为手少阴心经之合水穴，功善清心安神，活血通络，主要用于癫狂、失眠等神志疾患之属热属实者，也常用于上肢气血运行不畅，经脉郁滞所致之痹证，对手颤、瘰疬也有较好的疗效。少泽归属手太阳小肠经，为手太阳小肠经脉气所出之井金穴，手太阳小肠经承少阴君火之气，乃由通里转注而来。火气为阳，犹天日之热，照澈下土，冲和之气，蒸蒸而生，化为膏雨甘霖，泽及万物，所以能祛寒。又小肠与心相表里，用之可调心神、通经络、化瘀血、止痹痛、因此可除心下寒。阴市归于足阳明胃经，阳明多气多血，主束筋骨，利关节，阴市善祛风寒湿之邪，拘挛多因阳明气血不足或风寒湿之邪伤及经络而致，因此其对寒湿所致的下肢痿痹、膝关节屈伸不利皆有较好的疗效，尤其施以灸法疗效更强。委中归属足太阳膀胱经，为足太阳膀胱经所入之合土穴，具有活血散瘀、舒筋活络、强腰健膝的作用，是治疗腰腿疼痛的首选要穴。"四总穴"中"腰背委中求"就是对此经典之概括。丘墟归属足少阳胆经，为脏腑原气所过和留止胆经之原穴，原穴气血充盛之处，具有通经活络的作用，位于足踝前下方，足少阳经脉气之所发，刺之能疏通足少阳经之气，通经活络，可治疗本经经脉所过经别及所处部位的病变，"髀枢"之部位正是胆经所过之处，即是根据经脉所过主治所及的理论所用。复溜归属于足少阴肾经，为足少阴肾经经气所行之经金穴，是治疗水液代谢失常所致诸疾之常用穴，具有行气化水、通调水道的作用，因此常用于治疗水肿，历代多有记载，如《针灸甲乙经》："风逆四肢肿，复溜主之。"《备急千金要方》："复溜、丰隆主风逆四肢肿。"《铜人腧穴针灸图经》："肿水气胀满，复溜、神阙。"《医学入门》："配水分治水肿。"《杂病穴法歌》："水肿，水分与复溜。"由以上诸多运用经验验证了本歌赋"复溜治肿如神医"之说。犊鼻所居于膝关节外侧凹陷之处，此处为风寒湿之邪易袭之地，同时也是祛除风寒湿邪气的要所，其归属足阳明胃经，具有舒筋止痛、通利关节的作用，是治疗膝关节肿痛、屈伸不利之常用要穴，尤其施以灸法对膝关节风寒湿痹引起的膝痹有特效作用。昆仑穴属足太阳膀胱经之经穴，太阳主表，经主咳喘寒热，喘证是因为外感之邪触动伏痰而致，通过针刺昆仑可祛除外在之邪。昆仑性善疏通，功善通经止痛，为治疗膀胱经循行通路上经气郁滞所致诸疾，因此能"住喘却痛"。

> **后跟痛在仆参求，承山筋转并久痔。**
> **足掌下去寻涌泉，此法千金莫妄传。**
> **此穴多治妇人疾，男蛊①女孕两病痊。**
> **百会鸠尾治痢疾，大小肠俞大小便。**

①男蛊（gǔ）：蛊，传说把许多毒虫放在器皿里使其互相吞食，最后剩下不死的毒虫称蛊。在此泛指由虫毒结聚、肝脾受损，脉络瘀塞所致的腹部臌胀。男蛊即男子如蛊，指男子房劳病证。

后跟痛取仆参穴，腿转筋及痔疾取用承山穴；循足掌至掌心为涌泉穴，尤善治疗多种妇科疾病，对男子房劳、不育和女子不孕病皆可以治疗；百会、鸠尾穴治疗痢疾，大肠俞、小肠俞可以治疗大小便异常的问题。

仆参归属足太阳膀胱经，阳跷之本，二经交会穴。足太阳经主筋之所生病，阳跷司人体运动之功能，针之可疏通二经之经气，因此常用于下肢痿痹转筋及足跟痛的辅助治疗，在临床中一般作为配穴运用，作为主穴用之疗效多不理想，治疗足跟痛常与申脉、照海、昆仑、承山伍用。承山穴归属足太阳膀胱经，具有舒筋解痉、理肠疗痔的作用，其运用也正是本赋所提出的。承山一直是临床治疗腿转筋和肛门疾患之常用穴，是腿转筋和痔疮的经验效穴、要穴，至今在临床中仍是首选用穴，无论转筋还是痔疾有时仅取承山一穴即可收功。涌泉穴属足少阴肾经，为足少阴脉气所出之井穴，为全身孔穴最下者，位置最低处，脉气由此向上腾溢，如泉水自地涌出，故名涌泉。涌泉穴为回阳九针之一，是治疗厥闭、癫狂、脏躁等多种邪实郁闭神志病变之急救穴，咽喉口舌诸证之常用穴。五行属木，其性从酸味，其用为敛精收气。为肾脉之根，肾主前后二阴，司二便，因此涌泉穴可治疗男女泌尿生殖系统疾病。本条歌赋是根据《灵枢·热病》"男子如蛊，女子如阻"演化而来。涌泉穴属足少阴肾经，肾藏精主生殖，肝藏血主疏泄，肝肾同源，藏泄互用。取用涌泉治疗男女不孕不育具有特效。涌泉为足少阴之井穴，"所出为井"，井穴为经脉气血之源，气血生生不息，则胞宫得以濡养，气血充盛，则肾阳渐旺肾精充足。通过针刺涌泉，可使阴阳平和，气血平衡，宫暖精盛，肾气充足而四时无恙。百会穴属督脉，为手足三阳经与督脉之所会，具有清头散风、开窍凝神、平肝息风、升阳益气的作用，功效多，治疗范围广泛。因其升阳益气之效，可用于久泻久痢的治疗。鸠尾穴属任脉，为任脉之络穴，通调任督，调和阴阳，性善调和。《百症赋》："脱肛趋百会尾翠（鸠尾）之所。"《席弘赋》："小儿脱肛患多时，先灸百会次鸠尾。"是以百会、鸠尾治疗脱肛的运用，与本句歌赋的治疗原理基本相同，主要用于久泄久痢者。大肠俞、小肠俞均归属于足太阳膀胱经，分别为大、小肠之背俞穴。大肠俞内应大肠，能疏调肠胃而通腑，对大肠病具有双向调节作用。小肠俞位居腰骶部，为小肠之气输注之处，功善分清泌浊而清热利湿，通调二便，为治疗二便病证之常用穴，因此"大小肠俞大小便"。

气海血海疗五淋[1]，中脘下脘治腹坚[2]。
伤寒过经[3]期门愈，气刺两乳[4]求太渊。
大敦二穴主偏坠[5]，水沟间使治邪癫。
吐血定喘补尺泽，地仓能止两流涎。

①五淋：淋证的统称，即血淋、石淋、气淋、膏淋、劳淋。

②腹坚：即上腹部硬满，由寒凉伤胃、饮食停积、痰湿停胃、寒湿内停、湿热蕴结和气滞血瘀等原因引起。

③伤寒过经：指伤寒病由一经传入另一经；指过了传经初期，有发热以7日为一候，无发热以6日为一候，如果太阳病过了6日或7日以上为过经。

④两乳：指膻中穴。

⑤偏坠：指气疝，多因肝郁气滞或过劳而发作，症见单侧睾丸肿大，疼痛下坠等。

气海、血海二穴伍用可以治疗五淋证，中脘、下脘穴伍用治疗腹满坚硬；伤寒由太阳经传入少阳经针刺期门而愈，气滞于胸部疾病时针刺膻中与太渊穴；大敦穴治疗疝气极效，水沟、间使配伍运用可治疗癫痫急性发作；吐血喘证针刺尺泽穴并施以补法治疗，地仓穴可治疗口角流涎。

气海穴属任脉，任、督、冲同起于胞中，任脉与督脉相表里，与足少阴之脉相并，同时任脉与足之三阴经脉联系密切，因此任脉有"阴脉之海"之称。其穴位于小腹部，其下为膀胱及生殖系统，故对生殖泌尿系统疾病有很好的作用，如癃闭、尿频、尿急、尿痛、遗尿等症皆有很好的疗效，这些皆属于淋证常见症状，故对淋证治疗具有实效。正如《针灸大成》所言："气海专治五淋病。"血海归属足太阴脾经，针刺泻之可疏通气血，祛瘀通经，清血分热，因此血海对血淋极效。故有"气海血海疗五淋"之说。中脘穴属任脉，为足阳明胃经经气汇聚之募穴，八会穴之腑会，善调理脾胃，升清降浊。下脘在胃之下口处，归属任脉，其性善疏通，有消食化滞，和中理气的功效。因此二穴伍用有很强的通滞降逆、消积和胃功效，可治疗一切饮食停滞，从而达到"中脘下脘治腹坚"。伤寒病过期不解，刺期门穴可愈。在《伤寒论》中有9条提及针刺治疗伤寒，其中仅针刺期门就占了5条，之后在历代临床备受重视。如《玉龙赋》："期门刺伤寒未解，经不再传。"《席弘赋》："期门穴主伤寒患，六日过经尤未汗。"可见期门治疗伤寒不解传经用之极效。"气刺两乳求太渊"一说在《席弘赋》中则有相同之说，这说明膻中与太渊伍用治疗气病具有实效，膻中为八会之气会，又被称为上气海，"或针气膻中一穴分明记"。太渊为手太阴肺经之原穴，故二穴伍用对气病治疗特效。大敦为足厥阴肝经经气之所出井木穴，足厥阴经脉根之所在，足厥阴经脉绕阴器，会任脉，循少腹，故疏理下焦，调理冲任，是治疗前阴病和妇科病之常用穴，治疝之要穴，足厥阴肝经除了大敦之外，太冲、行间、中封、蠡沟、曲泉等穴皆可以治疗疝气。水沟为督脉经穴，是最有名的急救要穴，具有祛风清热、调和阴阳、醒脑开窍、回阳救逆、镇静安神、活络止痛之效；间使为手厥阴心包经之经穴，具有宁心安神、通经活络、理气宽胸、和中化痰之效。水沟以醒脑开窍为主，间使以开胸化痰为要。水沟突出一个"开"字；间使侧重一个"降"字。二穴伍用，一开一降，醒脑开窍，豁痰止痉之功益彰，从而就有"水沟间使治邪癫"之用。尺泽为肺经之合水穴，且为子穴，适宜泻法，具有清热宣肺，凉血解毒的作用，因此泻之可清泻肺热，具有宣肺降气、泻血热、祛毒邪的作用，从而对咯血、喘咳有效，在临床一般不宜补之，本歌赋此处言补之之说，其用当值得进一步商榷。地仓穴属足阳明胃经，为手足阳明经与阳跷脉、任脉之会，是历代治疗口眼歪斜之要穴，尤其与颊车穴配用可谓是有效配方，因其穴在口角处，故对流涎甚效，尤其配用合谷、承浆运用其效更佳。

> **劳宫医得身劳倦^①，水肿水分灸即安。**
> **五指不伸^②中渚取，颊车可针牙齿愈。**
> **阴跷阳跷两踝边^③，脚气四穴先寻取。**
> **阴阳陵泉亦主之，阴跷阳跷与三里。**
> **诸穴一般治脚气，在腰玄机^④宜正取。**

①劳倦：疲劳的意思，即劳累疲倦，又名劳伤，泛指劳累过度。

②五指不伸：指手指屈伸不利，筋脉拘急的症状。

③两踝边：指照海与申脉二穴。阴跷脉起于照海，阳跷脉起于申脉，两穴均在足踝两边，故言两踝边。

④玄机：佛家用语，指奥妙高深的道理。

劳宫穴可治疗身体疲劳，水肿灸水分即可利水消肿；五指屈伸不利针刺中渚穴，牙痛可针刺颊车穴；照海为阴跷所生，在内踝下，申脉为阳跷所生，在外踝下，脚气病首选取用申脉、照海。阴陵泉、阳陵泉、申脉、照海、足三里这几个穴位皆能治疗脚气，腰部疾病也可以取用这几个穴位治疗，其中有一定的奥妙之理。

劳宫穴属于手厥阴心包经之荥火穴，具有清心开窍、泻火安神、降逆和胃的作用。针刺劳宫既能清泻心火、清痰舒气、化气降逆、开七情之郁结，又能醒神开窍、舒筋通脉，故而能消除疲劳，尤其与足三里伍用，功效更佳，与足三里相合，以泻心胃之火，挫上逆之热，凡结胸满、呕吐、噫气、吞酸、烦倦嗜卧等症，无不效如桴鼓。水分为任脉与足太阴之交会穴，水分穴适当"水液入膀胱、渣滓入大肠"之泌别清浊之分野，故名为水分。为分流水湿之专穴，因此在临床中广泛用于水肿病的治疗。正如《外台秘要》言："水分主水病腹肿。"历代多有相关歌赋记载，如《杂病穴法歌》："水肿水分与复溜。"《席弘赋》："水肿水分兼气海，皮内随针气自消。"可见水分确为治疗水肿之实用要穴。历代医家认为水分以灸为宜，因为针刺腹部穴可能会导致腹水流失过多，产生不良后果，而艾灸则无此弊端。中渚为手少阳三焦经脉气所注之输木穴，"输主体重节痛"，性善通调，针之可通调三焦气血，通经活络而止痛，因此针之可治疗手少阳三焦经循行通路上的疾病，常用于治疗手指拘挛、屈伸不利、不能握拳或握拳后手指不能伸展等。在历代有诸多相关运用记载，如《肘后歌》言："肩背诸疾中渚下。"《针灸大成》载："……咽肿肘臂痛手指不得屈伸。"《医宗金鉴》："主四肢麻木，战振，蜷挛无力，肘臂连肩红肿疼痛。"从而也就有了本歌赋中"五指不伸中渚取"之说。颊车归属足阳明胃经，其穴在面颊端牙车骨处，该骨总载诸齿，转关开合。为上下牙之运动枢纽，具有祛风开窍、清热消肿的作用，是治疗牙痛的常用要穴，尤其是下牙痛最具特效，治疗上牙痛配内庭，下牙痛配合谷针刺尤具特效。申脉穴属足太阳膀胱经，为阳跷所生，在外，属表，为阳，为六腑之一；照海穴属足少阴肾经，为阴跷所生，在内，属里，为阴，为五脏之一；照海与申脉合用既是表里经配用，又是八脉交会穴之用，二穴分别为阴阳跷脉所生，跷脉司肢体运动，跷脉起于足，与人的肢体运动，特别是下肢运动有密切关系，故擅治疗下肢运动失调疾病。因其二穴特殊关系之配合，其原理广深，作用广泛。二穴伍用，一脏一腑，一表一里，一内一外，一阴一阳，一升一降，相互制约，相互促进，相互为用，滋阴降火，润肠通便，调理阴阳，利咽明目，开窍利机，舒筋通络，镇静安神，阴平阳秘，精神乃治，所以二穴伍用作用广泛，是治疗失眠、癫痫、足之内外翻等疾病的重要组合。阴陵泉为脾经之合水穴，功善健脾化湿、淡渗利湿，主治一切湿证；阳陵泉为胆经合土穴，八会筋之会，有疏泄肝胆、清热利湿、舒筋活络、缓急止痛之功。阴陵泉与阳陵泉一内一外，一阴一阳，一水一土，一脏一腑，相互制约，相互促进，相互转化，清热利湿，舒筋活络，消肿止痛之功益彰。二穴伍用最早见于《玉龙歌》中，其载曰："膝盖红肿鹤膝风，阳陵二穴亦堪攻，阴陵针透尤收效，红肿全消见异功。"申脉与照海，阴陵泉与阳陵泉两组穴位均是临床常用重要穴位，多是两两组合运用，两组穴位不仅常用于治疗下肢疾病，而且对全身疾病也有重要的作用。

膏肓岂止治百病，灸得玄功[①]病须愈。
针灸一穴数病除，学者尤宜加仔细。
悟得明师流注[②]法，头目有病针四肢。

①玄功：犹如神功，谓宇宙自然之功，影响深远、伟大的功绩。道教指修道的功夫。

②流注：指子午流注针法。

灸膏肓穴可治疗诸多疾病，若使用灸法，达到一定的程度就能使病愈；针灸膏肓穴运用方法得当就可治疗多种疾病，每个针灸学习者应当认真领悟斟酌用穴理念；深刻领悟古代医家所流传下来的子午流注方法，头面五官疾病适宜远端四肢用穴，具有用穴少、疗效高、见效快的优点。

膏肓既是一个部位名，又是穴位名。作为部位，膏者，心下之部，生于脾；肓者，心下膈上之部，生于肾。所谓"病入膏肓"，就是指疾病达到了这样的部位，"攻之不可，达之不及"，为病情危重，难以治愈。其作为穴位，首见于

《备急千金要方》，在第4胸椎棘突下两旁，与厥阴俞平，归属足太阳膀胱经，具有滋阴扶阳、益气养血、补虚培元的作用。穴居心膈之间，内应心肺，为心肺之气交换之枢纽，故能补肺气、养心血，调和周身之气血。膏肓穴为补虚之要穴，是治疗五劳七伤、诸虚百损之常用穴，尤其施灸功效更为强大，因此言之可治百病，不但治百病，而且还具有强身健体的作用。对此《备急千金要方》总结极为经典，其载曰："膏肓能主治虚羸瘦损、五劳七伤及梦失精、上气咳逆、痰火发狂、健忘、胎前产后等，百病无所不疗。"膏肓穴仅是一个代表而已，所有穴位都有多方面的治疗作用，医者应当全面深入地掌握每个穴位不同的临床功效，灵活运用。子午流注法是古代医家流传下来的针灸治疗配穴的方法，本法以十二经中的66个五输穴为基础，结合天干地支五行生克，并随日时的变异推论十二经气血运行中的盛衰、开阖情况，作为取穴的依据，是一种很好的治疗方法。四肢部位为本，穴位多为各类特定穴，头面部为标，头面部病取用四肢穴位，是病在标，治在本之用。

针有补泻明呼吸[①]，穴应五行[②]顺四时。
悟得人身中造化，此歌依旧是筌蹄[③]。

①呼吸：指呼吸补泻法。

②五行：指五输穴五行属性，五输穴又名五行穴。

③筌（quán）蹄：筌，指捕鱼的竹器。蹄，指捕兔器。筌蹄，比喻达到目的的手段。

针刺补泻法其中有呼吸补泻之法，根据呼吸施以补泻，五输穴的运用要根据五行属性选择用穴，并顺应四时气候之变化；应深刻领悟人体气机变化的各种异常情况，根据本歌赋的内容为指导，能达到治疗疾病、预防疾病的目的。针灸治疗疾病根据补虚泻实以达到阴阳平衡，临床可有多种补泻手法，应根据疾病的不同施以适宜的补泻手法，呼吸补泻法就是其中之一，即根据进出针时配合患者呼吸来补泻的方法，据患者吸气时进针，呼气时出针为泻法；呼气时进针，吸气时出针为补法。在十二经脉的四肢肘、膝关节以下各有井、荥、输、经、合穴，总称为五输穴，这是特别重要的一类穴位。五输穴与五行相应，所以又称为五行穴，临床用穴的选择要根据五行属性及四时气候之变化。人是形神统一的整体，形与神、五脏六腑、气血等之间相互影响，人与自然息息相关，所以自然环境对人体生理也密切相关，可见人体是一个极为复杂的机体，医者必须要深入理解，明确人体各种异常变化情况，及时合理地调理，使人之阴阳趋于平衡，恢复健康。以这一歌赋的记载为指导，合理灵活地运用，能使人少生病、不生病或生病后使疾病快速痊愈。

【临床意义】

本歌赋短小而内容全面，全赋共有28句，用到腧穴44（其中足三里重复1次）个，列出40种病症（其中头面疾患9症、四肢疾患10症、脏腑疾患11症、其他杂症10症），涉及内容较广，可涉及特定穴、经脉、四时、五行、流注、补泻及临床证治经验等多方面针灸内容。歌赋内容提纲挈领，应当领悟歌赋内涵，犹如歌赋中所言"悟得人身中造化，此歌依旧是筌蹄"。每个病症用穴精少，多为一穴运用，可谓是单穴用穴之典范，用穴直接明了，如"偏正头疼泻列缺"，"耳聋气闭听会闻"，"天突宛中治喘痰"，"承山筋转并久痔"，用之极为灵验，正如本篇所言"针灸一穴数病除"。且尤其注重各类特定穴的运用，除个别穴位（听会、口禾髎、阴市、犊鼻、承山、水分、膏肓）外皆为特定穴，由此强调了特定穴的重要性。

【总结】

本篇穴位43穴

全篇共提到44穴，除去重复提及足三里穴1次，即43穴。

1.列缺，2.睛明，3.听会，4.口禾髎，5.迎香，6.足三里，7.天突，8.少海，9.少泽，10.阴市，11.委中，12.丘墟，13.复溜，14.犊鼻，15.昆仑，16.仆参，17.承山，18.涌泉，19.百会，20.鸠尾，21.大肠俞，22.小肠俞，23.气海，24.血海，25.中脘，26.下脘，27.期门，28.膻中，29.太渊，30.大敦，31.水沟，32.间使，33.尺泽，34.地仓，35.劳宫，36.水分，37.中渚，38.颊车，39.照海，40.申脉，41.阴陵泉，42.阳陵泉，43.膏肓。

《灵光赋》辨证取穴表

病症		取穴
头面五官及咽喉疾患	偏正头疼	列缺
	眼翳肉攀	睛明
	耳聋气闭	听会
	鼻齆（鼻塞不通，发音不清）鼻衄	口禾髎
	鼻塞不闻	迎香
	牙痛	颊车
	流涎	地仓
	痰喘	天突
	喘证	昆仑
	咯血，咳喘	尺泽

	病症	取穴
腰背疾患	五般腰痛	委中
	腰疾	申脉、照海、阴陵泉、阳陵泉
胸腹疾患	腹坚	中脘、下脘
	胃气上壅	足三里
	心痛手颤	少海
	心下寒	少泽
四肢疾患	两足拘挛	阴市
	髀枢（股骨大转子）不动	丘墟
	足跟痛	仆参
	五指不伸	中渚
	脚气	申脉、照海或阴陵泉、阳陵泉
	脚转筋	承山
	腿膝痛	犊鼻
痔疾及大小便疾患	久痔	承山
	痢疾	百会、鸠尾
	五淋	气海、血海
	偏坠	大敦
	大小便异常	大肠俞、小肠俞
伤寒及癫痫疾患	伤寒过经	期门
	邪癫	水沟、间使
其他疾患	男蛊女孕	涌泉
	身体疲劳	劳宫
	水肿	水分、复溜
	百病	膏肓
	气病	膻中、太渊

第十章　肘后歌

【歌赋】

头面之疾针至阴，腿脚有疾风府寻。
心胸有病少府泻，脐腹有病曲泉针。
肩背诸疾中渚下，腰膝强痛交信凭，
胁肋腿痛后溪妙，股膝肿起泻太冲。
阴核发来如升大，百会妙穴真可骇。
顶心头痛眼不开，涌泉下针定安泰。
鹤膝肿劳难移步，尺泽能舒筋骨疼，
更有一穴曲池妙，根寻源流可调停；
其患若要便安愈，加以风府可用针。
更有手臂拘挛急，尺泽刺深去不仁。
腰背若患挛急风，曲池一寸五分攻。
五痔原因热血作，承山须下病无踪。
哮喘发来寝不得，丰隆刺入三分深。
狂言盗汗如见鬼，惺惺间使便下针。
骨寒髓冷火来烧，灵道妙穴分明记。
疟疾寒热真可畏，须知虚实可用意；
间使宜透支沟中，大椎七壮合圣治；
连日频频发不休，金门刺深七分是。
疟疾三日得一发，先寒后热无他语，
寒多热少取复溜，热多寒少用间使。
或患伤寒热未收，牙关风壅药难投，
项强反张目直视，金针用意列缺求。
伤寒四肢厥逆冷，脉气无时仔细寻，
神奇妙穴真有之，复溜半寸顺骨行。

四肢回还脉气浮，　须晓阴阳倒换求，
寒则须补绝骨是，　热则绝骨泻无忧；
脉若浮洪当泻解，　沉细之时补便瘥。
百合伤寒最难医，　妙法神针用意推，
口噤眼合药不下，　合谷一针效甚奇。
狐惑伤寒满口疮，　须下黄连犀角汤，
虫在脏腑食肌肉，　须要神针刺地仓。
伤寒腹痛虫寻食，　吐蛔乌梅可难攻，
十日九日必定死，　中脘回还胃气通。
伤寒痞气结胸中，　两目昏黄汗不通，
涌泉妙穴三分许，　速使周身汗自通。
伤寒痞结胁积痛，　宜用期门见深功，
当汗不汗合谷泻，　自汗发黄复溜凭。
飞虎一穴通痞气，　祛风引气使安宁。
刚柔二痉最乖张，　口噤眼合面红妆，
热血流入心肺腑，　须要金针刺少商。
中满如何去得根，　阴包如刺效如神，
不论老幼依法用，　须教患者便抬身。
打扑伤损破伤风，　先于痛处下针攻，
后向承山立作效，　甄权留下意无穷。
腰腿疼痛十年春，　应针不了便惺惺，
大都引气探根本，　服药寻方枉费金。
脚膝经年痛不休，　内外踝边用意求。
穴号昆仑并吕细，　应时消散及时瘥。
风痹痿厥如何治？　大杼曲泉真是妙，
两足两胁满难伸，　飞虎神针七分到，
腰软如何去得根，　神妙委中立见效。

　　《肘后歌》首见于明代嘉靖年间著名针灸家高武所著的《针灸聚英》中，大多数学者认为本歌赋乃高武根据临床实践所著，但也有许多学者认为其并非高武本人所著（作者不详），乃是被高武的著作所收载。其在《针灸大成》《针方六集》《古今医统大全》等书籍中均有收载。本歌赋名称为"肘后"，盖取晋代葛洪《肘后备急方》所命名之意，指取用方便，回手即得，随手可用，而名"肘后"。歌赋中所举病症皆为常见，这些内容极为常用，所取用穴位以四肢部用穴为主，针刺取用方便，符合"肘后"方便之意。本歌赋摘录于《针灸聚英》中。

【注解】

头面之疾针至阴，腿脚有疾风府寻。

头面部的疾病可以针刺至阴穴治疗，如眼睛疾病、头痛、眉棱骨痛、上睑下垂等皆可取用至阴穴施治。下肢疾患可取用风府穴施治，如下肢痿痹，尤其风邪之疾最具特效。

本歌赋以此句开篇表达了取穴的一个重要理念，强调了远端取穴运用，也即"头上有病脚上针，脚上有病头上针"之意。时下针灸治疗多是局部取穴，失去了针灸以经络为核心的重要价值，值得针灸工作者反思。

至阴穴治疗头面部疾病有深刻的理论，首先是经络循行理论，至阴穴归属于足太阳膀胱经之井穴，足太阳膀胱经"起于目内眦，上额，交巅""其支者，从巅至耳上角""其直者，从巅入络脑，还出别下项……"由此可见，足太阳经与头面部关系密切。起于目内眦，能治疗眼睛疾病；上额，能治疗前额部疾病；交巅，能治疗头顶部疾病；从巅至耳上角，能治疗侧头部疾病；从巅入络脑，能治疗颅内疾病；还出别下项，就能治疗后头及项部疾病。为何至阴穴有这样强大的功效呢？这又涉及一个重要理论，那就是根结理论，根结理论源于《灵枢·根结》，"根"和"结"是指十二经脉之气起始和归结的部位。根结理论说明了经气活动的上下联系，强调以四肢末端为出发点，着重于经络之气循行的根源与归结。根结理论指出了四肢末端的腧穴对头身疾病的重要治疗作用。正是有这些理论才有"头面之疾针至阴"之说。还有之后内容中的"顶心头痛眼不开，涌泉下针定安泰"也是以上理论的具体应用。

心胸有病少府泻，脐腹[1]有病曲泉针。

①脐腹：指脐周围的腹部。

心胸部位有关疾病，如心悸、心痛、心烦、胸闷等可取用少府，针刺并施以泻法；脐腹部位疾病，如痛经、腹胀、腹痛、疝气、阴挺等，可取用曲泉穴治疗。

本句歌赋是根据经络所行及特定穴相关理论。少府属于手少阴心经之荥穴，手少阴"起于心中，出属心系"。荥穴清泻本脏腑之热，故用心经荥穴少府施以泻法治疗心火亢盛所致的心痛、心烦、心悸、胸闷等心胸部疾病。曲泉穴属于肝经之合水穴，且为本经之母穴，是养肝血、柔筋的重要穴位。足厥阴肝经

"循股阴，入毛中，环阴器，抵小腹，挟胃，属肝，络胆"。因此用本经之合穴可治疗小腹部相关疾病，如少腹胀痛、小便难、阴挺、阴痛、疝气、精囊收缩等症，临床常以补法或平补平泻之法为用，使筋脉得养，气血得调，营养周身。

肩背诸疾中渚下，腰膝强痛交信凭，
胁肋腿痛后溪妙，股膝肿起泻太冲。

肩背部疼痛取用手少阳三焦经之输穴中渚通经止痛；腰痛牵及膝关节部位疼痛可取用交信强健腰膝；胁肋部及腿疼痛取用后溪穴针刺，可以取得良好的治疗效果；大腿及膝关节肿胀可针刺太冲，施以泻法治疗。

以上四句所用主要是通过特定穴及经脉所行的相关理论而发挥运用。中渚属于手少阳三焦经之输穴，手少阳三焦"循手表腕，出臂外两骨之间，上贯肘，循臑外上肩，交出足少阳胆经之后，入缺盆……上出缺盆，上项，系耳后"。三焦"通行诸气""输主体重节痛"。中渚性擅通调，故取用三焦之输穴中渚通调三焦气血，通经活络而治三焦经循行通路上之疼痛，在历代临床皆有运用记载。如《针灸甲乙经》："嗌外肿，肘臂痛，五指瘈不可屈伸，头眩，颔额颅痛，中渚主之。"《针灸大成》卷七："……肘臂痛，手五指不得屈伸。"《席弘赋》："久患伤寒肩背痛，但针中渚得其宜。"《杂病穴法歌》："脊背心痛针中渚。"《胜玉歌》："脾疼背痛中渚泻。"《通玄指要赋》："脊间心后者，针中渚立痊。"《卧岩凌先生得效应穴针法赋》："肩背疼责肘前之三里，应在中渚。"以上这些记载均是古代医家以中渚治疗手臂肩背痛的运用经验，每每用之，效如桴鼓。交信属于足少阴肾经，且为阴跷脉之郄穴。"腰为肾之府。"阴郄主血证，故用之能补肾活血而止痛，针刺补之故可治疗腰膝强痛。后溪为手太阳小肠经之输穴，又通于督脉，"输主体重节痛"，"督脉为阳脉之海"，故有散风寒、祛风湿、通经络、止痹痛的作用，本穴在颈肩腰腿痛方面具有独特的疗效。如《通玄指要赋》言："头项痛，拟后溪以安然。"《百症赋》言："后溪、环跳，腿痛刺而立轻。"《八法手诀歌》："后溪前上外肩痛，列缺针时脉气通。"《八脉交会穴》："后溪督脉内眦颈，申脉阳跷络亦通。"可见后溪确实为临床治疗颈肩腰腿痛之实用效穴。临床可用于落枕、颈椎病、肩周炎、急性腰扭伤、慢性腰痛、坐骨神经痛等各种颈肩腰腿痛之疾，具有作用广、疗效强的特点。太冲为足厥阴肝经之输穴、原穴，足厥阴肝经"上循足跗上廉，去内踝一寸，上踝八寸，交出太阴之后，上腘内廉，循股阴……"经过膝股之内侧，肝藏血，主筋，原穴乃气血充盛之处，太冲为肝经之原穴，故太冲有益血养筋的功能，筋与四肢关节的屈伸运动密切相关，针刺太冲可起到益血养筋、舒筋通络、消

肿止痛的作用，故"股膝肿起泻太冲"。

阴核①发来如升大②，百会妙穴真可骇③。

①阴核：指发生在颈项部的瘿气颈瘤之类，初起如樱核，继则颈项部肿大而柔软，成为如瘤状下垂的症状。

②升大：升，最初之义就是指像勺一样的容器，后来引申为容量单位。犹如升之容器之大。

③可骇（hài）：意思为令人惊讶、震惊。

颈项部的瘿瘤发作犹如一升之大，可用百会治疗，功效绝妙，其效令人震惊。

本病在颈部喉结两侧，颈部为多条经脉所过之处，故本病可涉及肝、脾、胃、肾、心等经脉脏腑，其病机则是气（火）、痰、瘀互结于颈部所致，可见颈项部疾病涉及多脏腑与经络，病因复杂。百会归属督脉，为手足三阳经与督脉、肝经之所会，是人体诸阳经之所汇，故称为诸阳脉之督纲，具有统摄全身阳气的作用，百会为督脉之极，能贯通诸阳经，统治百病，功效颇多。针刺百会可通诸窍，疏风平肝，行气化痰，通经活络，故使颈项部瘿瘤而消。

顶心头痛眼不开，涌泉下针定安泰①。

①安泰：指平安康泰；安定、太平。

如果头顶部位疼痛剧烈，使人连眼都不能睁开，及时针刺涌泉穴，那么患者就能很快安定无恙了。

这一歌赋的运用就是"头上有病脚上针"的典范，头顶在人身之最上，涌泉穴居于人身最下的足心位置，头顶对足心，属于现代针灸临床之对应取穴法，有10种对应方法，在此所用为头足对应取穴法，"头有病而脚上针，脚有病而头上针"。涌泉为足少阴之井穴，其性降泻，有滋阴泻火，引火下行之功效，因此对火热上冲之头目咽喉诸疾甚效。

鹤膝①肿劳②难移步，尺泽能舒筋骨疼，
更有一穴曲池妙，根寻源流③可调停；
其患若要便安愈，加以风府可用针。

①鹤膝：就是膝肿而胻腿枯细，状如鹤膝而得名。

②肿劳：指日久虚劳成损，损极不复的各种虚劳证。

③根寻源流：致病的根源，即患病的原因。

膝关节犹如鹤膝一样肿胀日久，虚劳成疾难以活动，针刺尺泽穴能舒筋活络，通经止痛，若配用曲池穴更妙，是从根源上（即病因）使疾病得以治疗，鹤膝风若兼外感风寒证时，当加刺风府穴，疏风祛寒，由此可标本兼治，疾病就能彻底治愈了。

膝关节疾病是临床常见疾病，发病率甚高，针灸治疗具有较好的疗效，在时下针灸临床常以膝关节局部取穴为主，较少施以远端取穴，局部取穴具有取穴多、见效慢、难以治其本的特点。而通过远端取穴治疗，则有用穴少，见效快且标本兼治的功效，值得临床工作者高度重视。比如本段歌赋就是膝关节远端用穴之典范，尺泽与曲池治疗膝痛则也是根据对应取穴法，通过肘膝之对应，尺泽处于肱二头肌腱旁，偏于内，主要治疗筋病，具有舒筋止痛的作用，用于膝内侧痛或者膝关节无力及膝关节发紧最有效；曲池近于肱骨外上髁，主要治疗骨病，具有通经活血、消肿止痛的作用，用于治疗膝关节外侧疼痛及膝关节骨病最有效。尺泽偏于治疗筋病，尤其膝内侧病变，曲池偏于治疗骨病，偏于膝外侧病变。总之，二穴是目前治疗膝痛远端取穴最常用的穴位，疗效显著，值得临床推广运用。笔者在临床中治疗膝痛局部取穴总以火针点刺，根据经筋病治疗"燔针劫刺，以痛为输"的用穴原则，用以火针，一般不在局部施以毫针治疗，然后再配以远端2、3个用穴，临床几十年来治疗数百名膝痛患者，鲜见无效者，多能速见奇效，并且能得以治本。

更有手臂拘挛急①，尺泽刺深去不仁②。

①拘挛急：拘挛，指肌肉收缩，不能自如伸展；拘急，指四肢拘挛难以屈伸的症状；挛急，指肌肉紧张或抽动。

②不仁：指活动不灵，感觉丧失。

若是四肢肌肉紧张、抽动，或难以屈伸，针刺尺泽穴就可以使肢体恢复正常。

尺泽穴自古以来就是治疗筋病之要穴，并多有相关记载。如《流注通玄指要赋》："尺泽去肘疼筋急"；《玉龙歌》："筋急不开手难伸，尺泽从来要认真"；更有《胜玉歌》中"尺泽能医筋拘挛"之用；可见尺泽穴治疗筋病是古代医家之长期临床实践之经验总结，笔者在临床中也常将其用于肩臂痛的治疗，确有显著疗效。尺泽可医拘挛有两方面的因素：一是本穴紧贴大筋边（肱二头肌），以筋治筋；二是尺泽属于肺经之合穴，在五行中属水，故为肺经之子穴，针刺施以泻法，就是泻金，导致金不克木，木就松了，所以拘挛之筋也就得以舒缓，因此本穴治疗筋病值得临床重视。

腰背若患挛急风^①，曲池一寸五分攻。

①挛急风：泛指外感风寒所致筋脉挛急。

若感受风寒之邪引起腰背部筋脉挛急疼痛，深刺曲池穴就可以祛风解表，舒筋利节，调和气血，从而使邪去自安。

腰背疼痛可由多种原因所致，若外感风邪入侵造成腰背部筋脉拘挛疼痛，则以祛风邪为治。曲池穴归属手阳明大肠经，为手阳明脉气所入之合土穴。有走表入里，引邪外出的特性，泻之则能祛邪透表，有宣散周身之风邪的作用，针刺曲池可祛除一身之风邪，以治其本，唯针刺宜深，言之需要一寸五分，但具体针刺深度需要因人而异。且曲池穴为手阳明大肠经之合穴，手阳明多气多血，故调理气血作用甚强。其性擅游走通导，由表达里，具有调和气血、舒筋利节的作用，因此针刺曲池不仅仅治疗腰背挛急风，对肢体关节疼痛也有很好的疗效，尤其对手阳明经气不畅所致循行通路上诸疾极具特效。

五痔^①原因热血作，承山须下病无踪。

①五痔：各种痔疾的总称。包括牡痔、牝痔、肠痔、脉痔和血痔。

痔疮的发生多因湿热下迫大肠，气血瘀滞肛门而发生，针刺承山穴可使痔疾很快消失。

痔疮是临床高发性疾病，故在民间有"十人九痔"之说，但目前缺乏有效方法，针灸可谓是实效之法，值得临床重视。本句歌赋首先说明了痔疮发生的主要原因，是由于多种因素导致了血行不畅，热与血相搏，筋脉交错，结聚不散而形成。针刺治疗具有很好的疗效，最主要的经脉是足太阳膀胱经，因为足太阳经别"其一道，下尻五寸，别入于肛"。因此足太阳膀胱经作为治疗痔疾的重要经脉，有诸多的穴位用于痔疾的治疗，如飞扬、承筋、承山、秩边、承扶、会阳等穴，另在委中穴点刺放血，具有清热利湿、通经化瘀的作用，可立见其效。承山穴是以上诸穴中治疗痔疾最常用、最主要的穴位，在历代医籍中有诸多的相关记载。如《铜人腧穴针灸图经》："脚气膝下肿，霍乱转筋，久痔肿痛。"《针方六集》："风痹，痔漏，便血，脏毒。"《百症赋》言："刺长强与承山，善主肠风新下血。"《针灸大成》："主大便不通，转筋，痔肿。"《玉龙赋》："长强、承山，灸痔最妙。"《马丹阳天星十二穴并治杂病歌》："善治腰疼痛，痔疾大便难。"《玉龙歌》："九般痔瘘最伤人，必刺承山效如神。"由此可见承山穴一直是治疗痔疾最常用之穴，可谓是临床痔疾之首选穴。若与经外奇穴二白配用，其效更佳，无论痒、痛或滴血皆效。

哮喘发来寝①不得，丰隆刺入三分深。

①寝：睡的意思。引申为卧，就寝。

哮喘急性发作时难以平卧，针刺丰隆穴能祛痰平喘而以解。

丰隆穴属足阳明胃经，为足阳明胃经别走足太阴脾经之络穴，其性通降，引邪热从阳明下行，且得太阴湿土之润下，因此不仅清降实邪，且能化痰热。丰隆穴长于降逆祛痰，为治疗痰疾之经验要穴。无论有形之痰，还是无形之痰，丰隆皆为首选穴，《针灸甲乙经》称之为"痰会"，临床有"祛痰第一穴"之称。正如《玉龙歌》所言"痰多宜向丰隆寻"。可见祛痰用穴当首选丰隆。中医学认为哮喘的发生以宿痰伏肺为主因，外邪侵袭、饮食不当、情志刺激、体虚劳倦为其诱因，可见哮喘发作无不与痰有关，取用丰隆针刺就是以涤痰化浊为目的，通过祛除病因以治其本。急性发作期仅以丰隆针刺难尽其效，临床需要根据患者病情之虚实及兼症的不同加配相应穴位。治疗喘证以肺的背俞、原穴、募穴为常用，实证可加配尺泽、鱼际、期门等穴，虚证可加配膏肓、肾俞、关元、足三里等穴，严重者可加配天突、孔最。或针或灸或刺血，以患者病情之虚实施以适宜的方法。

狂言盗汗如见鬼，惺惺①间使便下针。

①惺惺：此处指风府穴。风府别名舌本、惺惺、鬼枕、曹溪。

精神失常者常胡言乱语，狂躁不安，并见盗汗，犹如鬼神所使一样，立针刺风府、间使穴，可使患者恢复正常。

本歌赋所言症状为躁狂症表现，躁狂以精神错乱、哭笑无常、妄语高歌、狂躁不安、打人毁物等为主症，针灸治疗确具有较好的疗效，著名的十三鬼穴便是癫狂一类疾病的用穴，此处言之用风府与间使穴针刺有佳效。

"惺惺"在此处是指风府穴，是风府穴之别称。其名出自《画墁录》："嘉祐初，仁宗寝疾，药无效。下诏草泽，有一医应召往诊，用针自脑后刺入，针方出，仁宗开眼喜曰：好惺惺。"自此以后，此穴即名惺惺，即风府。风府为督脉与阳维脉、足太阳经之会，位于风邪易袭之地，为风居之府，因此临床用之既可疏散外风，又可平息内风，醒神开窍，是治疗癫、狂、痫及中脏腑之证的要穴。因其对癫、狂、痫治疗特效，所以又名为"鬼枕"。在治疗此类疾病时需要稍深刺，深刺治疗癫狂病确具特效，但针刺时必须掌握正确的针刺方法，因为其穴深部为延髓，针尖以向下颌方向为宜，深刺时进针宜缓慢，当出现触电感并向四肢放射，应立即退针，操作不熟练者绝不可随便深刺，以免造成严重不良后果。

间使为手厥阴心包经之经穴，功擅疏理厥阴经经气。心包为心主之臣使，代心受邪，代心用事，刺之能宁心安神，治疗癫狂等神志病变，所以历来被称为治狂病的要穴。如《备急千金要方》言："狂邪发无常，披发大唤欲杀人，不避水火，及狂言妄语，灸间使三十壮，亦治惊恐歌哭。"间使穴也能治疗盗汗，因汗为心之液，盗汗主要是由于阴虚内热，真阴耗损，不能内营而敛藏，心火旺盛，以致肺失卫护。取用间使穴，不但可以补血养心，滋阴清热，同时其在五行中属金，与属金的肺脏相联系，肺主皮毛，与肌表皮肤密切相关，间使兼通心、肺二脏，有益气固表之效，所以能治疗盗汗。

骨寒髓冷火来烧[1]，灵道妙穴分明记。

①骨寒髓冷火来烧：指寒在骨髓，热在皮肤，属于真寒假热的一种病症。

寒在骨髓，热在皮肤的真寒假热的病症，取用心经的经穴灵道可以解决。

灵道穴属手少阴心经，为手少阴心经经气所行之经金穴。"灵"，神也；"道"，指通道、道路。该穴名意指心经经水在此气化。灵道穴物质为少海穴传来的地部经水，在此处为气化散热，气化之气循心经气血通道而上行，用之可行气活血，改善气血运行，若适当配以灸法用之，可提高疗效。

真寒假热证，是阴证似阳的表现，为内有真寒、外见假热的证候，是由于阴寒内盛，格阳于外，阴阳寒热格拒所致，又称"阴盛格阳"。其原因主要是阳气虚衰，阴寒内盛，虚阳浮游于上，格越于外所致。这些"热象"仍然是寒证本质的反映，为寒极格阳的表现，只不过较一般寒证的病机和表现更为复杂，因此治疗也较为复杂。若仅以灵道而用，其作用尚微，此处仅是提出了一种治疗思路。灵道为手少阴心经之经金穴，在五行中属金，为火经之金穴，与心肺关系密切，既可以治心病，又能宣肺气。又因"经主咳喘寒热"，所以其能用于治疗咳喘寒热之疾，灵道因是心经之经金穴，所以又可用来治疗真寒假热的肾气凌心证，起到安神、平喘、调气、降逆的重要作用。在临床中一般多用神阙、关元、气海、命门、足三里等这些补阳气调气血的大穴施灸，方能发挥疗效。

疟疾寒热真可畏[1]，须知虚实可用意；
间使宜透支沟中，大椎七壮合圣治[2]；
连日频频发不休，金门刺深七分是。

①畏：指害怕。

②合圣治：指依据古法的意思。

疟疾发作寒战高热症状使人可怕，治疗时先要明确患者病情之虚实，取用间使透刺支沟穴，并且施以艾灸大椎穴七壮，这是古代医家流传下来治疗疟疾最好的方法。对于一日一发作病邪轻浅的疟疾，针刺金门穴七分深就可以了。

疟疾在古时是常见病，在针灸治疗上总结了诸多的临床治疗经验，可谓是有效之法。间使透支沟就是有效取穴运用之一，间使穴属手厥阴心包经，为心包经之经金穴，支沟穴属手少阳三焦经，为三焦经之经火穴，均为经穴，支沟在手背腕横纹上3寸，尺、桡骨之间，间使在前臂腕横纹中点上3寸，掌长肌腱和桡侧腕屈肌腱之间，位置相应。二穴一内一外，一里一表，一阴一阳，一脏一腑，相互制约，相互为用。少阳主调和，厥阴主寒热，当疟疾发作时，间使透支沟，可起到通里达表，疏利三焦，祛邪截疟的作用。临床要根据患者的具体病情调加适宜穴位，疟疾高热烦躁可配大椎、曲池、神藏清热除烦；热多寒少的疟疾配大椎、陶道、支沟、后溪疏解少阳厥阴，祛邪截疟；疟疾兼痰多加配中脘、丰隆祛痰截疟；气虚者加配足三里、三阴交补之以扶正祛邪。

颈椎位于颈部阳位，为督脉与手足三阳之交会，为诸阳之所会，督脉为阳脉之督纲，总督全身之阳气；太阳主开主表；少阳主枢，主半表半里；阳明主阖主里。大椎穴性善向上向外，故刺之可宣通阳气，祛邪达表，而有通阳截疟之力，用于治疗各种疟疾。临床根据疟疾之不同，当施以不同的方法配用相应的穴位。如配后溪、间使、外关通阳截疟，治疗正疟；配合谷、曲池、内庭清热截疟，治疗温疟；配灸后溪、陶道散寒截疟，治疗寒疟；配足三里、三阴交、关元补益气血阴阳，扶正止疟，治疗劳疟，临床根据疟疾之不同或针或灸。

金门穴属足太阳，为足太阳膀胱经气血深聚之郄穴，且为阳维脉之起点，阳维脉主要维系诸阳经，主一身之表。阳维主一身之表，太阳也主表，郄穴善治急症，疟疾发作为急症之一，金门穴性善疏通本经之气血，针泻金门对于寒热往来、阴阳相搏、连日发作的疟疾能起到调和营卫，解表散邪的作用。阳维脉的循行，自足至头，阳维为病苦寒热，用于寒热疾病调理，疟疾即为寒热错杂，因此针刺金门治疗疟疾故具特效。针刺金门穴宜深，因为频频发作的疟疾病邪较深，故需要深刺。

疟疾三日得一发，先寒后热无他语，
寒多热少取复溜，热多寒少用间使。

三日一发的疟疾，一般先是出现寒战，继而出现高热的症状，若是恶寒重，发热轻可取复溜使营卫调和，散寒除热，若是发热重而恶寒轻，就可取用间使由里达表，通调经气。

疟疾是感受疟邪引起的以寒战、壮热、头痛、汗出热退而休作有时为临床特征的病证。根据发作时间可分为每日疟、间日疟、三日疟等。发作时间的长短与疟邪伏藏的深浅有关，如每日发、间日发者，邪留尚浅；三日发者，邪留较深。其表现形式可有多种类型，发作时寒热往来的称为正疟；但寒不热者称为牝疟；但热不寒者称为瘅疟；热多寒少者称为温疟。疟疾发作时会出现寒热错杂之现象，因阴阳失调可出现寒热失调，阴盛则发寒，阳盛则发热，阴盛于阳，则寒多热少，阳盛于阴，则热多寒少。寒多热少可取复溜穴，金与肺相通，金生水，故为本经之母穴，"虚则补其母"，用复溜能振奋肾阳，主治肾之虚证。复溜为肾经之经金穴，"经主咳喘寒热"，复溜为肾经之经穴，所以就可以用它来治疗寒多热少的疟疾，针灸复溜可祛除阴邪，调畅营卫，上焦通畅，下焦充实，而获散寒除疟之功效。

"热多寒少用间使"，间使为手厥阴心包经之经金穴，"经主咳喘寒热"，金与肺相通，手厥阴心包经与手少阳三焦经相表里，少阳主调和，厥阴主寒热，因此间使穴可以治疗与寒热相关的疟疾。凡是与心火相关的各种热性疾病，皆可以在心包经上取穴，心包代心受邪，故用心包经之穴。间使为疟疾之特效穴，因此热多寒少之疟疾就可取用间使穴治疗。

或患伤寒热未收，牙关风壅药难投，
项强反张①**目直视，金针用意列缺求。**

①反张：即角弓反张。属于痉病之范畴。

当患伤寒时热还未退，风热壅盛导致牙关紧闭，颈项强直，角弓反张，目睛不能转动，难以用药施治，此时针刺列缺以疏风散寒，解表退热。

牙关紧闭、颈项强直、角弓反张及目睛不能转动之症状属于痉病之范畴，其发病原因可有诸多，在此所言的病因为外感所伤。列缺为手太阴肺经之络穴，别走阳明，联络着二经之经气，能清善解，功专宣肺利气，疏风解表，为治疗肺卫受感，宣降失常所致诸疾之常用要穴。通过针泻列缺，可起到宣导气血，开窍泻热，清热养阴之功，从根本上消除致病因素。因痉证急骤迅速，病情凶险，需要及时有效平息，仅用列缺恐怕"杯水车薪"，因此可根据患者的发病原因及症状配用相关穴位，如水沟、大椎、筋缩、太冲、合谷等穴，以息风止痉。

伤寒四肢厥逆冷①**，脉气无时**②**仔细寻，**
神奇妙穴真有之，复溜半寸顺骨行。

①伤寒四肢厥逆冷：指伤寒六经中属于少阴病的一种证候，是心肾阳气衰微的表现。

②脉气无时：指沉、伏、微、细等脉象。

当伤寒病邪深入少阴，从阴化寒，出现四肢厥冷，脉象无力的症状，需要用力按压仔细斟酌才能摸到脉且脉象极细、极微，此时有神奇妙穴能够解决，依骨针刺复溜穴半寸深，可散除寒邪，使气血通畅。

伤寒不愈在后期进一步传变，可导致心肾亏虚，阴阳衰惫之表现，由于人体阴阳有偏盛偏衰的不同，少阴病分为寒化和热化两种。少阴寒化证的主要症状表现为畏寒蜷卧、四肢厥冷、下利清谷等。复溜为足少阴肾经之经金穴，肾属水，穴属金，金为水之母，故复溜为肾经之母穴，根据"虚则补其母"，可治肾阴或肾阳虚所引起的各种病证，有振奋肾阳的功用，可祛除寒邪，使气血畅行。《灵枢·经脉》载："肾足少阴之脉……贯脊属肾，络膀胱""从肾上贯肝膈，入肺中，循喉咙，挟舌本"。肾与肺、肝、心皆相通，结合肝藏血、心主血、肺主气的功能，对于阴盛阳虚、血气困滞而致的六脉沉浮，更有温中回阳，起六脉之沉伏的功效。要求在针刺时要"顺骨"，顺骨即贴骨进针，肾主骨，以骨应肾，则会加强补肾之功效，西医学有骨膜传导学说。这种情况下除了针刺复溜还可以针刺太溪、肾俞、命门、关元、气海、三阴交等穴施治，施以灸法治疗其效更佳。

四肢回还脉气浮[①]，须晓阴阳倒换求，
寒则须补绝骨是，热则绝骨泻无忧，
脉若浮洪当泻解，沉细之时补便瘳[②]。

①四肢回还脉气浮：指阴证转阳的现象。

②瘳：指疾病症状消失。

伤寒在三阴经所致的证候，经过适当的治疗，邪气衰退，阳气渐复，就会回还肢暖脉浮，由里证转表证，使三阴经病转变成为三阳经病，这样由阴证转变为阳证的情况，与伤寒热病过程中的由表入里，自阳至阴依次转化的规律恰恰相反。如果有寒象，脉沉细，当在绝骨穴施行补法，其症状即消失；若是有热象，脉浮洪，则当针刺绝骨，施以泻法而解。

本句歌赋表述的是伤寒里证经治疗由里转表后的进一步处理方法。"寒则须补绝骨是，热则绝骨泻无忧"，通过针刺绝骨以达治效。绝骨即悬钟穴，属足少阳胆经，为髓之会，无论寒热皆可用绝骨治疗。伤寒病阴证转阳，由于患者体质的强弱，邪正的盛衰，以及治疗的适当与否，往往会出现寒与热的不同证候。如有寒象者，当针补绝骨穴，或用灸法；具有热象者，以针泻绝骨穴为用。

疟疾主要为感受疟邪所致，其气潜伏于少阳半表半里之间，邪正交战之时乃发病。绝骨为足少阳胆经之腧穴，因此也常用于疟疾的治疗。如《针灸大成·刺疟论》中言："刺疟者……胻酸痛甚，按之不可，名曰胕髓病。以镵针针绝骨出血，立已。"当患者疟疾伴小腿酸痛时，可用镵针刺绝骨以出血，可立即见效。《针灸大成·八脉图并治症穴》中也记载了绝骨穴治疗疟疾，其中肝疟，面色发青，恶寒发热者，悬钟配中封及肝俞穴；疟疾伴有发热且大热不退者，绝骨配间使及百劳穴；疟疾先发热后恶寒者，悬钟配以曲池及百劳穴。针对疟疾寒热先后的不同情况，《针灸大成·治症总要》较《针灸大成·八脉图并治症穴》有更全面的介绍："先寒后热者（绝骨）配以百会、膏肓、合谷，先热后寒者选用曲池（先补后泻）、绝骨（先泻后补）、膏肓、百劳"，故针刺绝骨可用于疟疾治疗，以放血、艾灸及针刺施以补泻，虚实皆可运用。

百合①伤寒最难医，妙法神针用意推，
口噤②眼合药不下，合谷一针效甚奇。

①百合：病名，首见于《金匮要略》，是以神志恍惚、精神不定为主要表现的情志病。因其治疗以百合为主药，故名百合病。或谓百脉一宗；其病举身皆痛，无复经络传次，而名百合。起于伤寒大病之后，余热未解，或平素情志不遂，而遇外界精神刺激所致。

②口噤：牙关紧闭，口不能张的症状。

伤寒后的百合病治疗起来非常棘手，出现牙关紧闭、诸药不能下、得药则剧吐利的症状，针刺合谷立显神奇，标本兼治。

百合病首见于《金匮要略·百合狐惑阴阳毒病脉证治第三》中，其载曰："百合病者，百脉一宗，悉致其病也。意欲食复不能食，常默默，欲卧不能卧，欲行不能行。"是以热扰心神所致精神不宁、神志异常为主症状表现的神志类病证。其原因多是由于外感热证后余邪未尽，复有阴血不足、心神失养所致，或由于情志不调、七情内伤，神不守舍所引起。其治疗常用百合为主药（百合病名来源之一），多以百合地黄汤为主方。针灸治疗有较好的作用，首选合谷为治。合谷穴属手阳明大肠经之原穴，手阳明"从缺盆上颈，贯颊，入下齿中；还出挟口，交人中——左之右、右之左，上挟鼻孔"。手阳明循行面颊部，与口齿联系，合谷大肠经之原穴，针刺合谷能开闭宣窍，治疗口噤不开；合谷为手阳明大肠经之原穴，其性升而能散，清轻走表，能发表解热，疏散风邪，清泄肺气。一针合谷可起到标本兼治之效，所以有"合谷一针效甚奇"之说。对于

病情较重，症状复杂的患者，根据病情虚实适当配用相关穴位，如太冲、三阴交、复溜、足三里等穴。

狐惑①伤寒满口疮，须下黄连犀角汤，
虫在脏腑食肌肉，须要神针刺地仓。

①狐惑：病名，首见于《金匮要略》："狐惑之为病，状如伤寒，默默欲眠，目不得闭，卧起不安，蚀于喉为惑，蚀于阴为狐，不欲饮食，恶闻食臭，其面目乍赤、乍黑、乍白。"表现为以咽喉、口腔、外阴溃烂，并见精神恍惚不安为主要表现的一种疾病。此病有反复发作的特点，犹如狐狸一样狡猾，处于迷惑的状态下，所以名为狐惑病。相当于西医学所言的白塞综合征。

狐惑病出现了满口生疮，犹如有虫在人的机体内，消耗人体之营养，可用黄连犀角地黄汤治之，针灸治疗可取用地仓穴有特效。

狐惑病首见于《金匮要略·百合病狐惑阴阳毒病证治第三》，又称为螷病，乃湿热郁蒸，化腐生虫，虫毒腐蚀口腔、咽喉、眼部、二阴等所致。在《伤寒论》中有详细的治疗方药，其治疗常以甘草泻心汤为主方，解毒和中，清热除湿；虫蚀于下者，配以苦参汤洗之；蚀于肛者，配以雄黄熏之；日久成脓者，以赤小豆当归散治之。此病所描述的症状与西医学中的白塞综合征相符，西医学认为本病的发生与免疫系统异常、遗传及感染等因素有关。针灸治疗可有较好的疗效，此处以地仓穴为用，地仓穴属足阳明胃经，与手阳明、任脉、阳跷之所会，穴处于口角，针刺地仓穴不仅疏调局部之气血，还可以通调手足阳明、任脉、阳跷脉四经之气血，起到和阳宣腑、疏泄湿热的作用，从根本上消除口疮病因。通过本病病因来看，病因复杂，治疗较为棘手，若仅用地仓穴治疗，效果尚微，所以一般需要配合相关穴位，常取用合谷、天枢、中脘、关元、足三里、三阴交、内庭等穴。

伤寒腹痛虫寻食①，吐蛔②乌梅可难攻，
十日九日必定死，中脘回还胃气通。

①虫寻食：形容吐蛔时，脏寒胃虚，蛔虫在腹内扰动的情况。
②蛔（huí）：即蛔虫。

寒邪直中三阴，出现腹部冷痛，蛔虫在腹内扰动不安，并见吐出蛔虫，这是重症，与治疗一般的蛔厥证不同，若仅用乌梅丸很难达到治疗目的，取用中脘穴艾灸治疗，可以温中安蛔，达到安蛔止痛止吐之效，并能通调胃气，使胃气得复。

在《伤寒论》中论述了蛔厥腹痛的证治。辨证要点是心下痛，时发时止，发作时，症见剧烈的腹痛，辗转不安，心烦呕逆，四肢厥冷，脉沉伏等。虫扰腹痛，蛔虫在肠中，遇寒则成团，梗阻于肠道，致腑气不通而痛。其治疗当以安蛔止痛，方用乌梅丸，本方为温中安蛔之剂，蛔虫得安，腹痛即止。此篇载曰："……蛔闻食臭出，其人常自吐蛔，蛔厥者，乌梅丸主之。"这是治疗蛔厥证的著名方剂，蛔虫得酸则伏，以乌梅之酸收之，这的确是一个治疗吐蛔的效方。此处言乌梅丸可难攻，这不是一般之吐蛔的发生，乃是寒邪直中三阴，是吐蛔的重症，与一般的吐蛔症不同，因此仅用乌梅丸难奏效，需要针刺中脘穴力挽狂澜。中脘为胃气汇聚于腹部之募穴，八会之腑会，任脉与手太阳、少阳、足阳明经之交会穴，性主调和，功善擅调理脾胃，补之灸之则能补益脾胃，温中散寒，益气养血，故而"中脘回还胃气通"。

伤寒痞气结胸中[1]，两目昏黄汗不通，
涌泉妙穴三分许，速使周身汗自通。

①伤寒痞气结胸中：伤寒心下痞硬而痛者，为结胸，为实；硬满而不痛者，为痞气，为虚。

伤寒后出现胸脘痞塞满闷，郁结不舒，可见两眼发黄，无汗。施以针刺涌泉三分深左右，可迅速使周身微微出汗以达解表散结。

本句是言伤寒太阳病因误下而邪热阻膈气分，导致胸脘痞塞、满闷、郁结不舒。三焦气化失常，水湿壅滞，郁热聚于胸中，湿热互结，蒸郁不化而致身发黄、两目昏黄、无汗的症状表现，治疗方法当以发汗、清热、解表为主，《通玄指要赋》言："胸结身黄，取涌泉而即可。"取涌泉穴治疗此病，主要是根据仲景《伤寒论》解表宜桂枝汤的疗法，来作为发汗清热的解表之用。涌泉穴属足少阴肾经，为足少阴脉气所出之井木穴，为肾经之子穴，故能泻肾火引热下行，而有养阴之性，故对火热上冲，兼有阴伤者尤为适宜，具有泻火不伤阴的特点。肾与膀胱相表里，膀胱属太阳，主一身之表，针泻涌泉可疏卫通阳，起到清热解表的作用。

伤寒痞结[1]胁积痛，宜用期门见深功，
当汗不汗合谷泻，自汗发黄复溜凭。
飞虎[2]一穴通痞气[3]，祛风引气使安宁。

①痞结：指腹内郁结成块，或喻阻塞不通的病证。
②飞虎：即支沟穴，又名为飞虎。

③痞气：指一种外无行迹，自觉胸脘痞满不舒的证候，多为肺气不降，脾气不运，升降失司所致。

邪气入里，发生胸中痞满不舒，及胁下积聚而痛的病变，最宜取用肝的募穴期门针刺治疗，由此而见大效；伤寒病发汗时而不见汗出，当针刺合谷穴泻之发表解热，疏散表邪，故使汗出。自汗而见发黄应用复溜穴清热利湿祛黄；针刺飞虎穴（支沟）可使各种因气机失常而引起的痞证缓解。

本段歌赋所言及的相关临床运用均具有显著的疗效，且皆为经典临床运用，值得重视。期门穴归属足厥阴肝经，且为肝脏之精气汇聚之募穴，足厥阴、太阴与阴维脉之会，性擅疏肝、清肝、泻肝，有疏肝理气，活血化瘀，消痞散结之功。期门是治疗肝气不舒所致诸疾之常用穴、血证之要穴、血臌（肝脾肿大）之经验效穴，常于疏肝化瘀散结，因此治疗胸胁痛、乳腺疾病极具特效，为临床常用重要穴位。一般来说，任何原因所引起的胁痛，往往都和肝经有着密切的关系。正如《黄帝内经》所言："邪在肝，则两胁下痛""肝病者，两腋下痛引少腹"。因其为足厥阴、太阴及阴维脉之交会，又是肝经之募穴，其穴处于胸胁部，所以各种原因的胁肋疼痛皆可以取用期门穴。《伤寒论》作为中医临床的经典方书，共记载经方112条，其中仅有9条与针刺疗法相关，而针刺期门穴竟占了5条，由此可见仲景对期门穴在中医临床治疗中的重视程度。

合谷穴属手阳明大肠经之原穴，是全身重要穴位之一，回阳九针之一，四总穴之一，治疗范围甚广。合谷穴是汗证之要穴，对汗证具有双向调节作用，既可以发汗又可以止汗，常与复溜穴相配，无汗补合谷泻复溜，多汗泻合谷补复溜。复溜穴归属于足少阴肾经，且为本经之母穴，具有行气化水、通调水道的作用，功擅疏通肾经经气，对水肿癃闭针之可流，对盗汗遗尿针之可止，具有双向调节水液代谢之作用，历代多有相关记载，如《灵光赋》："复溜治肿如神医"；《玉龙歌》："伤寒无汗泻复溜"等。

支沟穴属手少阳三焦经，为手少阳三焦经所行之经火穴，走而不守，能调理本经之经气，而三焦内连脏腑，外通皮毛，贯身之上下内外，为气机运行之通道。《难经·六十六难》："三焦者，原气之别使也，主通行三气，经历于五脏六腑。"故支沟能调理诸气，凡有关气机不调所致之证，皆能治之。支沟穴是临床治疗便秘之要穴，正如《针灸神书》言："大便闭塞不能通，气上支沟阳有功。"也是胁肋痛之效穴，早在《标幽赋》中言"胁痛肋痛针飞虎"。今人亦有"胁肋支沟取"之用。针刺支沟以疏理三焦气机，开塞通闭使腑气运转如常。

刚柔二痉①**最乖张**②**，口噤眼合面红妆，**
热血流入心肺腑，须要金针刺少商。

①刚柔二痉：痉，强直反张。刚柔是指痉分为刚、柔两类，以是否汗出为分，发热恶寒无汗者，称为刚痉；不恶寒，发热汗出者，称为柔痉。

②乖张：不正常；不顺、不相合。

痉挛强直反张表现出极为特殊的症状，角弓反张、头摇项强、四肢拘急、口噤不开、眼睛不能睁开、面红目赤等症状，这是血热上壅于心肺所致，此时需要针刺少商穴清泄心肺之热而解。

"刚柔二痉"所发皆因心肺之热上壅所致，治疗当以退热为主。少商穴属手太阴肺经，为手太阴肺经之井穴，井穴擅清热开窍，用于急救。少商为手太阴之末穴，脉气所出之井穴，交传于阳明之初，出阴经而交阳经，功善清泻脏热、开瘀通窍，是治疗神志突变、意识昏迷等阳实郁闭之证的急救穴，急性热病、急惊风的常用要穴，因此"热血流入心肺腑，须要金针刺少商"。临床常以点刺放血为用，发挥作用最快，病重者常与中冲穴伍用，中冲为手厥阴心包经之井穴，心包代心受邪，清泄中冲以清心泄热，开窍醒神。

中满①**如何去得根，阴包如刺效如神，**
不论老幼依法用，须教患者便抬身。

①中满：指中焦胃腹部胀满不舒的症状。

中焦胃腹部胀满不舒如何有效地得到根本治疗，针刺阴包穴不仅能除胀满，还能解腰骶引少腹痛、大腿拘急等症，疗效如神，无论老幼皆可以按此法运用，患者也就能够屈伸自如，坐卧起立都可恢复常态了。

中满之症为何取用临床少用的阴包穴？中满一症发生的原因很多，此处主要是指因肝病所引起的一类中满而言。肝主疏泄，主筋，肝经"上腘内廉，循股阴，入毛中，环阴器，抵小腹，挟胃，属肝，络胆"。若是肝经气厥逆就会发生少腹肿痛、胃脘部胀满、股膝内肿痛、小便不利等症状。阴包穴属足厥阴肝经，居于大腿内侧，具有理气活血、通经止痛、疏理下焦的作用。足厥阴肝经与胃的关系密切，肝气不舒，疏泄失常，脾胃运化受阻，故而出现脘腹胀满、小腹胀痛及大腿内侧胀痛等之症状，针刺阴包可理气活血，疏理下焦，舒筋止痛，故胀满而解，诸症也随之而失，具有标本兼治的作用，从而也就有了针刺阴包"不论老幼依法用，须教患者便抬身"的临床之说。

打扑伤损破伤风①**，先于痛处下针攻，**
后向承山立作效，甄权②**留下意无穷。**

①破伤风：凡因外伤跌仆，以及各种金属竹木刺伤所致疾患，风邪从创伤直袭经络，导致牙关紧闭、四肢抽搐、角弓反张、颈项强直、面现苦笑等症状，称之为破伤风。

②甄权：唐代医家。许州扶沟（今属河南）人，精针灸术，亦谙养生，103岁高龄，唐太宗曾亲临其家咨询药性，并视其饮食，赐以衣服、几杖，并授朝散大夫。其所著有《古今录验方》《针经钞》《明堂人形图》《针方》及《脉经》，但均未见行世。

因跌仆、扭挫、碰撞及各种利器使皮肉破损，导致破伤风，此时先于伤处针刺处理泻其瘀滞，祛除外邪，再于承山穴针刺，可立见显效，这是唐代著名医家甄权所留下的宝贵经验。

无论是跌打损伤导致了局部瘀血肿胀，还是外伤之后导致了破伤风，其最好的处理方法首先是在瘀血肿胀处或伤口处点刺出血，使其瘀血散尽，其经脉通畅；若伤口外邪侵袭，在伤处再施以点刺，可使外邪得以祛除，这是一种治本之法，若在患处再配合施以重灸，其疗效会更佳，这是治疗跌打损伤一类疾病既简单而又实效的好方法，余在临床中常常用之，往往立即见效。局部施以处理后，再针刺承山穴可立竿见影。承山穴属足太阳膀胱经，足太阳膀胱经主一身之表，通全身之营卫，因此一切外感之邪的侵袭，即首当其冲。破伤风，风邪尚在浅表，故宜取太阳经穴解表散邪，正如《灵枢·热病》言："风痉身反折，先取足太阳。"承山穴具有舒筋解痉、通经止痛的作用，针刺承山穴可以疏调膀胱经之经气，缓解头项强痛、角弓反张等症状，故有"后向承山立作效，甄权留下意无穷"之说。本病发作病情危急，症状严重，应当合理配穴，临床常以水沟、大椎、筋缩、合谷、太冲、阳陵泉等穴配用息风止痉。

腰腿疼痛十年春，应针不了便惺惺①**，**
大都引气探根本，服药寻方枉费金。

①惺惺：清醒、觉悟的意思。

患慢性腰腿疼痛数年而不愈，针刺诸多穴位而无效，由此便悟出了一种治本的方法，通过针灸足太阴脾经大都穴，旺盛血气，以补虚治本的方法治疗，疾病就能慢慢地得到根本治愈。即使服用诸多的药物，治疗效果也多不理想，只是白白浪费了钱财，也是劳而无功的。

本句歌赋表达了慢性腰腿疼痛的一种治疗用穴思路，若是久治不愈的慢性腰腿疼痛可取用脾经大都穴治疗。大都归属脾经，为脾经之荥火穴，故为脾经之母穴。功擅温补，补之则能健脾和中，清退虚热，为治疗脾胃虚弱病之要穴。由此可以看出本处所言之慢性腰腿疼痛主要针对气血不足及寒湿之因而引起的相关疾病。脾胃为气血生化之源，脾虚气血不足，从而会导致腰腿疼痛。又因脾虚则能生湿，湿性黏滞，故导致腰腿疼痛缠绵难愈。大都作为脾经之母穴，"虚则补其母"，通过补之灸之能健脾益气，调补气血，健脾化湿，振脾阳而温运，尤其针灸并用其效更佳，从而可起到"大都引气探根本"。

脚膝经年痛不休，内外踝边用意求，
穴号昆仑并吕细[1]，应时消散及时瘥[2]。

①吕细：指太溪穴。

②瘥：病愈。

久年不愈的膝痛、脚痛之病，可分别取用外踝与跟腱中的昆仑，内踝与跟腱中的太溪施以治疗，二穴内外相呼应，用之疾病就很快痊愈了。

昆仑穴属足太阳膀胱经，为足太阳经经气所行之经穴，具有通经止痛的作用，性擅疏通，治疗膀胱经循行通路上经气瘀滞而出现的头项、腰背、下肢后侧、足跟等处的疼痛；太溪穴属足少阴肾经之输穴、原穴，为肾脉之根。肾阴是一身阴液之根蒂，先天之真源，其主骨藏精而生髓，针刺可治疗与肾有关的五脏、五官、生殖、腰背足跟之病。昆仑在外踝边，穴属足太阳，太溪在内踝边，穴属足少阴，故二穴伍用，一外一内，一阳一阴，一表一里，一通一补，扶正与祛邪，双管齐下，两相呼应，标本兼治，故作用广泛，因此用之即可达到"脚膝经年痛不休，应时消散及时瘥"之效。

风痹[1]痿厥[2]如何治？大杼曲泉真是妙，
两足两胁满难伸，飞虎神针七分到。
腰软如何去得根，神妙委中立见效。

①风痹：风邪所致的痹病，又称行痹或周痹，俗称为"走注"。是痹证类型之一。

②痿厥：指痿软无力，四肢寒冷类疾病。

风痹及痿厥一类疾病该如何治疗才能效果好呢？取用大杼、曲泉穴治疗可谓是妙法；两足屈伸不利，两胁胀满疼痛，针刺支沟穴七分深就能获得满意的疗效；腰部疼痛软弱无力怎样才能得以根本治疗呢？针刺委中穴可以通畅气血，祛除瘀滞，从根本上消除了病因，不但能够获得立竿见影的疗效，而且还能得以治本。

大杼穴属足太阳膀胱经，为督脉、手足太阳之会，八会穴之骨会。本穴为手足太阳、少阳之会，而太阳主开主表，少阳主枢，主半表半里，刺之能疏风散邪，宣肺解表，因此凡外邪侵袭人体所致肺卫表证，皆可治之；且擅治骨病，有壮骨强筋之功，凡与骨有关的疾病皆可治之。曲泉归属足厥阴肝经，为足厥阴肝经之合穴，在五行中属水，通于肾，为本经之母穴，所以能兼通肝肾二经，因此既能调节肝经之气血，具有舒肝活血、补肝养血、疏筋强筋之效，使筋脉得以濡养，又能补肾壮骨，滋肾壮水，起到填精益髓的作用。大杼祛风壮骨，标本兼治，曲泉疏筋养血，补益肝肾，养筋壮骨，以治本为主，故对风痹痿厥治之甚效。

"两足两胁满难伸"主要是因少阳经脉郁滞所导致，两胁为肝胆经之分野，因此胁痛胀满系肝胆经脉瘀阻所致，支沟穴属手少阳三焦之经穴，擅调理诸气，是治疗气机不调所致诸症之要穴，取用支沟穴可有显著疗效。《标幽赋》言："胁痛肋痛针飞虎（即支沟）。"针刺支沟可调理肝胆经之经气，疏通经脉。若配阳陵泉运用疗效最佳，尤其两足之症，阳陵泉为胆经之合穴，八会之筋会，二穴伍用，一表一里，一上一下，理气解郁，行气通滞，舒筋活络，故功效倍增。

所谓的腰软一症若仅从字面的含义来看，是指腰部虚证而致的腰痛，而委中穴主要针对的是腰痛实证，那么此处所用并非是指腰虚之症，此处所言应是根据《灵枢·邪客》中"肺心有邪，其气留于两肘；肝有邪，其气留于两腋；脾有邪，其气留于两髀；肾有邪，其气留于两腘"而来。肾与膀胱相表里，膀胱经腰部两支会合于腘窝中，所以肾有了邪气，就随着经脉流注到两侧腘窝部，腰为肾之府，膝为肾之路，肾有邪气留于两腘中，就会导致腰膝疼痛无力，行动不利，通过针刺委中穴，乃祛除邪气，振奋肾气，调补先天，从而使腰痛缓解。因此，此处所言的腰软并非是指肾气虚而致的腰痛，乃是肾感受了邪气所致的腰腿疼痛。委中穴属足太阳膀胱经，为足太阳膀胱经经气所入之合土穴，具有活血化瘀、舒筋活络、强腰健膝的作用，为四总穴之一，"腰背委中求"，故对腰背部疼痛治疗效佳。

【临床意义】

歌赋采用七言韵语，语句凝练，通俗易懂，读来朗朗上口，易于记忆。歌赋共有102句，共提到了33穴。内容具有很强的实用性，穴位运用极为丰富，有阿是穴及近刺的运用，如"打扑伤损破伤风，先于痛处下针攻"。本篇歌赋更强调了远道刺，尤其是特定性的运用，这是本篇的核心，也是特色。如"头面之疾针至阴。心胸有病少府泻，脐腹有病曲泉针。顶心头痛眼不开，涌泉下针定安泰"等。本篇中还提到了透穴，如间使透支沟穴的运用，可见本篇对特定穴的重视程度，值得临床进一步研究与推广。也提到了与药物结合的运用，如"狐惑伤寒满口疮，须下黄连犀角汤"。在取穴时用到了多种取穴理论为依据，有根结理论，如"头面之疾针至阴"；有对应取穴理论，如"顶心头痛眼不开，涌泉下针定安泰"；有循经取穴理论，如"心胸有病少府泻，脐腹有病曲泉针"；有表里经取穴理论，如"项强反张目直视，金针用意列缺求"；有同名经取穴理论，如"胁肋腿痛后溪妙"；有辨证取穴理论，如"腰腿疼痛十年春，应针不了便惺惺，大都引气探根本，服药寻方枉费金"。可见本篇歌赋内容丰富多彩，取穴灵活多样，使得针灸学选穴用穴更具实用性。并且强调了补泻手法以及治病求本的重要性。

本篇歌赋最值得重视的当属远道刺、特定穴、辨证取穴运用，以及在治标和治本作用上的重要意义，这是本歌赋之亮点，值得临床进一步深入研究和推广应用。

【总结】

本篇穴位33穴

全篇共提到46穴，除去重复穴位13个，重复穴位分别有曲泉（1次），风府（1次）、涌泉（1次）、尺泽（1次）、曲池（1次）、间使（2次）、支沟（2次）、复溜（2次）、合谷（1次）、承山（1次），即33穴。

1.至阴，2.风府，3.少府，4.曲泉，5.中渚，6.交信，7.后溪，8.太冲，9.百会，10.涌泉，11.尺泽，12.曲池，13.承山，14.丰隆，15.间使，16.灵道，17.飞虎（支沟），18.大椎，19.金门，20.复溜，21.列缺，22.绝骨（悬钟），23.合谷，24.地仓，25.中脘，26.期门，27.少商，28.阴包，29.大都，30.昆仑，31.吕细（太溪），32.大杼，33.委中。

《肘后歌》辨证取穴表

病症		取穴
头面五官疾患	头面之疾	至阴
	顶心头痛眼不开	涌泉
	口噤目合面赤	少商
	百合伤寒口噤眼合	合谷
	伤寒牙关风壅	列缺
	狐惑伤寒满口疮	地仓

病症		取穴
肩颈腰背疾患	肩背疾患	中渚
	伤寒项强反张目直视	列缺
	阴核（颈瘤）	百会
	腰背挛急	曲池
	腰膝强痛	交信
	腰软	委中
	腰腿疼痛	大都
胸腹疾患	心胸病	少府
	中满	阴包
	伤寒结胸，致目昏黄汗不通	涌泉
	伤寒痞结胁积痛	期门
	痞气，两胁满	飞虎（支沟）
	胁肋腿痛	后溪
	伤寒腹痛，吐蛔	中脘
	脐腹痛	曲泉
四肢疾患	手臂拘挛	尺泽
	股膝肿	太冲
	鹤膝肿劳	尺泽、曲池、风府
	腿脚病	风府
	脚膝经年痛不休	昆仑、吕细（太溪）
	两足难伸	飞虎（支沟）
	筋骨疼	尺泽
诸风、伤寒与疟疾	风痹痿厥	大杼、曲泉
	伤寒四肢厥逆冷，脉气无；伤寒自汗发黄	复溜
	伤寒四肢回还脉气浮	绝骨（悬钟）
	伤寒当汗不汗	合谷
	骨寒髓冷寒极见热	灵道
	疟疾	间使、大椎
	疟疾连日发	金门
	疟疾三日发	寒多热少复溜；热多寒少间使
其他疾患	哮喘	丰隆
	狂言盗汗	间使
	五痔；跌打损伤；破伤风	承山

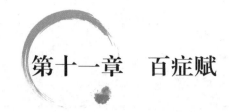

第十一章　百症赋

【歌赋】

百症俞穴，再三用心。

囟会连于玉枕，头风疗以金针。

悬颅、颔厌之中，偏头痛止；强间、丰隆之际，头痛难禁。

原夫面肿虚浮，须仗水沟、前顶；耳聋气闭，全凭听会、翳风。

面上虫行有验，迎香可取；耳中蝉噪有声，听会堪攻

目眩兮，支正、飞扬；目黄兮，阳纲、胆俞。

攀睛攻少泽、肝俞之所，泪出刺临泣、头维之处。

目中漠漠，即寻攒竹、三间；目觉𥊚𥊚，急取养老、天柱。

观其雀目肝气，睛明、行间而细推；审他项强伤寒，温溜、期门而主之。

廉泉、中冲，舌下肿疼堪取；天府、合谷，鼻中衄血宜追。

耳门、丝竹空，住牙疼于顷刻；颊车、地仓穴，正口㖞于片时。

喉痛兮，液门、鱼际去疗；转筋兮，金门、丘墟来医。

阳谷、侠溪，颔肿口噤并治；少商、曲泽，血虚口渴同施。

通天去鼻内无闻之苦；复溜祛舌干口燥之悲。

哑门、关冲，舌缓不语而要紧；天鼎、间使，失音嗫嚅而休迟。

太冲泻唇㖞以速愈，承浆泻牙疼而即移。

项强多恶风，束骨相连于天柱；热病汗不出，大都更接于经渠。

且如两臂顽麻，少海就傍于三里；半身不遂，阳陵远达于曲池。

建里、内关，扫尽胸中之苦闷；听宫、脾俞，祛残心下之悲凄。

久知胁肋痛，气户、华盖有灵；腹内肠鸣，下脘、陷谷能平。

胸胁支满何疗，章门、不容细寻；膈疼饮蓄难禁，膻中、巨阙便针。

胸满更加噎塞，中府、意舍所行；胸膈停留瘀血，肾俞、巨髎

宜征。

胸满项强，神藏、璇玑已试；背连腰痛，白环、委中曾经。

脊强兮，水道、筋缩；目眴兮，颧髎、大迎。

痉病非颅息而不愈；脐风须然谷而易醒。

委阳、天池，腋肿针而速散；后溪、环跳，腿疼刺而即轻。

梦魇不宁，厉兑相谐于隐白；发狂奔走，上脘同起于神门。

惊悸怔忡，取阳交、解溪勿误；反张悲哭，仗天冲、大横须精。

癫疾必身柱、本神之令；发热仗少冲、曲池之津。

岁热时行，陶道复求肺俞理；风痫常发，神道须还心俞宁。

湿寒湿热下髎定；厥寒厥热涌泉清。

寒栗恶寒，二间疏通阴郄暗；烦心呕吐，幽门开彻玉堂明。

行间、涌泉，主消渴之肾竭；阴陵、水分，去水肿之脐盈。

痨瘵传尸，趋魄户、膏肓之路；中邪霍乱，寻阴谷、三里之程。

治疸消黄，谐后溪、劳宫而看；倦言嗜卧，往通里、大钟而明。

咳嗽连声，肺俞须迎天突穴；小便赤涩，兑端独泻太阳经。

刺长强与承山，善主肠风新下血；针三阴与气海，专司白浊久遗精。

且如肓俞、横骨，泻五淋之久积；阴郄、后溪，治盗汗之多出。

脾虚谷以不消，脾俞、膀胱俞觅；胃冷食而难化，魂门、胃俞堪责。

鼻痔必取龈交，瘿气须求浮白。

大敦、照海，患寒疝而善蠲；五里、臂臑，生疬疮而能治。

至阴、屋翳，疗痒疾之痛多；肩髃、阳溪，消瘾风之热极。

抑又论妇经事改常，自有地机、血海；女子少气漏血，不无交信、合阳。

带下产崩，冲门、气冲宜审；月潮违限，天枢、水泉细详。

肩井乳痈而极效，商丘痔瘤而最良。

脱肛趋百会、尾翳之所，无子搜阴交、石关之乡。

中脘主乎积痢，外丘收乎大肠。

寒疟兮，商阳、太溪验；痃癖兮，冲门、血海强。

夫医乃人之司命，非志士而莫为；针乃理之渊微，须至人之指教。先究其病源，后攻其穴道，随手见功，应针取效。方知玄理之玄，始达妙中之妙。此篇不尽，略举其要。

【出处】

百症赋是著名的针灸歌赋之一，其所载内容为多种病症的针灸配穴，以歌赋形式写成。就其目前所留传下来的文字记载来看，歌赋首见于明代嘉靖年间著名针灸医家高武所著的《针灸聚英》中，但原作者至今不详，高氏在本赋之后写道："不知谁氏所作，辞颇不及于《指微》《标幽》。其曰'百证'者，宜其曲尽百般病证针刺也。"百症，言此篇概括病种繁多，症状千变万化，错综复杂，介绍了近百种病的选穴规律、配穴原则及具体方法。后又被收录于明代针灸大医家杨继洲所著的《针灸大成》、清代医家李学川所著的《针灸逢源》中。本歌赋辨证取穴精简得当，临床实用性强，是历代针灸歌赋中重要篇目之一，值得临床重视。本歌赋摘录于《针灸聚英》中。

【注解】

百症①俞穴②，再三用心。

①百症：百，指多；症，指疾病。因本歌赋论述了近百余种疾病的针灸辨证论治，配穴及取穴方法，故名为百症。

②俞穴：泛指全身腧穴。

本篇歌赋总结了近百种疾病的相关治疗用穴，所以名为百症赋。本篇歌赋是经过长期临床实践经验总结而成，可谓是临床之精华秘验，因此在学习本歌赋时一定要仔细认真，反复推敲，深入领会。通过歌赋所言可指导用于临床，然后再通过临床不断验证，细心体会用穴之妙。

囟会连于玉枕，头风①疗以金针。
悬颅、颔厌之中，偏头痛止；
强间、丰隆之际，头痛难禁。

①头风：经久难愈的头痛。病程较久，时发时愈。

经久难愈的慢性头痛可以通过针刺头部的囟会和玉枕穴以改善头部之气血，从而使头痛得以治愈；偏头痛时可取用足少阳胆经的悬颅及颔厌针刺，疏风清热，通经止痛；若是胃气不降，痰火上扰而致的痰厥头痛，针刺强间、丰隆二穴，可止头痛。

囟会与玉枕二穴均在头部，囟会居于头部之前，属于督脉，具有清头散风的作用；玉枕居于头部之后，穴属足太阳膀胱经，具有祛风散邪、清利头目之效。二穴伍用，属于按部取穴的近部取穴之法，可直接疏调头部之气血，旺盛血行，治愈疼痛。且二穴一前一后，具有疏风散邪、清利头目、通络止痛的作用，所以二穴伍用具有标本兼治之功。

悬颅、颔厌均为足少阳胆经之穴，在侧头部，且相邻，也为局部用针，当针刺时向后或者对二穴施以透刺，从而达到通经止痛的效果。余在临床中治疗偏头痛局部用针多以丝竹空透率谷为用，确有针到痛立止的功效，另外风池、太阳透率谷等用之也具极效，余更重视远端的用穴，如外关、足临泣、中渚、侠溪等穴，可根据患者的疼痛特点，选择相应的穴位。

强间穴属督脉，在头部后发际正中直上4寸，具有清热息风之效，丰隆穴属足阳明胃经，为足阳明胃经之络穴，是祛痰之第一要穴。针刺强间穴可疏风清窍，疏头部之气血，以治其标，针刺丰隆穴可化痰浊，降胃气，以治其本。二穴一近一远，上下呼应，远近相配，涤痰化湿，通络止痛，治疗痰厥头痛具有标本兼治之功。

原夫①面肿虚浮，须仗水沟、前顶；
耳聋气闭②，全凭听会、翳风。

①原夫：为发表议论的发语词，意思相当于"说到那"。

②耳聋气闭：指突发性耳聋。多因肝胆之火或外感风火上攻所致。

面部的浮肿可用水沟（人中）与前顶以利水、行湿、消肿；突发性耳聋可取用听会、翳风二穴治疗。

水沟是督脉重要穴位之一，其穴在鼻柱下，沟中央，近鼻孔处，为鼻水所流注，且能治水病，故名。水沟穴是历代医家治疗水肿之要穴，如《针灸大成》所载："水气遍身肿……水面肿，针此一穴，出水尽即愈。"前顶穴属督脉，具有调神镇静、息风止痉、通络消肿之功。二穴皆为督脉之穴，均位于头部，头者，诸阳之会，二穴伍用，犹如揭盖倒水，上窍一开，水气即从水沟而去，由此可见二穴相得益彰，利水消肿之力甚强，故"面肿虚浮，须仗水沟、前顶"。若对于全身原因所致的面肿虚浮当明确病因，针对性处理。

耳聋气闭是指突发的耳聋，也即中医所言的暴聋，多因外感风火或肝胆之火上攻耳窍所致的耳聋、耳内闷胀及重听等异常症状。此处仅以局部取穴为用，指出了头面部疾病取穴的要点，强调了头面部穴位以治疗局部病为主，不同于四肢远端用穴。听会穴属足少阳胆经，在耳前，有疏调肝胆气机、清泻肝胆湿热、祛风开窍益聪之效；翳风穴属手少阳三焦经，在耳后，有疏调三焦气机、疏风通络、清热泻火、开窍益聪之功。二穴伍用，一前一后，前后夹击，直达病所，同经相应，同气相求，祛风清热，宣通耳窍，使闭阻的少阳经气得以通畅，听力自然恢复。临床治疗还需针对病因处理，明确病因，祛除病因是治本之关键。耳聋之因也不离虚实，实证多因肝胆火盛，外感风邪所致，其治疗多以疏风泻火，通络开窍为用，治疗除了局部取穴，常以手足少阳经穴为主。虚证以肾精亏虚所致，其治疗多以补肾养窍为要，主取足少阴肾经用穴。

面上虫行有验，迎香可取；
耳中蝉噪有声，听会堪[①]攻。

①堪：指能够，可以的意思。

面部感觉犹如有虫爬行，取用迎香穴治疗可有良效；若耳内鸣响犹如蝉的叫声，针刺听会穴可以治疗。

迎香穴属手阳明大肠经，为手足阳明经之会，手足阳明多气多血，气血充盛，针刺可改善面部气血运行，清泻二经之邪热，发散风邪，其穴在面部，可治疗面痒面肿，若配合谷穴治疗其效更佳，若周身如虫行之感配大包穴治疗可有良效。

听会穴属足少阳胆经，其穴在耳前，归属足少阳胆经，足少阳胆经与耳联系密切，因此听会穴具有疏风清热、通窍利耳的作用，是治疗耳疾的重要穴位。另耳前的耳门、听宫及耳后的翳风、完骨皆是治疗耳疾的要穴，由此也突出了头面部之穴位以治疗头面部器官之疾为主。临床还应明确其病因，配以远端用穴，祛除病因以治其本。

目眩[①]兮，支正、飞扬；目黄[②]兮，阳纲、胆俞。

①目眩：又名眼眩。指眼前发黑、眼花。此处指眼目昏花。
②目黄：指黄疸初期眼睛发黄。

血热上攻的头晕眼花，可针刺支正与飞扬引火下行；黄疸之眼黄可针刺阳纲与胆俞二穴疏通胆道，清热化湿而祛黄。

支正穴属手太阳小肠经，为手太阳小肠经之络穴，别走手少阴心经，有沟通表里二经、疏调经气、舒筋活络、解表清热、清心安神之功；飞扬穴属足太阳膀胱经，为足太阳之络穴，别走足少阴肾经，有沟通表里二经、宣通经气、舒筋活络、清热利湿、消肿止痛之力。二穴伍用，同经相应，同气相求，有通调心、小肠、肾、膀胱诸经功能，并可增强舒筋活络、利水渗湿、消肿止痛、清热明目之力。二穴伍用主要用于血热上攻所引起的实证之类疾患，不适宜血虚而致的眩晕昏花，治疗施以泻法，引火下行，临床可用于火热上攻所致的头昏目眩，风寒为患的四肢疼痛、恶寒发热之热性病等。二穴伍用是指出了一种常规配穴的运用思路，二穴为同名经，同名经用穴上下疏通，同经相应，功效协同，尤其对各种痛证的治疗有较好的作用，是临床重要的配穴方法。

阳纲在背部，穴属足太阳膀胱经，第10胸椎棘突下旁开3寸，阳纲穴具有疏泄肝胆、清化湿热之效；胆俞为胆的背俞穴，在第10胸椎棘突下旁开1.5寸，是治疗一切肝胆疾患的特效穴，具有疏肝气、清胆火、和胃气、利湿热、退黄明目之效。二穴皆在背部，同在第10胸椎棘突下，互为毗邻，内应于胆，相互为用，直达病所，以达疏肝胆、利湿热、退黄疸之效。二穴伍用，擅治阳黄之证，黄疸基本病机是湿浊阻滞，治疗当以化湿利胆退黄为主。阳黄以湿热为主，当以清热利湿为治；阴黄以寒湿为主，当以温中化湿为治。

攀睛[1]攻少泽、肝俞之所，泪出刺临泣[2]、头维之处。

①攀睛：旧称胬肉攀睛，即西医所称的翼状胬肉。在眼睛内外眦处生有红色肥厚的胬肉（以生于内侧者多见）。严重者胬肉可延伸入角膜瞳孔边缘，甚至掩及瞳孔，影响视力。

②临泣：指头临泣。

如果出现了胬肉攀睛（翼状胬肉）可针刺少泽和肝俞穴以和肝、清热、调血、明目。如有迎风流泪或眼泪自出，可取用头临泣及头维二穴针刺，以疏风清热，祛寒止泪。

少泽穴为手太阳小肠经之井穴，手太阳小肠经联系目内外眦（即内外眼角），翼状胬肉的发生位置就在目内外眦所处，根据经络所行，直达病灶。中医认为翼状胬肉的发生多因心肺二经风热壅盛、气滞血瘀所致。少泽为手太阳小肠经之井金穴，故与肺相通，小肠与心相表里，井穴擅泄热，尤其点刺放血，其泄热的作用更强，因此少泽穴能清心肺之火、活络散瘀、开窍救急、通乳消胀、安神定志。肝俞为肝的背俞穴，内应肝脏，肝开窍于目，可治疗一切眼疾，具有清泄肝胆、平肝息风、疏肝通络、调肝明目之功效。肝俞重在"调"，以治其本；少泽重在"泻"，以治其标。二穴伍用，清泻心肺之火，调肝明目，疏通经络，祛瘀消翳之功益彰。

头临泣位于瞳孔直上前额处，为足少阳、足太阳和阳维脉之会，足少阳、足太阳均循头抵目，阳维主一身之阳络，太阳阳维主表，少阳主半表半里，用之可疏散头目在表之风邪，清解半表半里之郁热，而疏风清热，通络明目，尤长于治疗多泪，正如《通玄指要赋》言："眵䁾冷泪，临泣尤准。"头维为足阳明胃经和足少阳胆经之会穴，用之可疏调二经之经气，善于疏散风邪、清泄头目热邪、明目止痛，是治疗头目疾患之常用穴。泪出多为感受热邪，或肝热上扰所致。二穴伍用，既能疏泄头目之邪热，又能疏调足少阳、足太阳、足阳明及阳维脉，祛风散邪，清热泻火，泄热明目，可谓是简单直接的方法，可使泪出而止。对于病程已久者，或反复发作者，可配用远端穴位，远端用穴可针刺光明、太冲、行间，也可于经外奇穴大、小骨空，或关冲刺血。

目中漠漠[①]，即寻攒竹、三间；
目觉䀮䀮[②]，急取养老、天柱。

①目中漠漠：是指眼中云翳遮掩，视物昏花，模糊不清的意思。

②目觉䀮䀮（huāng）：指目视不明，视物不清，或有重影。

眼睛有云翳被遮掩，看东西模糊不清，即针刺攒竹、三间以消除云翳，恢复正常视觉；两眼昏花，视物不清，或有重影，及时针刺养老、天柱，能益阴明目。

攒竹因穴居眉头，为眉毛攒聚之处，眉毛形如竹叶，两眉紧蹙，形如竹叶攒聚，故名攒竹。属足太阳膀胱经脉气之所发，具有疏散头目风邪、清热明目的功效，可用于治疗风热上攻所致的一切眼疾。三间穴属手阳明大肠经，为大肠经气所注之输木穴，功善清阳明之邪热，因五行应于木，故通于肝，肝开窍于目。二穴伍用，一近一远，局部取穴直达病所，以泻局部之血热，远端用穴间接刺激，疏风散热，调其阳明气血，直达眼睛，标本兼治。

天柱穴属足太阳膀胱经，位于项后，天柱骨之旁，具有清利头目、疏散风邪、通经活络之功；养老穴归属手太阳小肠经，为手太阳经气血所深聚之郄穴，具有补益之性，有益于老人之健康，令人耳目聪明，故名养老。天柱以清上为主，养老以安下为要。二穴伍用，一上一下，同经相应，同气相求，通调经脉，调和气血，聪耳明目之功益彰。

观其雀目[①]肝气，睛明、行间而细推[②]；
审他项强伤寒[③]，温溜、期门而主之。

①雀目：似雀之目，至夜即不见物，又有鸡蒙眼、鸡盲等别称。即西医学中的夜盲。

②细推：指根据病因，正确地掌握补泻手法的运用。

③项强伤寒：即外感寒邪侵袭肌表，所出现的头项强痛而恶寒等，属于伤寒太阳病的症状。

夜晚视物不清（夜盲）可取用眼睛周围的睛明穴及远端的行间穴上下相配，根据其病因施以合理的补泻手法；如果因外感寒邪导致了颈项强痛可取用手阳明大肠经之郄穴温溜及肝的募穴期门而针刺。

　　睛明为足太阳膀胱经之起始穴，手太阳、足太阳、足阳明、阴跷、阳跷五脉交会之处，其性轻清，具有疏风清热、通络明目、消肿止痛之功，是治疗眼病之常用特效穴。行间穴属足厥阴肝经，为荥火穴，又是本经之子穴，具有疏肝清肝泻火、镇肝息风、舒经活络、理气止痛的作用。睛明调整眼睛局部之气血，以清上为主；行间清泻肝胆之火，以泻下为要。二穴伍用，一上一下，上下呼应，远近相配，清热泻火，凉血明目，消肿止痛，标本兼治。主要用于肝胆火旺之目赤肿痛及肝气郁结之夜晚视物不清。对于肾气亏虚者当取用复溜、太溪、肾俞、太冲、肝俞等穴位治疗。

　　《针灸大成》记载："太阳与少阳并病，头项强痛，或眩冒，时如结胸，心下痞硬者，当刺大椎第一间、肺俞、肝俞，慎不可发汗，发汗则谵语，五六日谵语不止，当刺期门。"《席弘赋》："期门穴主伤寒患，六日过经尤未汗。"《伤寒论》为伤寒病的经典代表，其论述最为全面，从《伤寒论》条文中看伤寒有以下情况可针刺期门：当肝乘脾时可刺期门，原文108条"伤寒腹满谵语，寸口脉浮而紧，此肝乘脾也，名曰纵，刺期门"。当肝乘肺时可刺期门，原文109条"伤寒发热，啬啬恶寒，大渴欲饮水，其腹必满，自汗出，小便利，其病欲解，此肝乘肺也，名曰横，刺期门"。太阳与少阳并病，不可发汗，可刺期门，原文第142条"太阳与少阳并病，头项强痛，或眩冒，时如结胸，心下痞硬者，当刺大椎第一间、肺俞、肝俞，慎不可发汗；发汗则谵语、脉弦，五日谵语不止，当刺期门"。妇人热入血室，可刺期门，原文第143条"妇人中风，发热恶寒，经水适来，得之七八日，热除而脉迟身凉，胸胁下满，如结胸状，谵语者，此为热入血室也，当刺期门，随其实而取之"。由此可见，初发的伤寒一般不针刺期门，常取用大椎、肺俞、天柱等穴，当伤寒传变他经时刺期门用之。

　　温溜穴属手阳明大肠经之郄穴，具有温经散寒、调理肠胃、清热散邪之功，主要用于头痛、面肿、口舌肿痛、咽喉肿痛、肩臂酸痛、伤寒寒热、肠鸣腹痛等。期门穴属足厥阴肝经，为肝之募穴，有疏泄肝胆、调和表里、疏肝和胃、清热散邪、活血化瘀、消痞散结之功。肝为脏、属阴，大肠为腑、属阳。二穴伍用，一阴一阳，一脏一腑，相互制约，相互为用，和解表里，宣通气血，清热退热，通络止痛之功益彰。

廉泉、中冲，舌下肿疼堪取；
天府、合谷，鼻中衄血①宜追。

①衄血：指鼻子出血，多为风热壅盛、感受外邪、劳伤、阴虚等所致。

心火旺盛而致舌下肿胀疼痛，可近取廉泉远取中冲配合运用，可泄热消肿；鼻出血可取用手太阴肺经天府，手阳明大肠经之合谷配合治疗，通过泄热以止血。

廉泉穴属任脉，为任脉与阴维脉之会，位于喉舌之间，内应舌根，性善通利，用之可清咽喉，降痰浊，通舌络，生津液，清火逆。心开窍于舌，中冲为心包经之井穴，心包代心受邪，针刺中冲可清泻心火，尤其点刺出血的泄热作用极强。廉泉以疏调局部经气，消肿止痛为主；中冲以清泄心经火热，启闭开窍，苏厥醒神为要。二穴合用，相得益彰，清热解毒，消肿止痛之力倍增。二穴伍用可治疗舌下肿痛，中风舌强不语及暴喑等疾病。

天府穴属手太阴肺经，天府接于云门，为肺气之所归，肺气由此行于肌腠，周遍全身，犹云之漫天匝地，广漠流行也，故刺之宣通肺气，下气平喘，降气止血，活络止痛。合谷穴属手阳明大肠经，且为手阳明大肠之原穴，有通经活络、疏风解表、清泄肺气、通降肠胃、镇静止痛之功。肺与大肠互为表里，二穴伍用，一表一里，一脏一腑，表里双解，脏腑俱清，故有凉血止血，下气平喘之功。二穴主要用于肺热上壅，阳明热盛而致的血热妄行，对其他原因所致的鼻出血当根据其具体病因用穴。鼻出血在临床以上星穴为最效，可用于各种原因所致的鼻出血，余在临床中治疗鼻出血主要以上星配孔最为主穴，再根据其病因加配相应穴位，肺火者加配鱼际，胃火者加配内庭，肝火者加配行间，以此法治疗数例鼻出血患者无不效者。

耳门、丝竹空，住牙疼于顷刻；
颊车、地仓穴，正[①]口㖞于片时。

①正：纠正、治疗。

三焦火盛而致的牙痛可于面部的耳门及丝竹空配针治疗，疏调面部气血，清泻三焦火热而止牙痛；口眼㖞斜取用面部的颊车、地仓针刺治疗可有速效。

针灸治疗牙痛有显著的疗效，若能辨证准确多能立竿见影，牙痛远端用穴一般是根据经络与牙齿的循行关系为依据，上牙齿归属于足阳明胃经，下牙齿归属于手阳明大肠经，因此常取用手阳明大肠经及足阳明胃经的相关穴位针刺，如合谷、三间、二间、阳溪、偏历、内庭、厉兑、陷谷等穴。根据头面部穴位主要治疗局部疾病的用穴原理，也常配合局部用穴，临床常以颊车、下关、大迎、听宫等穴为主。三焦经取穴临床多以远端的液门与头面部的翳风为常用，一般来说耳门与丝竹空治疗牙痛的临床运用较少。耳门穴属手少阳三焦经，功擅疏通耳之经络，具有通窍开耳的作用，以治疗耳疾为主；丝竹空归属手少阳三焦经，为手足少阳经之交会穴，具有调理三焦、和解少阳、调和营卫、清热明目的作用，以治疗眼疾为主。二穴伍用清泻火热，通经止痛，故对三焦火热而致的牙痛有效。

颊车与地仓穴一直是临床治疗面瘫的常用要穴，在历代临床中备受重视，在面部取穴中治疗口眼㖞斜是常用对穴。《玉龙赋》："颊车、地仓疗口㖞。"《玉龙歌》："口眼㖞斜最可嗟，地仓妙穴连颊车，㖞左泻右依师正，㖞右泻左莫令斜。"在临床施治时要根据患者病情之轻重、病程的长短及病变部位而施术。初期患者多浅刺用针，施以毛刺法，在恢复期可以相互透刺运用。总之，二穴是面瘫疾病在局部最常取用的有效穴位，疗效显著，值得重视。治疗面瘫不仅在局部取穴，而且一定要重视远端的用穴，远端取穴以合谷、足三里及太冲最为常用。

喉痛兮，液门、鱼际去疗；
转筋①兮，金门、丘墟来医。

①转筋：俗称为抽筋，多由气血不足、风冷或寒湿侵袭所致。

咽喉红肿疼痛，针刺液门与鱼际治疗；若是腿转筋可针刺金门及丘墟治疗，具有舒筋活络止痛的功效。

液门穴属手少阳三焦之荥水穴，"荥主身热"，性擅清热，针刺能清热泻火、消肿止痛，因五行应于水，故通于肾，尚有滋阴降火的作用。鱼际穴属手太阴肺经之荥火穴，具有清热泻火、消肿止痛、清利咽喉、凉血止血之功效。液门为荥水穴，清中寓补；鱼际为荥火穴，虚实皆宜用。二穴相合，水火同用，相互制约，相互促进，清热泻火，消肿止痛之力倍增。故二穴对咽喉肿痛（即西医学中的急性咽炎、急性扁桃体炎、急性喉炎等）极为有效，是此类疾病的有效组合，尤其配合少商点刺出血，更为特效，余在临床中曾治疗诸多相关患者皆甚效，值得临床推广运用。

抽筋是临床常见症状，可由多种原因而导致，运动过劳，气血不足，冷风或寒湿侵袭皆可导致，症见肢体筋牵掣拘挛，常见者为小腿转筋。此处"转筋兮，金门、丘墟来医"，其所用是针对各种中毒及吐泻脱水而引起的霍乱转筋，发作急骤，病情严重。金门穴属足太阳膀胱经，为足太阳之郄穴，且是阳维脉之起点，膀胱经循行于腓肠肌部位，本病发作急骤迅速，郄穴善治急症，且阳经之郄穴善治疗痛证，故用金门穴治疗霍乱转筋极为有效。丘墟穴属足少阳胆经，且为本经之原穴，虚实皆可，尤其擅治下肢腿胫酸疼、转筋霍乱以及各种肿胀疼痛之足病等。二穴伍用，以缓解霍乱转筋及吐泻、疼痛等症状，具有相得益彰之效。临床一般以承山为常用，是转筋霍乱之特效穴，余在临床治疗转筋霍乱仍以承山为首选穴，多有立竿见影的作用，其次多用手三里与阳陵泉。而金门、丘墟二穴治疗腓肠肌痉挛在临床用之相对较少。

阳谷、侠溪，颔肿口噤[①]并治；
少商、曲泽，血虚口渴同施。

①颔肿口噤：又有"发颐""颐毒""痄腮""腮肿""时毒"等多个名称。指颔部肿胀，不能张口、咀嚼、发音，如同口噤一样。

下颌部肿胀不能张口，说话困难，取用阳谷、侠溪二穴清热解毒，消肿散结；血虚生热，化燥伤阴而致口渴等症状，取用少商、曲泽二穴，清热养津而解口渴。

阳谷穴属手太阳小肠经，为本经之经火穴。火性炎上、属阳，具有清热泻火、消肿止痛之功；侠溪穴属足少阳胆经，为本经之荥水穴，"荥主身热"，有清热泻火、滋水涵木、平肝息风、通络止痛的作用。阳谷疏解太阳经气，可清热泻火，解表退热，消肿止痛；侠溪疏解少阳经气，能清热泻火，通络止痛。合而用之，太阳、少阳二经并行，上下配合，相互为用，清热泻火、解表退热、消肿止痛之功倍增。二穴伍用不仅用于口噤颔肿，而且还常用于肝火旺盛所致的目赤肿痛、胸胁胀痛及伤寒热病汗不出。治疗颔肿口噤一般取用合谷穴，合谷为手阳明大肠经之原穴，手阳明多气多血，具有疏风解表、清热开窍、通经止痛的功效，"面口合谷收"，故合谷多为首选穴。局部之颊车、翳风之穴也是常用的重要穴位，用之可宣散患部蕴结之气血，消肿止痛。

少商穴属手太阴肺经，为手太阴肺经气所出之井木穴，交传于手阳明之初，出阴经而入阳经，具金气肃清之力，功善清泻脏热、开瘀通窍，尤其施以刺之出血，可以清肺热、利咽喉。曲泽穴属手厥阴心包经，为心包经经气所入之合水穴，火经水穴，水能克火，用之可清泻三焦之火，而清热凉血解毒。二穴伍用，少商以解表散邪为要，曲泽以清里邪为主，可消除邪热上犯咽喉口舌，以达清热养津而解口渴之效。阴虚所致口渴之症也常见，可用廉泉、照海、太溪、复溜治之。

通天去鼻内无闻之苦；复溜祛舌干口燥之悲。

鼻子嗅觉减退，不闻香臭，针刺通天能迅速地宣通鼻窍，恢复嗅觉；复溜穴能解除肾阴不足所致的口舌干燥之症。

通天穴属足太阳膀胱经，位于头顶部，能开肺窍通乎天气，故名通天。肺之窍鼻也，由此可见本穴作用于肺。通天功善清散头部风邪，通利鼻窍，为治疗头窍闭塞所致诸疾之常用穴，尤善治鼻疾，为治疗鼻塞之效穴。治疗鼻疾时向前平刺0.5~0.8寸。临床治疗鼻塞不闻香臭尤以迎香穴为常用，迎香穴因治疗鼻塞不闻香臭而著，自可迎而知之矣，故名迎香。迎香与通天功效相近，俱能通利鼻窍，但迎香重在于"通"，而通天重在"开"，二者相辅相成，故常同用，有异曲同工之妙。

复溜穴属足少阴肾经，为足少阴肾经气所行之经金穴，肾为水，故为肾经之母穴，虚者补其母，而有补肾之功，治疗肾阴亏虚，阴虚火旺所导致的各种疾病。其效善滋阴，针刺复溜施以补法，从而能滋阴降火，生津止渴，故有"复溜祛舌干口燥之悲"。舌干口燥之症较重者加配照海、廉泉其效更佳。

哑门、关冲，舌缓不语而要紧；
天鼎、间使，失音嗫嚅^①而休迟。

①嗫（niè）嚅（rú）：此处是指言语謇涩，想说话，但吞吞吐吐而一时说不出来。

舌不能运动，不能言语，取用关冲与哑门二穴，可标本兼治而病能渐愈；突然不能发音，言语困难，针刺天鼎与间使二穴可以治疗。

本句歌赋是以治疗失音与失语两种疾病的用穴，其用穴皆以病患局部配以远端用穴，具有共性。哑门位于脑后，内应舌咽，是治哑的关键之门，故名哑门。为督脉与阳维脉之交会穴，督脉入于脑，内联于舌本，有通经络、开窍络、清神志、利发音之力，是治疗失语疾病之要穴。关冲穴属手少阳三焦经之井穴，针刺可清泻三焦之火、郁热，具有醒神开窍、回阳救逆的作用。哑门以清上为主，关冲以降泻为要；哑门为病所近取穴，关冲循经远道取穴；二穴相合，清降合法，相互促进，相得益彰，醒脑开窍，清热泻火，通络增音之力益彰。临床可用于中风不语、舌缓不语等症。

天鼎穴属手阳明大肠经，位居咽喉之处，为手阳明经脉气之所发，具有通畅调和之功效，长于清热泻火、利咽通膈，主治暴暗气哽、咽喉肿痛、饮食不下等诸般火证有碍于咽喉者。间使为手厥阴心包经之经金穴，五行与金相应，通于肺，从而具有祛痰散瘀、宣肺通窍、通经活络、宽胸理气、行气止痛、宁心安神的作用。天鼎为病所取穴，以理窍络，利发音为主；间使为循经远道取穴，以通经活络，祛痰散邪为要。二穴伍用，一上一下，远近结合，相互为用，通经活络，消肿止痛，利咽增音。临床可用于各种失语及咽喉肿痛之疾。

太冲泻唇㖞以速愈，承浆泻牙疼而即移。

口角㖞斜时针刺太冲穴可有很好的疗效，可使其速愈。承浆穴施以泻法可治疗牙疼。

面瘫所致的口眼㖞斜为针灸治疗的优势病种之一，时下治疗面瘫常以局部取穴为主，较少取用远端穴位，当值得时下临床注意。太冲治疗面瘫之口角㖞斜则有多个方面的治疗原理。首先则是经络循行原理，足厥阴肝经"从目系下颊里，环唇内"，足厥阴肝经循行于口腔内侧；再者"肝主风，主藏血""诸风掉眩，皆属于肝"；太冲为足厥阴肝经之原穴，原穴气血充盛之处。因此针刺太冲治疗口角㖞斜则具有良效。若是配合合谷、足三里同时针刺，其效更著。合谷作为手阳明大肠经之原穴，手阳明"贯颊"，直接循行于面部，手阳明多气多血，"面口合谷收"，故用之甚效。足三里作为足阳明胃经之合穴，五行属土，为土中之土，强脾胃调气血作用极强，足阳明胃经与面部关系最为密切，在面部循行一周，足阳明多气多血，所以针刺足三里对面部疾病治疗有较强的作用。足阳明胃经循行于面颊部外侧，足厥阴肝经循行于面颊部内侧，内外夹击循行。三穴均为远端取穴，通其经络，调其气血，故是治疗面瘫的特效组合。

承浆穴属任脉，且与手足阳明之会，具有疏风通络、生津敛液的作用，手足阳明经均入牙齿，其穴居于面部，针刺之既能清泻手足阳明之邪热，又能疏调局部之气血，通过宣泄口齿部的郁热而解齿痛。临床治疗牙痛局部取穴当以颊车、下关、翳风等穴最为常用，而承浆穴用之相对较少，其在临床中主要用于流涎及口角㖞斜。

项强多恶风，束骨相连于天柱；
热病汗不出，大都更接于经渠。

治疗头项强痛而怕风的疾病，可取远端的束骨与局部的天柱针刺；热病而不出汗者可针刺足太阴脾经的荥穴大都和手太阴肺经之经穴经渠施以治疗。

项强多恶风除了取天柱、束骨，可局部针刺风池或风府，远端取用外关或后溪也有显著的疗效，余在临床常用之。束骨穴属足太阳膀胱经，为本经之输穴，"输主体重节痛"，故束骨穴具有疏风通络、宣痹止痛的作用，是治疗外邪侵袭经脉所致肌肉关节疼痛之常用穴，尤长于治疗项强不能俯仰。天柱穴属足太阳膀胱经，其穴在项部，具有舒筋活络、调和气血、祛风明目、镇静止痛之效。常用于治疗头痛、项强、恶风、肩背疼痛、头昏目眩、落枕、癫痫、热病汗不出等诸多病症。二穴伍用，一上一下，同属足太阳，束骨在其本部，天柱在其标部，上下呼应，标本兼治，宣通足太阳经气，调和营卫、解表散邪、清热退热之力益增。不但治疗项强极具特效，还常用于治疗伤风感冒、时行感冒及高血压病（症见项背胀闷、活动不灵）。

"热病汗不出"是指外感风寒初期发热而汗不出者。经渠穴属手太阴肺经，且为本经之经穴，肺主皮毛，经主咳喘寒热；大都为足太阴脾经之荥穴，且为脾经之母穴，荥主身热，虚则补其母，有增强健运的作用；二穴伍用，滋阴与发汗并进，防止津液耗竭或黏滞外邪。

大都穴属足太阴脾经，为本经之荥火穴，具有清热退热、回阳救逆、健脾补中之功效，常用于治疗热病汗不出、身重骨痛、烦热闷乱、胸腹胀满、呃逆、呕吐、胃脘疼痛、消化不良、腰痛不可俯仰、手足厥冷等。经渠穴属手太阴肺经，为本经之经金穴，具有宣肺理气、消胀除满、清热消瘀、下气平喘的作用，常用于治疗胸部胀满、咳逆上气、热病汗不出、心痛欲呕、胃脘疼痛、喉痹、掌中热等。二穴一为手太阴，一为足太阴，为同名经用穴，一上一下，同气相求，火金相制，土金相生，相生相克，疏邪解表，清热退热，消瘀散结，既能止咳平喘，又能培土生金。除了用于热病汗不出，还可用于感冒及咳嗽气喘之症。

且如两臂顽麻，少海就傍于三里^①；
半身不遂，阳陵远达于曲池。

①三里：指手三里穴。

双上肢顽固性麻木不愈针刺少海与手三里可通经活络，使麻木得以治愈；治疗半身不遂取上肢的曲池与下肢的阳陵泉为主穴可有良好的疗效。

少海穴属手少阴心经，为手少阴经气所入之合水穴，经气旺盛，且心主血脉，故针刺少海穴有理气活血、通络止痛的作用，因其具有活血通络之功，针刺可治疗气血运行不畅，经脉郁滞所致之痹证；手三里穴属手阳明大肠经，尤善疏经通络，治疗经络病，对于因外邪侵袭血凝气滞引起的上臂及肩背部疼痛，或手臂不仁、上肢瘫痪等病症极具特效。少海以治血，手三里以治气，二穴一阴一阳，一气一血，作用协同，通经活络之力倍增，故对两臂顽麻痹痛甚效，若配用内关、外关对上肢麻木的治疗更有效。

曲池穴属手阳明大肠经，为手阳明经脉气所入之合土穴，是临床常用的重要穴位。其性善游走通导，由表达里，走而不守，功专清热解表、祛风止痒、调和气血、舒筋利节、调理肠胃等。阳陵泉穴属足少阳胆经，为胆经脉气所入之合土穴，八会之筋会，也是全身的重要穴位之一，用途极为广泛。具有疏肝解郁、清肝利胆、舒筋活络、通利关节的作用，是疏肝解郁之常用要穴，筋病之主穴。曲池行气血、通经络；阳陵泉舒筋脉、利关节；二穴伍用一上一下，上下呼应，作用协同，调气血，强筋骨，有宣通下降之功，合而用之，相得益彰。曲池清肺走表，阳陵泉清泻肝胆，清利疏泄、降浊泻火、消除胀满、散结止痛之力增强，常用于半身不遂、关节肿痛、热结肠胃等症的治疗。

建里、内关，扫尽胸中之苦闷[①]；
听宫、脾俞，祛残心下之悲凄[②]。

①胸中之苦闷：即胸膈间气塞满闷，属于痞满病的特征。

②心下之悲凄：即悲愁不乐，精神不愉快，似觉心下酸楚，表现出悲哀、忧愁、颓废、消极等精神上的不安情绪。

胸膈间气塞满闷，取用建里与内关，能起到健运、和中、调气、攻积的作用，从而使胸腹通畅；针刺听宫（应为劳宫）、脾俞可解多愁善悲，能起到养血宁心安神之效。

此处的"胸中之苦闷"是指胸膈间气塞满闷，针刺建里与内关可疏解。建里穴居于胃部中下之间，具有健脾和胃、化湿消积的作用，为治疗脾失健运、湿聚、食积胃腑诸证之常用要穴，通中寓补，凡水聚中焦，食积胃腑，无论虚实皆可取用。内关穴属手厥阴心包经，为心包通于三焦之络穴，八脉交会之一，通于阴维脉，作用主治极为广泛，大有波及全身之势，是临床重要穴位之一。通里重在于一个"通"字，内关重在一个"降"字，通降相合，消食导滞，和胃降逆，胸膈脘腹得通。

心下之悲凄则是指心中的多愁善悲，心中酸楚之感，其治疗当以心经及心包经穴位为主，此处所言的听宫穴应为误抄，若以听宫穴治疗此病在理论上难以明确，若是以劳宫穴治疗则可顺理成章，因此应是劳宫而非听宫。劳宫穴属手厥阴心包经，为心包经脉气所溜之荥火穴，为回阳九针之一，性善清降，具有清心开窍、泻火安神、降逆和胃的作用，常用于治疗癫、狂、痫、中暑、脏躁、悲笑不休、舌烂、心下闷痛、口臭、口疮等。脾俞具有补脾温中、益气养血、健脾和胃、化湿降逆之功。劳宫以清心开窍，泻火安神为要；脾俞功在升在于运。二穴一降一升，一清一补，相互制约，相互为用，从而达到清心泻火、益气养血之功。

久知胁肋痛，气户、华盖有灵；
腹内肠鸣，下脘、陷谷能平。

胁肋痛可取用局部的气户、华盖二穴宣肺行气而解，已通过长期实践的验证；腹内肠鸣针刺下脘与陷谷可解。

胁肋痛是临床常见症状，导致胁肋痛的原因颇多，胸胁部为肝胆经之分野，因此胁肋痛的发生多因肝胆之气郁而引起。在历代多以支沟为常用，古有"胁痛肋痛针飞虎"之说，今有"胁肋支沟取"之用。余在临床常以支沟配阳陵泉为用，可谓是效如桴鼓。此处所言的气户与华盖二穴皆为局部用穴，主要用于因肺脏疾患所致的胁肋痛。气户穴属足阳明胃经，在锁骨下缘，前正中线旁开4寸，具有宽胸理气、止咳平喘的作用。华盖穴属任脉，在前正中线上，平第1肋间隙，具有宣肺止咳、化痰平喘的作用。二穴均具有宽胸理气、止咳平喘之效，以宣肺行气而缓解疼痛。若因肝胆之气所导致的胁肋疼痛非二穴所宜，局部取穴常以期门、膻中、章门为用。

腹内肠鸣是肠道疾病常见的一个症状，肠鸣常伴有腹痛或腹泻，亦或单纯的肠鸣，陷谷穴可以滋阴清热、泻火明目、渗湿消肿、通络止痛。下脘具有消食化滞、和中理气的作用，性善疏通，重在通滞。常与上脘与中脘配用，上脘、中脘、下脘三穴各有不同特点，中脘穴重在健脾和胃，上脘重在降逆，临床可根据具体病证单独用某一穴位，也可配合运用。下脘为病所取穴，陷谷为循经远道配穴，二穴一近一远，一上一下，上下呼应，疏肠调胃、理气消胀、活络止痛之功倍增。二穴伍用不仅有止痛作用，且还有消胀之力，用途极为广泛，可用于脾胃虚弱而引起的消化不良、腹胀肠鸣，寒热错杂的胃脘疼痛等。除二穴之外还有诸多穴位治疗肠鸣有显著的疗效，如三间、上廉、关门、天枢、上巨虚、太白等穴，对肠鸣皆效，可根据病证适当配用。

胸胁支满[1]何疗，章门、不容细寻；
膈疼饮蓄[2]难禁，膻中、巨阙便针。

①胸胁支满：指胸及胁肋部支撑胀满。
②膈疼饮蓄：指胸膈有水停滞，胸脘作痛而横满胸间。

胸胁满闷，肋间支撑不舒，取章门与不容二穴相配可解胸胁支满及疼痛的症状；胸膈有水而停滞发作疼痛的症状，针刺膻中、巨阙，可清肃肺气，运化水湿，攻逐停滞水气，缓解疼痛。

章门穴属足厥阴肝经，为脾之募穴，八会穴之脏会，用之可有疏肝利胆、健脾和胃、疏通经气的作用，凡肝气不舒所致的肝胃不和、肝脾不和、肝胆不和等中焦失和之证，以及积聚痞块者，皆可治之。若胸胁部胀满不适常与支沟、太冲、阳陵泉等相关穴位配用之其效更佳。不容穴属足阳明胃经，因其主治胃胀腹满，呕吐不食，不能受纳水谷，故名为不容。其具有调中和胃、行气止痛的作用，凡胃不纳水谷者，皆可治之。《针灸甲乙经》载："胁下痛，口干，心痛与背相引……不容主之。"《循经考穴编》言："主胸胁积滞膨胀，膺背相引而痛。"二穴伍用主要针对肝胃不和而致的胸胁部胀满。

膻中穴属任脉，八会之气会，心包之募穴，是任脉与脾、肾、三焦、小肠之交会穴，又称为上气海。其具有调气降逆、清肺化痰、止咳平喘、宽胸利膈、运化水液的作用。巨阙穴属任脉，心之募穴，内应腹膜，上应膈肌，为胸腹之交关，分别清浊之格界。其具有清心安神、理气畅中、化湿行滞、除痰利膈之功，主治一切心痛、胸满、短气、咳逆、痰饮、腹胀、腹痛等症。膻中为心包之募，以调心包气机为主；巨阙为心之募穴，以调理心经气机为要；二穴相合，一上一下，一内一外，君臣相合，作用协同，故能调和心胸之气，宽胸利膈，行气止痛，运化水湿，攻逐停滞水气，缓解胸膈疼痛。

胸满更加噎塞[1]，中府、意舍所行；
胸膈停留瘀血，肾俞、巨髎宜征[2]。

①噎塞：指吞咽食物时受阻，不顺利。

②征：搜求，寻求。

脾虚气逆而导致的胸膈胀满，并见进食时吞咽受阻，针刺中府与意舍治疗；瘀血阻滞上焦，胸满烦躁，选择肾俞（膈俞）与巨髎（巨阙）化瘀理气止痛。

胸满而并见饮食受阻其因多为肺气失于肃降，胃气上逆，其本源则是脾土之湿。中府为肺经之募穴，是肺经经气汇聚之处，又是手足太阴之会穴，功善调理肺气，具有理气、散瘀、清热、祛痰、止呕等功效。意舍穴位于脾俞之外旁，内应脾脏，为脾气转输之处，脾意所居之舍，功善健脾益气，培土化湿。取用中府与意舍养血健脾补虚，利膈豁痰止吐，为对症用穴，但并非理想穴位，一在胸，一在背部，针刺取穴不方便，且有安全隐患。若取用远端的内关、公孙、足三里、支沟等穴，或配用胸部的膻中穴、腹部的中脘穴，既取穴方便，且作用更强。

胸膈部有瘀血之症所用二穴均难以从理论说明，巨髎一穴可能是为误抄，若是巨阙则符合其病症。巨阙归属任脉，为心之募穴，具有宽胸理气、化痰祛瘀、和胃降逆的作用，可解胸膈之瘀血。肾俞一穴用之胸膈部瘀血也难以理解其意，若是膈俞则更为恰当。膈俞穴属足太阳膀胱经，为八会穴之血会，内应横膈膜，上为心俞，心主血；下为肝俞，肝藏血；故其为血会。其性守善降，功善调理脏腑之血，和血养血，理血化瘀，开通关格，降逆和胃。因此本句若是"胸膈停留瘀血，膈俞、巨阙宜征"更为恰当，而非"胸膈停留瘀血，肾俞、巨髎宜征"。此处值得进一步研究、探讨。

胸满项强，神藏、璇玑已试；

背连腰痛，白环①**、委中曾经。**

①白环：即白环俞。

胸胁胀满及颈项强直，针刺神藏与璇玑二穴治疗有效；后背连腰痛，可用白环俞与委中治疗，已经实践验证有效。

神藏与璇玑二穴治疗胸满乃局部取穴，在临床用之较少，二穴伍用可疏胸部之气，理气止痛，止咳平喘，因此对胸闷、咳嗽、气喘有效，二穴伍用开胸理气，下气平喘，恢复气机运化，故对气机不得疏利之胸满有效。胸胁胀满若以内关、太冲、膻中穴治疗其效更佳，项强者若以二穴治疗其理难以明确，在临床中运用也极少见，项强者局部取穴多以风池、大椎、天柱穴更为常用，余则是常配合远端用穴，如列缺、后溪、悬钟、昆仑等穴。

白环俞与委中皆为足太阳经之穴，白环俞穴居腰骶部，内应精室胞宫，为人体藏精之所，人身精华输注之处，具有益肾固精、调经止带的作用，主治有关男子精室，女子胞宫之疾。委中穴为足太阳膀胱经气所入之合土穴，四总穴之一，别名血郄，居于筋府腘窝之中，性善疏泄清降，常以放血为用。刺之能清热达邪，祛除经脉之外邪，疏畅经络之经气，有舒筋活络、强健腰膝之功效。委中穴最经典的运用当为"腰背委中求"，是治疗腰背疼痛之要穴。白环俞为病所取穴，委中为循经远道取穴。二穴远近相配，疏调膀胱经气，宣通气血，通经止痛，标本兼治，不仅治疗腰背痛，而且对遗精、白浊、崩漏、带下症等男女生殖疾病也具特效。

脊强①**兮，水道、筋缩；**

目眴②**兮，颧髎、大迎。**

①脊强：又名脊背强。指脊部筋脉、肌肉强急，身不能前俯的病证。多由督脉受病，或风寒外袭，湿凝瘀滞所致。

②目眴：眼皮跳动的意思，即眼肌痉挛。（注：目眴二字在《针灸大成》一书中为"目眩"。其处所用的颧髎、大迎二穴主要治疗目眴动，并非治疗目眩用穴，所以将目眩改为目眴更为恰当）

感受湿邪所致的腰脊强痛，可通过针刺水道与筋缩得以缓解；眼肌痉挛常取用颧髎、大迎穴治疗。

水道归属于足阳明胃经，性主通泄，善于疏通三焦气机，清泄三焦、膀胱、肾中之热气，而通经行水，尤长于通调水道，是治疗水液病之主穴。筋缩归属督脉，与肝气相通，善治筋肉挛缩诸疾，故名筋缩，具有通督镇静、息风止痉、舒筋缓急的功效，是治疗筋脉痉挛抽搐之主穴、要穴。此处所言的脊背强痛是指感受湿邪而致的脊强背痛，针刺水道可疏通三焦气机而通经；筋缩穴属督脉，与肝气相通，舒筋活络，缓急止痛；二穴伍用，一前一后，一阴一阳，阴阳相配，具有缓急止痛的作用，尤其对经期之腰脊强痛治疗甚效。

眼睑瞤动是临床常见症状，针灸有较好的疗效，二穴皆为局部取穴。颧髎穴属手太阳小肠经，且交会于手少阳三焦经，功善疏通二经之经气，手太阳小肠经在面部广泛循行，颧髎穴善祛风通络，面肌痉挛其主要病因为风邪客于面部所致，因此颧髎穴治疗面肌痉挛甚效。大迎穴归属于足阳明胃经，为足阳明胃经头面两条支脉相交会之处，足阳明胃经绕行整个面部，大迎穴功善疏风通络。二穴伍用，既可疏通局部气血，又能息风止搐。眼肌痉挛局部用穴可有诸多穴位选用，上眼睑可用鱼腰、攒竹、丝竹空等穴，下眼睑可用四白、瞳子髎等穴，近处用穴常用翳风、风池，远端用穴首选合谷、太冲。或者根据上、下眼睑的不同选用穴位，根据足太阳为"目上网"，足阳明为"目下网"之理论选取相应的穴位。

痉病①非颅息而不愈；脐风②须然谷而易醒。

①痉（chì）病：病名。《杂病源犀烛·痉痓》："痓者，筋劲强直而不柔和；痉者，口噤而角弓反张。"《金匮要略·痉湿暍病脉证治》："病者身热足寒，颈项强直，恶寒，时头痛，面赤目赤，独头动摇，卒口噤，背反张者，痉病也。"指痉挛，咽喉肿痛。

②脐风：即新生儿破伤风，又称"四六风""七日风"。

痉病用颅息穴治疗有很好的疗效；脐风取用然谷穴治疗可获得很好的效果。

颅息穴属手少阳三焦经，位居于耳后，当睡眠时头颅着枕之处，头颅得此可以安息，故名颅息。处于风邪易袭之地，用之可清热散风，镇静安神，故用于痉病治疗，尤其用于小儿惊痫，功同瘛脉，效力不如瘛脉强。因此独用本穴治疗痉病力不足，临床常多穴运用，如取曲池、合谷、太冲、大椎、照海、申脉、风府等穴配用，严重者甚或用十二井等穴。

针灸治疗脐风早有记载，如《针灸甲乙经》"小儿脐风，目上插，刺丝竹空主之"又"小儿脐风。口不开，善惊，然谷主之"。然谷为足少阴肾经之荥火穴，犹如龙雷之火出于渊，故亦名为龙渊，水中之真火，燃于深谷之中，取之不尽，用之不竭，生生不息，少火生气，故补之灸之则能温补少阴之火，温阳益气；泻之能潜镇龙雷之火，滋阴泻火。足少阴肾经自足上行，通过脊柱，入属肾脏，络于膀胱，再上行，经过肝和横膈膜，走入肺部，由肺部分出一支脉，联络心脏，贯注胸中，与心包经相衔接。所以从经络系统联系上来看，与心、肝、肺、肾均联系，小儿脐风主要症状是肝风、心火二脏交争，血乱气并，关窍不通，风气无所发泄，致有搐搦及角弓反张等现象。针刺然谷通达心、肺、肝、肾各经，从而发挥散风调气、息风开窍、引热下行的作用。脐风多为危急重症，一般非然谷一穴而能解，常配针刺人中、印堂、百会、大椎等穴，或施以点刺出血。临床实践证实一般于神阙穴施灸治疗最有效。

委阳、天池，腋肿针而速散；
后溪、环跳，腿疼刺而即轻。

腋窝部肿胀针刺委阳与天池二穴，上下相配，可散瘀止痛，使肿胀立散；腿疼针刺后溪与环跳可使其疼痛立即缓解。

委阳穴属足太阳膀胱经，且为三焦之下合穴，位居腘窝，为三焦腑之下合穴，所以用之可有疏调三焦、通利水道、利湿通淋、舒筋利节的作用。天池穴属手厥阴心包经，且为心包经和手少阳三焦、足少阳胆经、足厥阴肝经之交会穴，其位于乳旁，有清热凉解之性，用之可有宽胸理气、清热除烦、散瘀通乳等作用，常用于治疗上焦气血运行不畅，瘀热痹阻之证。委阳以疏调三焦气机为主，天池以调理心包经为要，二穴伍用一上一下，表里同治，气血双调，理气行滞，散瘀消肿之力倍增。可用于治疗腋窝淋巴结肿大、副乳、胸闷等症。

环跳穴以其善治腿疾，使人跳跃如常而得名，为足少阳经与足太阳经之交会穴，善于疏通二经之经气，而有通经活络之功，止痛强筋之效。后溪穴属手太阳小肠经，为手太阳小肠经脉气所注之输木穴，八脉交会穴通于督脉。因此后溪穴能通督兴阳，温阳筋脉，不仅能舒解督脉之挛急，而且善于宣畅手太阳经气，因其为手太阳之输穴，"输注体重节痛"，根据同名经同气相求的原理，故后溪可用于肩背痛、颈项强痛、腰痛、腿痛。此处所指的腿痛应是坐骨神经痛一类的疾病，尤其因腰椎病所致的坐骨神经痛，后溪通于督脉，故善治腰脊病痛。坐骨神经痛一般表现为少阳经与太阳经两种症型，二穴通调二经之气血，一般取用健侧的后溪，深刺患侧的环跳，舒筋活络，行气止痛。二穴治疗坐骨神经痛一类疾病的临床疗效较为理想，临床可根据患者的具体症状配用相关穴位，如委中、阳陵泉、束骨等穴。

梦魇[①]不宁，厉兑相谐于隐白；
发狂奔走，上脘同起于神门。

①梦魇（yǎn）：指噩梦中惊叫、恐惧。

经常做噩梦，夜卧不安，神思恍惚，针刺厉兑与隐白可清火消痰，安神宁志；躁狂病不得安宁可针刺上脘与神门以清热宁心。

厉兑穴属足阳明胃经，为足阳明胃经脉气所出之井金穴，故为本经之子穴。因其为井穴，经气之所出，易于闭塞，用之可有启闭开窍之力，功善清热开窍醒神，用于胃火上攻清窍之心神疾患。隐白穴属足太阴脾经，为足太阴脾经脉气所发之井木穴，为阳经交于阴经之穴，气血俱旺，用之开窍醒神，可用于治疗神志病。二穴均为井穴，且为表里两经，一阴一阳，一升一降，一金一木，因此二穴伍用可表里同调，相互制约，相互促进，调气血，和脾胃，理升降，疗失眠之力则倍增。余在临床以此二穴为主穴，配用神门、印堂、百会等相关穴位，治疗多例失眠及梦魇患者均取效理想。

上脘穴归属任脉，且与手少阳、足阳明之会，足阳明经别上通于心，性善降逆，针刺泻之可利膈化痰，用于痰蒙清窍所致郁证、痫证等病。神门穴属手少阴心经，为手少阴脉气所注之输土穴，原气所过和留止少阴心经之原穴，能调理脏腑之虚实，泻之能清心泻火，补之则能养血安神，是治疗心神疾病之要穴。上脘以化痰宁神为主，神门以清心安神为要，二穴相互为用，直通心脉，标本兼治，其安神定志之功益彰。余在临床常将其与百会、大陵、太冲、丰隆等穴配伍运用治疗痰火上扰之狂证，甚效。

惊悸怔忡，取阳交、解溪勿误；
反张悲哭①，仗天冲、大横须精。

①反张悲哭：指类似惊风的一种儿科疾患，称为"内钓"。表现为角弓反张、手足搐搦、腹中极痛、啼哭不休等特征。

心悸及惊恐不安，取用阳交与解溪针刺治疗；若小儿发生了反张悲哭，当仔细辨证，要与一般的小儿惊风相鉴别，取用天冲、大横施以合理的方法，从而使症状缓解。

阳交穴属足少阳胆经，为足少阳与阳维脉之会，阳维脉气血深聚之郄穴，阳维脉与足少阳经循行头至足，贯通人身之上下，阳经郄穴善治痛，因此本穴功善疏肝利胆、化瘀通络、通经止痛、定惊安神。解溪穴属足阳明胃经，为足阳明胃经所行之经火穴，亦为本经之母穴，补之可健脾和胃，泻之则能清胃化湿，舒筋利节，其能补能泻，因胃病多实多热，故临床泻多补少。针刺二穴既可以清降阳明与少阳之邪热，又可祛风化痰，定惊安神。二穴适宜治疗少阳、阳明二经之邪热上扰心神而致的惊悸不安，在治疗惊悸怔忡的同时，还可以缓解所兼有的头、目、胸腹的其他全身症状，二穴能够兼筹并顾，这是二穴与仅以镇静或滋补为主的治疗用穴的不同之处。

天冲穴属足少阳胆经，为足少阳经与足太阴经之会，功善祛风定惊，常用于治疗癫痫头痛及惊恐之疾。大横穴属足太阴脾经，为足太阴、阳维之会，位于脐旁，内应大肠，泻之能宣通腑气，调理肠胃。大横调理肠胃，宣通腑气以止腹痛；天冲祛风定惊，以治疗角弓反张，手足搐搦。二穴伍用通腑止痛，祛风定惊，故能治疗风痉反张悲哭，但二穴在实际临床用之极少，一般常配用人中、合谷、太冲等穴。

癫疾必身柱、本神之令；
发热仗少冲、曲池之津。

癫痫发作时可取用身柱与本神施以治疗可有立效；发热时针刺少冲出血，清泻曲池可使热解。

身柱穴归属督脉，位于两肺俞之中央，上通于脑，下通于脊背，旁达肺俞，与肺气相通，故能通督镇静，清热宣肺，是治疗心神疾患和肺病之常用穴，尤长于治疗癫狂瘈疭之证，是治疗癫狂之常用效穴。本神穴能统治有关神明诸证，为诸神穴之本，故名本神，归属于足少阳胆经，为足少阳与阳维脉之会，具有疏风清热、镇静安神之功，临床善治神志类疾病，尤长于治疗凡风火或痰火上攻目系或清窍所致目眩、头痛、癫痫之病。二穴一在前头，一在背后，直达病所，疏调元神，作用协同，共奏安神镇静、镇痫止痉之功。

少冲穴归属于手少阴心经，为手少阴心经经气所出之井木穴，交传于太阳之初，出阴经而入阳经，为阴阳经交通脉气之处，功善清心火散郁热，清心安神。曲池穴属手阳明大肠经，为手阳明脉气所入之合土穴，其性善游走通导，由表达里，走而不守，具有清热解表、祛风止痒、调和气血、舒筋利节、调理肠胃的作用。二穴均善清热，是清热之要穴，少冲点刺放血，可泻血祛热，使体内郁热立解；针刺曲池施以清泄，无论是风热、风寒的外感表证，还是阳明热盛的里实热证，皆能清之。故二穴用之热能自平，且具有广泛的作用，可用于多种原因导致的发热。

岁热时行[①]，陶道复求肺俞理；
风痫[②]常发，神道须还心俞宁。

①岁热时行：季节性温热病，即流行性传染病。
②风痫：指痫的一种，由心气不足，胸中蓄热，而又风邪乘之而发。

流行性的温热病，取用陶道与肺俞可有很好的预防与治疗作用；反复发作的风痫病以取神道和心俞配用治疗，可有标本兼治的作用。

陶道穴属督脉，又为督脉与足太阳之交会，在第1胸椎棘突下，为督脉之气通行之道，故名陶道，具有清热解表、祛邪截疟、通调督脉、调节阴阳、镇静安神等作用。肺俞穴属足太阳膀胱经，是肺脏精气输布于背部的背俞穴，又是虚邪贼风易袭之部位。肺俞穴其性宜补，宜降下行，功善调理肺脏，宣肺降气，补虚疗损，实腠理，疏皮肤。凡肺气不足，风寒侵袭，经络凝滞，由表入里之病证，皆可取之，为治疗肺脏内伤、外感疾病之主穴和风邪、瘀热所致皮肤病之要穴。陶道为督脉之俞穴，位于脊背之巅，可斡旋一身之阳气，以宣阳和阴，疏表邪，清肺热，疗虚损，以治其标；肺俞为肺之精气输注部位，能宣肺气，和表里，止咳喘，清虚热，补虚损，以治其本。二穴伍用，相互促进，调和阴阳，和解表里，补虚疗损，标本兼治，清热除蒸之功益彰。

神道穴属督脉，穴当第5胸椎棘突下，心之位，下接灵台，旁及心俞、神堂，为心神出入之道，故名神道。补之则能养心血、安心神，治疗心神失养之健忘、心神不宁之失眠、心气不足之惊悸怔忡。泻之则能清心火、宁心神，治疗心火亢盛、热扰心神之身热、风痫。心俞穴归属足太阳膀胱经，是心脏脉气输注于背部之处，是诊治心脏疾患之重要腧穴，故名心俞。其内应于心，脏腑胸背之气相通应，故心脏病变可在此处出现压痛或异常反应，也是治疗心脏疾患之要穴。补之能益心气，养心血而宁心安神；泻之则能通心络，化瘀血，安神定志；凡心之气血不足或痰湿瘀血引起的心脏疾患及神志、血脉病证，皆可治之。风痫所发多因心气不足所致，心俞补之能益心气，养心血，与神道同用，共奏宁心安神之效，使风痫而止，若配合鸠尾、印堂、太冲、合谷等穴，加强清热镇静作用，可使其风痫之证速解。

湿寒湿热^①下髎定；厥寒厥热^②涌泉清。

①湿寒湿热：湿寒，是指素有湿邪而复感风寒之证，症见肢肿腰酸，大便泄泻；湿热，因内热郁遏，不能宣行水道以致停滞而生湿。

②厥寒厥热：指寒厥与热厥。寒厥又名阴厥、冷厥，指肢体厥冷，由于阳衰阴盛所致；热厥又名阳厥，指因热邪亢盛所致的手足厥冷，甚至昏迷的病证。

湿病兼寒或兼热，可取用下髎穴；阴阳失调，气向上逆的热厥、寒厥取用涌泉穴。

下髎穴归属于八髎穴之一，正对第4骶后孔中，归属于足太阳膀胱经，与足少阳胆经、足厥阴肝经、足太阴脾经之交会八髎穴位于腰骶部，居于泌尿生殖系统与大、小肠分野之处，善调理下焦，是治疗前后二阴和妇科病之常用穴。下髎贯通肝、胆、脾各经，因此不但可健脾行湿，增强运化功能，而且又可清除肝胆郁热。临床当辨证论治，湿热者宜针，寒湿者宜灸。

厥寒厥热，则是阴阳失调，气向上逆的现象。《素问·厥论篇》说："阳气衰于下，则为寒厥，阴气衰于下，则为热厥。"这就是说，阴阳之气，皆由下而上。寒厥是由于阳气衰微，阴气过盛；反之，热厥为阴气衰微，阳气过盛。寒厥见四肢逆冷、身寒面青、指甲青黯、腹痛、不渴、小便自利、大便溏薄、完谷不化、踡卧，甚至人事不省等症状。热厥见身热、面赤、四肢厥逆、唇燥口干、小便短涩、大便燥结、不省人事、谵语自汗等症状。厥寒厥热与肾气关系密切，正如《医学入门》所言："肾移寒于脾则为寒厥，心移热于肾则为热厥。"涌泉归属足少阴肾经，为足少阴肾脉气所出之井木穴，为回阳九针之一，具有启闭开窍、开窍醒神的作用，常用于治疗厥闭、癫狂等实邪郁闭之神志病变。热厥的发作，必起于足心，针泻涌泉可清热开窍，引火下行。寒厥热作，在涌泉施灸，可起到温中散寒，补暖下元的作用。寒厥以灸关元、气海、神阙等穴，其疗效更显著，作用更直接。

寒栗[1]恶寒，二间疏通阴郄暗[2]；
烦心呕吐，幽门开彻玉堂明[3]。

①寒栗：因寒冷而战栗。又称为振寒、寒战。自觉发冷并伴有躯体颤抖，多见于热病，是因里热炽盛，阳气不得外越所致。

②暗：指寒栗显露在外表的虽是寒象，但病的本质是真热伏内。此处是指针刺阴郄穴，可治疗暗藏在内的真热。

③玉堂明：明，明白，懂得。即要掌握这玉堂穴的运用规律，寒宜灸，热宜针。

出现恶寒寒战的症状，可用二间与阴郄穴相配治疗；心烦呕吐，可针刺幽门与玉堂治疗。

此处所言的是寒栗恶寒的假象治疗，取用二间与阴郄穴治疗以解内热壅遏、阳气郁而不伸，属于里热外寒的一类症状。二间穴属手阳明大肠经，为大肠经气所溜之荥水穴，在五行为水，且为本经之子穴，善于清，故针刺可有清热、消肿、利咽、止痛之效。阴郄穴属手少阴心经，且为心经之郄穴，为气血之所聚，具有清心火、潜阳虚、安心神、固表分、止盗汗、止痛、止血之效，用于治疗头痛眩晕、心痛惊悸、霍乱、胃脘疼痛、鼻衄、吐血、喉痹、失音不能言、虚劳盗汗等。二间以疏通，宣通郁阳为主，以治其表；阴郄清除内热壅遏，治其在里的真热，以治其本。二穴伍用，相互促进，清热泻火，解表散邪，止痛止汗之力倍增。可用于外寒内热（寒包火）、寒栗恶寒之感冒及证属内热偏盛之盗汗等疾病。

幽门穴属足少阴肾经，为足少阴肾经与冲脉之所会。幽门为清阳精气入膈上，由阴达阳之处，故有升清降浊之性，刺之能调理中焦气机，健脾和胃，升清降浊，用于中焦壅遏所致诸证，故可治一切胃之疾患，尤对呕吐吞酸、吐涎沫及心下烦闷等症有特效。玉堂穴位于中庭、膻中之上，紫宫之下，心君处事之前癥，故名玉堂。其属任脉，位于胸部，内应肺系，具有宽胸理气、肃肺降逆、止咳利咽的作用，常用于喘息、咳逆、胸膺满痛、呕吐烦心等症。二穴伍用，则是局部取穴的运用，治疗时一定要明确寒热之证，寒证宜灸，热证宜针，升降有序，使清气升，浊气降，从而呕逆自止。此类病证在临床以足三里、中脘、公孙更为常用，一般为常规配穴。

<h3 style="text-align:center">行间、涌泉，主消渴之肾竭[1]；
阴陵、水分，去水肿之脐盈[2]。</h3>

[1]肾竭：竭，意为水干涸。肾竭即为下消，症见渴饮不绝，饮一溲一，小便增多，而浑浊如膏，叫作肾消。（注：《针灸大成》将此误解为"肾渴"。）

[2]水肿之脐盈：即以腹水为突出的水肿疾病，相当于西医学所言的"腹水"。盈，指充满，圆满。

行间、涌泉配合运用于治疗下消；阴陵泉配水分针刺治疗，对水湿内停造成的以腹部突出水肿具有特效。

行间穴归属足厥阴肝经，为肝经经气所溜之荥火穴，本经之子穴，性善清，长于清肝泻火，为治疗肝经实热证之要穴。具有清肝泻火、息风潜阳、疏肝理气等作用。涌泉穴归属于足少阴肾经，为足少阴肾经脉气所出之井木穴，具有启闭开窍、苏厥醒神、引火归原、滋阴泻火的作用。行间以清上为主，涌泉以滋下为要。二穴伍用，一肝一肾，一清一滋，水木相生，滋肾平肝，清热止渴，故对阴虚火旺，肝阳上扰，以致头晕、目眩、口干、耳鸣、血压增高等均有甚效。

阴陵泉穴属足太阴脾经，为足太阴脾经经气所入之合水穴，功善健脾化湿，淡渗利湿，主治一切湿证，为治湿之要穴。水分穴归属任脉，为任脉与足太阴经之会，内应小肠，为小肠泌别清浊，分利水湿之关键部位。水谷至此，清者复上输于脾，水液入膀胱，渣滓入大肠，用之能分利水湿，和中理气，是为治疗中焦水谷运化失常所致湿困中焦诸症之常用要穴。阴陵泉偏于健运脾气，化湿利水，理中焦治在根；水分偏于分利水湿治在标，治疗腹部水湿证。二穴合用治疗水肿确具特效，多有相关临床运用报道，余在临床治疗水肿也常以本穴组作为主穴运用。常规加配中极以疏理膀胱之气，助气化以利小便，疗效更佳。三穴相辅相成，以增强化湿利水之效。

痨瘵传尸[①]**，趋魄户、膏肓之路；**
中邪霍乱[②]**，寻阴谷、三里之程。**

①痨瘵（zhài）传尸：痨瘵与传尸所指的是同一疾病，均指具有传染性的慢性消耗性疾病。亦称为"肺痨""尸注""转注"等。相当于西医学所言的肺结核。

②中邪霍乱：中邪，是形容发作急骤，如中邪恶一样。即突然发生以腹部绞痛，上吐下泻为特征的病变。

肺结核这类疾病取用魄户与膏肓施治可使身体恢复强壮；若突然发生了腹部绞痛，上吐下泻的霍乱病，以阴谷与足三里配用疗效显著。

结核病曾给古代人们的生命健康带来了极大的灾难，因此古代医家在长期实践中总结了大量的宝贵经验。如窦材的《扁鹊心书》言："虚劳用关元灸，累积至五百壮"；《针灸聚英》曰："灸骨蒸痨热，灸四花穴"；《灸法秘传》有："久咳痨热者，灸肺俞"；《针灸大成·治症总要》载："咳嗽痰红，百劳、肺俞、中脘、足三里；传尸痨瘵，鸠尾、肺俞、中极、四花"；等处方。后来承淡安先生在其《中国针灸学》中总结道："肺结核咳嗽用肺俞、肾俞、膏肓、尺泽、太渊为主；如干咳少痰者配以关元、三阴交；感觉胸部有气上逆而咳者，依其上逆之轻重，酌取俞府、膻中、上脘、建里、气海、足三里诸穴；痰多者，酌用脾俞、中脘、丰隆。"由此可见，承老的总结较为全面实用。在此处所用膏肓与魄户二穴确为治疗本病的重要穴位。膏肓穴属足太阳膀胱经，居于心膈之间，内应心肺，为心肺之气交换之枢纽，故能补肺气、养心血，调和周身之气血，为补虚之要穴，治疗五劳七伤，诸虚百损之常用穴。魄户穴亦为足太阳膀胱经之腧穴，位于肺俞之旁，内应肺脏，为肺魄出入之门户，功善调理肺经之经气、宣肺降逆、止咳平喘、舒肺定魄，为治疗肺主气失职、宣降失常所致肺病和魄病之要穴。二穴伍用可补益肺气，养阴润肺，止咳平喘。二穴更适宜灸法，施灸当以加用足三里引火下行，以防火气上行，尤其儿童或青少年。

中邪霍乱是在瞬间发生的肠胃气机升降失常，以致急性发作上吐下泻或肚腹绞痛等症状，一般可分为寒霍乱、热霍乱及干霍乱。临床一般所言的霍乱是指急性肠胃疾患，主要表现为上吐下泻或腹痛转筋等。急性发作时以点刺出血为最捷，如在委中、尺泽、十宣等穴点刺，然后再以毫针疏调肠胃。临床以足三里、中脘、天枢、承山等穴为常用，此处则以足三里与阴谷为用。阴谷穴属足少阴肾经经气所入之合水穴，肾经之本穴，补之能温肾阳、滋肾阴，阴阳双补；平补平泻则能调理肾经之经气，助肾之气化，为补肾之要穴，通调水道之效穴。足三里为足阳明胃经之合穴，土中之真土，经气之枢纽，有升清降浊之功，化积行滞之力，补之则升，泻之则降，为调理胃肠、补益气血、温补元阳之强壮要穴和肚腹疾病之常用穴。阴谷为水中之水，足三里为土中之土，二穴均为合穴，一阴一阳，一脏一腑，土水同用，相互制约，刚柔相配，各尽其用。

治疸消黄，谐①后溪、劳宫而看；
倦言嗜卧，往通里、大钟而明。

①谐（xié）：配合。

治疗黄疸病取用后溪穴配合劳宫穴治疗；少气懒言，倦怠嗜卧取用通里穴与大钟穴相配，可使症状逐渐缓解。

黄疸是以目黄、身黄、小便黄为表现，其中以目黄为主要特征。辨证要点当以辨阳黄与阴黄，阳黄以清湿热为主，阴黄以温中化湿为主。后溪穴属手太阳小肠经之输穴，小肠"主液所生病"，针刺后溪清利小肠湿热以退黄疸之效，用腕骨也有相同的作用，在歌赋记载及临床运用中多以腕骨用之，如《玉龙歌》载："脾家之症有多般，致成翻胃吐食难，黄疸亦须寻腕骨，金针必定夺中脘。"《玉龙赋》："脾虚黄疸，腕骨、中脘何疑。"《通玄指要赋》："固知腕骨祛黄。"可见腕骨与后溪皆是治疗黄疸之要穴。后溪为八脉交会穴，通于督脉，太阳主一身之藩篱，督脉通一身之阳气，后溪通过宣统诸阳之气，针刺泻之可有祛邪退热的作用。劳宫穴属手厥阴心包经，为心包经所溜之荥火穴，性清善降，具有清心开窍、泻火安神、降逆和胃、泄热凉血、舒筋通脉等作用。由此可见，二穴伍用清热利湿以退黄，主要针对身热烦渴的阳黄证。临床常配用至阳、阴陵泉、阳纲等穴以加强疗效。

《伤寒论》载："少阴病……但欲寐也。"盖倦言嗜卧与少阴病、脾之运化有关，故取心经络穴通里、肾经络穴大钟伍用，寓有心肾相交，心火得明，肾阳复振之意，且心络小肠，小肠别通脾脏之作用，得使脾之健运功能正常，故"倦言嗜卧，往通里、大钟而明"。二穴伍用不仅仅治疗倦言嗜卧，而且对失眠也有很好的治疗效果。通里穴属手少阴心经，为手少阴心经之经脉别走手太阳经之络穴。具有清心安神、养心益智、通心络、调心气的作用。常用于心悸、怔忡、头晕、目眩、咽喉肿痛、暴喑、舌强不语、失眠、脏躁、狂症、遗尿、月经过多、热病懊憹、肘臂内侧痛、腕部疼痛。大钟穴属足少阴肾经，为足少阴肾经之经脉别走足太阳经之络穴，具有补益肾气、壮骨益髓、调理下焦之功。常用于足跟痛、腰脊强痛、嗜卧、气喘、咯血、胸胀、腹满、便秘、痴呆。二穴一属于手少阴之络，一属于足少阴之络，上下沟通，同经相应，同气相求，通调表里四经，相互制约，相互促进，益心肾，养心血，补肾气，作用协同，功效倍增。

咳嗽连声，肺俞须迎天突穴；
小便赤涩，兑端独泻太阳经[①]。

①独泻太阳经：此处指的是泻小海穴，小海为本经之子穴，实则泻其子，故也。

咳嗽不断，针刺肺俞与天突穴，前后配穴，有较好的止咳之效；小便色赤而尿少，针刺兑端与小海穴，施以泻法而解。

肺俞穴属足太阳膀胱经，为肺脏之气输注于背部之背俞穴，具有宣肺散邪、肃肺平喘、补益肺气、补虚疗损、实腠理、疏皮肤的作用，是诊治肺部疾患的重要腧穴。天突穴属任脉，为任脉与阴维之会，具有降逆化痰、清利咽喉、通利肺胃的作用，是治疗咳喘急性病证之特要穴，多能针之立效。肺俞与天突二穴相配，一前一后，一阴一阳，前后呼应，标本兼顾，平喘止咳之力倍增。二穴治疗咳喘之证确具实效性，具有取穴少、见效快、疗效强等特点，故"咳嗽连声，肺俞须迎天突穴"。

兑端穴归属督脉，位于上唇正中之尖端，具有清胃泄热、定惊止痛、通络利关的作用。小海穴属手太阳小肠经，为手太阳小肠经脉气所入之合土穴，亦为本经之子穴，功善清热祛风，舒筋活络，是治疗小肠热盛及小肠经循行通路上病变之常用穴。兑端在上，点刺放血，下病上取以清热利尿；小海为小肠经之合穴，且为本经之子穴。小肠主液所生病，主泌别清浊，小肠与心互为表里，心经有热，则会下移于小肠，导致小便赤涩。兑端刺血，小海泻之，清热泻火，通利小便。而在实际临床应用中兑端极少用于本病的治疗，临床常用以中极、水道、气海、行间、少府等穴。

刺长强与承山，善主肠风新下血[①]；
针三阴[②]与气海，专司白浊[③]久遗精。

①肠风新下血：指风热客于肠胃，或湿热蕴积于肠，损伤阴络所致大便带

有鲜血之症，称之为肠风下血。新，指属于热证所下的血色鲜稠，一般以新病居多，与病程较久中虚脱血、小肠寒湿的下血不同。此处指痔漏。

②三阴：即三阴交。

③白浊：又称尿精，指尿道口滴出白色浊物，可伴有小便涩痛的一种病证。

肠风下血针刺长强与承山可有特效；白浊及慢性遗精取用三阴交与气海治疗可有较好的疗效。

长强与承山二穴治疗痔疾在历代文献中多有相关记载，除了本篇的运用记载，还有《玉龙赋》："长强，承山，灸痔最妙。"《玉龙歌》："九般痔瘘最伤人，必刺承山效如神，更有长强一穴是，呻吟大痛穴为真。"可见二穴治疗痔疾是临床长期实践的结果，具有显著的疗效，为经典配穴之法。承山穴属足太阳膀胱经，足太阳经别"下尻五寸，别入于肛"，因此足太阳经诸多穴位可用于痔疾的治疗，尤其是承山穴可谓是特效穴。正如《肘后歌》所言："五痔原因热血作，承山须下病无踪。"长强穴位于肛门部，为阳气之所会，针刺能调理腑气，清热利肠，治疗痔疾、便血、脱肛，是一种具有特殊疗效的局部疗法。因长强穴取穴不便，加之感应异常灵敏，因此常以他穴代之。经外奇穴二白穴治疗痔疾肠风下血也具特效，正如歌赋中所载"或痛或痒或下血，二白穴在掌后寻"。针灸治疗痔疾简单实效，余在临床曾治疗上百例的患者，取效均理想，常配合龈交异点割治法、腰骶部反应点挑刺法或者委中穴刺络放血法等，具有特效，可谓是妙法。

气海归属任脉，为生气之海，元气之所会，具有大补元气、升举阳气、温阳固脱、补益肾气、温经活血、调理气机等诸多作用。其常用于治疗真气不足、脏器虚惫、机体羸瘦、四肢无力、卒中虚脱、阴冷囊缩、四肢厥冷、妇人崩漏、赤白带下、经闭、月经不调、产后出血、疝气、遗尿、尿闭、遗精、阳痿、腹痛、泄泻、便秘、脱肛、水肿、小便不通、失眠。三阴交是脾、肝、肾三经之交会穴，既能补脾养血，又能补肾固精，滋阴柔肝，为治疗妇科病、血证以及脾肝肾三脏有关的男女生殖、泌尿系统疾病之常用穴。其常用于治疗脾胃虚弱、消化不良、脘腹胀满、肠鸣泄泻、水肿、小便不利、小便频数、遗尿、早泄、遗精、阳痿、阴茎疼痛、月经不调、子宫出血、痛经、带下、头晕、失眠、健忘等。气海以振奋下焦气机为主，三阴交以调理肝、脾、肾三经气机为要；气海为病所取穴，三阴交为循经远道取穴；二穴伍用是治疗证属气虚下元不固的男女生殖泌尿系统疾病常用对穴组合，是标本兼治之法一般针刺多用补法，或重用灸法。

且如肓俞、横骨，泻五淋①之久积；
阴郄、后溪，治盗汗之多出。

①五淋：即石淋、气淋、膏淋、劳淋、血淋。

肓俞与横骨伍用可治疗慢性久治不愈的淋证；阴郄与后溪配用治疗盗汗有极效。

淋证以小便不畅、点滴淋痛、小腹拘急或痛引腰腹为主要症状，病位主要在膀胱和肾。淋证由于小便症状的不同，在临床分为多种类型。在《中藏经》中有冷、热、气、劳、膏、砂、虚、实之分，《诸病源候论》提出"五淋"之说，《外台秘要》则详细论述了五淋："急验论五淋者、石淋、气淋、膏淋、劳淋、热淋也。"之后历代记载多总结为石淋、气淋、膏淋、劳淋、血淋之五淋，或石淋、气淋、膏淋、劳淋、血淋、热淋之六淋。《诸病源候论》载："诸淋者，由肾虚而膀胱热故也。"通过历代文献记载来看，淋证的产生均由热结下焦为患，所以淋证多属实证、热证，治疗主要以利尿通淋为主，并根据不同淋证的特点用穴，若是病延日久者应注意兼顾治疗脾肾。

此处所用肓俞与横骨均为循经近刺的配穴法，即局部取穴，二穴伍用有清热开郁、利水止痛的作用，其适用于久治不愈之慢性者，故临床常以灸法为重用。肓俞穴属足少阴肾经，且与冲脉之交会，是治疗肠胃病之常用穴，现代临床中较少用于淋证的治疗。横骨穴属足少阴肾经，为肾经与冲脉之所会，具有补肾温阳、调理冲任、疏调下焦、通利膀胱等作用，是治疗妇科病和生殖泌尿系统疾病之常用穴。由此可见，横骨穴对淋证治疗有较好的作用。现代临床治疗淋证常以膀胱之背俞穴、募穴及足少阴肾经穴为主。

汗是津液组成部分，由阳气蒸化津液从玄府出于体表者谓之汗。正常的出汗，是人体的生理现象，有调和营卫、滋润皮肤等作用。汗证是指汗液外泄失常的病证。不受外界环境因素的影响，白昼时时汗出，动则益甚者称为自汗；寐中汗出，醒来自止者称为盗汗；发于病危时，大汗淋漓或汗出如油，伴肢冷息微者称为脱汗；汗出色黄，染衣着色者为黄汗；发生于急性热病过程中，突然全身恶寒战栗，继而汗出者，为战汗。临床一般以自汗、盗汗最为多见，自汗、盗汗作为症状，既可以单独出现，也常伴见于其他疾病过程中。盗汗多由心气虚弱，阴虚生内热，迫液外泄所致。

阴郄穴属手少阴心经，且为本经气血深聚之郄穴，具有养血安神、滋阴清热的作用。后溪穴属手太阳小肠经，为手太阳小肠经脉气所注之输木穴，八脉交会穴之一，通于督脉，具有通督镇静、舒筋解痉、解表清热、祛邪截疟等作用。阴郄重"滋阴"，后溪善"清热"，二穴相合，一表一里，一阴一阳，滋阴清热，补血养心，故使盗汗而止，若配太溪其效更佳。治疗自汗或无汗当以合谷、复溜最为常用而有效。

脾虚谷以不消，脾俞、膀胱俞觅；
胃冷食而难化，魂门、胃俞堪责[1]。

①责：索取、责求。此处指取用。

脾虚而致的饮食减少，食后不易消化等症状，可取用脾俞与膀胱俞治疗有较好的效果；胃阳不足，不能腐熟水谷，饮食难以消化，常取用魂门、胃俞施以治疗。

脾俞穴属足太阳膀胱经，为脾脏之气所注之背俞穴，具有补脾温中、益气养血、健脾和胃、化湿降逆之功。长于补脾，凡脾胃虚弱，气血亏虚，中阳不振，水湿停聚之证，皆可治之，尤其灸之，其功益彰，一般必配足三里、中脘，针灸并用尤佳。膀胱俞穴属足太阳膀胱经，为膀胱之背俞穴，具有疏调膀胱、通利水道、温阳化气、涩精止遗的作用。脾俞以健脾化湿，膀胱俞促气化而利小便，二穴相合，一健一利，水湿去，饮邪除，脾胃健，诸症自消。

魂门穴属足太阳膀胱经，在背部，内应肝脏，为肝气转输之处，用之可调理肝脏之气血，而疏肝安魂，疏肝解郁，和胃降逆，凡肝魂失藏及肝气不舒所致诸症，皆可治之。胃俞穴归属于足太阳膀胱经，为胃气输注之背俞穴，内应于胃，具有调中和胃、化湿消滞、扶中补脾、益气补阴之功，临床以和胃补中为要，尤以灸法更效。魂门以疏泄为主，胃俞当以补中为要。二穴相合，疏肝和胃，健中消食。因其病因为胃阳不足，故当以重灸为主，足三里及中脘一般必不可少，三里、中脘二穴在临床中更为常用。

鼻痔[1]必取龈交，瘿气[2]须求浮白。

①鼻痔：指鼻内所生息肉之类的异物。
②瘿气：指瘿病，即甲状腺肿大。

鼻息肉取用龈交穴治疗可有特效，甲状腺肿大当取浮白穴治疗。

龈交穴属督脉，且为督脉与任脉、足阳明经之交会穴。督脉直接过鼻，胃经循行于鼻旁，针刺龈交穴可清热泻火，解除鼻内之蕴热，解毒消肿，从而消除鼻痔。历代多有相关文献报道，如《针灸甲乙经》载曰："鼻中息肉不利，鼻头额中痛，鼻中有蚀疮，龈交主之。"《千金要方》言："龈交主鼻痔喘息不利，鼻喎僻多涕鼽衄有疮。"《针灸大成》也载："主鼻中息肉、蚀疮、鼻塞不利、额颊中痛。"由此可见，"鼻痔必取龈交"，是古人长期临床实践经验的总结。

瘿气即瘿病，指的是甲状腺一类疾病，临床主要以颈前喉结两侧肿大结块、不痛不溃、逐渐增大、缠绵难愈为主要特点。中医认为这类疾病的发生主要是因气、痰、瘀互结于颈部所致，其治疗主要以理气化痰、化瘀散结为治则。临床常以任脉、足阳明经配用局部用穴为主，如天突、膻中、合谷、太冲、丰隆等穴。

浮白穴属足少阳胆经，为足少阳胆经和足太阳经之会，少阳主半表半里，太阳主表主开，故用之可疏调二经之经气，祛邪达表，而有解表宣肺、化痰散结之功。故能治疗瘿气，但目前针灸临床中较少用于该病的治疗，也较少报道浮白穴的运用，一般多为配穴运用。

大敦、照海，患寒疝而善蠲[1]；
五里[2]、臂臑，生疬疮[3]而能治。

①蠲（juān）：指除去、驱出、去掉的意思。
②五里：指手五里。
③疬疮：指生于耳前后及颈项间，小则如豆，大则如梅子状的瘰疬。

大敦与照海二穴相配，可治疗以少腹疼痛为特征的疝气病；手五里与臂臑是治疗瘰疬的要穴。

疝气针灸治疗有较早的记载，如《素问·骨空论篇》言："任脉为病，男子内结、七疝，女子带下、瘕聚。"《难经·二十九难》载："任之为病，其内苦结，男子为七疝，女子为瘕聚。"指出了疝气与任脉关系密切。时下疝气病多是通过手术施治，较少选择针灸治疗，这是十分可惜的，余在临床曾治疗几十例相关患者，临床疗效非常显著，尤其小儿之疝气针灸疗效更佳，多针与灸配合。大敦穴是临床报道治疗疝气最常用的穴位。如《针灸大成·卷九》："若卒患小肠疝气，一切冷气，连脐腹结痛，小便遗溺。大敦二穴……灸三壮。"《针灸聚英·卷二》："疝……灸大敦、三阴交、小腹下横纹斜尖，灸一壮。针太冲、大敦、绝骨。"《世医得效方》："诸疝上冲气欲结，灸独阴神效……诸疝取关元，灸三七壮，大敦七壮。"可见大敦一穴是治疗疝气之特效穴。大敦归属于足厥阴肝经，足厥阴肝经"循股阴，入毛中，环阴器，抵小腹……"是治疗疝气的重要经脉。大敦为肝经脉气所出之井木穴，井穴具有开窍祛寒的作用，疝气属于窍病之范畴。针刺大敦具有暖肝而温下元、泻肝而理下焦的作用，因此是治疗疝气之特效穴，可以针之，也可以灸之，与照海配用可起到理肝肾、调水木的作用。

疬疮即瘰疬，与西医学中颈部淋巴结结核相符。《外科正宗》中言："瘰疬者累累如贯珠，连接三五枚……其患先小后大，初不觉痛，久方知痛。"该病在古代发病率较高，故被医家重视，在古代医学文献中多有记载。《针灸大成》载："项生瘰疬，绕颈起核，名曰蟠蛇疬——天井二穴、风池二穴、肘尖二穴、缺盆二穴、十宣十穴。"《针灸大成》载："肘尖穴：治瘰疬。左患灸右，右患灸左。如初生时，男左女右，灸风池。"现代针灸临床治疗瘰疬的方法及用穴，多是在古代的基础上发展而来的，临床治疗方法主要以针刺或艾灸为常用。治疗用穴多以天井、少海、肩髃、臂臑、曲池、肩井、翳风、肘尖为常用。对针灸临床影响最为深远的当属名医王乐亭的针灸绝法"肩髃透臂臑"，曾以此法治愈了不计其数的瘰疬患者。

臂臑穴归属于手阳明大肠经，为手阳明大肠经与小肠经、膀胱经、阳维脉之交会穴，具有疏风通络、化痰散结、清热明目的作用。手五里穴归属于手阳明大肠经，用之可有舒筋止痛、行气散瘀的作用。手五里穴自《黄帝内经·素问》以下诸书皆言禁针。如《灵枢·本输》云："阴尺动脉在五里，五俞之禁也。"《灵枢·玉版》："迎之五里，中道而止，五至而已。五往而藏之气尽矣……传之后世，以为刺禁。"《针灸甲乙经》等书亦为禁刺之穴，诸书皆言禁刺，因此临床运用时宜注意，针刺时应注意避开动脉，以免损伤神经、血管，临床中多以灸法为用。手五里及臂臑皆属于手阳明大肠经，阳明经多气多血，二穴以疏通阳明经气，促使气血流畅，具有理气消痰、清热明目的功效，二穴的疗效上达颈部，故可治疗瘰疬。

至阴、屋翳，疗痒疾之疼多[1]；
肩髃、阳溪，消瘾风[2]之热极。

①疗痒疾之疼多：痒和疼是一般疮疡和皮肤病的常见证候。热盛则疮疼，热微则疮痒。

②瘾风：即瘾疹，又名风疹，俗称为风疹块，相当于西医学中的荨麻疹。

因血热和血盛而致的痒和疼，取至阴、屋翳二穴清热养血而解；因热极生风的荨麻疹以取肩髃、阳溪二穴治疗。

本句歌赋所阐述的是关于皮肤病荨麻疹的用穴治疗，荨麻疹是西医学病名，属于中医学瘾疹之范畴，又有"风疹、风疹块、赤疹、白轸、时疫疙瘩"等称谓。自古医家就积累了丰富的经验。如《证治要诀》载："瘾疹，非特分寒热……有人一生不可食鸡肉及獐鱼动风等物，才食则丹随发。"《诸病源候论》

载："邪气客于肌肤，复逢风寒相折，则起风瘙瘾疹……白轸得天阴雨冷则剧，出风中亦剧，得晴暖则灭，着衣身暖亦瘥也。"《圣济总录》载："身体风瘙而痒，搔之隐隐而起。"《备急千金要方》中载曰："灸曲池二穴，小儿随年壮，发即灸之，神良。"《针灸资生经·第七》载："曲泽治风疹，肩髃治热风瘾疹，涌泉、环跳治风疹……伏兔疗瘾疹，合谷、曲池疗大小人遍身风疹。"其临床表现主要为皮疹突然发作、发无定处、时隐时现，消退后不留任何痕迹。配合刺血治疗尤佳，如委中、膈俞、肺俞等穴位点刺放血，其用则是根据"治风先治血，血行风自灭"的理论，针刺常取用曲池、血海、三阴交等穴，慢性者常配合艾灸疗法。

"疗痒疾之疼多"是指疼要比痒明显的症状，痒和疼是一般疮疡和皮肤病的常见症状。《类经》载："热甚则疮痛，热微则疮痒。"所以无论虚实的痒和疼痛，大多和血热及火盛的原因有关。二穴伍用治疗"痒疾之疼多"症状，是通过清热养血而实现的。至阴穴为足太阳膀胱经之井穴，太阳主一身之表，具有疏风止痒的功效，常用于治疗头痛、鼻塞、鼻衄、目痛生翳、遗精、小便不利、周身瘙痒、足心热、胎位不正、难产、胎衣不下。屋翳穴为足阳明胃经之腧穴，位于胸部，具有降逆气、化痰浊、疏经络、通乳汁、理气、祛风功效，常用于治疗咳逆上气、胸胁支满、疼痛、周身风痒、皮肤不可近衣、乳痈。至阴疏通太阳经气，太阳主一身之表，散风止痒；屋翳清泻阳明火热，以祛风止痒；二穴伍用，调和气血，清热泻火，祛风止痒之力倍增。但目前二穴在临床中极少用于痒证的治疗。

肩髃穴属手阳明，且与阳跷脉相交会，具有疏风活络、调气和血、舒筋利节、搜风止痛的作用，常用于治疗上肢不遂、肩臂疼痛、筋骨酸疼、手臂挛急、头不能回顾、风热瘾疹、瘿气、瘰疬。阳溪穴属手阳明大肠经，为手阳明之经火穴，具有清热散风、通经活络的作用。常用于治疗风热头痛、目赤肿痛、耳鸣耳聋、鼻衄、腕臂疼痛、牙痛、瘾疹等。二穴同属手阳明大肠经，手阳明多气多血，二穴同用，上下相配，通调阳明气血，作用协同，功效倍增，针刺施以泻法，故能疏风散热，消疹止痒。

抑①又论妇经事改常②，自有地机、血海；
女子少气漏血③，不无④交信、合阳。

①抑：连词，表示轻微的转折。

②经事改常：泛指妇女月经的正常生理状况有了改变。

③少气漏血：指气虚不能摄血，冲任不固，或忧思郁结，气滞不宣，以致

形成崩漏的症状。

④不无：指不可无。

妇女月经失常（如痛经、闭经、经期或早或迟等），常取用地机与血海治疗有较好的调理作用；女子气虚而不能摄血导致的崩漏，交信与合阳的用穴不可少。

经事改常是月经病广泛的定义，指女性月经一切不正常的现象，如闭经、痛经、崩漏、月经先期、月经后期及月经先后不定期等月经异常问题，导致的原因较为复杂，临证应当全面辨证，准确选穴，或施以不同的方法及手法。地机与血海二穴是治疗月经不调的常用重要穴位，二穴皆为脾经之穴，脾胃为后天之本，气血生化之源，脾主统血，因此脾经用穴治疗妇科病当属首选。地机为脾经之郄穴，性主疏调，功善调和气血、活血理血、健脾利湿、调理胞宫，尤长于治疗血证，常用于腹胀腹痛、月经不调、痛经、癥瘕疝气、遗精、尿频、食欲不振、大便溏泄、小便不利、水肿。血海乃血液汇聚之海也，有扶脾统血、养血活血、凉血理血、祛风清热、调和气血之功，是治疗妇科血证之要穴，常用于治疗月经不调、痛经、经闭、崩漏、阴部瘙痒或疼痛、气逆腹胀、湿疹、荨麻疹、丹毒。二穴伍用，功效相近，作用协同，健脾统血，调和气血，通络止痛之功益彰，对月经过多、崩漏、痛经、闭经皆甚效。临证时要根据病情之虚实施以补泻，或针或灸，或针灸并用。

崩漏则为妇科病的常见症状，余在临床治疗崩漏时常以肝经井穴大敦与脾经之井穴隐白为主穴，或针或灸，临床获效满意。交信与合阳伍用为表里经用穴，交信穴属足少阴肾经，肾经之脉从此交会到脾经之三阴交，脾属土，其德为信，穴主月经不调，昔称月经为"月信"，故名交信。且又为阴跷脉之郄穴，肾主前后二阴，阴经郄穴善治血证，故常用于月经不调、崩漏、阴挺、疝、淋、癃闭、大便难、睾丸肿痛。合阳穴属足太阳膀胱经，具有舒筋活络、行气止痛、止崩止漏之效，常用于腰脊疼痛、下肢酸痛、下肢麻痹、崩漏、疝痛。二穴伍用，一表一里，一脏一腑，调和脏腑，疏理气机，通经活络，调经止血，行气止痛之功益彰。此处所言乃是气虚而不摄血所引起的出血之症。治疗时当针灸并施为佳，以收益气止血之功，为提高疗效常与三阴交、关元等穴配用。

带下产崩①，冲门、气冲宜审；
月潮违限②，天枢、水泉细详。

①产崩：指妇女产后胞宫突然大量出血。

②月潮违限：指月经周期失常。

带下症或产后血崩，可取用冲门与气冲二穴；月经失常取用天枢与水泉治疗。

时下对产科病的治疗很难有机会再用到针灸，如产后血崩之问题也极少有机会用针，从而在当前临床中也难以评价其治疗效果，但对于其他妇科出血问题是常予治疗的。冲门穴属足太阴脾经，且与足厥阴肝经之交会，脾为统血之脏，肝为藏血之脏，其穴居于腹股沟处，为足太阴之气上冲于腹之门户，有开阖升降之功，能调理下焦气血。治病上冲者，泻其以降之；病之下陷者，补其以升之，用此一穴，而能升降异治者，在于手法之妙用。其善于治疗下焦气血失调所致诸疾，常用于腹痛、疝气、小便不通、崩漏带下、子宫脱垂、股神经痛。气冲穴属足阳明胃经，与冲脉之所会，其性通降，气冲穴为气之街，故能调理气机，而助血行，功善平冲降逆、理气活血、行滞通瘀，常用于奔豚气、呃逆、妊娠恶阻、疝气、不孕、带下、月经不调。二穴功效相近，唯不同乃气冲平冲降逆，而不能补气升提，冲门补气升提，气冲平冲降逆，二穴一表一里，一脏一腑，升降有序，理气活血，故诸症自平。

天枢穴属足阳明胃经，且为大肠精气汇聚于腹部之募穴，其穴居于天地二气之间，为人气所从，通于中焦，为天地之气升降出入之枢纽，故名天枢。天枢穴具有疏调肠胃、理气消滞、养血通经、温经散寒、行气止痛之功，常用于治疗呕吐、食不下、腹痛、泄泻、痢疾、便秘、绕脐痛、腹胀、肠鸣、水肿、月经不调、闭经、产后腹痛、消化不良。水泉穴属足少阴肾经，且为本经之郄穴，阴经郄穴善治血证。《素问·上古天真论篇》言："肾者主水，受五脏六腑之精而藏之，故五脏盛乃能泻。"其所主之水，即为精血，精血充盈则天癸至，月事以时下，故用之具有活血调经的功效，可用于月经不调诸症。常用于月经不调、阴挺、小便淋漓、癃闭、痛经、崩漏。二穴伍用，一阴一阳，一调一补，相得益彰，尤对月经后期、闭经、带下诸症、便秘、男子遗精、阳痿及小便不利的治疗具有较好的效果。

肩井乳痈而极效，商丘痔瘤而最良。

肩井穴是治疗乳痈之特效穴，用之甚效；商丘穴是治疗痔核的有效穴位。

乳痈即西医学所言的急性乳腺炎。乳头属肝，乳房属胃，由于肝气郁结，胃热壅滞，复因乳头破裂，乳汁淤积，风、热、火毒乘机侵入，致使经络阻塞、气滞血凝而发本病。急性乳腺炎初、中期，针灸治疗效果良好。肩井穴属足少阳胆经，且系手足少阳、足阳明、阳维脉之交会穴，有平肝胆、通经络、散瘀破解之功效。肩井穴又居于肩上，所交会诸经均行于乳部，因此诸多乳腺疾病可于肩井穴有明显压痛反应，用之可通调诸经经气，使少阳通则郁火散，阳明清则肿痛消，不仅可治疗乳痈，对乳汁不足及乳癖（乳腺增生）均有效。但是针刺肩井穴要注意其角度及深度，其穴下即是肺尖，针刺不当即会刺破胸腔，导致气胸，甚或针刺伤及肺脏，故针刺时应特别注意其角度与深度。

痔疮多因湿热内蕴，热毒下注所致。中医学认为，脾主肌肉，属于湿土，故肌肉损伤，疮疡肿胀等疾患，多与脾土有着密切的关系。商丘穴为足太阴脾经之经金穴，亦是该经之子穴，"实则泻其子"，针刺泻之，不但可以起到清热凉血、润燥化湿的作用，而且还可以充实脾胃之气，使气血得以疏通，肌肉得以新生；另一方面因商丘穴属金，与肺相联系，肺与大肠相表里，而肛门又为大肠之门户。《备急千金要方》言："肛门主肺，肺热应肛门，热则闭塞，大便不通，肿缩生疮。"由此可见，针刺商丘，通过肺与大肠相表里的关系，以获凉血生肌、消肿祛瘀的疗效，更直接影响到肛门，从而达到治痔之目的。但商丘穴在时下临床治疗痔疾的运用报道较少，临床最常以承山穴与长强穴为用，即"刺长强与承山，善主肠风新下血"。

脱肛趋百会、尾翳[①]之所，无子搜阴交、石关之乡。

①尾翳：即鸠尾穴。但此处应是尾翠之误抄，尾翠一说为长强穴，还有一说为经外奇穴，在尾骨上3寸骨陷间。

脱肛以取用百会与鸠尾穴（应是长强穴）二穴，可升提其气，使脱肛上缩；妇女不能受孕，取用阴交与石关二穴，是一种有效方法。

脱肛是临床较为棘手的问题，基本病机是中气下陷，或湿热下注所致。升提固脱是治疗脱肛的基本原则，百会穴属督脉，与诸阳之会，气为阳，通于督脉，施灸百会可使阳气旺盛，有升提收摄之功，因此百会穴是历代医家治疗脱肛之要穴。此处尾翳应是传抄之误，尾翳是鸠尾穴之别称，鸠尾穴是治疗痫证及心胸病之常用穴，而对脱肛治疗难以从理论上明确。尾翠一说是长强穴之别称，长强穴是治疗肛周疾病之要穴，故此处应是尾翠而非尾翳。长强穴属督脉，为督脉之别络。督脉为诸阳之长，其气强盛，穴当其处，故名长强。因长强穴位于肛门部，为阳气之所会，故用之可调理腑气，清热利肠，主治肛门疾患。百会以升清为主，长强以降浊为要。二穴伍用，一上一下，一升一降，上下呼应，升降协和，通调督脉，固肠止泻，故达收摄固脱之效。另有一说，尾翠为经外奇穴，见于《太平圣惠方》，在尾骨上3寸骨陷间。《经穴汇解》名尾翠。在尾骨尖端直上3寸。

阴交穴属任脉，为任脉与冲脉、足少阴之会，而冲为血之海，任主胞胎，二脉皆起于胞中，其穴在小腹部，故用之能温暖胞宫，调理经血，是不孕症之特要穴。石关穴属足少阴肾经，内应幽门，为饮食水谷运行之关，肾经冲脉之会，其病为坚，其治为通，功善理气散结，具有通肠和胃的作用，是治疗胃肠积滞坚满之常用穴和妇人不孕之经验效穴。二穴同用，可起温补下焦，培养真元，调和气血的作用，故能受孕，尤其二穴施以灸法效果更佳。余在临床以大赫、关元、三阴交配穴同用，用于女性不孕及男性不育极具特效，故将其称之为生殖三针，可用于男女不孕不育症的治疗，临床疗效十分显著。

中脘主乎积痢①，外丘收乎大肠②。

①积痢：因食积内阻所致的痢疾，即伤食腹泻。

②收乎大肠：指治疗脱肛。此处目前有学者认为是"收乎犬伤"之误抄，"大肠"应是"犬伤"。

伤食腹泻，积久不愈，可取用中脘穴调理；外丘穴可治疗脱肛。

中脘穴归属任脉，且为胃之募穴，八会穴之腑会，任脉与手太阳、少阳及足阳明经之交会穴，性主调和，功善调理脾胃，补之灸之则能补益脾胃，温中散寒，益气养血；泻之则能健脾化湿，理气降逆，消积和胃；平补平泻则能升清降浊；为治疗一切脾胃之疾和慢性疾病之常用要穴。

外丘穴属足少阳胆经，具有清肝利胆、通经活络的作用。本穴在临床很少用于脱肛的治疗，因此有学者指出本句歌赋应为"外丘收乎犬伤"，著名针灸医家黄龙祥在《针灸大成》校对中也解释为"犬伤"，早在明代医籍中就有相关记载，之后有诸多医家发挥外丘穴用于狗咬伤的临床运用。

外丘穴属于足少阳之郄穴，因足少阳胆经经筋结于尻部，郄穴气血深聚，所以可用于脱肛的治疗，但一般不单独用于脱肛的治疗，多是与二白穴、长强穴合用以清利湿热，治疗脱肛。此处的运用应当进一步通过推理论证，明确其真正所用，到底是"犬伤"还是"大肠"。时下还有诸多医家所留下的古代文献，由于传抄、误抄存在诸多的错误，应当结合临床实践进一步修正，才能正确地为临床服务。

寒疟①兮，商阳、太溪验；
痃癖②兮，冲门、血海强。

①寒疟：因寒气内伏，再感风邪而诱发的一种疟疾。《素问·疟论篇》："夫寒者，阴气也；风者，阳气也。先伤于寒，而后伤于风，故先寒而后热也。病以时作，名曰寒疟。"

②痃癖：痃和癖是两种不同的病证。痃是指肚脐两侧的条状凸起；癖是指隐藏在两肋之间的凸起，触摸有疼痛感。两者其病因与病机基本相同，常同时发生，故统称为痃癖。

寒疟取用商阳与太溪二穴治疗，是长期临床经验之运用；痃癖针刺冲门与血海，疗效极强。

寒疟是因寒气内伏，再感风邪而诱发的一种疟疾，常发于秋冬季节，症见先寒后热，寒多热少，但寒不热，无汗，脉弦紧。针灸治疗寒疟取用商阳与太溪是以宣阳和阴为主的一种有效配穴法。商阳穴属手阳明大肠经，为手阳明大肠经经气所出之井金穴，具有疏散阳明热邪、利咽消肿、开窍醒神之功，以针刺用之宣通腠理，祛邪从皮毛外出，尤其点刺放血，则有清热开郁之效。太溪穴属足少阴肾经，为肾经经气所注之输土穴，是肾脏原气所过和溜止足少阴肾经之原穴，具有滋阴降火、益肾补虚、调经利湿的作用，针刺用之，泻其阴邪，以振奋肾阳的温煦作用。商阳为经金穴，太溪为输土穴，二穴在五行中有相生关系。商阳以泻实为要，太溪以补虚为主。二穴伍用，一补一泻，相互促进，相互制约，相互转化，扶正祛邪，散寒除热，调和内外，宣通气血，除了治疗寒疟之外，还可以用于中风、昏厥诸症及阴虚火旺之咽喉肿痛等。针刺二穴同时一般必配大椎穴施灸，以截疟而解表寒，则收效更佳。

痃癖为脐腹偏侧或胁肋部时有筋脉攻撑急痛的病证，由气血不和、经络阻滞、食积寒凝所致。针灸治疗痃癖取用冲门与血海二穴，是调和气血、标本兼治的一种疗法。冲门穴属足太阴脾经，为足太阴经、厥阴经之会，用之可调整血行失常而引起的各种病变，并可缓解腹部积聚疼痛。血海穴属足太阴脾经，血证之要穴，具有调理血分的作用，为气血归聚之处所，可以导血归海，统治一切血病。二穴伍用，补虚健脾养血，条达经脉，使营卫畅通，逐渐消除积聚。若施以艾灸二穴，可起到补虚健脾、温经散寒、活血化瘀的作用，使气血得通，寒解瘀散，从而得以标本兼治。本症发生病因多较复杂，治疗多较顽固，所以临证时需要明确辨证，随症配穴，攻补兼施，长期治疗，方可显效。

夫医乃人之司命，非志士而莫为；

针乃理之渊微[①]，须至人[②]之指教。

先究其病源，后攻其穴道，

随手见功，应针取效。

方知玄理之玄[③]，始达妙中之妙。

此篇不尽，略举其要。

①渊微：意思是深沉精微。此处指博大精深之意。

②至人：意思是指道家超凡脱俗，达到无我境界的人。此处指思想或道德修养及医术高超的人。

③玄理之玄：玄理，指深奥、玄妙的道理。此句是指深奥道理中的玄妙之处。

医者关系着他人的生命安危，所以医者必须对医学有着敬畏之心，一心有志于医学事业，正如晋代杨泉在《物理论》中所言："夫医者，非仁爱之士，不可托也；非聪明理达，不可任也；非廉洁淳良，不可信也。"要从事医学这个事业就要达到"德不近佛者不可以为医，才不近仙者不可以为医"的这种思想境界，中医针灸学博大精深，可谓是"针灸医学而难于精"。因此学习针灸知识需要在德才兼备的老师指导下，先打好基本功，学好基础知识，明确治病原理，掌握辨证内容；再要学好经络腧穴专业内容，掌握针灸的针刺方法、治疗原则、治疗作用、施术原则、配穴方法等。做到了这些，就能达到针之立效，效如桴鼓。由此才能真正体会到针灸的博大精深及妙不可言。此篇所述内容犹如浩瀚海洋中之点滴，根据长期临床应用经验仅列举以上内容以示启发，从中领悟其内涵，在临床中可以举一反三，灵活运用。

【临床意义】

本歌赋共列举了96症的主治穴位，各症按照人体自上而下的顺序编排而成，分别是由头面五官、颈项、躯干、四肢为序而成，治疗上述各症，共用156个腧穴。

所用穴位特别重视各类特定穴的运用，十大类特定穴均有涉及，如原穴的运用：如转筋兮，金门、丘墟（胆经原穴）来医；太冲（肝经原穴）泻唇喝以速愈；寒疟兮，商阳、太溪（肾经的原穴）验。郄穴的运用：如目觉眈眈，急取养老（手太阳小肠经郄穴）、天柱；审他项强伤寒，温溜（手阳明大肠经郄穴）、期门而主之；寒栗恶寒，二间疏通阴郄（手少阴心经郄穴）暗。络穴的运用：如强间、丰隆（足阳明胃经络穴）之际，头痛难禁；目眩兮，支正（手太阳小肠经络穴）、飞扬（足太阳膀胱经络穴）。背俞穴的运用：目黄兮，阳纲、胆俞（胆的背俞穴）；攀睛攻少泽、肝俞（肝的背俞穴）之所；风痫常发，神道须还心俞（心的背俞穴）宁。八会穴的运用：如半身不遂，阳陵（八会之筋会）远达于曲池；中脘（八会之腑会）主乎积痢，外丘收乎大肠。八脉交会穴的运用：建里、内关（通阴维脉）；后溪（通于督脉）、环跳，腿疼刺而即轻，扫尽胸中之苦闷。腹募穴的运用：如胸满更加噎塞，中府（肺的募穴）、意舍所行；膈疼饮蓄难禁，膻中（心包的募穴）、巨阙（心的募穴）便针。下合穴的运用：如中邪霍乱，寻阴谷、三里（胃的下合穴）之程；委阳（三焦下合穴）、天池，腋肿针而速刺。尤其是五输穴的运用更为广泛，全篇共用到了50个五输穴，可见五输穴是用穴的重点。并且列举了多种配穴方法，如循经取穴法。如耳门、丝竹空（均为手少阳三焦经），住牙疼于顷刻；颊车、地仓穴（均为足阳明胃经），正口㖞于片时；项强多恶风，束骨相连于天柱（均为足太阳经）。如同名经配穴法。如歌赋所言的：耳聋气闭全凭听会（足少阳胆经）、翳风（手少阳三焦经），二穴为手足少阳经配穴；热病汗不出，大都（足太阴脾经）更接于经渠（手太阴肺经）。二穴为手足太阴经配穴；言嗜卧，往通里（手少阴心经）、大钟（足少阴肾经）而明。二穴为手足少阴经配穴。再如表里经配穴，如歌赋中所言的：天府（手太阴肺经）、合谷（手阳明大肠经），鼻中衄血宜追，二穴为表里两经配穴；阴郄（手少阴心经）、后溪（手太阳小肠经），治盗汗之多出；梦魇不宁，厉兑（足阳明胃经）相谐于隐白（足太阴脾经），二穴为表里两经配穴。

以上所列举的循经取穴、同名经取穴、表里经取穴运用等，皆属于对穴的运用，因此可以说本歌赋是对穴运用之典范，本歌赋相比其他歌赋是对穴应用相对较多的，也在临床中被广泛运用，成为临床诸多疾病之特效配伍。

【总结】

本篇穴位156穴

全篇共提到170穴，除去重复提及穴位14次，即听会（1次）、天柱（1次）、行间（1次）、曲池（1次）、劳宫（1次）、脾俞（1次）、后溪（2次）、肺俞（1次）、涌泉（1次）、阴郄（1次）、巨阙（1次）、血海（1次）、冲门（1次），即156穴。

1.囟会，2.玉枕，3.悬颅，4.颔厌，5.强间，6.丰隆，7.水沟，8.前顶，9.听会，10.翳风，11.迎香，12.支正，13.飞扬，14.阳纲，15.胆俞，16.少泽，17.肝俞，18.头临泣，19.头维，20.攒竹，21.三间，22.养老，23.天柱，24.睛明，25.行间，26.温溜，27.期门，28.廉泉，29.中冲，30.天府，31.合谷，32.耳门，33.丝竹空，34.颊车，35.地仓，36.液门，37.鱼际，38.金门，39.丘墟，40.阳谷，41.侠溪，42.少商，43.曲泽，44.通天，45.复溜，46.哑门，47.关冲，48.天鼎，49.间使，50.太冲，51.承浆，52.束骨，53.大都，54.经渠，55.少海，56.手三里，57.阳陵泉，58.曲池，59.建里，60.内关，61.听宫（应是劳宫），62.脾俞，63.气户，64.华盖，65.下脘，66.陷谷，67.章门，68.不容，69.膻中，70.巨阙，71.中府，72.意舍，73.肾俞（应是膈俞），74.神藏，75.璇玑，76.白环俞，77.委中，78.水道，79.筋缩，80.颧髎，81.大迎，82.颅息，83.然谷，84.委阳，85.天池，

86.后溪，87.环跳，88.厉兑，89.隐白，90.上脘，91.神门，92.阳交，93.解溪，94.天冲，95.大横，96.身柱，97.本神，98.少冲，99.陶道，100.肺俞，101.神道，12.心俞，103.下髎，104.涌泉，105.二间，106.阴郄，107.幽门，108.玉堂，109.阴陵泉，110.水分，111.魄户，112.膏肓，113.阴谷，114.足三里，115.劳宫，116.通里，117.大钟，118.天突，119.兑端，120.长强，121.承山，122.三阴交，123.气海，124.肓俞，125.横骨，126.膀胱俞，127.魂门，128.胃俞，129.龈交，130.浮白，131.大敦，132.照海，133.手五里，134.臂臑，135.至阴，136.屋翳，137.肩髃，138.阳溪，139.地机，140.血海，141.交信，142.合阳，143.冲门，144.气冲，145.天枢，146.水泉，147.肩井，148.商丘，149.百会，150.尾翠，151.阴交，152.石关，153.中脘，154.外丘，155.商阳，156.太溪。

《百症赋》辨证取穴表

病症		取穴
头面五官及咽喉疾患	头风	囟会、玉枕
	偏头痛	悬颅、颔厌
	头痛	强间、丰隆
	面肿虚浮	水沟、前顶
	面上虫行	迎香
	目眩	支正、飞扬
	目黄	阳纲、胆俞
	胬肉攀睛	少泽、肝俞
	泪出	临泣、头维
	目中漠漠	攒竹、三间
	目视芤芤	养老、天柱
	雀目肝气	睛明、行间
	目目𥈲动	颧髎、大迎
	耳聋气闭	听会、翳风
	耳内蝉鸣	听会
	鼻衄	天府、合谷
	鼻内无闻	通天
	鼻痔（鼻息肉）	龈交
	口㖞	颊车、地仓
	唇㖞	太冲
	颔肿口噤	阳谷、侠溪
	舌干口燥	复溜
	舌下肿痛	廉泉、中冲

病症		取穴
头面五官及咽喉疾患	舌缓不语	哑门、关冲
	失音嗫嚅	天鼎、间使
	牙痛	耳门、丝竹空、承浆
	喉痛	液门、鱼际
颈项及肩背疾患	瘿气	浮白
	瘰疬	五里、臂臑
	脊强	水道、筋缩
	背连腰痛	白环俞、委中
胸腹疾患	胸中苦闷	建里、内关
	心下悲凄	听宫、脾俞
	胸胁支满	章门、不容
	膈疼饮蓄	膻中、巨阙
	胸满噎塞	中府、意舍
	胸膈停留瘀血	肾俞、巨髎
	胸满项强	神藏、璇玑
	胁肋疼痛	气户、华盖
	腋肿	委阳、天池
	腹内肠鸣	下脘、陷谷
	胃冷食难化	魂门、胃俞
	水肿脐盈	阴陵泉、水分
	疝癖	冲门、血海
四肢疾患	两臂顽麻	少海、手三里
	半身不遂	阳陵泉、曲池
	腿痛	后溪、环跳
	转筋	金门、丘墟
妇人及小儿疾患	经事改常	地机、血海
	少气漏血	交信、合阳
	带下产崩	冲门、气冲
	月潮违限	天枢、水泉
	乳痈	肩井
	无子	阴交、石关
	小儿脐风	然谷
	小儿反张悲哭	天冲、大横
诸风、伤寒及热病	痉病	颅息
	项强伤寒	温溜、期门

病症		取穴
诸风、伤寒及热病	项强恶风	束骨、天柱
	瘾风	肩髃、阳溪
	寒栗恶寒	二间、阴郄
	寒疟	商阳、太溪
	厥寒厥热	涌泉
	湿寒湿热	下髎
	热病汗不出	大都、经渠
	发热	少冲、曲池
	岁热时行	陶道、肺俞
诸虚劳损疾患	痨瘵传尸	魄户、膏肓
	咳嗽连声	肺俞、天突
	惊悸怔忡	阳交、解溪
	倦言嗜卧	通里、大钟
	盗汗	阴郄、后溪
	烦心呕吐	幽门、玉堂
	血虚口渴	少商、曲泽
	脾虚谷不消	脾俞、膀胱俞
	消渴肾竭	行间、涌泉
疝、痔及大小便疾患	寒疝	大敦、照海
	小便赤涩	兑端、小海
	白浊遗精	三阴交、气海
	五淋久积	肓俞、横骨
	痔瘤	商丘
	脱肛	百会、尾翳
	大肠不收	外丘
	肠风新下血	长强、承山
	积痢	中脘
癫狂及痫病	发狂奔走	上脘、神门
	癫疾	身柱、本神
	风痫	神道、心俞
	梦魇不宁	厉兑、隐白
其他疾病	黄疸	后溪、劳宫
	中邪霍乱	阴谷、足三里
	痒疾之疼多	至阴、屋翳

第十二章　玉龙歌

【歌赋】

扁鹊授我玉龙歌，玉龙一试绝沉疴，
玉龙之歌真罕得，流传千载无差讹。
我今歌此玉龙诀，玉龙一百二十穴，
医者行针殊妙绝，但恐时人自差别。
补泻分明指下施，金针一刺显明医，
伛者立伸偻者起，从此名扬天下知。
中风不语最难医，发际顶门穴要知，
更向百会明补泻，即时苏醒免灾危。
鼻流清涕名鼻渊，先泻后补疾可痊，
若是头风并眼痛，上星穴内刺无偏。
头风呕吐眼昏花，穴取神庭始不瘥，
孩子慢惊何可治，印堂刺入艾还加。
头项强痛难回顾，牙疼并作一般看，
先向承浆明补泻，后针风府即时安。
偏正头风痛难医，丝竹金针亦可施，
沿皮向后透率谷，一针两穴世间稀。
偏正头风有两般，有无痰饮细推观，
若然痰饮风池刺，倘无痰饮合谷安。
口眼㖞斜最可嗟，地仓妙穴连颊车，
㖞左泻右依师正，㖞右泻左莫令斜。
不闻香臭从何治？迎香两穴可堪攻，
先补后泻分明效，一针未出气先通。
耳聋气闭痛难言，须刺翳风穴始瘥，
亦治项上生瘰疬，下针泻动即安然。

耳聋之症不闻声，痛痒蝉鸣不快情，
红肿生疮须用泻，宜从听会用针行。
偶尔失音言语难，哑门一穴两筋间，
若知浅针莫深刺，言语音和照旧安。
眉间疼痛苦难当，攒竹沿皮刺不妨，
若是眼昏皆可治，更针头维即安康。
两眼红肿痛难熬，怕日羞明心自焦，
只刺睛明鱼尾穴，太阳出血自然消。
眼痛忽然血贯睛，羞明更涩目难睁，
须得太阳针出血，不用金刀疾自平。
心火炎上两眼红，迎香穴内刺为通，
若将毒血搐出后，目内清凉始见功。
强痛脊背泻人中，挫闪腰酸亦可攻，
更有委中之一穴，腰间诸疾任君攻。
肾弱腰疼不可当，施为行止甚非常，
若知肾俞二穴处，艾火频加体自康。
环跳能治腿股风，居髎二穴认真攻，
委中毒血更出尽，愈见医科神圣功。
膝腿无力身立难，原因风湿致伤残，
倘知二市穴能灸，步履悠然渐自安。
髋骨能医两腿疼，膝头红肿不能行，
必针膝眼膝关穴，功效须臾病不生。
寒湿脚气不可熬，先针三里及阴交，
再将绝骨穴兼刺，肿痛登时立见消。
肿红腿足草鞋风，须把昆仑二穴攻，
申脉太溪如再刺，神医妙绝起疲癃。
脚背肿起丘墟穴，斜针出血即时轻，
解溪再与商丘识，补泻行针要辨明。
行步艰难疾转加，太冲二穴效堪夸，
更针三里中封穴，去病如同用手抓。
膝盖红肿鹤膝风，阳陵二穴亦堪攻，
阴陵针透尤收效，红肿全消见异功。
腕中无力痛艰难，握物难移体不安，
腕骨一针虽见效，莫将补泻等闲看。

急疼两臂气攻胸，肩井分明穴可攻，
此穴元来真气聚，补多泻少应其中。
肩背风气连臂疼，背缝二穴用针明，
五枢亦治腰间痛，得穴方知疾顿轻。
两肘拘挛筋骨连，艰难动作欠安然，
只将曲池针泻动，尺泽兼行见圣传。
肩端红肿痛难当，寒湿相争气血狂，
若向肩髃明补泻，管君多灸自安康。
筋急不开手难伸，尺泽从来要认真，
头面纵有诸样症，一针合谷效通神。
腹中气块痛难当，穴法宜向内关防，
八法有名阴维穴，腹中之疾永安康。
腹中疼痛亦难当，大陵外关可消详，
若是胁疼并闭结，支沟奇妙效非常。
脾家之症最可怜，有寒有热两相煎，
间使二穴针泻动，热泻寒补病俱痊。
九种心痛及脾疼，上脘穴内用神针，
若还脾败中脘补，两针神效免灾侵。
痔瘘之疾亦可憎，表里急重最难禁，
或痛或痒或下血，二白穴在掌后寻。
三焦热气壅上焦，口苦舌干岂易调，
针刺关冲出毒血，口生津液病俱消。
手臂红肿连腕疼，液门穴内用针明，
更将一穴名中渚，多泻中间疾自轻。
中风之症症非轻，中冲二穴可安宁，
先补后泻如无应，再刺人中立便轻。
胆寒心虚病如何？少冲二穴最功多，
刺入三分不着艾，金针用后自平和。
时行疟疾最难禁，穴法由来未审明，
若把后溪穴寻得，多加艾火即时轻。
牙疼阵阵苦相煎，穴在二间要得传，
若患翻胃并吐食，中魁奇穴莫教偏。
乳鹅之症少人医，必用金针疾始除，
如若少商出血后，即时安稳免灾危。

如今瘾疹疾多般，好手医人治亦难，
天井二穴多着艾，纵生瘰疬灸皆安。
寒痰咳嗽更兼风，列缺二穴最可攻，
先把太渊一穴泻，多加艾火即收功。
痴呆之症不堪亲，不识尊卑枉骂人，
神门独治痴呆病，转手骨开得穴真。
连日虚烦面赤妆，心中惊悸亦难当，
若须通里穴寻得，一用金针体便康。
风眩目烂最堪怜，泪出汪汪不可言，
大小骨空皆妙穴，多加艾火疾应痊。
妇人吹乳痛难消，吐血风痰稠似胶，
少泽穴内明补泻，应时神效气能调。
满身发热痛为虚，盗汗淋淋渐损躯，
须得百劳椎骨穴，金针一刺疾俱除。
忽然咳嗽腰背疼，身柱由来灸便轻，
至阳亦治黄疸病，先补后泻效分明。
肾败腰虚小便频，夜间起止苦劳神，
命门若得金针助，肾俞艾灸起遭迍。
九般痔瘘最伤人，必刺承山效若神，
更有长强一穴是，呻吟大痛穴为真。
伤风不解嗽频频，久不医时劳便成，
咳嗽须针肺俞穴，痰多宜向丰隆寻。
膏肓二穴治病强，此穴原来难度量，
斯穴禁针多着艾，二十一壮亦无妨。
腠理不密咳嗽频，鼻流清涕气昏沉，
须知喷嚏风门穴，咳嗽宜加艾火深。
胆寒由是怕惊心，遗精白浊实难禁，
夜梦鬼交心俞治，白环俞治一般针。
肝家血少目昏花，宜补肝俞力便加，
更把三里频泻动，还光益血自无差。
脾家之症有多般，致成翻胃吐食难，
黄疸亦须寻腕骨，金针必定夺中脘。
无汗伤寒泻复溜，汗多宜将合谷收，
若然六脉皆微细，金针一补脉还浮。

大便闭结不能通，照海分明在足中，
更把支沟来泻动，方知妙穴有神功。
小腹胀满气攻心，内庭二穴要先针，
两足有水临泣泻，无水方能病不侵。
七般疝气取大敦，穴法由来指侧间，
诸经俱载三毛处，不遇师传隔万山。
传尸劳病最难医，涌泉出血免灾危，
痰多须向丰隆泻，气喘丹田亦可施。
浑身疼痛疾非常，不定穴中细审详，
有筋有骨须浅刺，着艾临时要度量。
劳宫穴在掌中寻，满手生疮痛不禁，
心胸之病大陵泻，气攻胸腹一般针。
哮喘之症最难当，夜间不睡气遑遑，
天突妙穴宜寻得，膻中着艾便安康。
鸠尾独治五般痫，此穴须当仔细观，
若然着艾宜七壮，多则伤人针亦难。
气喘急急不可眠，何当日夜苦忧煎，
若得璇玑针泻动，更取气海自安然。
肾强疝气发甚频，气上攻心似死人，
关元兼刺大敦穴，此法亲传始得真。
水病之病最难熬，腹满虚胀不肯消，
先灸水分并水道，后针三里及阴交。
肾气冲心得几时，须用金针疾自除，
若得关元并带脉，四海谁不仰明医。
赤白妇人带下难，只因虚败不能安，
中极补多宜泻少，灼艾还须着意看。
吼喘之症嗽痰多，若用金针疾自和，
俞府乳根一样刺，气喘风痰渐渐磨。
伤寒过经犹未解，须向期门穴上针，
忽然气喘攻胸膈，三里泻多须用心。
脾泻之症别无他，天枢二穴刺休瘥，
此是五脏脾虚疾，艾火多添病不加。
口臭之疾最可憎，劳心只为苦多情，
大陵穴内人中泻，心得清凉气自平。

穴法深浅在指中，治病须臾显妙功，

劝君要治诸般疾，何不当初记玉龙。

《玉龙歌》首载于元代王国瑞所撰的《扁鹊神应针灸玉龙经》中，题名为《一百二十穴玉龙歌》，刊于公元1329年。目前对其作者有多种说法，尚没有得到统一。一说其诞生于战国时期，作者不详，并假托扁鹊所传；也有认为其乃宋代杨氏所作；还有认为其作者就是宋代王国瑞所作，此种说法占多数，但其真正作者目前尚不能确定。通过大量的相关资料考证来看，目前比较统一的认识是此作诞生于金元时期，托名扁鹊所传，乃是强调内容之重要性，以示后人引起重视。后又分别收载于明代杨继洲的《针灸大成》及吴崑的《针方六集》中，在《针灸大成》中简称为《玉龙歌》，后一直以此名所传。本歌赋摘录于《针灸大成》中。

【注解】

玉龙歌

元代周仲良在《玉龙歌·后序》里注解："名玉龙者，盖以玉为天地之精，龙之神变极灵，此书之妙用，亦犹是也。"可见"玉龙"二字主要是为了表示针灸的神妙。"玉龙"之说法不一，唐代段成式的《酉阳杂俎(zǔ)》载："杨光欣获玉龙一枚，长一尺二寸，高五寸，雕镂精妙，不似人作。"这段记载与玉龙歌命名的含义比较吻合。选用"玉龙"二字，可能是一取其贵；二取其120穴，合玉龙长一尺二寸之意（但实际用穴非120穴）。

扁鹊授我玉龙歌，玉龙一试绝沉疴①，

玉龙之歌真罕得，流传千载无差讹②。

我今歌此玉龙诀，玉龙一百二十穴，

医者行针殊③妙绝④，但恐时人自差别。

补泻⑤分明指下施，金针一刺显明医，

伛者立伸偻⑥者起，从此名扬天下知。

杨氏注（杨氏即杨继洲，以下简称杨氏）：凡患伛者，补曲池，泻人中；患偻者，补风池，泻绝骨。

①沉疴：指顽固不愈之顽疾。

②差讹(é)：差错、谬误。

③殊：表示程度，相当于"很""极"。

④妙绝：精妙绝伦。

⑤补泻：指行针手法。根据患者病情虚实选择适宜的补泻手法。

⑥伛（yǔ）偻（lóu）：指弯腰驼背。

著名医家扁鹊（托名）传授给我一首玉龙歌，将其用于临床实践，经临床运用之后感受到了这首歌赋的实用性，即使是顽症痼疾按照歌赋中内容用之也能立起沉疴，效如桴鼓。玉龙歌的内容实属难得罕见，虽然流传了上千年也没有出现什么差错、谬误。我现在就谈一下关于玉龙歌的具体内容，本歌赋共涉及120个穴位，如果按照歌赋内容运用临床，其效将非常精妙，但是很担心因时下针灸医生水平高低不同，不知能否正确、合理地运用。针刺时一定要做到补泻分明，"补泻不明，扎针不灵"。只有根据疾病之虚实，施以正确的补泻方法才能发挥出应有的疗效。若医者能够灵活运用本歌赋，可使弯腰驼背者能迅速直立起来，由此可使医术名扬天下。

本段算是歌赋中的一个引言，介绍了歌赋的来源，且强调了歌赋内容的重要性，以及针刺补泻的重要性，以引起针灸从业者之关注。

中风不语最难医，发际顶门穴要知，
更向百会明补泻，即时苏醒免灾危。

杨氏注：顶门即囟会也，禁针，灸五壮。百会先补后泻，灸七壮，艾如麦大。

中风失语是比较难治疗的疾病，治疗可取囟会穴（一般施灸），百会穴必不可少，要施以补泻手法（一般先补后泻，多补少泻），患者可及时苏醒，由此转危为安。百会穴为三阳五会，督脉、足厥阴肝经、手足三阳经交会之处，贯通诸阳经，具有统摄全身阳气的作用，为回阳九针之一。因此针之可达"即时苏醒免灾危"的功效。

鼻流清涕名鼻渊①，先泻后补疾可痊，
若是头风并眼痛，上星穴内刺无偏。

杨氏注：上星穴流涕并不闻香臭者，泻俱得气补。

①鼻渊：指鼻流浊涕。常伴头痛、鼻塞、嗅觉减退等症状。相当于西医学所言的鼻窦炎一类疾病。

鼻塞、流清涕（若是鼻渊应多是浊涕而少见清涕，鼻鼽为鼻流清涕之意）是患了鼻渊，若是出现了严重的头痛及眼痛症状，可取用上星穴针刺，施以先泻后补，就可痊愈了。

上星穴属督脉，位于头上，阳中之阳，为督脉经气所发，具有清热凉血、清利头目的作用，故可治疗鼻渊之证。余通过长期临床实践观察，上星与通天皆能治疗鼻疾，上星以治鼻出血效更佳，通天治疗鼻渊其效更佳。通天具有清散头部风邪、通利鼻窍之功，为治疗头窍鼻窍闭塞所致诸疾之常用穴。余在临床中常以迎香、印堂、合谷、上星配通天治疗各种鼻疾，疗效极为满意。

头风呕吐眼昏花，穴取神庭始不瘥，
孩子慢惊①何可治，印堂刺入艾还加。

杨氏注：神庭入三分，先补后泻。印堂入一分，沿皮透左右攒竹，大哭效，不哭难。急惊泻，慢惊补。

①慢惊：又称为"慢惊风"，是以抽搐无力、抽动缓慢或小抽动为特征。

顽固性的头痛多伴有呕吐、两眼昏花的症状，可取用神庭穴沿皮下透刺3分，先补后泻，即瘥愈；小儿慢惊风针灸治疗常取用印堂穴沿皮下斜刺，透左右攒竹穴，并同时加以艾灸，疗效更好。

神庭穴属督脉，乃元神所居之庭堂，为督脉经气之所发，督脉与足太阳、阳明之会，"阳气者，精则养神"。针之可通阳而镇静安神，用于治疗风热阳邪上犯元神清窍所致诸疾。神庭穴宜泻不宜灸，灸之则恐助热伤神。

印堂穴位于督脉上，鼻根之上，针之可通督泄热、镇静安神、通利鼻窍，凡抽搐、痉挛等动证，皆可治之。若配补关元、足三里、三阴交，针刺筋缩、太冲补益气血，安神柔筋，治疗小儿慢惊风有极效。

头项强痛难回顾，牙疼并作一般看，
先向承浆明补泻，后针风府即时安。

杨氏注：承浆宜泻，风府针不可深。

头项强直疼痛，颈项活动受限，若同时并发了牙痛，其治疗可先泻承浆，再针刺风府穴，可收立效。

承浆与风府二穴则为前后对应取穴法，承浆为任脉穴位，为手足阳明经之交会穴，治疗项强有较好的效果，正如《通玄指要赋》言"头项强，承浆可保"，余在临床以其治疗落枕之疾多能立效。风府为督脉穴位，与阳维脉、足太阳之会，位于风居之府。督脉由此上行入脑，而内通于脑；足太阳主开主表；阳维脉主一身之阳络，故刺泻风府穴，既可疏散外风，又能平息内风，醒神开窍，为治疗一切风邪为患诸疾之常用穴，风证之要穴。故对风火牙痛及风邪为患的颈项强痛有很好的疗效。风府穴深部为延髓，故禁深刺，针尖以向下颌方

向为宜。二穴伍用，一任一督，一前一后，前后夹击，调和任督，通经活络，舒筋止痛。正如《卧岩陵先生得效应穴针法赋》中所言："风伤项急始求于风府，应在承浆。"

偏正头风痛难医，丝竹金针亦可施，
沿皮向后透率谷，一针两穴世间稀。
偏正头风有两般，有无痰饮①细推观，
若然痰饮风池刺，倘无痰饮合谷安。

杨氏注：风池刺一寸半，透风府穴，此必横刺方透也，宜先补后泻，灸十一壮。合谷穴针至劳宫，灸二七壮。

①痰饮：指体内水液不得输化，停留或渗注于体内某一部位而发生的病证，这是广义的痰饮。

顽固性的偏正头痛很难治疗，其治疗可取用丝竹空透向率谷穴，乃是一针透两穴的方法。一般来说顽固性的偏正头痛可有两种情况，根据有无痰饮的症状加配相关穴位就可以精准的治疗，若属于痰饮者，可加刺风池；若不属于痰饮者，可加刺合谷，即可恢复正常。

此句歌赋中提到了透刺疗法，并且将透刺法之运用描述得非常明确，成为历代透刺法之经典代表，在临床中被广泛运用，其方法是由丝竹空沿皮向率谷透刺。余在临床中曾多次运用该透刺法，确具很强的实效性，很多偏头痛患者针之多能立效，将针透入到穴位轻轻施以捻转后，患者的疼痛往往即刻消除，真正达到了立竿见影的效果。这一针刺方法是偏正头风病局部用穴中经典之针法。丝竹空归属于手少阳三焦经，率谷归属足少阳胆经，二穴透刺，同经相应，同气相求，相互促进，相得益彰，通经活络，疏风散邪，有和解少阳之力，故疗效强。

丝竹空透率谷则是以治其标的运用，根据其有无痰饮加配以治本的用穴，有痰饮者配风池，无痰饮者配合谷。痰饮是指体内过量水液不得输化、停留或渗注于某一部位，也是诸饮证的总称，多因肺、脾、肾功能失调，水液输化失常所致。不仅配用风池，祛痰的第一要穴丰隆也必不可少，湿邪重者还当配用阴陵泉穴。无痰饮者当加配合谷穴，合谷属手阳明大肠经之原穴，针刺之可宣通气血，促进阳气之升发，而奏扶正祛邪之效。用针灸治疗头痛，一般当首辨病变所在经络，根据病变经络取穴，而复杂性头痛，更重要的是需要辨病性，明确是外感还是内伤，再结合辨经的方法组方用穴。

口眼㖞斜最可嗟[1]，地仓妙穴连颊车，
㖞左泻右依师[2]正，㖞右泻左莫令斜。

杨氏注：灸地仓之艾，如绿豆，针向颊车，颊车之针，向透地仓。

[1]嗟：文言叹词。

[2]师：指针灸水平较高的古代医家。

口眼㖞斜很让人烦恼，针灸地仓透颊车治疗可有事半功倍之效，这要根据古代医家所流传下来的经验运用，右面麻痹时而㖞向左侧，则泻右面的穴位；左面麻痹时而㖞向右侧，此时则泻左侧（即患侧针刺），不可用错。

纵观历代针灸治疗口眼㖞斜的文献，局部用穴当属颊车与地仓用之最多，尤其施以透刺法治疗更具特效，本篇中再一次提到了透刺的运用，这种一针透两穴或几穴的方法，其治疗往往可有事半功倍之效，值得临床进一步推广。但是对面瘫早期患者不宜使用透刺法，防止引邪入内，反而加重病情。针灸治疗面瘫不仅仅是局部用穴，还要重视结合远端用穴，最常以手足阳明经用穴，尤其合谷、太冲、足三里，常是远端取穴治疗的首选穴位。

不闻香臭从何治？迎香两穴可堪攻，
先补后泻分明效，一针未出气先通。

鼻子失去了嗅觉功能，不能闻出任何味道，针刺迎香穴就能达到很好的疗效，一般先施以补法，再施以泻法，当针刺后未出针时就已经通气了。

迎香穴归属于手阳明大肠经，且与足阳明之交会，其穴处于鼻旁，二穴挟于鼻子，具有通利鼻窍的作用，因其可治鼻塞不闻香臭，自可迎而知之矣，故名迎香。迎香穴治疗鼻疾有特效，是各种鼻疾之必用穴，余在临床常配用印堂、通天，远端取用合谷、足三里，用于各种鼻疾的治疗，简单实效，可作为治疗鼻疾的基本组方。

耳聋气闭[1]痛难言，须刺翳风穴始痊，
亦治项上生瘰疬，下针泻动即安然。
耳聋之症不闻声，痛痒蝉鸣不快情，
红肿生疮须用泻，宜从听会用针行。

[1]气闭：此处指气郁气逆导致的听力下降。

耳聋或气机不畅导致听力下降，这种感觉很难以言喻，针刺翳风穴就可以解决，翳风穴也能治疗颈项部生瘰疬，针刺施以泻法可使瘰疬消失。耳聋伴有耳内痛、痒或耳鸣等不同症状，以及耳周红肿生疮，可针刺听会穴治疗。

耳鸣、耳聋是临床常见症状，也是针灸的优势病种，针刺治疗具有较好的疗效，其治疗重在辨清虚实。新病者多因风热客邪、痰火、肝胆郁热所致，多为实证，病在经络治宜疏风、散热、开窍、化痰为主，以宣泄实邪。病久者则多属肾精不足，或气虚清阳不升，病势缠绵，多及脏腑，治以填精、升提为法。而在临床实践中多是以虚实并见，治疗当标本兼顾。翳风与听会是治疗耳疾的常用局部穴位，直接疏调耳部之气血，翳风穴属手少阳三焦经，在耳后，听会穴属足少阳胆经，在耳前。二穴伍用，同经相应，同气相求，祛风清热，宣通络道，启闭开窍。前后夹击，直达病所，故疗效强，是临床常用的局部用穴，局部除了二穴之外，还有耳门、听宫、完骨等穴，也极为常用，可根据患者病情配用。临床施治时不仅局部用穴，还要重视远端辨证用穴，祛除病因以治其本，施以局部与远端相结合的取穴方式治疗。

偶尔失音言语难，哑门一穴两筋间，
若知浅针莫深刺，言语音和照旧安。

若是突发失语或言语困难，可针刺哑门穴治疗，注意针刺时不宜太深，以防伤及延髓，若能正确治疗就能很快使言语得以恢复正常。

哑门穴归属于督脉，为督脉与阳维脉之会，因是治疗喑哑失语之重要穴位，所以名为哑门。哑门位于项部，为督脉与阳维脉之交会穴，如系舌本，阴病治阳，从阳引阴，故用之能利咽开喑，治疗各种舌喑失语，主要用于器质性疾病所致者，尤其中风之喑哑失语。哑门穴与廉泉前后配用，一督一任，相伍为用，增强开喑之效。哑门穴不宜深刺，因其穴下有延髓，故针刺时应注意针刺深度和方向，针刺时针尖向患者下颌部方向进针。一般来说，针下感到有两层阻力，首先遇到的阻力是项韧带，过后出现空松感，阻力消失，表明针已通过硬脑膜，进入硬膜外腔；如再深刺，可遇到柔软之阻力，表明针尖已到硬脊膜，此时，切不可再深刺，如出现触电感并向四肢放射，应立即退针，一般针刺 1~1.5 寸，是安全的深度。

眉间疼痛苦难当，攒竹沿皮刺不妨，
若是眼昏皆可治，更针头维即安康。

杨氏注：攒竹宜泻，头维入一分，沿皮透两颊角，疼泻，眩晕补。

眉棱骨疼痛可针刺攒竹，沿皮刺向鱼腰或刺向印堂，若是伴有眼目昏花的症状也能治疗，再配以头维穴同时运用其效更佳。

此处指的是眉棱骨及前头痛的局部用穴治疗。攒竹为足太阳膀胱经脉气之

所发，位居眉头，功善宣散太阳经之风火，疏风清热明目，为治疗眼病、眉棱骨及前额等穴位所在局部病证之常用穴。尤其治疗眼病是常用的重要穴位，其功效与睛明穴相似，俱能疏风清热明目，但睛明穴长于治疗内眼病，而攒竹穴则善于治疗外眼病。头维穴属足阳明胃经，为足阳明胃经与足少阳胆经之交会穴，足阳明经根结之结穴，善于疏散风邪，清泻头目之热邪，明目止痛，为治疗头目疾病之常用穴。二穴伍用既能疏调局部之气血，又能疏风散邪，通络止痛，清热明目。余通过长期的临床观察，若是仅局部用穴往往治其标，对于病程已久，反复发作者当明确病性，因此常同时需要配合远端辨证用穴，一般常以手足阳明经用穴为主，若是外感者则常加用太阳经用穴，以达标本兼治。

两眼红肿痛①难熬，怕日羞明心自焦，
只刺睛明鱼尾穴②，太阳出血自然消。

杨氏注：睛明针五分，后略向鼻中，鱼尾针透鱼腰，即瞳子髎，俱禁灸。如虚肿不宜去血。

①两眼红肿痛：即目赤肿痛，俗称为红眼病，相当于西医学中的急性结膜炎。

②鱼尾穴：经外奇穴，在眼外眦外约0.1寸处。

若两眼红肿、疼痛难忍、羞明流泪这一系列症状出现时，先点刺太阳出血，再针刺睛明与鱼尾穴治疗，症状即自然消失。

此处所描述的疾病症状与中医学中的"天行赤眼"相符，其治疗方法及用穴也完全相符。中医名为天行赤眼、暴发火眼，俗称为红眼病，与西医中的急性结膜炎相符。中医学很早就对该病有明确的认识。《审视瑶函》载："天行赤热，时气流行，三焦浮燥……痰火热病……尔我传染不一。"即很早就认识到该病的传染性。又在《银海精微》中载："天行赤眼者，谓天地流行毒气，能传染于人。"

针灸治疗该病在医学专著中很早就有相关记载，如早在《灵枢·热病》篇载："目中赤痛，从内眦始，取之阴跷。"又《针灸大成》载："目暴赤肿疼痛：攒竹、合谷、迎香。"针灸治疗该病主要是根据清热解毒、消肿止痛、平肝泻火和泻血祛毒的方法运用。此处以太阳穴点刺出血为用，通过刺血泻血祛毒，消肿止痛。刺血治疗对该病有极佳的疗效，不仅可在太阳穴刺血，还可在耳尖、少商及关冲等穴施以刺血疗法，也有很好的疗效，仅以刺血治疗该病就有很好的效果。除刺血还可以针刺睛明穴与经外奇穴鱼尾穴。若治疗该病当以攒竹为用更佳，睛明穴长于治疗内眼病，攒竹疏风清热明目，善治外眼病，故针刺攒竹更有效。鱼尾穴为经外奇穴，在眼外眦外方约0.1寸处，首见于《银海精微》中，善治各种眼疾。治疗该病不仅局部用穴，常同时配用远端穴，以加强疗效，临床常以合谷、曲池、太冲等远端穴位为用。

眼痛忽然血贯睛[①]，羞明更涩目难睁，
须得太阳针出血，不用金刀疾自平。

①血贯睛：睛，指眼球。即球结膜下充血。

如果眼睛突然出现疼痛伴有球结膜充血，怕见光，眼涩而难睁眼，可在太阳穴处点刺放血疏风散热，诸症即自消。

太阳穴是重要的经外奇穴，因穴当太阳之部位，故名太阳，别名前关。在眉梢与目外眦之间，向后约1寸凹陷中。具有疏风散邪、清头明目之效，是治疗头面部及眼疾的常用要穴，临床以点刺出血最为常用，通过泄热以祛邪。在历代有诸多的相关运用记载，如《针灸大成》载："太阳二穴，在眉后陷中，太阳紫脉上是穴。治眼红肿及头痛，用三棱针出血。"《太平圣惠方》："前关二穴，在目后半寸，是穴亦名太阳之穴。头风、赤眼头痛、目眩目涩，可灸。针入三分。"《验方新编》："风火眼痛，黄丹和白蜜调敷太阳穴立效。"可见太阳穴是历代医家治疗眼疾之常用的重要穴位。如以太阳配耳尖点刺放血，配泻攒竹、风池、合谷清热解毒，祛风明目，治疗暴发火眼；太阳与耳尖点刺放血，配泻攒竹、合谷、臂臑清热明目，治疗目赤肿痛、睑腺炎；太阳点刺放血，配泻攒竹、合谷疏风清热，治疗眼睑肿痛等。

心火炎上两眼红，迎香穴内[①]刺为通，
若将毒血揩出后，目内清凉始见功。

杨氏注：内迎香二穴，在鼻孔中，用芦叶或竹叶，揩入鼻内，出血为妙，不愈再针合谷。

①迎香穴内：指内迎香穴，首见于本歌赋中。在鼻孔内，鼻翼软骨与鼻甲交界的黏膜处。

心火上炎导致两眼红赤，通过针刺双侧内迎香，并使之出血，患者可有眼睛清凉的感觉。

内迎香为经外奇穴，位于鼻孔内上部，鼻翼软骨与鼻甲交界的黏膜处，具有开窍醒神、清热泻火的作用，主治中恶、猝死、喉闭、中暑、急惊风、头痛、眩晕、目赤肿痛、鼻痒、不闻香臭、咽喉肿痛等，以点刺出血为用。《针灸大成》记载："内迎香二穴，在鼻孔中，治目热暴痛。用芦管子揩出血最效。"通

过针刺出血，可以清除血热，泻散郁火，对于急性发作的暴赤肿痛目疾有卓效。重者可与太阳、耳尖、攒竹、睛明配用。

强痛脊背泻人中，挫闪腰酸亦可攻，
更有委中之一穴，腰间诸疾任君攻。

杨氏注：委中禁灸。四畔紫脉上皆可出血，弱者慎之。

急性扭挫伤而致的腰背部正中疼痛，针刺人中（水沟穴）可有极效，若再配合委中穴运用，腰部诸疾皆可以治疗。

人中（水沟穴）属督脉，具有宣通督脉的作用，治疗督脉上急性疼痛具有特效，余在临床曾见证了诸多之奇效，其所言不虚。委中穴属足太阳膀胱经，四总穴之一，"腰背委中求"。足太阳在腰背有两支广泛循行，在委中相合，故针刺治疗腰背部足太阳部位之疼痛具有特效，尤其点刺放血可谓是特效用法，凡腰背部足太阳经之实证疼痛取用委中皆有显著的疗效。委中穴与水沟穴配用，督脉、膀胱经诸疾皆可以治疗，在腰背部主要是督脉与膀胱经所行，故二穴运用有"腰间诸疾任君攻"之经典概括。二穴伍用多有记载，如《玉龙赋》言："人中委中，除腰脊闪之难制。"《卧岩陵先生得效应穴针法赋》言："人中除脊膂之强痛，应在委中。"水沟在上，以升为主；委中在下，以降为要。二穴伍用，一上一下，一升一降，调和阴阳，舒筋活络，理气止痛。临床中不仅治疗腰痛，而且还常用于中暑、急性吐泻、热性病之昏迷等急性病证的急救。

肾弱腰疼不可当，施为行止甚非常，
若知肾俞二穴处，艾火频加体自康。

肾虚而致的腰痛难以忍受，影响日常活动，可在肾俞二穴施灸治疗，使之自然康复。

前一句所言是实性腰痛的治疗，本句所言是虚性腰痛的治疗。腰痛不外乎外感（实证）与内伤（虚证）两种：外感者（实证），由于风寒水湿之气的侵袭，客邪凝滞于经络，或闪挫扭伤，致气血运行不畅而致。内伤者（虚证），多因房劳过度，精气耗损，或劳力伤肾而引起。腰为肾之府，故无论外感与内伤之腰痛多与肾密切相关。肾俞为肾之精气输注之处，功专补肾，强筋壮腰，既能补肾滋阴、填精益髓，又能温补肾阳、阴阳双补，其力平和。因此治疗肾虚腰痛极具特效，尤其灸之疗效更佳，灸之可填精益髓，强筋壮腰，故腰痛而自解。

环跳能治腿股风①，居髎二穴认真攻，
委中毒血更出尽，愈见医科神圣功。

杨氏注：居髎灸则筋缩。

①腿股风：又称"坐臀风""腰腿痛"，即西医学中的坐骨神经痛。

坐骨神经痛时可取用环跳及居髎穴针刺，同时加用委中穴点刺放血，可有显著的疗效。

坐骨神经痛为常见疾病，尤其时下针灸临床中极为常见，多为继发于腰椎疾病而致，属于西医学中的根性坐骨神经痛，西医学对此尚无理想的治疗方法，而针灸治疗远远优于药物的施治。其中环跳穴是历代医家治疗坐骨神经痛之要穴。环跳穴属足少阳胆经，与足太阳之交会。坐骨神经痛一般表现为少阳与太阳二经通路上的病变，针刺环跳疏通二经之经气，祛除经脉之瘀阻，以通经活络。居髎归属于足少阳胆经，且与阳蹻脉之交会，在髋部，具有祛风散寒除湿、通经活络的作用。二穴伍用对坐骨神经痛的治疗有较好的作用。委中点刺放血是治疗腰腿疼痛之常用特效方法，对于治疗太阳经坐骨神经痛可谓是简单而实效的基本方法，少阳经坐骨神经痛于阳陵泉穴周围瘀络点刺出血为佳。

膝腿无力身立难，原因风湿致伤残，
倘知二市穴①能灸，步履悠然渐自安。

杨氏注：俱先补后泻。二市者，风市、阴市也。

①二市穴：指风市与阴市二穴。

风湿类疾病导致了身体损伤，腿膝无力，甚至站立困难，可以施灸风市、阴市二穴，起到温经散寒、祛风通络、疏经利节的作用，从而使患者能够正常行走。

风市穴归属于足少阳胆经，是临床治疗风痹疼痛之要穴，其穴为风邪游行聚集之处，功善祛风，可治疗外风所致诸疾，故名风市。用之可有祛风散邪、通经活络的作用，灸之可祛风散寒。阴市穴属足阳明胃经，穴在膝内辅骨后，内属阴，其主治多为诸阴寒疾患，犹治诸阴病之市集也，故名阴市。阴市穴主要祛寒湿之邪，性主温热，富于火力，灸之温经散寒，是治疗膝股之阴寒诸疾之常用要穴。风市重在祛散下肢风邪；阴市重在散寒祛湿。二穴伍用，祛风胜湿，通经活络之力倍增。余在临床常以二穴温针灸之用于治疗风寒湿痹之肢体冷痛麻木的效果极佳，确为风寒湿所致肢体疼痛之特效方法，具有用穴少、疗效高、见效快等多种优势特点。

髋骨[1]能医两腿疼，膝头红肿不能行，
必针膝眼膝关穴，功效须臾[2]病不生。

杨氏注：膝关在膝盖下，犊鼻内，横针透膝眼。

①髋骨：在大腿前面下部，当胃经梁丘穴两旁各1.5寸处，一侧两穴。

②须臾：指极短的时间，片刻的意思。

髋骨穴能治疗两腿疼痛，膝关节疼痛红肿不能行走，一般需要针刺内外膝眼及膝关穴，针之能立见其效，疾病就可霍然而愈。

髋骨为经外奇穴，首见于本篇中，在梁丘穴两旁各1.5寸处，一侧两穴。主治膝关节红肿疼痛、鹤膝风、历节风痛、下肢痿痹、脚气等。一般直刺0.5~1.2寸，或向膝关节方向平刺1.8寸。

外膝眼即犊鼻穴，内膝眼为经外奇穴，二穴是治疗膝关节疾病之特效穴，对多种膝关节疾病有很好的治疗作用。内、外膝眼穴分别居于膝盖骨两旁之凹陷中，其处既是风寒湿之邪入侵之处，也是祛风散寒、除湿通痹之处，尤其灸之功效极佳。余在临床常以温针灸的方法运用，用于一切风寒湿之膝关节疾病的治疗，疗效极为理想。膝关穴属足厥阴肝经，于阴陵泉后1寸的位置，居于膝关节屈伸之要所，功善通利关节，为治疗膝关节病变之常用穴，尤长于治疗屈伸不利。以上几穴所用皆为局部的用穴，相合用之不仅具有直接疏调局部之气血的作用，改善局部气血运行的直接功效，而且还有祛风散寒、除湿通痹、舒筋利节的治本功效，故对膝关节疾病治疗有较好的疗效。余在临床治疗膝关节疾病一般多重视远端用穴，顽固性患者再配合局部相关穴位治疗，局部用穴一般以火针治疗为主，或以温针灸的方法运用，以此取穴具有用穴少，疗效高的特点。

寒湿脚气[1]不可熬，先针三里及阴交[2]，
再将绝骨穴兼刺，肿痛登时[3]立见消。

杨氏注：阴交即三阴交也。

①寒湿脚气：脚气之一。指寒湿外侵，经气、血脉不和所致。临床表现为脚膝软弱无力、顽麻浮肿；或作拘挛疼痛，或兼见恶寒肢冷。

②三里及阴交：三里即足三里。阴交即三阴交。

③登时：立即；立刻。

寒湿脚气难以忍受，首先取用足三里与三阴交，再配悬钟针刺，就能达到肿痛立刻消退的功效。

中医脚气为"脚弱"。《备急千金要方·卷二十二·风毒脚气方》："然此病发，初得先从脚起，因即胫肿，时人号为脚气。深师云：脚弱者，即其义也。"脚气有干、湿两种类型。腿肿连膝超亮光者，称为湿脚气，主要特点是腿脚浮肿、顽麻酸重、弛缓无力、不便行走，属于寒湿者，更有恶寒及足冷如冰的症状。干脚气多由湿脚气久延不愈而成，其特点是腿部肌肉日渐消削，干瘦而痿软无力，皮肤麻痹，无浮肿，冷痛则较之前加重。在针灸史上多有相关治疗记载，如《长桑君天星秘诀歌》载："脚气酸疼肩井先，次寻三里阳陵泉。"《马丹阳天星十二穴并治杂病歌》中载曰："承山名鱼腹……脚气并膝肿，辗转战疼酸，霍乱及转筋，穴中刺便安。"《胜玉歌》载："两股转筋承山刺，脚气复溜不须疑。"可见针灸医家对脚气一病极为重视，总结了诸多宝贵经验。属于寒湿者，可用灸法。如有红肿灼热、口渴溺赤，属于湿热者，当用针泻。以上足三里、三阴交及悬钟穴皆是治疗脚气病之要穴，具有标本兼治的作用，严重者可配复溜、阳陵泉、承山等穴，更可增强疗效。足三里与三阴交二穴皆是全身要穴、大穴，临床运用极为广泛。二穴伍用，一脾一胃，一表一里，一纳一运，阴阳相配，相互制约，相互促进，健脾和胃，消胀止痛，益气生血，通络止痛。悬钟穴属足少阳胆经，为八会髓之会，足三阳之大络，功善充髓壮骨、舒筋活络，是治疗髓病骨痿之要穴，临床运用非常广泛，因其乃为髓之会，余在临床中还常用于智力落后、痴呆、头晕、贫血、白细胞增多症及痿证等疾病的治疗。

肿红腿足草鞋风[①]，须把昆仑二穴攻，
申脉太溪如再刺，神医妙绝起疲癃[②]。

杨氏注：外昆针透内吕。

①草鞋风：又名绕踝风，主要见绕踝肿痛，疼痛难以行走，相当于西医学中的痛风、踝关节骨关节炎及踝关节损伤等一类疾病。

②疲癃：指曲腰高背之疾。泛指年老多病或年老衰弱多病。

草鞋风之类疾病取用双侧昆仑穴治疗有很好的疗效，若再加配针刺申脉、太溪，可使年老肾精亏虚之人也能得到很好的调治效果，能够治其本。

草鞋风是指以踝关节周围肿胀疼痛的一类疾病，因其名为"风"，说明其疼痛部位走窜而不定，更与西医学之痛风非常相近。昆仑穴属足太阳膀胱经，为足太阳经气所行之经穴，具有宣畅太阳经之经气、通经止痛之功效。申脉穴亦属于足太阳膀胱经，且为八脉交会穴之一，通于阳跷，是阳跷脉气所出之起始穴，有舒筋活络之效，具有"通阳"之功，是治疗下肢痿痹之效穴。太溪穴属足少阴肾经，为肾经经气所注之输土穴，肾脏原气所过和溜止足少阴经之

原穴，为肾脉之根，先天元气之所发，能调节肾脏之元阴元阳。故针刺太溪可"神医妙绝起疲癃"。太溪与昆仑穴互为表里，一外一内，一补一泻，疏经通络，益肾补虚，标本兼治。三穴在足踝关节周围，皆是全身重要穴位，属于表里经之配穴，治疗足踝部疾病是局部取穴法的运用，三穴配用可疏经通络，宣导气血，消肿止痛，故治疗各种原因所致的腿足部肿痛疾患甚效。

脚背肿起丘墟穴，斜针出血即时轻，
解溪再与商丘识，补泻行针要辨明。

脚背肿痛时可取用丘墟穴施以斜刺，若能使之出血疗效会更好，一般可减轻其症状，再取解溪与商丘配用，要明确疾病之虚实，施以合理的补泻手法。

上一句所描述的是脚踝周围肿痛的局部取穴，本句所描述的是脚背肿痛的局部取穴运用，其用穴思路相同。此类疾病在临床中十分常见，所用穴位皆是局部取穴的重要穴位，本歌赋指出了此类疾病传统取穴的基本思路，这些用穴一直是临床所常用的重要组方用穴。

丘墟穴属足少阳胆经，为脏腑原气所过和留止胆经之原穴，功善疏肝利胆、通经活络，是本经经脉经别所过部位病变之常用重要穴位，可治疗脚酸转筋、足踝肿痛、足内翻、足下垂等足部疾病。若是足踝部位瘀血肿胀疼痛，点刺出血可以消肿胀而解疼痛。解溪穴属足阳明胃经之经穴，用之具有疏调本经之经气，舒筋利节的作用，主治经筋病，常用于足踝痛、膝股酸痛转筋、下肢痿软无力、足下垂等下肢疾病的治疗。商丘穴属足太阴脾经之经穴，具有利湿健脾、通经活络的作用，常用于脚背疼痛、踝关节肿痛的治疗。三穴皆在足踝周围，善疏导足踝周围局部之气血，解溪、商丘祛风行湿、清热消肿，丘墟舒筋活络、镇痛消肿，从而可迅速获得止痛消肿的效果。

余在临床无论治疗脚踝痛还是脚背痛，主要是以远端用穴为主，较少局部取穴，最常以同名经对应取穴为用，具有取穴少、疗效好的特点。

行步艰难疾转加，太冲二穴效堪夸，
更针三里中封穴，去病如同用手抓。

下肢及足踝部肿痛，走路活动时疼痛加重，针双侧太冲治疗有较好的效果，再加配足三里与中封穴同时针刺，可手到病除。

此处所言的行步艰难指的是下肢膝关节及足踝部一类疾病所致的疼痛。太冲穴属足厥阴肝经之输穴、原穴，理气作用甚强，又肝主藏血，治风亦治血，故能疏肝理气，通络活血。又太冲穴为肝（木）经输穴，亦是原穴，五行属土，

为木经土穴，能疏肝祛风（木之作用）及调理脾胃、祛湿（土之作用），太冲穴可治风湿。中医有"膝为筋之腑"之说，肝主筋，太冲为肝经穴位，故能治疗筋病，太冲穴属土，能治疗肌肉之病，可肝脾并治，肝藏血主筋，故针刺能濡养筋骨，舒筋止痛。因此太冲治疗下肢筋肉之疾具有特效，尤其膝痛之疾最具特效，具有标本兼治之效。《通玄指要赋》言："行步难移，太冲最奇。"所以才有"行步艰难疾转加，太冲二穴效堪夸"之说。中封归属足厥阴肝经，为肝经经气所行之经金穴，性善疏通，刺之能疏理肝经之经气，舒筋止痛。《胜玉歌》言"若人行步苦艰难，中封太冲针便痊"。足三里为足阳明胃经之合穴、胃腑之下合穴，土中之土，健脾胃调补气血作用极强，阳明经多气多血，主束筋骨，利关节。足三里与肝经经穴中封相配，从而能益气养血，濡养筋骨，通利关节，故有"更针三里中封穴，去病如同用手抓"之说。

膝盖红肿鹤膝风[①]，阳陵二穴亦堪攻，
阴陵针透尤收效，红肿全消见异功。

①鹤膝风：指膝关节肿大疼痛，而股胫的肌肉消瘦，形如鹤膝，故名鹤膝风。相当于西医学中的骨结核、化脓性关节炎、骨膜炎以及其他以关节肿大、积水、变形为特征的关节疾病。

膝关节红肿疼痛名为鹤膝风，可取用双侧阳陵泉针刺，其方法是以阳陵泉透阴陵泉，可有事半功倍之效，红肿疼痛即可以治愈。

鹤膝风一类疾病在临床治疗中较为棘手，该病多由三阳亏损，风邪外袭，阴寒凝滞而成。病初多见形寒发热，膝部微肿，步履不便，疼痛，继之局部红肿热痛，或白色漫肿；日久关节腔内积液肿大，骨胫变细；破溃后，脓出如浆，或流黄色黏液，愈合缓慢。一般多以局部取穴运用为主，阳陵泉与阴陵泉即局部用穴。阳陵泉为足少阳胆经之腧穴，为胆经脉气所入之合土穴，又是八会之筋会，有疏泄肝胆、清热利湿、舒筋活络、缓急止痛之功。阴陵泉穴属足太阴脾经，为本经脉气所入之合水穴，有健中宫、助运化、调水液、利水湿、消水肿、清湿热、止泄泻之效。阳陵泉位于膝关节之外侧，属阳；阴陵泉位于膝关节内侧，属阴；二穴伍用，一内一外，一阴一阳，一水一土，相互制约，相互促进，相互转化，清热利湿，舒筋活络，消肿止痛。此处又提到了透刺疗法，以阳陵泉与阴陵泉互为透用，其方法确实较为理想，透刺作用比一般针刺法疗效强大，因此极大地加强了原有的作用强度。若病情严重者可于局部加配膝眼、犊鼻、三阴交、足三里等穴，以加强疗效。

余在临床不仅以上述所言的局部用穴，而且也常配以远端的用穴。在临床

也有较为明确的远端用穴方法，如《肘后歌》所载："鹤膝肿劳难移步，尺泽能舒筋骨疼；更有一穴曲池妙，根寻源流可调停；其患若要便安愈，加以风府可用针。"取用肘关节附近的尺泽与曲池二穴配合治疗出现在膝关节的病变，这种远距离的针法，更重于治病求本。

腕中无力痛艰难，握物难移体不安，

腕骨一针虽见效，莫将补泻等闲看。

手腕无力疼痛，活动困难，难以持物，可针刺腕骨穴获效，但是一定要根据病情施以合理的补泻法，才能达到根本的治疗。

腕骨穴属手太阳小肠经，为小肠经原气所过和留止之手太阳经原穴，善舒筋活络，主治本经筋脉拘急之病，尤善治手腕部疾病。如配阳谷、曲池治疗臂腕拘急，腕外侧痛；配中渚、后溪治疗五指拘挛、不可屈伸；配外关、阳池治疗腕关节和小指麻木等。当代著名针灸医家张士杰极擅长用腕骨穴治疗诸多肌肉、肌腱、筋膜、关节囊、韧带、腱鞘滑液囊及周围神经等组织病变，因直接、间接外力作用或劳损所致的各种损伤。此处强调了针刺之补泻手法的运用，《类经图翼》对腕骨穴补泻运用有具体的记载："凡心与小肠火盛者，当泻此，浑身热盛，先补后泻，肩背冷痛，先泻后补。"临床中所见的手腕疼痛多以实证为主，根据"虚则补之，实则泻之"的理论，一般多施以泻法为用。

急疼两臂气攻胸，肩井分明穴可攻，

此穴元来真气聚，补多泻少应其中。

杨氏注：此二穴针二寸效，乃五脏真气所聚之处，倘或体弱针晕，补足三里。

两臂突然出现疼痛，气上冲胸，针刺肩井穴可以解决。因为肩井穴是真气所聚集的地方，针刺时要施以多补少泻的方法。

肩井穴属足少阳胆经，为手足少阳、足阳明、阳维脉之会，在大椎与肩峰连线的中点处，具有理气通络、通一身之阳、疏利肝胆的作用，局部取穴用于治疗颈项肩背痛，性善通降，故气上攻胸而能解。肩井穴因通经活络、散风祛邪的作用极强，所以是治疗颈肩背痛最常用的局部取穴。如《针灸甲乙经》："肩背痹痛，臂不举，寒热凄索，肩井主之。"《通玄指要赋》："肩井除两臂难任。"《针灸大成》："主中风……臂痛，两手不得向头。"可见肩井穴确为治疗颈肩疾病的重要穴位。此处言"此穴元来真气聚，补多泻少应其中"，要求针刺时应多施补法，少用泻法。但肩井穴所用一般是泻法为多，此处所言是不可强刺激的意思，且要注意针刺深度。若是强刺激易导致引起晕针，刺激量不可过猛。肩井穴深部正当于肺尖处，且忌深刺，以免刺破胸腔或伤及肺。

肩背风气连臂疼，背缝①二穴用针明，
五枢亦治腰间痛，得穴方知疾顿轻。

杨氏注：背缝二穴，在背肩端骨下，直腋缝尖，针二寸，灸七壮。

①背缝：属于经外奇穴。位于肩胛部，腋后皱襞直上，平第4胸椎棘突。左右2穴。

肩背受了风寒，肩背累及臂痛，用背缝穴治疗有较好的效果，若配用五枢穴，其症状可立即缓解，五枢穴还能治疗腰痛。

背缝穴属于经外奇穴，位于肩胛部，腋后皱襞直上，平第4胸椎棘突。该穴具有祛风、散寒、通络、活血的作用，治疗肩背痛功专力强，效果显著，尤其施以灸法治疗其效更佳，灸之具有温经散寒、舒筋活络、消肿止痛的作用。五枢穴属足少阳胆经，且与带脉之所会。其穴在髂前上棘前0.5寸，平脐中下3寸处，位于人身扭转之枢，故常作为治疗腰胯疼痛，不能转动之主穴。五枢穴具有舒筋通络、调和气血、祛风散寒、强健筋骨的作用，治疗腰部、侧腹部所发生的疼痛，尤其股骨头病变有显著疗效，一般性腰痛较少取用，临床更主要是用于男女生殖系统疾病的治疗。

两肘拘挛筋骨连，艰难动作欠安然，
只将曲池针泻动，尺泽兼行见圣传。

杨氏注：尺泽宜泻不灸。

肘部拘挛，屈伸不利，难以活动，针刺曲池施以泻法，再配尺泽针刺，可有事半功倍之效。

手臂拘挛不伸主要见于中风瘫痪及寒邪伤筋，曲池与尺泽配用可有很好的疗效，二穴均为合穴，互为表里。手阳明大肠经多气多血，具有调和气血、舒筋利节的作用，长于宣气行血，搜风诸邪，通络利节。尺泽穴属手太阴肺经，为手太阴肺经所入之合水穴，五行属金，金生水，为肺经之子穴。就五行关系而言，肺实则金克木，木受克则筋挛拘急，泻本穴就可以舒筋活络，故是历代医家治疗筋拘挛的要穴。如《胜玉歌》中言："尺泽能医筋拘挛。"《肘后歌》载："鹤膝肿劳难移步，尺泽能舒筋骨疼，更有一穴曲池妙……更有手臂拘挛急，尺泽刺深去不仁。"《玉龙赋》："肘挛痛兮，尺泽合于曲池。"尺泽为合水穴，曲池为合土穴。二穴伍用，一表一里，一脏一腑，通里达表，调和脏腑，

水土并举，相互制约，相互为用，既能舒筋通络，又能养血荣筋。

肩端红肿痛难当[①]，寒湿相争气血狂，
若向肩髃明补泻，管君多灸自安康。

①难当：难以忍受的意思。

肩部红肿疼痛难以忍受，是寒湿之邪侵袭人体，导致气血凝滞所致，可针刺肩髃穴，根据虚实施以补泻，并施以多灸，身体自当康复。

肩髃穴归属于手阳明大肠经，为手阳明与阳跷脉之所会，其性宣散通达，功善疏风利节，搜上肢之风邪，为治疗肩臂疼痛、瘫痪之常用穴，尤长于治疗肩关节病变。因关节部位乃是气血聚会之处，阴阳气血内外出入之要道，邪气易于侵袭。外邪侵袭则经络失畅，气血壅滞，要道阻塞，血瘀则痹，故肩关节病变多为实证或虚中夹实，因此，取肩髃穴多施以平补平泻法或先泻后补之法。此处所言的肩痛红肿是寒湿之因，故能"管君多灸自安康"，施灸温散寒邪，祛湿止痛，明确病因，施以合理的方法方能发挥应有效能。

筋急不开手难伸，尺泽从来要认真，
头面纵有诸样症，一针合谷效通神。

上肢筋脉拘挛，手指不能伸开，针刺取尺泽穴以达舒筋通络的作用。各种头面部疾患，针刺合谷都有显著的疗效。"筋急不开手难伸"所述与前文中所述及的"两肘拘挛筋骨连"的意思相仿，均言尺泽穴是治疗上肢拘挛的有效穴位。尺泽乃手太阴肺经合水穴，肺主气，气主煦之，血主濡之。筋脉得气血的温煦濡养则筋挛而舒。此处的"头面纵有诸样症，一针合谷效通神"与著名的"四总穴歌"中所言的"面口合谷收"理论基本一致，均指明了合谷穴是治疗头面部疾病的首选用穴。合谷穴属手阳明大肠经之原穴，原穴气血充盛之处，手阳明上达于头面部，所以针刺合谷能治疗头面五官诸疾，尤其与曲池穴配用其效更佳，关于合谷穴在"四总穴歌"章中已有详细的说明，故此处不再赘述，可参阅此章节内容。

腹中气块[①]痛难当，穴法宜向内关防，
八法有名阴维穴[②]，腹中之疾永安康。

杨氏注：先补后泻，不灸。如大便不通，泻之即通。

①气块：指腹中气滞血瘀的意思。

②阴维穴：指内关穴，内关为八脉交会穴之一，通于阴维脉。

气结腹中，结聚成块，疼痛难以忍受，宜取内关穴施以治疗。内关穴属于八脉交会穴之一，通于阴维脉，是治疗腹中疾病之常用重要穴位。

内关穴属手厥阴心包经，为心包经联络于三焦经之络穴，八脉交会之一，又与冲脉合于胃心胸，通于阴维脉。阴维脉主一身之阴络，《难经·二十九难》言：“阴维为病苦心痛。”三阴俱属于里，并与阴维脉主要在腹部相交会，其治疗主要以心腹痛为主。王叔和言：“诊得阴维脉大而实者，苦胸中痛，胁下支满心痛。”这个“心痛”并非西医所言的单纯心脏疾患，而是胃脘胸腹部位多种病证的总称，是对胸腹部疾病的概括。胸腹腔内各种内脏疾患均属于上述所言的“心痛”之范畴。所以有“治心痛腹痛，腹内诸疾”之说。《标幽赋》也有“胸腹满痛刺内关”之用。对其所用，记述最全面的当属《八脉八穴证治歌》所载：“中满心胸痞胀，肠鸣泄泻脱肛，食难下膈酒来伤，积块坚横胁抢；妇女胁疼心痛，结胸里急难当，伤寒不解结胸膛，疟疾内关独当。”可见内关穴的主治作用非常广泛，可涉及整个心胸腹部疾病，尤其当与八脉交会穴公孙配用，作用更广、疗效更强，因此在临床组成了一个较为固定的基础配穴，二穴的伍用在古代文献中早有记载，《席弘赋》：“肚疼须是公孙妙，内关相应必然瘳。”《杂病穴法歌》也有载：“腹痛，公孙内关尔。”临床运用疗效显著，所以有“公孙冲脉胃心胸，内关阴维下总同”的经典描述。二穴伍用，直通上下，理气健脾，宽中消积。内关通于阴维脉，公孙达于冲脉，二者相合，合于胃、心、胸，所以能治胃、心、胸腹的一切病证。

总之，内关穴是临床之要穴，作用非常广泛。内关五脏，联络涉及范围甚广：上可宽胸理气，主治上焦气机不畅，胸闷胸痛，即“心胸内关谋”之用；中可和胃降逆，主治中焦气机失调之胃痛胁痛呕逆；下可理气活血；外可疏通经络，因此临床当灵活运用。

腹中疼痛亦难当，大陵外关可消详[①]，
若是胁疼并闭结[②]，支沟奇妙效非常。

①消详：此处指逍遥、舒适的意思。
②闭结：指大便秘结不通。

腹中疼痛难以忍受，针刺大陵、外关，调气止痛，即可腹中舒适。如果是胁肋疼痛并伴有大便秘结，支沟穴最具特效。

大陵穴属手厥阴心包经，为心包经脉气所注之输土穴，亦为本经之原穴，又是原气通过三焦布散于体表的部位，具有通达三焦原气的作用，三焦通行诸气。其又为火经之土穴，通于脾胃，故能调理脾胃以治疗腹中痛。外关穴属手少阳三焦经，为三焦经别行之络穴，八脉交会穴之一，通于阳维脉。联络着三焦与心包二经之表里关系。三焦有导引原气出纳运化于一身之中的功能，所以外关有很好的调理气机运行的作用。二穴伍用，一表一里，一内一外，一原一络，通经活络，行气止痛，故能使腹安痛止。

此处所言支沟的通便止胁痛的功效可谓是该穴之特效功能，疗效显著，是历代医家临床治疗胁肋痛及便秘之要穴，一直是临床之经典用穴。支沟穴属手少阳三焦经，为手少阳三焦经所行之经火穴。《标幽赋》言："胁痛肋痛针飞虎。"胸胁部乃是肝胆经之分野，针刺支沟可调理肝胆经气，疏通经脉，故胁肋痛取用支沟治疗具有特效。《针灸神书》言："大便闭塞不能通，气上支沟阳有功。"针刺支沟调理三焦气机，降逆除滞，使气机复于调畅，传化有序则大便通矣。由此针刺支沟既能解决胁疼，又能通畅大便，可谓是妙用。

脾家之症最可怜，有寒有热两相煎，
间使二穴针泻动，热泻寒补病俱痊。

杨氏注：间使透针支沟，如脾寒可灸。

伤脾之症缠绵难愈，若出现寒热之症，可针刺间使穴以治，根据热则泻之、寒则补之的手法，可使寒热错杂之症得以治愈。

综合此处所言的"脾家之症"应指的是"疟母"。疟母就是疟疾久延不愈，致气血亏虚，瘀血结瘀胁下，并出现痞块，类似久疟后脾脏肿大的病证。又称为疟积、母疟、劳疟。主要表现为寒热发作，继而出现左胁下痞块。间使穴属手厥阴心包经之经穴，手厥阴与手少阳互为表里，少阳主调和，厥阴主寒热，间使穴功善调理手厥阴经经气、疏理气机、和解少阳、通里达表、祛邪截疟，可治疗疟疾和寒热错杂之疾。因此用间使穴可治疗寒热错杂之疟母，若针对脾伤必当加用章门和痞根，因章门为脾之精气汇聚之募穴，八会之脏会，故能调中补虚，调和气血，疏肝健脾；痞根为经外奇穴，具有消痞化积、理气止痛的功效，尤其施以灸法作用最效。因此章门与痞根穴对于治疗疟母必不可少。

九种心痛[①]**及脾疼**[②]**，上脘穴内用神针，**
若还脾败[③]**中脘补，两针神效免灾侵。**

①九种心痛：最早出自于《金匮要略》中，所载九痛丸治疗九种心痛，但未言九痛名目。泛指前胸和上腹部由于各种原因而引起的疼痛。后世医家对其内容说法不一。

②脾疼：脾胃指中焦，此处指脾胃疾病而引起的腹疼，为实证。

③脾败：即脾气虚衰，健运失调之症，为虚证。

胃脘部由于各种原因引起的疼痛，针刺上脘穴治疗有极佳的疗效，若是脾胃虚弱较为严重，健运失调，可配用中脘穴施以补法，可标本兼治。

此处所言的九种心痛是指胸、腹部疼痛，主要是指各种胃脘部郁滞不通的一类实性病证。上脘穴属任脉，且与手少阳、足阳明之会，位于胃脘之上口，善治胃及食道疾病，上脘穴性善降泄，功善调中和胃，而助运化，破结开瘀以消积化滞。上脘穴是治疗胃痛、上腹痛之常用穴，主要用于腹满腹实之症，常与梁门穴配用，消积化滞，调中和胃。中脘穴归属任脉，为足阳明胃经经气汇聚之募穴，八会穴之腑会，任脉与手太阳、少阳，足阳明经之交会穴。中脘穴性主调和，功善调理脾胃，针之、灸之、补之、泻之皆可，补之灸之则能补益脾胃，温中散寒，益气养血；泻之则能健脾化湿，理气降逆，消积和胃；平补平泻则能升清降浊；为治疗一切脾胃疾病和慢性疾病之常用穴。脾败者当以灸之为佳，脾虚者足三里、脾俞必不可少，可针灸并用之，上脘、中脘二穴伍用对胃脘部虚实之证的疼痛皆可运用，脾疼者（即实证者）施以泻法，脾败者（即虚证者）施以补法或灸法。

痔瘘①之疾亦可憎②，表里急重③最难禁④，
或痛或痒或下血，二白穴在掌后寻。

杨氏注：二白四穴，在掌后，去横纹四寸，两穴相对，一穴在大筋内，一穴在大筋外，针五分，取穴用稻心草从项后围至喉结，取草折齐，当掌中大指虎口纹，双围转两筋头，点到掌后尽草尽处是，即间使后一寸，郄门穴也。灸二七壮，针宜泻，如不愈，灸骑竹马。

①痔瘘：痔疮和肛瘘合称痔瘘。

②可憎：指令人厌恶憎恨。

③表里急重：相当于里急后重的意思。

④难禁：指不容易克服的困难。

痔疾与肛瘘的问题很让人讨厌，对于里急后重的问题很难以解决，并且常出现痛、痒或滴血的相关症状，可于手掌后取用二白穴得以治愈。

二白穴为经外奇穴，首见于《扁鹊神应针灸玉龙经》中，在掌后横纹上四寸，两穴相对，一穴在筋中间，一穴在大筋外。二白穴主要用于痔疾的治疗，余通过长期的临床实践来看此穴所用其言不虚，对痔疮有显著的疗效。《医学纲目》："痔漏下血，里急后重，或痒或痛。二白在掌后纵纹上四寸，手厥阴脉两穴相并，一穴在两筋中，一穴在大筋外。针入三分，泻两吸。"二白穴在手

厥阴心包经脉上，心包代心行事。《黄帝内经·至真要大论篇》言："诸痛痒疮，皆属于心。"故二白穴有调和气血、止痛疗痔的作用，是治疗痔疾之特效穴。

三焦热气壅上焦，口苦舌干岂易调，
针刺关冲出毒血，口生津液病俱消。

三焦火盛上壅于上焦，导致口苦咽干，不易调理，可以点刺关冲穴使毒血尽出，可使口生津液，疾病就能痊愈了。

三焦热盛之上焦火旺主要是指热邪犯心肺，上焦火盛，主要表现为口舌生疮、咽喉肿痛、咳嗽、咳黄痰、口燥咽干、面红目赤，目赤肿痛、心烦燥热、心悸等症状。关冲穴归属手少阳三焦经，为手少阳三焦所出之井穴，井穴功善泄热，其性善清热利窍、开窍醒神，是治疗三焦火盛上冲头面五官疾患之常用穴，尤其点刺放血，可清泻三焦火热，因此关冲穴可作为三焦热盛之基本用穴。临床可根据三焦之不同配用相关穴位，上焦热盛可配用少商、鱼际、少府、劳宫等穴，以针对性治疗。

手臂红肿连腕疼，液门穴内用针明，
更将一穴名中渚，多泻中间疾自轻。

杨氏注：液门沿皮针向后，透阳池。

手臂红肿连及手腕部疼痛，可针刺液门穴透以中渚穴，施以泻法，即可得以解决。

液门穴属手少阳三焦经，为三焦经之荥水穴，水能克火，性善清实热，具有清三焦郁火、消肿止痛之功。中渚穴为三焦之输木穴，性善通调，清热泻火，通经活络。二穴一为荥穴，一为输穴，根据《灵枢·邪气脏腑病形》中"荥输治外经"的应用原理，二穴透刺可对三焦经脉循行部位上的疾患，以及因三焦火热循经上扰导致的疾病均具特效。采用透刺法，一针贯二穴，同刺荥与输，加强了二穴通少阳、疏三焦、行气机、泻实火、调水道的强大功效。

中风之症症非轻，中冲二穴可安宁，
先补后泻如无应，再刺人中立便轻。

杨氏注：中冲禁灸，惊风灸之。

中风之后若出现了症状较为严重的情况（即昏迷、晕厥的症状），可先针刺中冲二穴，先补再泻，若不能缓解，再针刺人中即能立效。

中冲穴属手厥阴心包经，为心包经所出之井木穴，是手厥阴经与手少阳经络气血交接之处，针之，不仅能清心泄热，而且还能交接阴阳气血，故能治疗邪热蒙闭心窍或阴阳气血不相顺接所致气闭血壅之中风昏迷、晕厥休克、急慢惊风等证。人中又名为水沟，是临床急救的第一要穴。人中为督脉与手足阳明经之交会穴，性善启闭开窍，有开窍醒神之功，是治疗中风、中暑、惊、狂、痫、厥等各种神志突变、意识昏迷之主穴。

胆寒心虚病如何？少冲二穴最功多，
刺入三分不着艾，金针用后自平和。

心胆两虚之病如何施治呢？取用少冲二穴疗效最佳，针刺三分深，不艾灸，即可以使疾病而愈。

少冲穴属手少阴心经，为手少阴心经经气所出之井木穴，就少冲穴功效而言，主要以清心安神，开窍醒神为用，所以临床一般较少用于心胆两虚的疾病。在此所用余认为有两个方面的原理，一是少冲穴为心经之母穴，二是病在脏者取之井。但实际临床用之较少。

时行疟疾最难禁，穴法由来未审明，
若把后溪穴寻得，多加艾火即时轻。

杨氏注：热泻寒补。

流行性疟疾难以治疗，针灸治疗一直没有找到有效的穴位，若取用后溪穴施以重灸法可有立竿见影之效。

后溪穴属手太阳小肠经，为手太阳小肠经脉气所注之输木穴，八脉交会穴之一，通于督脉。疟疾一证归属于少阳病。"太阳主开"，因又是奇经八脉的穴位，通于督脉，督脉为阳脉之海，贯通诸阳；阳明主合，少阳主枢，太阳主开，因此用后溪穴治疗疟疾极为特效。配大椎，宣阳疏表而止疟；配间使、丘墟和解少阳而截疟，治疗寒热往来之疟疾；配内庭、合谷清热疏表而止疟；配太溪扶正达邪止疟；配关元、中脘、脾俞益气祛邪而止疟，可治疗久疟。可见后溪穴是治疗疟疾之经验效穴。

牙疼阵阵苦相煎，穴在二间要得传，
若患翻胃并吐食，中魁奇穴莫教偏。

阵发性牙疼疼痛难忍，让人备受煎熬，用二间穴有较好的效果。若患者出现反胃呕吐之症状，可用经外奇穴中魁穴降逆止呕。

二间穴属手阳明大肠经，为大肠经经气所溜之荥水穴。手阳明大肠经在《足臂十一脉灸经》中被称为齿脉，手阳明与牙齿的关系极为密切，手阳明大

肠经之远端穴位多能治疗牙疼。二间为荥穴，在五行中属水，且为本经之子穴，因此能泻本经之实热，功善清热消肿，因此对于风热或肠胃积热的牙痛极效。

中魁穴首见于此，为经外奇穴，在中指背侧第二指关节位置最高处。中魁穴具有和胃理气、止血降逆的作用，常用于治疗噎膈、反胃、呕吐、呃逆、牙痛、鼻出血及白癜风等。

乳鹅①之症少人医，必用金针疾始除，
如若少商出血后，即时安稳免灾危。

杨氏注：三棱针刺之。

①乳鹅：鹅，应是蛾。相当于扁桃体肿大。

扁桃体肿大一类疾病很少有医家治疗，用针刺治疗会有很好的疗效，点刺少商穴出血后即可获效。

少商穴属手太阴肺经，为手太阴肺经经气所出之井穴，交传于手阳明之初，出阴经而入阳经，具有金气肃清之力。点刺出血，能清肺热，利咽喉，所以对咽喉疾病极为特效。余在临床用之上百例相关患者，多能立效，可谓是血出即效，其确为喉科之要穴，值得临床推广运用。

如今瘾疹①疾多般②，好手医人治亦难，
天井二穴多着艾，纵生瘰疬灸皆安。

杨氏注：宜泻七壮。

①瘾疹：即指西医学之荨麻疹。

②多般：多种多样的意思。

对于多种多样的荨麻疹，水平较高的医生也难以有效地治疗，天井二穴施以重灸有较好的疗效，且对瘰疬也有很好的治疗作用。

天井穴属手少阳三焦经，为三焦经脉气所入之合穴，具有清热泻火、化痰散结的作用。天井穴在现代临床中较少用于荨麻疹的治疗，余在临床也较少用之，对其实际疗效尚不能确定，但其治疗瘰疬确有实效。天井穴治疗荨麻疹也有一定的原理，天井属手少阳三焦经合穴，少阳主半表半里，合主逆气而泻，用之可宣泄三焦之热，解表清热，表证清，里证除，则病自愈。

寒痰咳嗽更兼风，列缺二穴最可攻，
先把太渊一穴泻，多加艾火即收功。

杨氏注：列缺刺透太渊，担穴也。

风寒咳嗽夹痰，取双侧列缺穴治疗极效，再将太渊穴施以泻法，尤其配以灸法治疗可获得满意的疗效。

列缺穴属手太阴肺经之络穴，太渊为手太阴肺经之原穴，二穴伍用属于本经之原络配穴法，是临床常用的对穴之一。该穴组具有止咳化痰、祛风散邪的功效，临床主要用于治疗寒痰咳嗽、偏正头痛、气喘、项强、咽喉痛等。列缺透太渊也是常用透刺之法，主治广泛，作用协同。可用于外感咳嗽、痰饮咳嗽、口眼㖞斜、月经不调、崩漏、下血、颈项口齿等疾病的治疗。

太渊穴为手太阴肺经之原穴，且为本经之母穴，因此一般宜补不宜泻，在临床中较少用泻法。

痴呆之症不堪亲，不识尊卑枉骂人，
神门独治痴呆病，转手骨开得穴真。

杨氏注：宜泻灸。

痴呆病不能辨认亲人，也不能分辨老少，可独用神门穴治疗，在针刺这个穴位时需要转动手腕，在尺侧腕屈肌腱桡侧缘取之。

神门穴属手少阴心经，为手少阴经脉气所注之输土穴，原气所过和留止少阴心经之原穴。神门穴为原穴，五脏有疾应取之十二原，原穴可补可泻，可调理脏腑之虚实，既补也能泻。《素问·灵兰秘典论篇》："心者，君主之官，神明出焉。"故神门穴对心神疾患有重要的作用。

连日虚烦面赤妆，心中惊悸亦难当[1]，
若须通里穴寻得，一用金针体便康。

杨氏注：惊恐补，虚烦泻，针五分，不灸。

[1]难当：难以忍受的意思。

经常出现心烦及面颊红赤之症状，心中惊悸不安难以忍受，针刺通里穴能得以痊愈。

通里穴属手少阴心经，为手少阴心经之脉别走手太阳经之络穴，是心经用之最广的穴位，为《马丹阳天星十二穴并治杂病歌》之一穴，因此是临床重要穴位。通里穴补之则能养心血、益心神、健脑益智；泻则能清心泻火、通心络、安心神，具有双向调节的作用。此处所言之的问题是为心火上炎，阴虚火旺所致诸症，一般施以泻法。

风眩目烂[1]最堪怜，泪出汪汪不可言，
大小骨空皆妙穴，多加艾火疾应痊。

杨氏注：大、小骨空不针，俱灸七壮，吹之。

①风眩目烂：俗称为烂眼边，又名风弦赤烂、眼弦赤烂。多因脾胃湿热，外感风邪所致，其特点是睑缘红赤溃烂，痒痛时作，重症甚至可能睫毛脱落，睑缘变形，相当于西医学中的睑缘炎。

得了风眩目烂的病最可怜，患者平时总是眼泪汪汪的。治疗取用大、小骨空施以重灸，可使疾病痊愈。

大骨空、小骨空首见于此处，为经外奇穴。大骨空在手拇指背面，近侧指间关节的中点处，主要治疗目痛、目翳、迎风流泪、吐泻、衄血之疾；小骨空在小指背面，近侧指间关节的中点处，主要治疗目痛、目翳、迎风流泪、指关节痛。二穴一般施以灸法。

妇人吹乳①痛难消，吐血风痰稠似胶，
少泽穴内明补泻，应时神效气能调。

杨氏注：刺沿皮向后三分。

①吹乳：乳痈之别称。相当于急性乳腺炎。

急性乳腺炎疼痛难忍，或风痰热重，吐血，痰稠似胶状，可取少泽穴施以一定的补泻手法，使气机调畅，故而痊愈。

满身发热痛为虚，盗汗淋淋渐损躯，
须得百劳椎骨穴①，金针一刺疾俱除。

杨氏注：曲池行六阴，为大肠经合穴，与阳经交接，调节阴阳，人中乃督脉穴位，为任脉与督脉的中点，调节任督两脉；少阳主肾，肾藏精、生髓、主骨，取髓会绝骨，风池为胆经穴位，同贯多歧，与肝相为表里，肝肾同源，与绝骨上下呼应。

①百劳椎骨穴：即颈百劳，为经外奇穴。在大椎穴上2寸，后正中线旁开1寸处，左右计2穴。

发热及全身疼痛，伴盗汗，为虚证，可针刺颈百劳穴，针之所有症状即可消失。

百劳为经外奇穴，又名为颈百劳。百，为虚数，指多；劳，虚劳。因此穴善治各种虚劳之疾，所以名为百劳。在此处历代注解多为大椎穴，因大椎穴又名为百劳，大椎是治疗发热的常用穴，但是大椎主要治疗外感风寒之热，此处所言及的是虚热，为阴虚之热，颈百劳的主要作用就是滋阴清热，善治虚劳及骨蒸潮热。因此，此处所言应是经外奇穴颈百劳，非大椎穴。因为经外奇穴颈百劳具有滋补肺阴的作用。

忽然咳嗽腰背疼，身柱由来灸便轻，

至阳亦治黄疸病，先补后泻效分明。

杨氏注：针俱沿皮三分，灸二七壮。

突然出现咳嗽并牵及腰背疼痛的症状，灸身柱即可缓解。至阳治疗黄疸病有很好的疗效，根据虚实施以补泻。

身柱穴位于两肺俞之中央，上通于脑，下通于脊背，旁达肺俞，与肺气相通，针之既能清热宣肺而止咳，又能通经止痛。至阳穴属督脉，其穴当在上中焦交界之处，上可助胸阳以消阴翳，下可调脾脏以祛湿退黄，是历代医家治疗黄疸病之要穴。至阳穴治疗黄疸确具实效，针与灸并用疗效最佳。

肾败①腰虚小便频，夜间起止苦劳神，

命门若得金针助，肾俞艾灸起遭迍②。

杨氏注：多灸不泻。

①肾败：指肾之精气过于亏耗。

②遭（zhān）迍（zhūn）：亦作"遭屯"。原意是指行走困难，困顿不顺利。此处是指疾病缠绵不愈的意思。

肾之精气严重亏耗，导致腰酸无力、小便频、夜尿多，可针刺命门，艾灸肾俞，可使缠绵不愈之疾而康复。

以上症状应是肾阳亏虚所致，治疗当温补肾阳。命门穴为元气之所系，真阳之所存，用之可大补人体之元阳，振奋人体之阳气，培元固本，可针可灸，灸之则更佳。肾俞穴为肾之精气输注之处，功专补肾，为补肾之专穴，强身健体之要穴，既能补肾滋阴，又能温补肾阳。二穴针与灸皆可，临床可针灸并用，对肾阳亏虚极效，是临床首选用穴。

九般痔瘘最伤人，必刺承山效若神，

更有长强一穴是，呻吟大痛穴为真。

痔疮及肛瘘一类疾病可因疼痛、滴血等症状，使人非常痛苦，针刺承山穴可有效如桴鼓的作用，对于疼痛严重的可配长强穴同时运用。

承山穴是临床治疗肛周疾病的常用要穴，其运用原理是根据足太阳膀胱经经别"下尻五寸别入于肛"，足太阳经有诸多穴位可用于痔疾治疗，临床以承山穴最有效也最常用，确为治疗痔疾之常用要穴。长强穴为局部取穴，位于肛门部，为阳气之所会，针之可调理腑气，清热利肠，可用于痔疾、便血、脱肛等疾病的治疗。因长强穴取穴不便，加之针刺感觉较为灵敏，所以在临床用之相对较少。余在临床多以承山配经外奇穴二白用之，且临床疗效也非常令人满意。

伤风不解嗽频频，久不医时劳①便成，
咳嗽须针肺俞穴，痰多宜向丰隆寻。

杨氏注：灸方效。

①劳："劳"同"痨"，指肺痨之疾。但此处指的是慢性肺部疾病。

得了伤风时没有好转往往会出现频繁的咳嗽，如果不能及时治疗，迁延日久就会成为肺痨，咳嗽时针刺肺俞穴，痰多时针刺丰隆穴以祛痰。

肺俞穴为肺气转输于背部之处，属膀胱经，内应肺脏，因膀胱经主一身之表，故肺俞穴可治疗一切外邪侵袭所致之外感表证。因肺俞穴是肺脏精气输注之处，功善调理肺脏，故治一切肺病之疾，虚实皆可，针刺艾灸皆可用之。丰隆穴属足阳明胃经，为足阳明胃经别走足太阴脾经之络穴，为临床祛痰第一要穴，在《针灸甲乙经》中称之为"痰之会"，无论有形之痰还是无形之痰皆有效。

膏肓二穴治病强，此穴原来难度量，
斯①穴禁针多着艾，二十一壮亦无妨。

①斯：此处作代词使用。表示为"此""这""这里"。

膏肓穴治疗功效非常强大，是治疗多种慢性虚损性疾病之要穴。取穴时有一定难度，此穴要禁针、重灸，可以灸至二十一壮。

膏肓穴属足太阳膀胱经，取穴要讲究一定的方法，取穴时要让患者俯卧，令患者两手交臂抱肩，使肩胛骨打开，在肩胛骨脊柱缘与第4胸椎棘突下水平线的交点凹陷处取穴。其穴位居心膈之间，内应心肺，为心肺之气交换之枢纽，故能补肺气、养心血，调和周身之气血。又因膏生于脾，肓生于肾，是穴为膏脂肓膜之气转输之处，所以益先天之精，补后天之本，统理全身气血阴津，为补虚之要穴，可治疗五劳七伤，是诸虚百损之常用要穴。

腠理①不密咳嗽频，鼻流清涕气昏沉，
须知喷嚏风门穴，咳嗽宜加艾火深。

杨氏注：针沿皮向外。

①腠理：指皮肤的纹理和皮下肌肉之间的空隙。

若是腠理不固，就容易感受风寒外邪，出现咳嗽、鼻流清涕、打喷嚏及头脑昏昏沉沉的症状，此时应当取风门穴治疗，风寒咳嗽宜重用艾灸。

风门乃风邪出入之门户，擅治风邪，故名风门，位居肩背部，风邪易袭之处，内应于肺，为足太阳膀胱经脉气所发，与督脉之交会。太阳主一身之表，督脉统一身之阳，针风门穴能疏通太阳与督脉之经气，而祛风解表，宣肺止咳。风门穴是治疗外邪侵犯肺卫所致诸疾之常用要穴。

胆寒由是怕惊心，遗精白浊[①]实难禁，
夜梦鬼交心俞治，白环俞治一般针。

杨氏注：更加脐下气海两旁效。

①白浊：古时称为白淫，又称为尿精，系指在排尿后或排尿时从尿道口滴出白色浊物，可伴小便涩痛的一种病证。

出现心惊胆寒，遗精白浊，夜梦与鬼交合，是很难治愈的疾病，可取心俞与白环俞治疗。

心总司君火而位于上；胆附于肝而与肾同源位居下，其气以降为顺；生理上心之君火必得司降下焦，以温煦下元肾水不寒，以维持阴阳平衡，水火相济。胆同肝居于下而性近水，自然有赖于心火的温煦方能保证生理功能的正常，否则胆寒不温而精汁阴冷，必气逆不降而疏泄失调，病症丛生。心俞穴为心之精气转输之处，故具有调理心脏的功能，用之可益心气，养心血，通心络，化瘀血，具有养心安神、宁心定志之功。白环俞穴内应精室胞宫，为人体藏精之所，人身精华输注之处，功善益肾固精、调经止带，主治有关男子精室、女子胞宫之疾，尤长于治疗遗精白浊、白带。

肝家血少目昏花，宜补肝俞力便加，
更把三里频泻动，还光益血自无差。

杨氏注：多补少泻，灸。

肝血亏虚，出现两目昏花，针刺肝俞与足三里以补益气血，可使眼睛明亮。

肝开窍于目，肝藏血，肝受血而能视，若肝血不足就会出现头昏、眼花，视物不明之症状。肝俞穴为肝脏精气输注之处，擅于调理肝之气血，可治疗各种眼疾。用于治疗肝血不足之夜盲、视物昏花。足三里为多气多血的足阳明胃经之合土穴，具有培补中土的作用，脾胃为后天之本，气血生化之源。其具有调和气血、健脾和胃、消食化积、扶正培元、强身健体、益寿延年的作用，与肝俞同用治疗眼目昏花，视物不明可有良效。二穴伍用，肝胃同调，益气养血，清头明目之力倍增。

脾家之症有多般，致成翻胃吐食难，
黄疸亦须寻腕骨，金针必定夺中脘。

脾证有多种临床表现，出现反胃甚至呕吐，并有黄疸的症状，可针刺中脘穴，再配以腕骨穴，会有很好的疗效。

中脘穴归属任脉，胃之募穴，八会之腑会。性主调和，功善调理脾胃，补之灸之则能补益脾胃，温中散寒，益气养血；泻之则能健脾化湿，理气降逆，消积和胃；平补平泻则能升清降浊。腕骨穴为小肠经之原穴，小肠主液所生病，针刺具有清小肠之湿热而退黄疸之功。脾胃为后天之本，有运化水谷精微和运化水湿的功能，若脾虚之人，其运化功能下降，水谷不能变化精微，以致水湿内停，湿郁化热，湿热熏蒸，胆液外泄，渗于肌肤而致发黄。治以健脾化湿，分利小肠，导致水湿从小便而出。故针刺中脘为主穴以健脾利湿，配以腕骨分利小肠，导水湿从小便出。合而用之，升降功能调和，三焦通畅，水道通调，清热利湿，利胆退黄之功益彰。

无汗伤寒泻复溜，汗多宜将合谷收，
若然六脉皆微细[1]，金针一补脉还浮。

杨氏注：针复溜入三分，沿皮向骨下一寸。

[1]六脉皆微细：六脉，此处的六脉指伤寒六经病脉证。微细脉属于少阴之为病。在《伤寒论》第281条记载："少阴之为病，脉微细，但欲寐也。"

伤寒而无汗针刺复溜施以泻法，可使汗出；汗多之时补合谷施以补法以敛汗。如果六脉皆微细，针刺施以补法则可以复常。

合谷与复溜配用治疗汗证在历代有诸多的相关记载，最早应出自《拦江赋》中，载曰："无汗更将合谷补，复溜穴泻好施针，倘若汗多流不绝，合谷收补效如神。"《针灸大成》中言："少汗：先补合谷，次泻复溜；多汗：先泻合谷，次补复溜。"之后的《玉龙歌》《玉龙赋》《杂病穴法歌》等歌赋皆有相关运用，可见二穴是汗证的特效用穴，无论多汗还是无汗皆可治之，二穴伍用，既能发汗，又能止汗，临床运用确能起到很好的疗效，余在临床中多次验证二穴伍用治疗汗证的功效，其言不虚。但目前对其治疗汗证补泻手法的意见尚不统一，存在相关的争议，有的认为补合谷、泻复溜用以发汗，或认为泻合谷、补复溜用以止汗。还有与此相反的意见，认为发汗泻合谷、补复溜，止汗以补合谷、泻复溜。

余认为补泻手法当以患者具体情况而定，中医以辨证论治为基本原则和精髓所在，在临床运用时以患者发病的原因及综合情况施以辨证，当补当泻，重补重泻，轻补轻泻，还是平补平泻不能一概而论。

大便闭结不能通，照海分明在足中，
更把支沟来泻动，方知妙穴有神功。

大便秘结，排便困难，可取用照海穴，并泻支沟穴，二穴伍用相得益彰，尽显奇效。

照海穴属足少阴肾经，且为八脉交会穴之一，通于阴跷，是阴跷脉气所生发之起始穴，功善滋阴泻火、利咽安神、补肾益精，具有调理经血的作用。支沟穴属手少阳三焦经，为三焦经之经火穴，具有调理三焦经气，降逆除滞的作用，使气机复于调畅，传化有序则大便通畅。支沟穴在历代多有用于便秘之记载，如《针灸神书》言："大便闭塞不能通，气上支沟阳有功。"照海属肾经，通于阴跷脉，为滋阴养血之要穴；支沟属三焦，是本经之经火穴，为调气降逆的要穴。一为火经之火穴，一为水经滋阴之穴，二穴伍用一滋肾阴，一泻三焦之火，水火既济，上下呼应，相辅相成，使火消水足，起到增水行舟之效，故大便亦通。若配用天枢或丰隆穴伍用，其效更佳。余在临床治疗数例患者其效甚佳，值得临床广泛推广运用。

小腹胀满气攻心，内庭二穴要先针，
两足有水临泣泻，无水方能病不侵。

杨氏注：针口用油，不闭其孔。

小腹胀满导致了气上攻心，针刺双侧内庭穴，如果双足伴有水肿，则应泻足临泣以利水消肿，病邪自除。

内庭穴属足阳明胃经，为足阳明胃经脉气所溜之荥水穴，功善清降胃火、导热下行，有和土运湿、通降胃气之功。足临泣穴属足少阳胆经，为胆经经气所输注之输木穴，八脉交会穴，通于带脉，性善条达，功善疏泄，具有疏肝解郁、通经止痛的作用。二穴伍用具有清热泻火、通络止痛的作用，主要用于肝胆火旺，横逆犯胃，胃火炽盛所致的上述之证。

足临泣为木经之木穴，为水之子穴，用之泄水甚效。针刺时用针宜浅，如《针方六集》言：足临泣"针入三分，可以出一身之水"。可见，治疗水肿之病，足临泣穴不可深刺是临床之经验。

七般疝气①取大敦，穴法由来指侧间，
诸经俱载三毛处，不遇师传隔万山。

①七般疝气：为疝气的总称，但历代记载有所不同。

各种疝气可取用大敦穴治疗，其穴在大趾末节外侧，历代经典著作皆有相关记载，如果没有得到老师的指点则难以掌握治疗方法。

大敦穴属足厥阴肝经，为肝经脉气所出之井木穴。大敦为井穴，根之所在。足厥阴肝经之脉绕阴器，会任脉，循少腹，故能治疗男女生殖泌尿系统疾病；又因足厥阴肝经交于颠，交于百会，能升清阳降浊阴，井穴开窍祛寒，因此大敦治疗疝气具有特效，临床运用确具实效。足厥阴肝经穴位除了大敦之外，行间、太冲、蠡沟、曲泉等穴，皆有治疗功效，余在临床常配用归来、气海等穴。

传尸劳病①最难医，涌泉出血免灾危，
痰多须向丰隆泻，气喘丹田②亦可施。

①传尸劳病：为病名，一种相互传染而广泛流行的病证。又名肺痨、传尸、痨瘵、尸注、复连、骨蒸等。相当于西医学所言的结核病。

②丹田：指关元穴。

传尸劳病难以治疗，针刺涌泉穴放血可以防止疾病的恶化。如果伴有痰多就施以丰隆穴针刺泻法，气喘则补丹田以固肾纳气。

涌泉穴属足少阴肾经，为少阴脉气所出之井木穴，具有泻火滋阴之效，针刺涌泉出血，泄热引火归原，也叫水中泻木，主要用于治疗骨蒸潮热的患者。丰隆穴属足阳明胃经，为足阳明胃经别走足太阴脾经之络穴，其性能通能降，引邪热从阳明下行，且得太阴湿土之润下，因此不但泻降实邪，且能化痰热。长于降逆祛痰，是治疗痰疾之要穴，故在《针灸甲乙经》中被称为"痰之会"。痰证多为实，因此宜祛宜降，临床多用泻法。关元穴在其丹田之部位，所以称之为丹田。此处是人身元气之根，男子藏精之阁，女子藏胞之宫，元阴元阳交关之所，故名关元，归属于任脉，为任脉与冲脉、足三阴之会，手太阳小肠经气汇聚之募穴。传尸劳之证为虚证，用之关元大补元气，益肾培元，所以临床有"诸虚百损关元好"的记载运用。

浑身疼痛疾非常，不定穴①中细审详，
有筋有骨须浅刺，着艾临时要度量。

杨氏注：不定穴即痛处。

①不定穴：即阿是穴，又名天应穴。不定穴名称首见于本篇歌赋记载中。

浑身疼痛的疾病非常烦人，其治疗常在疼痛部位明显处或者在其反应点上取穴，这种取穴法称之为不定穴，在用穴针刺时要认真仔细地观察穴位所在的位置，有无筋骨，注意有筋骨的地方要浅刺，根据疾病的情况还可施以艾灸。

这是目前在现存的针灸文献中首次提及不定穴一词，即阿是穴的别称。在

此处记载有筋骨的位置需要浅刺，在临床实践中要根据具体部位及患者的具体情况而定，并非一概浅刺。在《行针总要歌》中言："有筋有骨傍针去，无筋无骨须透之。"有筋有骨的位置可以贴筋贴骨法针刺，针刺可深可浅，当以穴位所在及病情需求所定。

劳宫穴在掌中寻，满手生疮痛不禁，

心胸之病大陵泻，气攻胸腹一般针。

满手生疮，疼痛难以忍受，可取手掌中的劳宫穴治疗。心胸部疾病可针泻大陵穴，气上冲心的病也可以这样治疗。

劳宫、大陵均属于手厥阴心包经。劳宫为心包经之荥火穴，性清善降，既能泻心火、清痰舒气、化气降逆、开七情之郁结，又能醒神开窍、舒筋通脉、清胸膈之热、导火下行，为回阳九针之一。大陵是包络经的原穴，亦为本经之输穴，且为本经之子穴，为十三鬼穴之一，故泻之能清心火，安心神。二穴伍用，功效协同，作用倍增。对于气滞、胸满、心烦都有显著效果。手掌部位刺痒、脱皮、皮肤层层剥落甚至露出红肉（即富贵手），实难治疗，而且临床常见，针刺劳宫穴即有显著疗效，二穴伍用对舌疮口臭也有特效，余在临床治疗数例患者，疗效甚佳。

哮喘之症最难当，夜间不睡气遑遑[1]，

天突妙穴宜寻得，膻中着艾便安康。

[1]遑遑（huáng）：指惊慌不安的意思。

哮喘病发作的时候使人难以忍受，夜间不能安睡，心中惊慌不安，呼吸困难，此时宜取天突穴，并施以艾灸膻中，可使患者恢复健康。

天突穴属任脉，为任脉与阴维之会，位于颈部，上连咽喉，内应气道，是肺气出入之灶突，性善清降，具有降逆化痰、清利咽喉、通利肺胃的作用，是治疗咳喘之要穴，尤其急性咳喘极效。膻中穴属任脉，为足太阳、少阴，手太阴、少阳经与任脉之交会，心包经之募穴，八会之气会，具有调气降逆、宣肺化痰、宽胸通乳的作用。二穴皆是治疗咳喘证之要穴，天突以宣通为主，通气导痰；膻中以宣降为要，降逆化痰；二穴从而以达下气平喘之功，是治疗急性喘证之特效组合。

鸠尾独治五般痫[1]，此穴须当仔细观，

若然着艾宜七壮，多则伤人针亦难。

杨氏注：非高手勿轻下针。

①五般痫：是指各种痫证的统称。

鸠尾穴可治疗各种痫证，取穴时要仔细认真，施灸时一般以七壮为宜，若多灸则会伤人，针刺有一定的难度。

鸠尾穴属任脉，为任脉之络穴，位近膈肌，内应胃上口，性善调和，具有宽胸理气，和胃降逆，以调和上下，通调任督，调和阴阳以调和前后的作用；清心宁神以和中，为治疗阴阳失调和痫证之特要穴，气机失调之心胸胃病常用穴。鸠尾穴的运用一定要注意方法，早在《铜人腧穴针灸图经》记载："不可灸，灸即令人毕生少心力，此穴太难针，大好手方可此穴下针，不然取气多，不幸令人夭，须慎之。"针刺宜注意手法，可灸但不可以重灸，中病即止。

气喘急急不可眠，何当日夜苦忧煎，
若得璇玑针泻动，更取气海自安然。

杨氏注：气海先补后泻。

气喘发作时呼吸急促，难以入睡，日夜煎熬，针刺璇玑穴，施以泻法，再针刺气海以扶正培本，可达到标本兼治。

璇玑穴归属任脉，位于胸骨柄中央，具有清肺利咽的作用，其所用为局部穴位的作用，临床较少单独运用璇玑穴，常作为配穴运用，临床更常以天突、膻中等配穴，常用于治疗气喘之证。气海穴归属任脉，为生气之海，元气之所会，呼吸之根，功专大补元气，升举阳气，调理气机，重在补虚治本，尤其灸法用之极佳。

肾强疝气发甚频，气上攻心似死人，
关元兼刺大敦穴，此法亲传始得真。

肾气失常而致的疝气，频频发作，气逆上冲，严重时可昏厥犹如死人，取关元与大敦穴治疗，这是历代医家经验所得。

关元位于小腹，为任脉与足三阴经之会，小肠之募穴，乃元气之所藏，三焦气之所发，肾间动气之所发，十二经脉之根，五脏六腑之本。功善温肾壮阳，培元固本，大补元气，为治疗诸虚百损，真阳不足，阳衰阴盛之主穴，元气虚脱，真阳欲绝之急救要穴，男女泌尿生殖系统疾病之常用穴，宜补宜灸。大敦治疗疝气已在前面有所述，"七般疝气取大敦"，可见各种疝气用之皆效，当与关元配合其效更佳。

水病①之病最难熬，腹满虚胀不肯消，
先灸水分并水道，后针三里及阴交。

①水病：指水肿病。首见于《黄帝内经》中，如《素问·水热穴论篇》："故水病下为胕肿大腹，上为喘呼。"

水肿病难以让人忍受，腹满、腹胀很难消除，灸水分、水道，再针足三里及三阴交穴。

水分、水道皆是利水的重要穴位。水分穴为任脉与足太阴经之交会穴，位于小肠泌别清浊，分利水湿之处。水谷至此，清者复上输于脾，水液入膀胱，渣滓入大肠，故用之能分利水湿，和中理气，治疗水肿病极效。水道穴属足阳明胃经，其穴在下焦膀胱之处，为水之通路，能通调水道，使水液渗注于膀胱，功在治水，所以名为水道。本穴性主通泄，善于疏通三焦气机，通调水道，是治疗水液病之要穴。

此处的后针三里及阴交，三里指的是足三里，阴交指的是三阴交，一般多解释为阴交穴。余认为水肿之疾的治疗足三里与三阴交的伍用疗效更佳。二穴伍用在本篇中已有记载，"寒湿脚气不可熬，先针三里及阴交"，二穴所述相同。二穴伍用，一脾一胃，一表一里，一纳一运，阴阳相配，相互制约，相互促进，健脾和胃，消胀止痛，益气生血。若二穴针灸并用治疗水肿其效更佳。

肾气冲心①得几时，须用金针疾自除，
若得关元并带脉，四海谁不仰明医。

①肾气冲心：指肾虚不能纳气，气逆上脱的症状。

肾虚气上冲心用针灸治疗不需要多久的时间，就能迅速痊愈，取用关元及带脉穴，可针到病除，四海名扬。

关元穴归属任脉，为任脉与冲脉、足三阴之会，位居丹田，元气之所藏，具有温肾壮阳、培元固本、大补元气之效。带脉穴属足少阳胆经，为足少阳与带脉之会，具有约束诸经、补肾温阳、调经止带的作用。二穴伍用益肾培元，温阳益气。正如《玉龙赋》言："带脉、关元多灸，肾败堪攻。"

赤白妇人带下难，只因虚败①不能安，
中极补多宜泻少，灼艾还须着意看。

杨氏注：赤泻，白补。

①虚败：此指妇人赤白带下，乃因心肝火盛，脾失健运，肾水亏虚所致，故称虚败。

妇人赤白带下症，一般治疗起来较难，脾肾内虚常是原因，患者不能安宁，可取中极穴多补少泻，根据患者的病情可酌情施以艾灸，就能达到有效的治疗。

带下的发生常因脾虚湿盛、肾虚不固及湿热下注所致，取用中极穴可治疗。中极穴归属任脉，为任脉与足三阴经之会，膀胱经气汇聚之募穴，内应膀胱、胞宫、精室，能补能调，能泻能散，补之灸之，能温补肾气，温阳化气，治疗下焦虚寒；泻之调理下焦气血，通利膀胱气机，可治疗下焦水湿血瘀所致的泌尿生殖系统疾病，是治疗带下的常用要穴。临证根据患者虚实施以补泻或施以艾灸，临床常配带脉、三阴交等穴运用。

吼喘①之症嗽痰多，若用金针疾自和，
俞府乳根一样刺，气喘风痰渐渐磨。

①吼喘：指伴有咽喉症状而致的呼吸困难。

吼喘病症见咳嗽、多痰，针刺治疗有很好的疗效，常用俞府与乳根穴治疗，咳嗽、喘憋就会逐渐消失。

俞府与乳根二穴皆在胸部，为局部取穴。俞府穴属足少阴肾经，位于胸部，锁骨下缘之处，应于肺，具有理气降逆、止咳平喘的作用。乳根穴属足阳明胃经，具有宽胸理气、活血通络催乳之效。二穴皆提示了穴位所在治疗的理论，胸部穴位多可治疗胸闷、胸痛、咳嗽、咽痛、喘憋等心肺胸部疾患，临床一般常作为配穴运用，较少单独运用。

伤寒过经①犹未解，须向期门穴上针，
忽然气喘攻胸膈，三里泻多须用心。

杨氏注：期门先补后泻。

①伤寒过经：见于《伤寒论》中。指伤寒病在病程中由一经的证候转入另一经的证候。如太阳病"过经"，出现少阳病的证候，就表明此时患者的太阳表证已经解除。过了传经的日期。假如太阳病过了7日（伤寒传经以7日为一候）以上，就成为过经。

伤寒顺经传变仍未能缓解，此时则应针刺期门穴防其传变。忽然发作气喘，胸膈满闷不畅，可针泻足三里以理气宽胸。

《伤寒论》一书主要论述方剂运用，较少用及穴位，在书中提及穴位最多的则是期门穴，曾5次提到刺期门的运用。肝乘脾刺期门，原文第108条："伤寒，腹满谵语，寸口脉浮而紧，此肝乘脾也，名曰纵，刺期门。"肝乘肺证，原文第109条："伤寒发热，啬啬恶寒，大渴欲饮水……此肝乘肺也，名曰横，刺期门。"太阳与少阳并病，不可发汗，当用刺法。原文第142条："太阳与少阳并病，头项强痛，或眩冒，时如结胸，心下痞硬者，当刺大椎第一间、肺俞、

肝俞，慎不可发汗；发汗则谵语，脉弦，五日谵语不止，当刺期门。"妇人热入血室，原文第143条："妇人中风，发热恶寒，经水适来，得之七八日，热除而脉迟身凉，胸胁下满，如结胸状，谵语者，此为热入血室也，当刺期门，随其实而取之。"阳明病热入血室，原文216条："阳明病，下血谵语者，此为热入血室，但头汗出者，刺期门，随其实而泻之，濈然汗出则愈。"

太阳病未解传少阳，少阳传肝，肝又传于太阴。期门是肝经募穴，故刺之解郁。足三里，培土生金，金气旺，则喘自愈。

脾泻之症别无他，天枢二穴刺休瘥^①，
此是五脏脾虚疾，艾火多添病不加。

杨氏注：多灸宜补。

①瘥：病愈的意思。

脾虚泄泻之证没有其他的好方法，针刺双侧天枢穴就可病愈，因是脾虚所致，施以重灸疗效好。

天枢穴属足阳明胃经，又是大肠之募穴，位于脐旁两寸，具有天气下降、地气上升的功用，位居于天地之气相交之中点，使中焦气机上通下达，胃肠功能和调，则能分理水谷及糟粕，疏导一切浊滞，清大肠之邪热，是治疗肠道病之主穴。若与中脘、足三里、上巨虚配用，既能益气健脾、扶正祛邪，又能分利水谷、降浊导滞，而调理肠胃，可治疗一切大肠病证。若灸之，治疗寒证、虚证俱佳。

口臭之疾最可憎，劳心只为苦多情，
大陵穴内人中泻，心得清凉气自平。

口臭令人厌烦，其病因多是情志不畅，思虑过度而引起心火旺盛，针刺大陵与人中穴，施以泻法，可使心内清凉，气机通畅平和。

心主神明，主神志，心绪思虑过度，心为火旺，故见口臭。大陵穴乃手厥阴包络经原穴，大陵在五行属土，土乃火之子，为本经之子穴，实则泻其子也。

穴法深浅在指中，治病须臾显妙功，
劝君要治诸般疾，何不当初记玉龙。

穴位针刺要点是注意掌握针刺的深浅及补泻手法，若是能真正地掌握，正确地运用，治病就能收到立竿见影的效果。要想能够有效治疗各种疾病，奉劝大家在学习针灸时就要背诵玉龙歌。

【临床意义】

本篇歌赋内容较为全面，涉及内容广泛，临床实用价值高，通俗易懂，朗朗上口，易于记忆，用穴精简，组方合理，手法独到，是临床实用性极强的歌赋。现将本篇歌赋的主要特色总结如下。

一、治症广泛

本歌赋治症广泛，记载了80余种病症的治疗用穴，可涉及头面五官、内科、皮肤、外科、妇科、儿科、泌尿生殖及一些杂症的治疗。

二、取穴特点

（一）取穴精少

本篇歌赋总计100余穴治疗80余种治症，治症用穴一般多为一穴或二穴，其次三穴，极个别用到四穴，可见用穴极为精简，是精穴疏针之典范。这些治症用穴在临床有着极高的参考价值，一直指导着临床的运用。如"偏正头风痛难医，丝竹金针亦可施，沿皮向后透率谷，一针两穴世间稀"。偏正头痛用丝竹空透率谷一针治疗，余通过大量的临床实践，确实见证了所言不虚，针刺效如桴鼓，立竿见影。"不闻香臭从何治？迎香两穴可堪攻，先补后泻分明效，一针未出气先通。"嗅觉失灵针之迎香确实能达到一针未出气先通的临床实效。"强痛脊背泻人中，挫闪腰酸亦可攻，更有委中之一穴，腰间诸疾任君攻。"腰肌疼痛、急性腰扭伤针刺人中、委中多能针到立效，立竿见影，是治疗此类疾病首选用穴。"筋急不开手难伸，尺泽从来要认真，头面纵有诸样症，一针合谷效通神。"手指拘挛尺泽针之多有立效，头面纵有诸样症，一针合谷效通神，就是"面口合谷收"的运用；"大便闭结不能通，照海分明在足中，更把支沟来泻动，方知妙穴有神功。""无汗伤寒泻复溜，汗多宜将合谷收。"皆是目前常用的经典对穴运用，支沟与照海二穴是治疗便秘的常用有效对穴；合谷与复溜是治疗各种汗证的特效组合。可见本歌赋用穴确为经典，用穴精少，仅举以上所用供大家参考。

（二）用穴多样化

1.发展奇穴的运用 用穴广泛，发展了经外奇穴，并首次见到"奇穴"一词，由此提到了诸多的奇穴，且多是首次提及。如中魁、内迎香、背缝、大骨空、小骨空、二白、髋骨、不定穴、膝眼等。

2.重视各类特定穴的运用 本篇用穴极为广泛，且以各类特定穴为主，各类特定穴用到了90余穴，除了奇穴之外几乎含各类特定穴的运用，在各类特定穴中尤以五输穴为重点，五输穴在各类特定穴中又占了2/3以上。

3.注重辨经用穴　用穴注重经络理论，所用穴位多是根据循经取穴，一是循经局部取穴，二是循经远端取穴，三是根据表里经与同名经配穴。这是针灸用穴的基本理论，值得临床重视。

三、针刺特点

（一）创新透穴的运用

本篇不仅仅运用传统针刺手法，而且还多次提及了透刺的运用。本歌赋是现存文献中对透穴具体运用的最早记载，并为之立名。这些内容既是本歌赋的特色内容之一，也是透刺法具体运用的最早记载，有多处提及和论述透刺法，并与临床紧密相关。如"偏正头风痛难医，丝竹金针亦可施，沿皮向后透率谷，一针两穴世间稀""口眼㖞斜最可嗟，地仓妙穴连颊车"，这属于沿皮下浅透。眉目间透刺攒竹穴，"沿皮向鱼腰"；治小儿惊风，刺印堂"沿皮先透左攒竹，补泻后转归原穴，透右攒竹"，这属于多向透刺。"膝盖红肿鹤膝风，阳陵二穴亦堪攻，阴陵针透尤收效，红肿全消见异功"，这属于直刺透法的运用。在本歌赋中有多处明确提到了不同透刺法的运用，这些内容至今在临床中仍被广泛运用，并成为透穴运用之典范，具有很强的实效性，成为临床中的宝贵经验。可以说本歌赋打开了透穴的运用大门，为透穴的发展奠定了坚实的基础。

（二）重视针刺补泻手法

本篇歌赋中提到了多种不同的补泻手法，强调了辨证论治和虚实手法的不同运用。在本歌赋中穴位补泻运用手法遍及全篇之中，如"中风不语最难医，发际顶门穴要知，更向百会明补泻，即时苏醒免灾危"；"头项强痛难回顾，牙疼并作一般看，先向承浆明补泻，后针风府即时安"；"不闻香臭从何治？迎香两穴可堪攻，先补后泻分明效，一针未出气先通"；"急疼两臂气攻胸，肩井分明穴可攻，此穴元来真气聚，补多泻少应其中"；"中风之症症非轻，中冲二穴可安宁，先补后泻如无应，再刺人中立便轻"；"至阳亦治黄疸病，先补后泻效分明"；"赤白妇人带下难，只因虚败不能安，中极补多宜泻少，灼艾还须着意看"。由此可见，本篇歌赋补泻手法的运用十分丰富，或补或泻，或补泻兼施，或先补后泻，或先泻后补，或多补少泻，或多泻少补，皆法随病而施，灵活多变，这是针灸用穴之精髓。

（三）提倡针刺与灸法并用

本篇治疗方法不仅重视毫针刺，而且还多次提到刺血的运用，同时极为重视艾灸疗法，且常常提及针灸并用。如"太阳出血自然消"；"针刺关冲出毒血，口生津液病俱消"；"如若少商出血后，即时安稳免灾危"；这皆是针刺出血的运用。再如"肾弱腰疼不可当，施为行止甚非常，若知肾俞二穴处，艾火频加体自康"；"如今瘰疬疾多般，好手医人治亦难，天井二穴多着艾，纵生瘰疬灸皆安"；"时行疟疾最难禁，穴法由来未申明，若把后溪穴寻得，多加艾火即时轻"；这皆是艾灸的运用。又如"心火炎上两眼红，迎香穴内刺为通，若将毒血搐出后，目内清凉始见功"，这是毫针与刺血的配用。"寒痰咳嗽更兼风，列缺二穴最可攻，先把太渊一穴泻，多加艾火即收功"；"哮喘之症最难当，夜间不睡气遑遑，天突妙穴易寻得，膻中着艾便安康"；"肾败腰虚小便频，夜间起止苦劳神，命门若得金针助，肾俞艾灸起遭迍"；这是针刺与艾灸的配合运用。

【总结】

本篇穴位113穴

全篇共提到135穴，除去重复提及穴位22次，重复穴位为合谷（2次）、太阳（1次）、人中（2次）、委中（1次）、肾俞（1次）、足三里（4次）、三阴交（1次）、腕骨（1次）、尺泽（1次）、大陵（2次）、支沟（1次）、中脘（1次）、丰隆（1次）、关元（2次）、大敦（1次），即113穴。

1.囟门，2.百会，3.上星，4.神庭，5.印堂，6.承浆，7.风府，8.丝竹空，9.率谷，10.风池，11.合谷，12.地仓，13.颊车，14.迎香，15.翳风，16.听会，17.哑门，18.攒竹，19.头维，20.睛明，21.鱼尾，22.太阳，23.内迎香，24.人中，25.委中，26.肾俞，27.环跳，28.居髎，29.风市，30.阴市，31.髋骨，32.内膝眼，33.膝关，34.足三里，35.三阴交，36.绝骨（悬钟），37.昆仑，38.申脉，39.太溪，40.丘墟，41.解溪，42.商丘，43.太冲，44.中封，45.阳陵泉，46.阴陵泉，47.腕骨，48.肩井，49.背缝，50.五枢，51.曲池，52.尺泽，53.肩髃，54.内关，55.大陵，56.外关，57.支沟，58.间使，59.上脘，60.中脘，61.二白，62.关冲，63.液门，64.中渚，65.中冲，66.少冲，67.后溪，68.二间，69.中魁，70.少商，71.天井，72.列缺，73.太渊，74.神门，75.通里，76.大骨空，77.小骨空，78.少泽，79.颈百劳，80.身柱，81.至阳，82.命门，83.承山，84.长强，85.肺俞，86.丰隆，87.膏肓，88.风门，89.心俞，90.白环俞，91.肝俞，92.复溜，93.照海，94.内庭，95.足临泣，96.大敦，97.涌泉，98.关元，99.不定穴（阿是穴），100.劳宫，101.天突，102.膻中，103.鸠尾，104.璇玑，105.气海，106.水分，107.水道，108.带脉，109.中极，110.俞府，111.乳根，112.期门，113.天枢。

附：《玉龙歌》辨证取穴表

病症		取穴
头面五官疾患	头风并眼痛	上星
	头风呕吐眼昏花	神庭
	偏正头风	丝竹空、率谷
	眉间疼痛、眼昏	攒竹、头维
	眼疾	睛明、太阳、鱼尾
	眼红	内迎香
	风炫目烂	大、小骨空
	头面诸症	合谷
	目昏花	肝俞、足三里
	目疼血翳	太阳
	耳聋气闭、疼痛	翳风
	耳聋	听会
	失语	哑门
	鼻渊	上星
	不闻香臭	迎香
	口眼㖞斜	地仓、颊车
	口臭	大陵、人中
	牙疼	二间
	乳蛾	少商
颈项、肩背及腰背疾患	头项强痛	承浆、风府
	脊背强痛、挫闪腰酸	水沟、委中
	项上瘰疬	翳风
	肩痛红肿	肩髃
	肩背痛	背缝
	腰间痛	五枢
	肾弱腰疼	肾俞
胸腹疾患	腹中气块	内关
	九种心痛	上脘、中脘
	惊悸	通里
	心胸之病	劳宫、大陵
	翻胃吐食	中魁
	腹痛	大陵、外关
	胁疼及便秘	支沟
	小腹胀满而肿	内庭
	腹满虚胀	三阴交、水分、水道、足三里

病症		取穴
四肢疾患	手腕无力	腕骨
	手臂红肿	中渚、液门
	满手生疮	劳宫
	臂痛攻胸	肩井
	肘挛疼	尺泽、曲池
	手指拘挛不伸	尺泽
	鹤膝风（膝盖肿痛）	阴陵泉、阳陵泉
	腿骨风	居髎、环跳、委中
	腿脚风湿	风市、阴市
	膝头红肿	髋骨、膝眼、膝关
	脚背肿痛	商丘、解溪、丘墟
	寒湿脚气	绝骨、足三里、三阴交
	草鞋风（腿红肿）	昆仑、申脉、太溪
	行步艰难	足三里、中封、太冲
	双足水肿	
妇人及小儿疾患	乳痈	少泽
	赤白带下	中极
	小儿慢惊风	印堂
诸风及伤寒疾患	中风失语	囟会、神庭、百会
	中风昏迷	中冲、人中
	伤寒未解	期门、足三里
	伤寒无汗	复溜
	伤寒汗多	合谷
痰喘咳嗽疾患	气嗽痰哮	乳根、俞府
	气喘	璇玑、气海
	哮喘	天突、膻中
	寒痰咳嗽	太渊、列缺
	咳嗽痰多	丰隆、肺俞
	风寒咳嗽	风门
	咳嗽引背痛	身柱
诸虚劳损疾患	虚劳	膏肓
	尸劳	涌泉、关元、丰隆
	虚汗	颈百劳
	心胆两虚	少冲
	肾虚气上攻心	带脉、关元
	遗精、白浊	心俞、白环俞

病症		取穴
疝、痔及大小便疾患	疝气	大敦、关元
	痔漏痛、痒、滴血	二白
	痔漏	承山、长强
	肾虚尿频	命门、肾俞
	脾虚泻	天枢
	大便秘结	照海、支沟
其他疾患	癫痫	鸠尾
	痴呆	神门
	三焦壅热	关冲
	疟母	间使
	时疫痎疟	后溪
	黄疸	至阳
	脾虚黄疸	腕骨、中脘
	瘾疹、瘰疬	天井
	浑身疼痛	不定穴

第十三章　玉龙赋

【歌赋】

夫参博以为要，辑简而舍繁，总玉龙以成赋，信金针以获安。原夫卒暴中风，囟门、百会；脚气连延，里、绝、三交。头风鼻渊，上星可用；耳聋腮肿，听会偏高。攒竹、头维，治目痛、头痛；乳根、俞府，疗气嗽痰哮。风市、阴市，驱腿脚之乏力；阴陵、阳陵，除膝肿之难熬。二白医痔瘘，间使剿疟疾。大敦去疝气，膏肓补虚劳。天井治瘰疬瘾疹，神门治呆痴笑咷。

咳嗽风痰，太渊、列缺宜刺；尪羸喘促，璇玑、气海当知。期门、大敦，能治坚痃疝气；劳宫、大陵，可治心闷疮痍。心悸虚烦刺三里，时疫痎疟寻后溪。绝骨、三里、阴交，脚气宜此；睛明、太阳、鱼尾，目症凭兹。老者便多，命门兼肾俞而着艾；妇人乳肿，少泽与太阳之可推。身柱蠲嗽，能除膂痛；至阳却疸，善治神疲。长强、承山，灸痔最妙；丰隆、肺俞，痰嗽称奇。风门主伤冒寒邪之嗽。天枢理感患脾泄之危。

风池、绝骨，而疗乎伛偻；人中、曲池，可治其痿伛。期门刺伤寒未解，经不再传；鸠尾针癫痫已发，慎其妄施。阴交、水分、三里，蛊胀宜刺；商丘、解溪、丘墟，脚痛堪追。尺泽理筋急之不用，腕骨疗手腕之难移。肩脊痛兮，五枢兼于背缝；肘挛痛兮，尺泽合于曲池。风湿传于两肩，肩髃可疗。壅热盛乎三焦，关冲最宜。手臂红肿，中渚、液门要辨；脾虚黄疸，腕骨、中脘何疑。伤寒无汗，攻复溜宜泻；伤寒有汗，取合谷当随。

欲调饱满之气逆，三里可胜；要起六脉之沉匿，复溜称神。照海、支沟，通大便之秘；内庭、临泣，理小腹之膜。天突、膻中医喘嗽；地仓、颊车疗口㖞。迎香攻鼻窒为最，肩井除臂痛如拏。二间治牙疼，中魁理翻胃而即愈；百劳止虚汗，通里疗心惊而即瘥。大小骨空，治眼烂能止冷泪；左右太阳，医目疼善除血翳。心俞、肾俞，治腰肾虚乏之梦遗；人中、委中，除腰脊痛闪之难制。太溪、昆仑、申脉，最疗足肿之迍；涌泉、关元、丰隆，为治尸劳之例。

印堂治其惊搐，神庭理乎头风。大陵、人中频泻，口气全除；带脉、关元多灸，肾败堪攻。腿脚重疼，针髋骨、膝关、膝眼；行步艰楚，刺三里、中封、太冲。取内关于照海，医腹疾之块，搐迎香于鼻内，消眼热之红。肚痛秘结，大陵合外关与支沟；腿风湿痛，居髎兼环跳与委中。上脘、中脘，治九种心痛；赤白带下，求中极之异同。

又若心虚热壅，少冲明于济夺；目昏血溢，肝俞辨其实虚。当心传之玄要，究手法之疾徐。或值挫闪疼痛之不足，此为难拟定之可祛。辑管见以便诵读，幸高明而无哂诸。

本歌赋首见于明代高武的《针灸聚英》中，原作者不详。高武曾在注解中言："俗以玉龙歌扁鹊所撰，盖后人之依托为之者，玉龙赋又总辑其要旨耳。"说明本歌赋是在《玉龙歌》的基础上形成。之后又分别收载于《凌门传授铜人指穴》《针灸大成》《针方六集中》《针灸逢源》《类经图翼》《古今医统大全》等书籍中。本歌赋摘录于《针灸聚英》中。

【注解】

夫参博①以为要，辑简而舍繁②，
总玉龙以成赋，信金针以获安。

①参博：参，参考；博，博览。
②繁：繁多的意思。

通过反复的临床实践，博览古今医籍及《玉龙歌》内容，以删繁就简，择其要点，编撰而成《玉龙赋》，使大众能够认可针灸，通过针灸调理身体以保障健康。

这句歌赋说明了《玉龙赋》的诞生既有一定的理论，又有长期的临床实践。这说明了本歌赋是在《玉龙歌》的基础上撮其要而成，《玉龙歌》总结了诸多疗法和有效穴位，内容丰富，但歌赋文句冗长繁复，《玉龙赋》取其精华，参博为要，舍繁从简，更加具有概括性，容易记忆。

原夫卒暴①中风，囟门②、百会；
脚气连延③，里、绝、三交④。

①卒暴：指急促；急迫。此处指急性发作的中风昏迷。

②囟门：指囟会。

③连延：连续；绵延。

④里、绝、三交：分别指足三里、绝骨（悬钟）、三阴交。

对急性发作的中风昏迷，可取囟门、百会穴治疗；中风后遗延及到下肢麻痹，以取足三里、绝骨、三阴交穴治疗。

囟会与百会皆是督脉的穴位，督脉联系着手足三阳经，是人体诸阳经之总会，称为诸阳脉之督纲，督脉且入脑，因此针之二穴可醒脑开窍、清头散风，故用于中风急性发作而立效。

此处的脚气并非指的是脚气病，对于脚气病在其后的"绝骨、三里、阴交，脚气宜此"，和此处不同。此处是承上"卒暴中风"之句而言的，所选取的足三里、三阴交及绝骨主要是治疗下肢痿痹症的用穴，也是治疗中风后遗症之基本用穴，因此此句脚气是指中风后遗症。

头风①鼻渊②，上星可用；
耳聋腮肿，听会偏高。

①头风：即病程较久，时发时愈的顽固性头痛。

②鼻渊：指以鼻流浊涕，量多不止为主要特征的鼻病。相当于西医学中的鼻窦炎。

头风头痛，鼻渊流浊涕，可取上星穴；耳聋及腮肿，取用听会穴是高明的做法。

上星穴属督脉，位于头上，阳中之阳，具有清热凉血、清利头目的作用，可见上星用穴主要针对风热所致诸疾，常用于风热上攻而致的鼻衄、鼻塞及头痛目眩，临床运用有显著的疗效，尤其对鼻衄极具特效。本句来源于《玉龙歌》中的"鼻流浊涕名鼻渊，先泻后补疾可痊，若是头风并眼痛，上星穴内刺无偏"。听会穴属足少阳胆经，位于耳前，胆经入耳中，出走耳前之处，是足少阳胆经脉气所发之标穴，根据标本根结理论，治疗该病可取标，针泻听会穴可疏泄少阳胆经风火所致耳齿面部实热诸疾，可解除肝胆的火热上攻，从而恢复听觉，止痛消肿。临床确有很好的实效性，可用于各种原因引起的耳疾，其穴处于耳前，刺之可直接疏调耳内之气血，是临床治疗耳疾不可少的用穴。本句来源于《玉龙歌》中的"耳聋之症不闻声，痛痒蝉鸣不快情；红肿生疮须用泻，宜从听会用针行"。

攒竹、头维，治目痛、头痛；
乳根、俞府，疗气嗽痰哮①。

① 气嗽痰哮：气嗽，指咳逆、上气；痰哮，指喉间痰多、哮鸣。

攒竹与头维同用，可以治疗头痛目痛。乳根与俞府相配，可以治疗哮喘、咳嗽痰多之症。

攒竹穴属足太阳膀胱经，位居眉头之内端。膀胱经起于目内眦，上额交颠，根据经络所行，主治所及，用攒竹可治疗眼疾、前额痛及头顶痛。本穴功善宣散太阳经之风火，而疏风清热明目，是治疗眼疾、前额疼痛等局部常用要穴，尤其对于眼疾常是必不可少的用穴；头维穴属足阳明胃经，为足阳明经与足少阳经之交会穴，足阳明胃经根结之结穴，善于疏散风邪，清泄头目热邪，明目止痛，是治疗头目疾病之常用穴，尤善于治疗偏正头痛。独用攒竹或独用头维皆可以治疗。二穴伍用既可直接疏通头目之气血，又能疏调足太阳、阳明、少阳三经之气血，足三阳经直接上于头面部，二穴伍用作用协同，功效倍增。本句来源于《玉龙歌》中"眉间疼痛苦难当，攒竹沿皮刺不妨，若是眼昏皆可治，更针头维即安康"。

乳根与俞府皆在胸部，治疗气嗽痰哮皆属于局部用穴，胸部之穴多能治疗咳嗽、哮喘之疾。乳根穴属足阳明胃经，俞府穴属足少阴肾经，针刺乳根健脾胃，用俞府补肾气，二穴伍用标本兼治，既可以直接疏调胸部之气血而治其标，又能增强脾胃与肾气之功能，以治其本。病程久或虚证者施以灸法为更佳。本句来源于《玉龙歌》中"吼喘之症嗽痰多，若用金针疾自和，俞府乳根一样刺，气喘风痰渐渐磨"。

风市、阴市，驱腿脚之乏力；
阴陵、阳陵，除膝肿之难熬。

风市、阴市二穴同用，可解除腿脚无力之症状；阴陵泉与阳陵泉相配，可治愈膝关节肿胀疼痛。

市为聚集之处的意思。风市乃风邪聚集之处；阴市则是指寒湿之邪聚集之处。此处二穴所言的驱腿脚之乏力，是指因风寒湿邪所致的下肢痿痹之症，二穴伍用，可解决风寒湿之邪气所致的身体沉重无力、行步艰难之症状，临床可针灸并用，或可灸之，风寒之湿邪灸之疗效更佳，因此主张多用灸法。本句来源于《玉龙歌》中"膝腿无力身立难，原因风湿致伤残，倘知二市穴能灸，步履悠然渐自安"。

阴陵泉与阳陵泉皆处于膝关节处，阴陵泉在膝内，穴属脾经，为脾经所入之合水穴，功善健脾化湿；阳陵泉在膝外，穴属足少阳胆经，为胆经脉气所入之合土穴，八会穴之筋会，具有舒筋活络、通利关节、疏肝解郁的作用。二穴所在位置分别处于膝关节之内外，用之可直接疏调膝部之气血。二穴作用之特性可消除其病因，具有祛湿强筋的作用，因此二穴治疗膝关节肿胀疼痛确具实效性。二穴伍用，一内一外，一阴一阳，一水一土，相互制约，相互促进，相互转化，清热利湿，舒筋活络，消肿止痛，治疗作用广泛，是临床常用的重要对穴。本句来源于《玉龙歌》中"膝盖红肿鹤膝风，阳陵二穴亦堪攻，阴陵针透尤收效，红肿全消见异功"。

二白医痔瘘①，间使剿②疟疾。

①痔瘘：痔，指的是痔疾；瘘，指肛瘘。在古代泛指肛门疾病，现多指痔疮与肛瘘的合称。

②剿（jiǎo）：消灭；剿除；剿灭的意思。

二白穴治疗痔瘘具有特效，间使穴治疟疾甚效。

二白穴为经外奇穴，在前臂腕掌侧远端横纹上4寸，桡侧腕屈肌腱的两侧，一肢2穴。二白穴首次见于《扁鹊神应针灸玉龙经》中，主要治疗痔疾、脱肛疾病，具有消除肿痒、止痛止血的作用。余在临床中曾以此穴配用承山为主穴治疗数例相关患者，疗效极为显著，值得临床推广运用。本句来源于《玉龙歌》中"痔瘘之疾亦可憎，表里急重最难禁，或痛或痒或下血，二白穴在掌后寻"。此句更直接，易于记忆。

间使穴属手厥阴心包经，为心包经之经金穴。少阳主调和，厥阴主寒热，功善调理手厥阴之经气，通里达表，祛邪截疟，具有清热、除烦、解表、截疟等显著功效，故治疗疟疾特效，可用于各种疟疾的治疗。在《通玄指要赋》中言："疟生寒热兮，仗间使以扶持。"本句来源于《玉龙歌》中"脾家之症最可怜，有寒有热两相煎，间使二穴针泻动，热泻寒补病俱痊"。

大敦去疝气，膏肓补虚劳。

大敦可治愈疝气。膏肓穴善补虚，治疗五劳七伤。

大敦穴属足厥阴肝经，为肝经所出之井木穴。足厥阴之脉绕阴器，会任脉，循少腹。当本经受寒湿之邪，血凝气滞，肝不调达，就有发生疝气的可能。大敦为肝经之井穴，是肝经脉气首发部位，肝属木，大敦五行为木，为木中之木，疏泄肝气的作用强，故是治疗男女生殖系统疾病之常用穴，治疝气之要穴。历代多有相关记载。如《通玄指要赋》中言："稽夫大敦去七疝之偏坠。"《集验方》载："疗卒疝暴痛方，灸大敦，男左女右，三壮立已。"余在临床以大敦穴为主穴治疗多例崩漏及疝气，疗效显著。临床若配以灸法为用，其效更佳，故余常以针灸并用。本句来源于《玉龙歌》中"七般疝气取大敦，穴法由来指侧间，诸经俱载三毛处，不遇师传隔万山"。

膏肓穴属足太阳膀胱经，位居心膈之间，内应心肺，为心肺之气交换之枢纽，故能补肺气、养心血，调和周身之气血。又因膏生于脾，肓生于肾，是穴为膏脂肓膜之气转输之处，所以能益先天之精，补后天之本，能滋阴扶阳，益气养血，善于补虚，治疗五劳七伤，诸虚百损。是历代记载用于补虚之要穴，尤其《备急千金要方》中，将膏肓穴推崇到极致，载曰："膏肓能主治虚羸瘦损、五劳七伤及梦失精、上气咳逆、痰火发狂、健忘、胎前产后等，百病无所不疗。"膏肓穴在临床所用多施以灸法，疗效更佳，是临床常用灸之补虚要穴。本句来源于《玉龙歌》中"膏肓二穴治病强，此穴原来难度量，斯穴禁针多着艾，二十一壮亦无妨"。

天井治瘰疬瘾疹[①]，神门治呆痴笑咷[②]。

①瘾疹：俗称为风斑、风疹块。即西医学中的荨麻疹。

②咷（táo）：放声痛哭的意思。

天井穴能治疗瘰疬与瘾疹，神门穴治疗哭笑无常的痴呆病疗效佳。

天井穴属手少阳三焦经，为三焦脉气所入之合穴，本经之子穴，实则泻其子，针刺故能清泻三焦之火热，用于三焦火热而致的诸疾。天井穴还具有化痰散结的作用，针之通调三焦，温通水道，水道通畅，水行痰化，痰核自消，故对瘰疬效佳，临床若与少海合用，其效更优。瘾疹发生多因血热或外感风湿而致，针刺天井清热泻火凉血，故可治疗瘾疹。《类经图翼》有云："天井穴泻一切瘰疬疮肿瘾疹。"本句来源于《玉龙歌》中"如今瘾疹疾多般，好手医人治亦难，天井二穴多着艾，纵生瘰疬灸皆安"。此处"天井治瘰疬瘾疹"一句话即是经典之概括。

神门穴属手少阴心经，为手少阴脉气所注之输土穴，原气所过和留止少阴心经之原穴，能调理脏腑之虚实，能补能泻。所谓呆痴，就是西医学所言的精神类疾患，心为君主之官，神明藏焉，心主神志，一切精神意识思维，皆与心有关，用之神门，就是根据病因循经取穴的方法，针刺神门对各种心神疾病有特效。本句来源于《玉龙歌》中"痴呆之症不堪亲，不识尊卑枉骂人，神门独治痴呆病，转手骨开得穴真"。

咳嗽风痰，太渊、列缺宜刺；
尪羸[1]喘促，璇玑、气海当知。

①尪（wāng）羸（léi）：指身体瘦弱的意思。

风寒咳嗽多痰，针刺太渊、列缺穴；身体虚弱的气喘患者，常取用璇玑、气海穴治疗。

太渊为手太阴肺经之原穴，且为本经母穴，"虚则补其母"，用之可调补肺气使外邪而出；列缺为手太阴肺经之络穴，善疏风解表。二穴伍用为原络配穴法，具有宣通肺气、解表发汗、止咳化痰、祛风散邪的作用。祛邪从皮毛外出，汗出表解之后，咳嗽之症状可随之消失，因此二穴对风寒而致咳嗽有较好的疗效。本句来源于《玉龙歌》中"寒痰咳嗽更兼风，列缺二穴最可攻，先把太渊一穴泻，多加艾火即收功"。

璇玑穴归属任脉，位于胸骨柄之中央，性善清利，有清肺利咽之功，可用于胸胁满痛、喉痹咽肿；气海穴属任脉，具有大补元气、升举阳气、益肾固精、调理气机的作用，是治疗真气不足的要穴。二穴均为任脉之穴，璇玑位于胸，在上，以宣肺气为主，治其标；气海居于腹，在下，以培补元气为要，治其本。二穴相合，一上一下，一补一泻，相互为用，标本兼治，可用于久年不愈或虚损瘦弱的虚喘患者，尤其气海施以灸法疗效更强。本句来源于《玉龙歌》中"气喘急急不可眠，何当日夜苦忧煎，若得璇玑针泻动，更取气海自安然"。

期门、大敦，能治坚痃[1]疝气；

①坚痃：指坚实的痃癖，即腹中结块之类。

期门、大敦配用，能散结、行气、疏肝、止痛，可治疗腹中结块与疝气之疾。

期门与大敦皆为肝经之穴。期门为肝之募穴，为本经之末穴，位于近处；大敦为肝经脉气所出之井木穴，为本经之起穴，位于远处。二穴伍用，一上一下，一首一尾，一近一远，作用协同，相互为用，疏肝理气，化瘀散结，疏理下焦，调理冲任，对积聚、结块及疝气均有特效。

劳宫、大陵，可治心闷疮痍[1]。

①疮痍（yí）：此处是指疮疡的意思。

劳宫与大陵配用，可以治疗心胸烦闷及疮疡之症。

劳宫与大陵皆为心包经之穴。劳宫为心包经脉气所溜之荥火穴，性善清降，既能泻心火，清痰舒气，化气降逆，开七情之郁结，又能醒神开窍，舒筋通脉，清胸膈之热，导火下行。大陵为心包经脉气所注之输土穴，亦为本经之原穴，本经之子穴，具有清心火、宁心安神的作用。疮疡主要是心火致病，以火旺内热，津液消烁，烦闷由是而生。劳宫、大陵是清泻一切心热郁火的要穴，因此二穴所用就是一种治本之法。二穴相配，功效协同，作用倍增，清心泻火，清痰舒气，故对口舌生疮、心胸闷痛有极佳的作用。本句来源于《玉龙歌》中"劳宫穴在掌中寻，满手生疮痛不禁，心胸之病大陵泻，气攻胸腹一般针"。

心悸虚烦刺三里，时疫痃[①]疟寻后溪。

①时疫痃（xuán）疟：指流行性的疟疾，在古代还称为疫疟。

心悸、心烦的虚证针刺足三里，时行疟疾针刺后溪。

足三里穴属足阳明胃经，为足阳明胃经脉气所入之合土穴，具有健脾和胃、补中益气、宁心安神、调补气血的作用，对于一切虚劳之症皆是不可少的穴位。余在临床多配以三阴交运用，其效更佳，一主气一主血，一在阳一在阴，故用于气血两虚所致诸症；或配通里补益心脾，理气调中，养血安神；或配心包经之内关，清心除烦，宽胸理气，疏通气机。

后溪穴归属手太阳小肠经，为手太阳小肠经脉气所注之输木穴，八脉交会穴之一通于督脉。针刺后溪可宣阳祛邪，清热解表，使疟邪由太阳而解，是临床治疗疟疾之经验要穴，临床根据疟疾之不同，配用相关穴位，一般多配用大椎、间使、陶道等穴。发热重者，一般只行针法，恶寒重者，可针灸并用。本句来源于《玉龙歌》中"时行疟疾最难禁，穴法由来未审明，若把后溪穴寻得，多加艾火即时轻"。

绝骨、三里、阴交[①]，脚气宜此；

①绝骨、三里、阴交：绝骨即悬钟；三里即足三里；阴交即三阴交。

悬钟、足三里及三阴交穴相配，用于治疗脚气病。

伤于湿者，下先受之，湿邪滞留足胫，流溢肌肤，故取用足三里、三阴交而清泻阳明、太阴之湿，针刺悬钟，充阳筋骨而使步履轻健。三穴对干湿脚气皆可治疗，若是皮肤灼痛者，行针刺法，阴冷麻木者，可针灸并用。此句来源于《玉龙歌》中"寒湿脚气不可熬，先针三里及阴交，再将绝骨穴兼刺，肿痛登时立见消"。

睛明、太阳、鱼尾[①]，目症凭兹。

①鱼尾：经外奇穴，在面部，当目外眦外方约0.1寸处。

睛明、太阳与鱼尾三穴，可治疗多种眼疾。

三穴均在头面部，且近于眼睛周围，睛明穴属足太阳，为治疗眼疾的重要穴位，太阳与鱼尾皆是经外奇穴，三穴治疗眼疾均是局部取穴，这一用穴符合头面部穴位主要治疗穴位相近处器官疾病的用穴原则。此处所言可治疗眼疾，到底能治疗那些眼疾呢？在《玉龙歌》中有较为具体的描述："两眼红肿痛难熬，怕日羞明心自焦，只刺睛明鱼尾穴，太阳出血自然消。"三穴主要用于双目红肿赤痛、怕日羞明的症状，这些症状的发生多因风热上攻或火郁于上的实证所致，太阳施以刺血，睛明与鱼尾穴以毫针刺之，鱼尾穴为经外奇穴，临床用之较少，以丝竹空或瞳子髎更为常用。

老者便多，命门兼肾俞而着艾；

老年人小便频数，可取命门及肾俞穴治疗，施以灸法可有佳效。

老者便多是泛指老年人小便不禁、小便频数、夜尿频多等症状，多是由于肾气衰弱，气虚不摄，及下焦虚寒，不能温化水液所致。命门穴属督脉，居于两肾俞之间，为元气之所系，真阳之所存，脏腑之本，十二经脉之根，三焦气华之源，生命之门，其气通于肾。肾俞穴是肾气转输之背俞穴，功专补肾，既能补肾滋阴，又能温补肾阳。因此对肾之背俞穴肾俞与背部元阳之所系的命门穴施以艾灸治疗肾气衰弱所致诸疾极效。本句来源于《玉龙歌》中"肾败腰虚小便频，夜间起止苦劳神，命门若得金针助，肾俞艾灸起邅迍"。

妇人乳肿①，少泽与太阳之可推。

①乳肿：又称为乳痈，即西医学中的乳腺炎。

妇女乳腺炎，可针刺少泽与太阳。

少泽穴属手太阳小肠经，为手太阳小肠经所出之井金穴。针刺少泽穴可宣通气血，活络通乳，为治疗乳腺疾病之常用要穴，尤其对乳汁不足最具特效。太阳穴为经外奇穴，临床主要用于头面部疾病，对乳腺疾病极少用之，其运用理论可能是根据太阳穴有疏散风热的作用。也有学者认为此处的太阳穴为瞳子髎穴的别称，因瞳子髎有别名为太阳之称，且在《类经图翼》中有载"瞳子髎兼少泽能治妇人乳肿"之说。临床中取用瞳子髎治疗乳肿的情况也是极为少见。本句来源于《玉龙歌》中"妇人吹乳痛难消，吐血风痰稠似胶，少泽穴内明补泻，应时神效气能调"。

身柱蠲①嗽，能除膂②痛；

①蠲（juān）：除去、驱出、去掉的意思。

②膂（lǚ）：指脊柱两旁的肌肉。

用身柱穴可治疗咳嗽，还能治疗脊柱及脊柱旁的肌肉疼痛。

身柱穴属督脉，位于两肺俞之中央，上通于脑，下通于脊背，旁达肺俞，与肺气相通，因此具有清热宣肺的作用，主要用于肺热胸闷之咳喘。因穴属督脉，通于背脊，所以能通督镇痛，舒筋缓急，治疗脊背强痛、惊厥瘈疭。本句来源于《玉龙歌》中"忽然咳嗽腰背疼，身柱由来灸便轻"。

至阳却①疸，善治神疲。

①却：退的意思。

至阳退黄疸，还善治精神疲劳。

至阳为阳气至极之处，其穴当上、中焦交界之处，上可助胸阳以消阴翳，下可调脾脏以祛湿退黄，是临床治疗黄疸之要穴，可用于治疗各种黄疸，无论阴黄、阳黄皆可治。灸之助脾阳以消阴黄，泻之则能清湿热以退阳黄。目前诸多版本中多有记载"至阴退黄疸"，这一说法显然是错误的，因《玉龙赋》是由《玉龙歌》化裁而来，在《玉龙歌》中有言"至阳亦治黄疸病，先补后泻效分明"。至阳是历代医家临床治疗黄疸的要穴，故是至阳而非至阴。其善治神疲应是由于慢性黄疸久治不愈所致的身体衰弱、精疲力尽，故是黄疸之兼症。

长强、承山，灸痔最妙；

长强、承山二穴施以灸法，治疗痔疮疗效极佳。

长强穴属督脉，为督脉之络穴，位居肛门部，具有调理下焦、清热利肠的作用，治疗肛门疾患有特效，是治疗肛周疾患局部取穴之要穴；承山穴属足太阳膀胱经，足太阳膀胱经经别其一道下尻五寸别入于肛，善调肛周经气，改善气血运行，从而起到凉血止血、消肿止痛、整肠疗痔的作用，因此用之可治疗肛门诸疾。二穴伍用，长强为病所取穴，直接疏调肛周之气血，承山为循经远道取穴，疏通经脉，二穴一远一近，通经活络，疏理肠道，清热止血益彰。该穴组在临床治疗肛周之疾确具特效，余在临床中常以本穴组配二白穴治疗痔疾，百余例患者获效满意。本句来源于《玉龙歌》中"九般痔瘘最伤人，必刺承山效如神，更有长强一穴是，呻吟大痛穴为真"。

丰隆、肺俞，痰嗽①称奇。

①痰嗽：是以多痰为特征的咳嗽病。

丰隆、肺俞二穴相配，治咳嗽痰喘有奇效。

丰隆穴属足阳明胃经，为足阳明胃经别走足太阴脾经之络穴，其性通降，能降胃气上逆而和胃，化湿而祛痰，是祛痰的要穴，无论有形之痰还是无形之痰皆为首选穴位。肺俞穴属足太阳膀胱经，为肺脏经脉之气输注于背部之背俞穴，具有宣肺散邪、肃肺平喘、补益肺气、补虚疗损的功效。二穴伍用，涤痰宣肺，止咳平喘，用于治疗痰浊阻肺或痰浊犯肺之咳喘具有特效。本句来源于《玉龙歌》中"伤风不解嗽频频，久不医时劳便成，咳嗽须针肺俞穴，痰多宜向丰隆寻"。

风门主伤冒①寒邪之嗽。

①冒：指感受、触犯或冒犯的意思。

风门用于治疗感受寒邪导致的咳嗽效果较好。

风门穴属足太阳膀胱经，为足太阳与督脉之会，位居肩背部，风邪易袭之处，为风邪出入之门户，善治风邪，故名风门，内应于肺。太阳主一身之表，督脉统一身之阳，用之则能疏通太阳与督脉之经气，而祛风解表，宣肺止咳，为治疗外邪侵袭肺卫所致诸疾之常用要穴，故对风寒所致咳嗽极效，常配列缺、肺俞等穴运用。本句来源于《玉龙歌》中"腠理不密咳嗽频，鼻流清涕气昏沉，须知喷嚏风门穴，咳嗽宜加艾火深"。由此可见灸之疗效则更佳。

天枢理感患脾泄之危。

天枢穴可调理脾虚而致的泄泻。

天枢穴归属于足阳明胃经，为大肠精气汇聚于腹部之募穴，能调和胃肠、疏通腑气，使中焦气机上通下达，胃肠功能调和，故能分理水谷及糟粕，可治疗各种肠道之疾。腹泻之疾施以针灸并用其效更佳，常与大肠之下合穴上巨虚及背俞穴大肠俞同用，用于各种肠道之疾。余在临床常以本穴组为主穴治疗多种肠道疾病，均获效满意。本句来源于《玉龙歌》中"脾泻之症别无他，天枢二穴刺休瘥，此是五脏脾虚疾，艾火多添病不加"。

风池、绝骨，而疗乎伛偻①；
人中、曲池，可治其痿伛②。

①伛偻：腰背弯曲的意思，又名背偻，大偻，俗称驼背。

②痿伛：肌肉痿弱无力，脊背弯曲的病证。

风池与绝骨可治疗弯腰驼背之疾；人中与曲池可治疗肌肉痿弱无力、脊背弯曲的疾病。

风池穴属足少阳胆经，为手足少阳、阳维之所会，阳跷脉之所入，风邪停蓄之处，祛风之要穴，针刺可疏通足少阳经经气而活络。绝骨又名为悬钟，归属于足少阳胆经，为八会髓之会。绝骨穴在《针灸甲乙经》又言之为"三阳之大络"，具有充髓壮骨、舒筋活络的作用。二穴皆为足少阳胆经之穴，一在标部，一在本部，一上一下，宣上导下，直疏少阳经气，以达通经活络，疏风止痛之功。

人中穴属督脉，为督脉与手足阳明经之交会穴，针之可宣通督脉，通督止痛。曲池穴属手阳明大肠经，为手阳明经脉气所入之合土穴，亦为该经之母穴，具有清热解表、祛风止痒、调和气血、舒筋利节、调和肠胃的作用。二穴伍用，通督止痛，调补气血，濡养筋骨，通利关节，故痿自愈。本句来源于《玉龙歌》中"伛者立伸偻者起，从此名扬天下知"。

期门刺伤寒未解，经不再传；

当伤寒未解，针刺期门穴，可使这一经的证候不再传于其他经的证候，由此可使疾病而愈。

伤寒论述最为精当全面的当属《伤寒论》一书，在《伤寒论》中曾多次提及运用期门穴。期门一穴所用是指伤寒未解时，针刺期门，就可消除疾病传变的因素，使一经证候不再传变至另一经，针泻期门可起到祛邪扶正之效，由此可使病愈。本句来源于《玉龙歌》中"伤寒过经犹未解，须向期门穴上针"。

鸠尾针癫痫已发，慎其妄施。

癫痫发作时，可针刺鸠尾穴，但是在针刺时一定要仔细认真，不可乱用。

鸠尾穴归属任脉，为任脉之络穴，膏之原穴，位近膈肌，内应胃上口，性善调和，具有通调任督、清心安神、理气降逆的作用，是治疗痫证之主穴要穴。癫痫发作时可针刺鸠尾穴与后溪穴具有特效，多能立起沉疴，使患者可立解。本句不仅指出了鸠尾穴的功效，而且还强调了针刺的注意事项。在历代文献中皆强调了该穴的注意事项。因鸠尾穴在胸骨剑突之直下，位当枢要，不易掌握用穴手法。故历代医家极为重视，如《铜人腧穴针灸图经》言："不可灸，灸即令人毕世少心力，此穴大难针，大好手方可此穴下针，不然取气多，不幸令人夭。"《针灸甲乙经》云："任脉之别，不可灸刺。"《外台秘要》曰："宜针不宜灸。"《经脉图考》载："禁刺灸，此穴大难下针，非甚妙高手，不可轻刺。"此穴一般向下斜刺0.5～1寸，注意针刺深度及方向。

阴交、水分、三里，蛊胀[1]宜刺；

①蛊胀：即臌胀。指腹部胀大如鼓的一类病证，临床以腹大胀满、绷急如鼓、皮色苍黄、脉络显露为特征，故名臌胀。

三阴交、水分、足三里三穴相配，可治疗臌胀病。

臌胀病基本病机为肝脾肾受损，气滞、血瘀、水停腹中。病理因素是气滞、血瘀、水湿，水液停留不去，腹部日益胀大成臌胀。取用足阳明胃经之合土穴足三里与肝脾肾三经之交会穴三阴交，表里相用，健脾和胃，以运化水谷，加强吸收与输布的功能，从而达到祛湿、利水、消肿的目的。再配以水分以分利水湿，加强了利水之功，通利膀胱，促使小便畅通，故而达到臌胀而消的作用。本句来源于《玉龙歌》中"水病之病最难熬，腹满虚胀不肯消，先灸水分并水道，后针三里及阴交"。

商丘、解溪、丘墟，脚痛堪追。

商丘、解溪及丘墟三穴配用可治疗脚痛。

商丘、解溪及丘墟三穴均在足踝部关节处，商丘为足太阴脾经之经穴，解溪为足阳明胃经之经穴，丘墟为足少阳胆经之原穴，三穴分别处于脚踝关节重要部位，三穴均具有通经活络、舒筋利节的作用，三穴用于治疗脚痛均为局部取穴，可用于脚部跌打损伤、足跗肿痛，尤其对于踝关节的扭挫伤有极效，用之既可直接疏调局部之气血，又能通调三经之气血，三穴合用可谓是相得益彰。本句来源于《玉龙歌》中"脚背肿起丘墟穴，斜针出血即时轻，解溪再与商丘识，补泻行针要辨明"。

尺泽理筋急[1]之不用，腕骨疗手腕之难移。

①筋急：表现为筋脉不柔，屈伸不利。

尺泽穴用于治疗上肢筋脉拘挛及手指屈伸不利，腕骨穴可治疗手腕疼痛、无力及活动不利。

尺泽穴属手太阴肺经，为手太阴肺经脉气所入之合水穴，即为肺经之子穴，针刺施以泻法，就可以起到泻金之效，泻金，使金不克木，故木就疏缓了；尺泽穴处紧贴大筋，有直接舒筋之功效，所以针刺尺泽穴施以泻法治疗上肢筋脉拘急具有显著疗效，尤其对于中风后遗症所致的手指拘挛不伸可有良好的效果。此句来源于《玉龙歌》中"筋急不开手难伸，尺泽从来要认真"。腕骨穴归属手太阳小肠经，为手太阳小肠经之原穴。具有舒筋活络的功效，可舒筋脉拘急，临床可根据患者具体表现配以相关穴位治疗手腕部疾病。此句来源于《玉龙歌》

中"腕中无力痛艰难，握物难移体不安，腕骨一针虽见效，莫将补泻等闲看"。

肩脊痛兮，五枢兼于背缝；
肘挛痛兮，尺泽合于曲池。

肩背脊柱疼痛，可取五枢、背缝穴治疗；肘关节疼痛拘挛，针刺尺泽、曲池穴。

五枢穴归属足少阳胆经，为足少阳与带脉之会，其穴位于居人身之中，身躯扭转腰部转折之处，临床主要用于腰胯部位疼痛，此处的肩脊痛应包括腰胯部位的疼痛，若一般的肩脊痛不会取用该穴，此处可参考《玉龙歌》中"五枢亦治腰间痛"，此处所言更为恰当。背缝穴为经外奇穴，首见于《玉龙歌》中，背缝穴在肩胛部，腋后纹头直上，与第4胸椎棘突相平处，主治肩背疼痛，现在临床中较少用之。此句来源于《玉龙歌》中"肩背风气连臂疼，背缝二穴用针明，五枢亦治腰间痛，得穴方知疾顿轻"。

尺泽穴为手太阴肺经之合水穴，曲池穴为手阳明大肠经之合土穴，二穴均为合穴，互为表里，均在肘关节处，是历代医家治疗肘膝疼痛之常用要穴。二穴伍用，一表一里，一脏一腑，相互制约，相互为用，舒筋活络，消肿散结，缓急止痛，故对"肘挛痛兮"极效。此句来源于《玉龙歌》中"两肘拘挛筋骨连，艰难动作欠安然，只将曲池针泻动，尺泽兼行见圣传"。

风湿传于两肩，肩髃可疗。

风湿而导致的两肩痛，肩髃穴可以治疗。

肩髃穴属手阳明大肠经，为手阳明经与阳跷脉之所会，有宣散通达之性，用之可有疏散经络风湿之邪、调气和血、舒筋利节的作用，是治疗上肢风邪、通络之要穴，主要用于肩臂疼痛、瘫痪，是治疗肩臂痛在局部取穴中最常用的穴位之一，尤其针灸并用疗效更佳。此句来源于《玉龙歌》"肩端红肿痛难当，寒湿相争气血狂，若向肩髃明补泻，管君多灸自安康"。

雍热盛乎三焦，关冲最宜。

三焦热盛，针刺关冲最为有效。

关冲穴属三焦经，为手少阳三焦经脉气所出之井穴，井穴具有泄热、急救的作用，针刺之可清泻三焦之郁火，凡临床见少阳风热郁火上冲头面五官疾患和郁火痰热闭阻清窍所致中暑中风昏迷皆可用之，尤其点刺放血最为有效。本句来源于《玉龙歌》中"三焦热气壅上焦，口苦舌干岂易调，针刺关冲出毒血，口生津液病俱消"。

手臂红肿，中渚、液门要辨；

手臂红肿疼痛，中渚穴配液门穴，可以治疗。

中渚与液门皆属手少阳三焦经，中渚为三焦之输木穴，性善通调，针之可通调三焦气血，通经活络，用于手少阳三焦经脉循行通路上诸疾；液门穴为三焦经之荥水穴，水能克火，性善清实热，可清三焦郁火，有消肿止痛的功效。二穴所用是以循经取穴为用，临床可以据证选用一穴，或者液门透刺中渚，或者二穴并用，具有清热泻火、消肿止痛的作用。本句来源于《玉龙歌》中"手臂红肿连腕疼，液门穴内用针明，更将一穴名中渚，多泻中间疾自轻"。

脾虚黄疸，腕骨、中脘何疑。

久治不愈的慢性黄疸，可取用腕骨及中脘治疗。

黄疸有阴黄与阳黄之分，此处所言的脾虚之黄疸是指辨证为阴黄者，阴黄除了黄疸的临床表现，还常见有纳呆便溏、口淡不渴、畏寒身疲之症状。中脘穴属任脉，八会之腑会，为手太阳、少阳，足阳明之交会穴，具有调理脾胃、健脾化湿、升清降浊的作用。腕骨穴属手太阳小肠经，小肠为分水之官，主液所生病，故能利湿而退黄。在历代医籍及歌赋中载有腕骨穴治疗黄疸的运用。如《通玄指要赋》言："固知腕骨祛黄。"《卧岩凌先生得效应穴针法赋》载："固知腕骨祛黄，应在至阳。"本句则来源于《玉龙歌》中"黄疸亦须寻腕骨"。腕骨以利湿为主，中脘以化湿为要，二穴伍用，一利一化，标本兼治，以达补虚退黄。

伤寒无汗，攻复溜宜泻；
伤寒有汗，取合谷当随①。

①随：随而济之，即补的意思。

外感风寒，如果无汗，针刺复溜施以泻法；外感风寒，如果汗出，当针刺合谷，施以补法。

本句歌赋则是临床经典之运用，有诸多的相关记载，临床运用极为广泛，疗效显著。凡是外感风寒无汗者可以针刺复溜施以泻法，而外感有汗者当针刺合谷施以补法。伤寒无汗为何针泻复溜可使汗出呢？伤寒无汗是因皮肤腠理收缩，毛孔收缩，表现为无汗的表实证。如果能使皮肤毛窍疏张，疏泄外卫之阳，驱邪从皮肤外出，从而可使汗出表解。复溜穴属足少阴肾经，为足少阴之经金穴，金应于肺，肾属水，属性寒凉，人的肌表皮肤是人体外卫阳气所敷布的地方，如果寒邪侵袭肌表，卫阳被束，就出现了表实证恶寒无汗的证候，针刺肾经之穴，泻其阴邪，以振发肾阳的温煦作用。当取用属金的复溜穴，施以泻法，可达宣散的疗效，直达肌表，从而发挥作用。伤寒多汗，为何取用合谷补之？汗出则是腠理疏散不固，毛窍舒张所致，当外感发热时腠理开，毛孔扩张。合谷是手阳明大肠经之原穴，大肠与肺互为表里，合谷具有清轻走表、宣行气分之热的作用。针刺合谷而补之，可达解表清热、固表止汗的作用。合谷不仅仅能止汗，而且亦能发汗，当无汗之时，施以泻法，可使腠理开，毛窍宣通，故可使汗出。对于止汗与发汗作用，关键因素在于补泻手法的运用。二穴可以单独运用，也可以配用。如《拦江赋》载："无汗更将合谷补，复溜穴泻好施针，倘若汗多流不绝，合谷收补效如神。"《医学纲目》载曰："伤寒汗不出，合谷、复溜，俱针泻之。"《针灸大成》有载："多汗，先泻合谷，次补复溜；少汗，先补合谷，次泻复溜。"以上所用皆是不同手法而发挥的不同功效，因此在目前临床运用中关于手法之补泻有诸多的分歧，临床应当根据患者的具体情况辨证施治，灵活运用，施以相应的合理手法。

欲调饱满①之气逆②，三里可胜；

①饱满：指胃腑饱满不适。

②气逆：指气机上逆，此处是指胃气上逆之症。

足三里可以治疗胃脘部胀满不适，气机上逆之症。

胃脘部胀满是临床常见的症状，中医学认为脾主运化，有运化水湿和运化水谷精微的作用，而胃主受纳，腐熟水谷，胃主降浊，脾胃互为表里，因寒邪、伤食、积滞、瘀血、湿热等因素阻滞气机，影响脾胃的升降功能，从而就会出现腹脘胀满，甚或出现胃气上逆的现象，胃气本以通降为顺，若胃气阻逆，就会出现呕吐、恶心、呃逆、嗳气等气机上逆现象。足三里穴属足阳明胃经，为足阳明胃经之合穴、胃腑之下合穴，四总穴之一，土中之真土，经气之枢纽，有升清降浊之功，化积行滞之力。临床根据虚实施以补泻，虚证腹满压之无痛，补之灸之，则能升阳益胃，健脾益气；实证腹满压之疼痛，泻之则助脾升胃降，引胃气下行。本句来源于《玉龙歌》中"忽然气喘攻胸膈，三里泻多须用心"。

要起六脉①之沉匿②，复溜称神。

①六脉：指左右手的寸关尺三部脉。

②沉匿：藏伏，隐藏的意思。此处是指沉脉、伏脉。

临床若见沉脉、伏脉之症，可用肾经复溜穴治疗有神效。

脉象沉伏者多因阳气不舒、气血困滞所致，临床取用复溜穴施以补法，尤其施以灸法，能振奋肾阳，畅行气血。复溜穴属足少阴肾经，为足少阴肾经经气所行之经金穴，穴属金，肾属水，故为肾经之母穴，虚者补其母，补之灸之振奋肾阳，通过肾阳的温煦，畅通气血，消除气血困滞不振之现象，从而能使伏脉起。本句来源于《玉龙歌》中"若然六脉皆微细，金针一补脉还浮"。

照海、支沟，通大便之秘；
内庭、临泣，理小腹之膜[①]。

①膜：肿胀的意思。

照海与支沟二穴相配，可以治疗大便秘结；内庭与足临泣能治疗小腹肿胀。

照海穴属足少阴肾经，为八脉交会之一，通于阴跷脉，为阴跷脉之起始穴，主一身之阴气，具有滋肾阴、清虚热、利咽喉、安神志的作用；支沟穴属手少阳三焦经，为手少阳三焦经脉所行之经火穴，有疏调气机、利三焦、通腑气、泻火热的作用。照海滋肾阴，起到增水行舟之效；支沟清通为主，起到清泻三焦火热之作用。二穴伍用，相辅相成，滋阴润燥，泻火通便，故对便秘疗效显著。本句来源于《玉龙歌》中"大便闭结不能通，照海分明在足中，更把支沟来泻动，方知妙穴有神功"。余在临床曾以本穴组为主穴再加以辨证配穴治疗数例功能性便秘患者，疗效均令人满意。

小腹水肿胀满的原因诸多，可有虚实之分，此处所用是指实证之疾，主要用于肝胆火旺，横逆犯胃，胃火炽盛而致者。内庭穴属足阳明胃经，为足阳明脉气所溜之荥水穴，功善清降胃火，导热下行，和土运湿，通降胃气，是治疗胃火炽盛所致诸疾之要穴。足临泣穴属足少阳胆经，为胆经经气所输注之输木穴，八脉交会穴之一，通于带脉，性善条达，功善疏泄，是治疗胆经经气郁滞或气郁化火所致诸疾之常用穴。二穴伍用，共收清热泻火、通络止痛的作用。本句来源于《玉龙歌》中"小腹胀满气攻心，内庭二穴要先针，两足有水临泣泻，无水方能病不侵"。

天突、膻中医喘嗽；

天突与膻中相配，能治疗气喘、咳嗽病。

天突归属任脉，为任脉与阴维之会，居于胸骨上窝正中央，上连咽喉，内应气道，性善清降，是治疗急性咳嗽、气喘之要穴，临床用之极佳，多有立竿见影之效。但天突穴所处于咽喉之处，此处血管多而重要，且为气管所在之处，因此针刺时要注意针刺方法，必须要严格掌握针刺的角度和深度，以防刺伤气管、肺及血管。膻中穴属任脉，为足太阳、少阴、少阳经与任脉之交会，心包之募穴，八会之气会，具有调气降逆、宣肺化痰的作用，可治疗咳嗽、哮喘，尤其对喘憋极效。天突通气导痰，膻中降逆化痰，二穴相合，下气平喘之功立效。

地仓、颊车疗口㖞。

地仓与颊车相配，治疗口角㖞斜疗效佳。

地仓穴属足阳明胃经，为手阳明、任脉、阳跷脉之所会，具有疏风活络的作用，是历代治疗口眼㖞斜之常用要穴，一般为局部必取之穴。颊车也属足阳明胃经，具有疏风开窍、清热消肿的作用。初发患者可以施以浅刺，恢复期多以二穴互透为用。二穴伍用为治疗口眼㖞斜之有效配方。本句来源于《玉龙歌》中"口眼㖞斜最可嗟，地仓妙穴连颊车，㖞左泻右依师正，㖞右泻左莫令斜"。

迎香攻鼻窒[①]为最，肩井除臂痛如拏[②]。

①鼻窒：指以长期鼻塞、流涕为特征的慢性鼻病。相当于西医学中的慢性鼻炎。

②拏(ná)：同"拿"，指用手抓取。

慢性鼻塞、流涕，鼻子不通取迎香穴为最佳，肩井穴治疗肩臂痛犹如随手而拿取。

迎香穴属手阳明大肠经，为手足阳明之会，其穴位于鼻旁，功擅清散风热，通利鼻窍，故是治疗各种鼻疾之要穴，临床若配用合谷穴其效更佳。肩井穴归属足少阳胆经，为足少阳经与阳维脉之会，具有通经活络的作用，针之既能疏肩臂之气血，又能通经活络，故治疗肩臂痛甚效。

二间治牙疼，中魁理翻胃而即愈；

二间穴可治疗牙疼，中魁穴治疗翻胃、恶心、呕吐即愈。

二间穴属手阳明大肠经，为大肠经气所溜之荥水穴，其性属水，具有清泻阳明、导热下行、消肿止痛的作用。手阳明大肠经"贯颊，入下齿中"。在《足臂十一脉灸经》中，其又称为齿脉。所以针刺二间清热消肿，尤对风热或肺肠积热所致的牙龈肿痛有特效；中魁为经外奇穴，首见于《玉龙歌》中，其穴在手中指背侧，近侧指间关节的中点处。具有和胃降逆的作用，主要治疗胃气上逆所致的反胃、呕吐、呃逆诸疾，临床主要以灸法为常用，针刺时施以平刺。

百劳[①]止虚汗，通里疗心惊而即瘥。

①百劳：即颈百劳，为经外奇穴。在大椎直上2寸，后正中线旁开1寸。

百劳穴能治疗虚证汗出；通里穴治疗惊悸不安可速愈。

百劳为经外奇穴，又名颈百劳，因善治虚劳之疾而名。具有滋阴清热的作用，因此用于治疗虚性发热汗出，骨蒸潮热。本句来源于《玉龙歌》中"满身发热痛为虚，盗汗淋淋渐损躯，须得百劳椎骨穴，金针一刺疾俱除"。在历代《玉龙歌》及本歌赋中此处百劳的注解多为大椎穴，通过深入分析此处言大椎穴是不恰当的，在本书《玉龙歌》章中有详细分析，可参阅。通里穴属手少阴心经，为手少阴心经之脉别走手太阳经之络穴，补之有养心安神、益心神的作用，泻之可清心火、通心络，具有双向调节作用，因此治疗心悸不安极效。

大小骨空[1]，治眼烂能止冷泪；
左右太阳，医目疼善除血翳[2]。

[1]大小骨空：分别为大骨空、小骨空，为经外奇穴，首见于《玉龙歌》中。大骨空在拇指背侧指间关节的中点处，小骨空在小指背侧指间关节中点处。

[2]血翳：是因风热壅盛，气血瘀滞，以致赤脉从黑睛四周侵入，密集形成翳膜，漫散黑睛的一种眼病，相当于西医学的全角膜血管翳。常称为血翳包睛。

大骨空与小骨空可治疗睑缘溃烂及眼睛流泪的疾病；两侧太阳穴可治疗眼睛疼痛及血脉贯布、遮满黑睛的疾病。

大、小骨空首见于《玉龙歌》中，为经外奇穴，二穴主治基本相同，临床上常相互配用，形成较为固定的配穴组合，主要治疗各种眼疾，以灸法为常用。太阳亦为经外奇穴，临床运用广泛，是目前临床最常用的奇穴之一，主要用于头面五官疾病，点刺放血对诸多眼疾可有佳效。

心俞、肾俞，治腰肾虚乏之梦遗；

心俞与肾俞相配可以治疗肾虚腰酸、腰痛及梦遗之症。

心俞穴属足太阳膀胱经，为心之精气输注于背部之处，内应于心，有疏通心络、调理气血、养血安神、宁心定志的功效。肾俞穴为肾气转输之背俞穴，功专补肾，既能补肾滋阴、填精益髓、强筋壮腰、明目聪耳，又能温补肾阳、补肾培元、涩精止带、化精行水。心俞以清心火为主，肾俞以滋阴为要。二穴伍用，一清一滋，一补一泻，一升一降，相互制约，相互为用，滋阴降火，交通心肾。可用于梦遗、早泄、心悸、怔忡、心烦、失眠、腰酸、腰痛等心肾不交诸疾。

人中、委中，除腰脊痛闪之难制。

人中与委中相配，可以治疗脊背强痛及挫闪所致的急性腰扭伤。

人中又名为水沟，穴属督脉，针之具有宣通督脉之气血的作用，通督止痛，可治疗督脉上循行之疼痛，颈椎、胸椎、腰椎皆循行于督脉，因此可治疗脊椎上之病变，尤其对于督脉之急性扭挫伤具有佳效。委中穴属足太阳，为本经之合穴，四总穴之一，"腰背委中求"，委中穴是治疗腰背腿疼之要穴，尤其刺血疗法简便廉验。腰背主要为督脉与膀胱经所行，因此二穴伍用治疗腰背疼痛具有广泛的作用，尤其治疗急性扭挫伤之疼痛，可立竿见影。

太溪、昆仑、申脉，最疗足肿之迍[①]；

①迍（zhūn）：行走艰难的样子。

太溪、昆仑与申脉穴，可用于治疗因足肿所致的行走困难。

太溪穴在足内踝后下方凹陷中，穴属足少阴肾经，为足少阴肾经经气所注之输土穴，肾脏原气所过和溜止的原穴。昆仑穴在足外踝后侧跟骨上凹陷中，为足太阳经经气所行之经穴。申脉穴在外踝直下，也为足太阳经穴，且为八脉交会穴之一，通于阳跷脉。太溪穴属足少阴肾经，申脉、昆仑穴属足太阳膀胱经，三穴同用，互为表里，内外相应，且处于关节周围之处，所用为局部取穴，直接疏调足踝部之气血，舒筋活络，消肿止痛，对足踝、足根、足背关节肿胀疼痛皆有很好的治疗作用。此句来源于《玉龙歌》中"肿红腿足草鞋风，须把昆仑二穴攻，申脉太溪如再刺，神医妙绝起疲癃"。

涌泉、关元、丰隆，为治尸劳[①]之例[②]。

①尸劳：又称为传尸劳、痨瘵、尸疰、鬼疰等。是一种相互传染而广泛流行的病证。相当于西医学所言的肺结核一类疾病。

②例：是同类相比的意思。

取涌泉、关元与丰隆穴，三穴配用，治疗劳瘵病有相得益彰的作用。

涌泉穴，位于足心，属足少阴肾经，为足少阴肾经之井木穴，且为本经之子穴，具有补肾益精、滋阴清热之效。关元穴位居小腹丹田部位，归属任脉，具有温肾壮阳、培元固本的作用。丰隆穴居于小腿外侧中央点，属足阳明胃经，为足阳明胃经别走足太阴脾经之络穴，其性通降，能降胃气上逆而和胃，化湿而祛痰。三穴相用，补虚益损，养阴益气，止咳化痰，标本兼治，有相得益彰之效。本句来源于《玉龙歌》中"传尸劳病最难医，涌泉出血免灾危，痰多须向丰隆泻，气喘丹田亦可施"。

印堂治其惊搐[①]，神庭理乎头风。

①惊搐：受惊而抽搐。

印堂穴可治疗受惊导致的抽搐，神庭穴能治疗头风痛。

印堂穴属督脉，位居鼻根之上，能通督而镇静安神，故治疗抽搐、痉挛具有特效。对于急、慢性抽搐皆可治疗，急性者刺之，可配水沟、大椎、合谷、太冲等穴；慢性者灸之，或针后加灸，可配关元、足三里、三阴交等穴。此句来源于《玉龙歌》中"孩子慢惊何可治，印堂刺入艾还加"。神庭穴属督脉，为督脉与足太阳、阳明之所会。"阳气者，精则养神"，故用之通阳而镇静安神，脑为元神之府，当前发际正中，脑海之前庭，乃元神所居之庭堂，故名神庭。用之镇静安神，用于治疗风热阳邪上犯元神清窍所致诸疾。虚实皆可治之，虚者头隐痛、目眩、眼花等症，常灸之，急性者常针刺之。此句来源于《玉龙歌》中"头风呕吐眼昏花，穴取神庭始不瘥"。

大陵、人中频泻，口气全除；

针刺大陵与人中穴，施以泻法，可祛除口臭。

口臭产生可由多种因素所致，如清代沈金鳌在《杂病源流犀烛》中载："虚火郁热，蕴于胸胃之间则口臭，或劳心味厚之人亦口臭。"大陵穴属手厥阴心包经，为心包经脉气所注之输土穴，本经之原穴，且为本经之子穴，"实则泻其子"，因在五行中属土，连属于脾胃，故用之能解心脾之热上攻所致的口臭之疾。人中又称为水沟，穴属督脉，与手足阳明之会，其穴当在水沟上，近于口唇，针之既可直接疏泄口内之邪热，又能清泄阳明之邪热，所以人中治疗口臭之疾也有著效。二穴伍用一运一近，相得益彰，标本兼治。本句来源于《玉龙歌》中"口臭之疾最可憎，劳心只为苦多情，大陵穴内人中泻，心得清凉气自平"。

带脉、关元多灸，肾败堪攻。

带脉与关元穴施以重灸，可治疗肾气亏虚诸疾。

肾败指的是肾气亏虚，肾气亏虚可致诸多疾病。此处所用的带脉与关元二穴主要针对肾虚所致的腰痛及男女生殖系统疾病。带脉穴属足少阳胆经，与带脉之会，善于温肾补阳，具有调经止带的作用，重在调理下焦之疾。关元穴属任脉，为任脉与冲脉、足三阴之会，善于补肾壮阳，培元固本，大补元气。因此二穴伍用治疗肾气亏虚所致的腰酸腰痛及男女生殖疾病具有特效，尤其灸之更佳。

腿脚重疼，针髋骨、膝关、膝眼；
行步艰楚[①]，刺三里、中封、太冲。

①艰楚：艰难、痛苦的意思。

腿脚沉重并疼痛，可针刺髋骨、膝关及膝眼穴；走路疼痛艰难，可针刺足三里、中封和太冲穴。

髋骨穴为经外奇穴，首见于《玉龙歌》中，位于股前区，在梁丘穴两旁各1.5寸处；膝关穴属足厥阴肝经，在胫骨内侧髁的下方；膝眼穴为经外奇穴，在膝关节伸侧面，髌韧带内侧凹陷中。三穴均处于膝关节周围，其主要功效也以膝关节的肿痛为主，因此此处所言及的腿脚重痛主要是指因膝关节所致的疾病。三穴伍用功效协同，舒筋利节，活血化瘀，消肿止痛。本句所言来源于《玉龙歌》中"髋骨能医两腿疼，膝头红肿不能行，必针膝眼膝关穴，功效须臾病不生"。

取内关于照海，医腹疾之块①，

①腹疾之块：指气血痰浊在腹内凝结而成的痞块之疾。

内关配照海同用，用于治疗腹内凝结而成的痞块之类的疾病。

内关穴属手厥阴心包经，为心包经联络于三焦经之络穴，八脉交会穴之一，通于阴维脉。照海穴属足少阴肾经，为八脉交会穴之一，通于阴跷脉。二穴皆为八脉交会穴，一上一下，一火一水，既有经脉相连、气血流注，又有五行生克关系，相配而用可协同增效，加强脏腑间制约平衡。水克火，补肾水泻心火，水火既济。补肾水以治本，泻心火以治标，标本兼治，疗效不凡。二穴相配共奏交通心肾阴阳、平肝宁心保肺之效。因此二穴伍用可治疗多种疾病，疗效显著。本句来源于《玉龙歌》中"腹中气块痛难当，穴法宜向内关防，八法有名阴维穴，腹中之疾永安康"。

搐迎香于鼻内，消眼热之红。

眼目红赤之实证，用三棱针刺入内迎香（经外奇穴），血出热泄，病可立愈。

"迎香于鼻内"是指内迎香穴，为经外奇穴，首见于《玉龙歌》中。内迎香穴具有清泻火热的作用，通过点刺放血，可起到泻血解毒、清除血热的作用，从而使火热上攻所致的目赤肿痛而解，严重者可加配太阳、攒竹、睛明、合谷、行间等穴运用。

肚痛秘结，大陵合外关与支沟；

大陵、外关与支沟穴相配，可以治疗腹痛及大便秘结。

大陵穴属手厥阴心包经之原穴，心包经脉气所注之输土穴，五行属土，联系脾胃，故其能调理脾胃，且具有宁心安神、合营通络、宽胸和胃的功效。外关穴属手少阳三焦经，为三焦经别行之络穴，八脉交会穴之一，通于阳维脉。二穴伍用表里相配，内外相对，原络相应，舒经活血，通经止痛，对于血凝气滞而引起的腹痛可有卓效。支沟穴属手少阳三焦经之穴，为三焦经脉之经火穴，是治疗气机失调所致诸疾之要穴，是临床治疗便秘之要穴，正如《针灸神书》言："大便闭塞不能通，气上支沟阳有功。"针刺支沟调理三焦气机，降逆除滞，使气机复于调畅，传化有序则大便通矣。三穴相配治疗腹痛及便秘故效亦。本句来源于《玉龙歌》中"腹中疼痛亦难当，大陵外关可消详，若是胁疼并闭结，支沟奇妙效非常"。

腿风湿痛，居髎兼环跳与委中。

下肢因风湿所致的疼痛，常取居髎、环跳与委中三穴治疗。

此处所言的"腿风湿痛"并非所说的风湿性疾病，而指的是腿股风一类疾病，相当于西医学所言的坐骨神经痛。中医学认为此类疾病多因感受风寒湿之邪所致，所以言之为风湿痛。在《玉龙歌》中言之较为明确，其载曰："环跳能治腿股风，居髎二穴认真攻，委中毒血更出尽，愈见医科神圣功。"三穴是治疗腿股风的常用效穴。居髎穴位于髋部，下肢运动之枢，属足少阳胆经，且与阳维脉之所会，功善疏通下肢经络，具有通经活络、养血柔筋的作用，长于治疗下肢痿痹不遂之疾。环跳穴善治腿疾，因用之可使人跳跃如常而得名，属足少阳胆经，且为足少阳经与足太阳经之交会，具有通经活络的作用，是治疗外邪侵袭，经脉痹阻或筋脉失养所致下肢痿痹不遂之要穴，是西医学所言的坐骨神经痛之首选穴。委中穴属足太阳膀胱经，为本经之合穴，四总穴之一，"腰背委中求"，是治疗腰背腿疾最常用穴，最适宜点刺放血用之，临床委中与环跳配用确为治疗下肢痿痹之特效组合，用之疏经通络，行气活血，通经止痛，作用协同，功效倍增。正如《杂病穴法歌》言"腰痛环跳、委中神"。

上脘、中脘，治九种心痛[①]；

①九种心痛：泛指胸、胁、腹部各种疼痛。

取用上脘与中脘可治疗胸及上腹部位之疼痛。

上脘穴位于胃脘之上口，属任脉，且与手少阳、足阳明之所会，其性善降逆，具有理气和胃、降逆止呕之效，可用于胃失和降所致胃及食道的病变。中脘穴归属任脉，且与手太阳、手少阳、足阳明之交会，胃之募穴，八会穴之腑会，性主调和，功善调理脾胃，是治疗肠胃之疾要穴。由此可见，二穴所用主要针对食道及肠胃疾病。根据虚实施以补泻，实证针刺施以泻法，虚证针刺施以补法或艾灸。

赤白带下，求中极之异同。

赤带与白带的病因及性质虽是不同，但在中极穴施以治疗，也能获得满意的效果。

赤白带下的发生原因虽然不同，但是取用中极一穴就能够得以解决。中极穴属任脉，且为任脉与足之三阴之会，膀胱经气汇聚之募穴。取用中极可具有固任化湿、健脾益肾之效。因病因之不同可施以不同的疗法或补泻手法。湿热下注者施以针刺并施以泻法，可加配阴陵泉、三阴交、行间清热利湿；肾虚不固者可施以针灸并用，施以补法，或施以艾灸，可加配肾俞、关元补肾气；脾虚湿盛者可针灸并用，施以补法，或施以艾灸，可加用脾俞、三阴交、足三里健脾化湿。虽然发病原因不同，但运用不同的治疗手段及不同的补泻手法，皆可以达到治疗目的。本句来源于《玉龙歌》中"赤白妇人带下难，只因虚败不能安，中极补多宜泻少，灼艾还须着意看"。

又若心虚热壅①，少冲明于济夺②；

①热壅：指心热证。

②济夺：济，指补法；夺，指泻法。

若有心虚或心热，取少冲穴即可获效，但要根据虚实施以补泻。

少冲穴属手少阴心经，为手少阴心经经气所出之井木穴，故为本经之母穴。井穴善于泄热、开窍及醒神，因少冲穴为心经之井穴，所以具有清心安神、开窍醒神的作用，对心火旺盛所致的两目赤痛、舌下胀突、心中烦热、喜笑不休、癫狂、痫证、中暑、惊风、昏迷等皆可以治之，尤以点刺放血为最效。少冲穴为火经之木穴，故是本经之母穴，根据"虚则补其母"的理论，可用于心虚之证，因此在此处言心虚可取用。

目昏血溢①，肝俞辨其实虚。

①目昏血溢：目昏，指视力减退，视物昏花；血溢，即眼目充血的症状。

视物模糊不清或眼目充血的疾病，可针刺肝俞，根据虚实施以补泻。

肝开窍于目，肝藏血，目得血而能视，眼睛只有得到肝血的不断滋养，才能维持正常的视觉功能。肝血不足就会出现视力减退、眼睛昏花、视物不明等相关症状，针刺肝俞以补之，或灸之，就可补益肝血，恢复视觉功能；若肝火旺盛，可见目赤肿痛、羞明怕光、迎风流泪等症状，针刺肝俞并施以泻法，或点刺放血，清泄肝热，引火下降，故而可使以上眼疾症状恢复。肝俞为肝之精气输注于背部之背俞穴，内应于肝，可补可泻，故而用之既能补虚又能泻实。本句来源于《玉龙歌》中"肝家血少目昏花，宜补肝俞力便加"。

当心传①之玄要②，究手法之疾徐③。

①心传：指世代相传的学说。此处是指古代医家所流传下来的经验。

②玄要：即奥妙，微妙的意思。

③疾徐：疾，即快的意思；徐，即慢的意思。此处泛指针刺手法。

做好针灸首要的是继承好历代医家所流传下来的诸多宝贵经验，这些经验包含着古代医家丰富的临床心得、奥妙的治疗方法，以及深厚的理论。然后再进一步深入研究各种针刺手法，根据每个患者的实际情况施以正确的手法，才能真正达到治愈疾病的目的。

此处是让习医者一定要多汲取古代医家的经验，包括本歌赋在内，都是古代医家长期临床经验集结而成，习医者应深入记忆，深入理解。再就是强调了一定重视针刺手法，平时多深入研究，正确地运用到临床中。

或值挫闪疼痛之不足，此为难拟定穴①之可祛。

①难拟定穴：指不固定的穴位，即不定穴，多以压痛点为穴位点。

如果遇到挫闪疼痛等外伤，常以疼痛部位为穴位针刺，即以痛处为穴，即可以解除疼痛。

《玉龙歌》及本歌赋用穴非常全面，既有经穴，也有奇穴及阿是穴的运用，这说明用穴周到而合理。此处所言及的就是以痛为输，在跌打损伤之处用穴，这正如《肘后歌》中所言的"打仆伤损破伤风，先于痛处下针攻"。临床中可根据压痛点治疗跌打、扭伤、痹证等引起的疼痛，尤其在患处点刺放血，祛除瘀滞，疼痛即可被治愈。

辑管见①以便诵读，幸②高明③而无哂④诸。

①管见：指管中窥物。比喻所见浅小。

②幸：此处指希望的意思。

③高明：见解独到、不同凡响之人，或技艺高超之人。

④哂（shěn）：讥笑的意思。

根据自己的浅见编辑成本歌赋，供从医者便于记忆诵读，希望技术精湛高超的人对此切勿见笑。

【临床意义】

本歌赋是在《玉龙歌》基础上精简而成，正如歌赋中所言"总玉龙以成赋"。《玉龙歌》歌赋冗长而又有些重复。故"参博以为要，辑简而舍繁"而成。因其精简实用，后在《凌门传授铜人指穴》《针灸大成》《针方六集》《针灸逢源》《类经图翼》《古今医统大全》中均有载，其临床意义可简括以下几点。

首先，在文字内容上做了较大的修改，文句凝练，语言通俗，更便于理解，便于记忆。

其次，是所提及的用穴多，治症广泛。全歌赋共41句，总计用穴131个，除去重复提及27个穴位，即有105穴，且涉及病种广，临床常见疾病多有所涉及。

另外，是在用穴配穴方面更为合理准确。如《玉龙歌》中的"胆寒由是怕惊心，遗精白浊实难禁，夜梦鬼交心俞治，白环俞治一般针"。肾虚所致的梦遗、白浊取用心俞及白环俞，而在《玉龙赋》中将白环俞改为肾俞，理论上更为合理，疗效更为显著；再如《玉龙赋》中"目昏血溢，肝俞辨其实虚"之用，根据患者的虚实，在肝俞施以不同的手法既可治疗肝火旺，又可治疗肝血不足而引起的眼疾，而在《玉龙歌》中仅提及用肝俞治疗肝血不足而引起的眼目昏花，《玉龙赋》由此拓宽了治疗范围，进一步完善了用穴方案；又如"原夫卒暴中风，囟门、百会；脚气连延，里、绝、三交"，在这里不仅指出了中风作用穴，而且还列出了中风后遗症导致的下肢不遂用穴。在《玉龙歌》中仅有急性发作的用穴。

最后，处方用穴临床疗效显著，且极为精简，可谓是精穴疏针之典范，所以被历代医家推为具有指导性意义的针灸文献之一。至今临床取穴也多在此范围，故对临床治疗有重要的指导意义。

【总结】

本篇穴位104穴

全篇共提到131穴，除去重复提及穴位27次，重复穴位为足三里（5次）、绝骨（2次）、三阴交（1次）、大敦（1次）、期门（1次）、大陵（2次）、太阳（2次）、肾俞（1次）、丰隆（1次）、人中（2次）、曲池（1次）、尺泽（1次）、腕骨（1次）、中脘（1次）、复溜（1次）、照海（1次）、支沟（1次）、委中（1次）、关元（1次），即104穴。

1.囟门，2.百会，3.足三里，4.绝骨，5.三阴交，6.上星，7.听会，8.攒竹，9.头维，10，.乳根，11.俞府，12.风市，13.阴市，14.阴陵泉，15.阳陵泉，16.二白，

17.间使，18.大敦，19.膏肓，20.天井，21.神门，22.太渊，23.列缺，24.璇玑，25.气海，26.期门，27.劳宫，28.大陵，29.后溪，30.睛明，31.太阳，32.鱼尾，33.命门，34.肾俞，35.少泽，36.身柱，37.至阳，38.长强，39.承山，40.丰隆，41.肺俞，42.风门，43.天枢，44.风池，45.人中，46.曲池，47.鸠尾，48.阴交，49.水分，50.商丘，51.解溪，52.丘墟，53.尺泽，54.腕骨，55.五枢，56.背缝，57.肩髃，58.关冲，59.中渚，60.液门，61.中脘，62.复溜，63.合谷，64.照海，65.支沟，66.内庭，67.足临泣，68.天突，69.膻中，70.地仓，71.颊车，72.迎香，73.肩井，74.二间，75.中魁，76.颈百劳，77.通里，78.大骨空，79.小骨空，80.心俞，81.委中，82.太溪，83.昆仑，84.申脉，85.涌泉，86.关元，87.印堂，88.神庭，89.带脉，90.髋骨，91.膝关，92.内膝眼，93.中封，94.太冲，95.内关，96.内迎香，97.外关，98.居髎，99.环跳，100.上脘，101.中极，102.少冲，103.肝俞，104.不定穴。

《玉龙赋》辨证取穴表

病症		取穴
头面五官疾患	头风	神庭
	目痛头痛	攒竹、头维
	目症	睛明、太阳、鱼尾
	眼热发红	内迎香
	目昏血溢	肝俞
	眼烂、冷泪	大、小骨空
	目疼、血翳	太阳
	耳聋腮肿	听会
	头风鼻渊	上星
	鼻窒（鼻息肉）	迎香
	口㖞	地仓、颊车
	口臭	大陵、人中
	牙痛	二间
颈项、肩背及腰背疾患	两肩风湿	肩髃
	肩脊痛	五枢、背缝
	脊痛	身柱
	伛偻	风池、绝骨
	瘘伛	人中、曲池
	腰脊痛闪	人中、委中
	腰肾虚乏	心俞、肾俞

病症		取穴
胸腹疾患	九种心痛	上脘、中脘
	心闷	劳宫、大陵
	翻胃	中魁
	肚痛	大陵、外关、支沟
	腹中结块	内关、照海
	小腹膜胀	内庭、临泣
	蛊胀	三阴交、水分、足三里
	气逆饱满	足三里
四肢疾患	手腕难移	腕骨
	手臂红肿	中渚、液门
	臂痛	肩井
	肘挛疼	尺泽、曲池
	臂肘筋急不用	尺泽
四肢疾患	膝肿痛	阴陵泉、阳陵泉
	腿风湿痛	居髎、环跳、委中
	腿脚肿疼	髋骨、膝关、膝眼
	腿脚乏力	风市、阴市
	脚痛	商丘、解溪、丘墟
	脚气	绝骨、足三里、三阴交
	足肿难行	太溪、昆仑、申脉
	行步艰难	足三里、中封、太冲
妇人及小儿疾患	乳肿	少泽、瞳子髎
	赤带、白带	中极
	小儿惊厥	印堂
诸风及伤寒疾患	卒暴中风	囟会、百会
	伤寒未解	期门
	伤寒无汗；伤寒六脉沉匿	复溜
	伤寒有汗	合谷
痰喘咳嗽疾患	气嗽痰哮	乳根、俞府
	尪羸喘促	璇玑、气海
	喘嗽	天突、膻中
	咳嗽风痰	太渊、列缺
	痰嗽	丰隆、肺俞
	冒寒之嗽	风门
	咳嗽引背痛	身柱

病症		取穴
诸虚劳损疾患	虚劳	膏肓
	神疲	至阳
	尸劳	涌泉、关元、丰隆
	虚汗	百劳
	心虚热壅	少冲
	心悸虚烦	足三里
	肾败	带脉、关元
	梦遗	心俞、肾俞
疝、痔及大便疾患	疝气	大敦
	坚痃疝气	期门、大敦
	老者便多	命门、肾俞
	痔漏	二白
	痔	长强、承山
	脾泻	天枢
	便秘	照海、支沟
	肚痛秘结	大陵、外关、支沟
其他疾患	癫痫	鸠尾
	呆痴笑咷	神门
	三焦壅热	关冲
	疟疾	间使
	时疫疟疾	后溪
	黄疸	至阳
	脾虚黄疸	腕骨、中脘
	瘰疬、瘿疹	天井
	疮痍	劳宫、大陵
	心惊	通里

第十四章 通玄指要赋

【歌赋】

必欲治病，莫如用针。巧运神机之妙，工开圣理之深。外取砭针，能蠲邪而扶正；中含水火，善回阳而倒阴。原夫络别支殊，经交错综，或沟池溪谷以歧异，或山海丘陵而隙共。斯流派以难揆，在条纲而有统。理繁而昧，纵补泻以何功？法捷而明，曰迎随而得用。

且如行步难移，太冲最奇。人中除脊膂之强痛，神门去心性之呆痴。风伤项急，始求于风府；头晕目眩，要觅于风池。耳闭须听会而治也，眼痛则合谷以推之。胸结身黄，取涌泉而即可；脑昏目赤，泻攒竹以便宜。但见两肘之拘挛，仗曲池而平扫；四肢之懈惰，凭照海以清除。牙齿痛，吕细堪治；头项强，承浆可保。太白宣通于气冲，阴陵开通于水道。腹膨而胀，夺内庭兮休迟；筋转而痛，泻承山而在早。大抵脚腕痛，昆仑解愈；股膝疼，阴市能医。痛发癫狂兮，凭后溪而疗理；疟生寒热兮，仗间使以扶持；期门罢胸满血膨而可已，劳宫退胃翻心痛亦何疑！

稽夫大敦去七疝之偏坠，王公谓此；三里却五劳之羸瘦，华佗言斯。固知腕骨祛黄，然骨泻肾，行间治膝肿目疾，尺泽去肘疼筋紧。目昏不见，二间宜取；鼻窒无闻，迎香可引。肩井除两臂难任；丝竹疗头疼不忍。咳嗽寒痰，列缺堪治；眵（瞇）冷泪，临泣尤准。髋骨将腿痛以祛残，肾俞把腰疼而泻尽。以见越人治尸厥于维会，随手而苏；文伯泻死胎于阴交，应针而陨。

圣人于是察麻与痛兮，分实与虚。实则自外而入也，虚则自内而出欤！故济母而裨其不足，夺子而平其有余。观二十七之经络，一一明辨。据四百四之疾症，件件皆除。故得天枉都无，跻斯民于寿域；几微已判，彰往古之玄书。

抑又闻心胸病，求掌后之大陵；肩背患，责肘前之三里。冷痹肾败，取足阳明之土；连脐腹痛，泻足少阴之水。脊间心后者，针中渚而立瘥；胁下肋边者，刺阳陵而即止。头项痛，拟后溪以安然；腰脚疼，在委中而已矣。夫用针之士，于此理苟能明焉，收祛邪之功，而在乎捻指。

《通玄指要赋》原名为《流注通玄指要赋》，又名《流注指要赋》《窦太师流注指要赋》《通玄赋》，是由金元时期著名针灸医家窦汉卿所著。窦汉卿名杰，字汉卿，后改名默，字子声。晚年仕元，封太师，故亦称之为窦太师，谥号文正公。其著有《针经指南》《铜人针经密语》《标幽赋》等。《标幽赋》是其代表作。本歌赋在目前所流传的医籍中首见于《卫生宝鉴·十卷·针法门》，歌赋名为《流注指要赋》，后收录于《针经指南》一书中，名为《流注通玄指要赋》。在元代杜思敬所著的《济生拔萃》中亦有收载，名为《窦太师流注指要赋》。至明代《针灸大全》中称之为《通玄指要赋》，明代楼英所著的《医学纲目》中称之为《通玄赋》，后世医籍中均称之为《通玄指要赋》，至今均以此为称。本歌赋摘录于《针经指南》中。

【注解】

通①玄②指要③赋

①通：指贯通。

②玄：指深奥。

③指要：指要旨；要义。

名为"通玄指要赋"有两层含义。一是强调了本歌赋的重要性，让习医者引起重视；二是本歌赋将深奥难懂的针灸理论与临床实践融会贯通，由博返约，深入浅出，指出了针灸的一些关键所在，用赋的体例择要阐述，使习医者易于理解，便于记忆，能熟练地掌握。因此名为"通玄指要赋"。

必欲治病，莫如用针。

要想治病，最好选择针灸疗法。

针灸治病有其独特之处，可谓是简、便、廉、验，治疗疾病范围广，对人体产生的不良反应小，应值得大力推广，广泛运用。当今针灸的发展不尽如人意，时下针灸工作者当有责任和义务进一步推广发展针灸。

巧运神机①之妙，工开圣理②之深。

①神机：指生命活动的主宰。此处是指人体的精气神及气血津液的整体

状况。

②工开圣理：工，指针灸工作者；开，指开展、发扬；圣理，指深奥的中医理论。

针灸能治疗疾病，主要根据中医的整体观，辨证论治，以精巧的针术，运转这些生理活动上的神机之妙，通其经络，运行气血，调整人体失衡的脏腑功能，恢复正常的气血运行。自古代针术运用以来，擅长针灸的医者，将其博大精深的医学理论发展传承下来，从实践中发挥针灸真正的价值。

外取砭针^①，能蠲^②邪而扶正；

中含水火^③，善回阳^④而倒阴^⑤。

①砭针：指针灸工具。

②蠲（juān）：指祛除、驱出。

③水火：指寒与热的针刺感应。

④回阳：指用退热的针法，泻除阳邪。

⑤倒阴：指用温补的针法，使阴邪过盛所引起的阴寒而恢复温暖。

通过针具从体表施以针刺刺激，既能祛除人体之病邪，又能扶助人体正气，恢复人的整体功能而治愈疾病；在针道之中蕴含着阴阳五行之理论，通过针术可使阳厥者回阳，阴竭者阴复，济世活人，针道奥妙无穷。

原夫络别支殊，经交错综^①，

或沟池溪谷以歧异，或山海丘陵而隙共。

斯流派以难揆，在条纲而有统。

理繁而昧^②，纵补泻以何功？

法捷而明，日迎随而得用。

①经交错综：指十二经脉由阴经交于阳经，阳经交于阴经，或数经相交，通达全身上下表里，构成错综的循行通路。

②昧：指晦暗不明的意思。

经络中的十五络脉，有纲的含义，将不同的支脉分别联系起来，由络脉作为传注的纽带。十二经脉由阴经交于阳经，阳经交于阴经，或数经相交，构成了错综的循行通路，经络上的穴位就像洼池溪谷、山海丘陵一样处在孔隙或凹陷中。经络系统的流注复杂，是难以分辨记忆清楚的，但经络系统又是统一有序的。如果不理解这些复杂的规律，即使运用了补泻手法，也难获得满意的疗效。针灸治疗的方法很多，准确应用迎随针法是一种简明而有效的治疗方法。

<h2 style="text-align:center">且^①如行步难移，太冲最奇。</h2>

①且：用在句首，发语词，与"夫"相似，引起议论。

若因下肢疼痛行走困难，取用太冲治疗，疗效最佳。

太冲穴属足厥阴肝经，为足厥阴肝经之输土穴，原气所过和留止之原穴。肝主筋，肝藏血，针刺肝经原穴可养血柔筋，舒筋止痛，故能治疗行步难移。太冲治疗下肢疼痛行走困难由来已久，其疗效非常满意，并多有记载。如《医宗金鉴》载："太冲主治肿胀满，行动艰辛步履难。"《肘后歌》曰："股膝肿起泻太冲。"《胜玉歌》言："若人行步苦艰难，中封太冲针便痊。"《神农经》载："太冲治寒湿脚气痛、行步难，可灸三壮。"

<h2 style="text-align:center">人中除脊膂^①之强痛，神门去心性之呆痴^②。</h2>

①脊膂：指脊椎骨。

②呆痴：指精神病的一种主要症状。

人中能解除脊背上的强直与疼痛；神门可治疗心性呆痴一类的精神疾病。

人中即水沟穴，穴属督脉，为督脉与手足阳明之所会，是临床急救第一穴，具有开窍醒神、宣通督脉的作用。脊膂则是指脊椎骨，脊椎骨在人身的后正中，归属于督脉，人中穴属督脉，能宣通督脉，故能治疗督脉上的病。"除脊膂之强痛"，其意是解除脊背上的强直与疼痛，故此处所言有两层含义：一是能解除癫痫发作脊强反折，二是能解除脊背急性疼痛。两种症状针刺人中确有很强的实效性，当癫痫发作时，针刺人中穴开窍醒神，启闭开窍，使脊强反折立即缓解。急性闪挫扭伤多能针到立效，尤其与委中穴配用功效更佳。正如《卧岩陵先生得效应穴针法歌》所言"人中除脊膂之强痛，应在委中"。

神门穴属手少阴心经，为手少阴心经脉气所注之输土穴，原气所过和留止少阴心经之原穴。心为君主之官，神明出焉，心藏神，主神志。五脏有疾，应取之十二原，神门为心经之原穴，神气出入之门户，故取用神门可治疗各种神志类疾患。正如《玉龙歌》中所言"痴呆之症不堪亲，不识尊卑枉骂人，神门独治痴呆病，转手骨开得穴真"。

<h2 style="text-align:center">风伤项急，始求于风府；
头晕目眩，要觅于风池。</h2>

风邪导致的颈项强痛可取风府穴治疗；头晕目眩可取风池穴治疗。

风府穴属督脉，为督脉与阳维脉、足太阳之交会。风府位于风邪易袭之处，为风居之府，故名风府。足太阳主开主表，阳维脉主一身之阳络，因此针刺风府穴，既可疏散外风，又能平息内风，为治疗一切风邪为患诸疾之常用穴，风证之要穴。风邪伤及颈项针刺风府既可以疏风通络，又能直接活脑部之气血。风池穴归属足少阳胆经，为手足少阳、阳维之所会，阳跷脉之所入，为风邪停蓄之处，是祛风之要穴，无论外感风邪，还是内动肝风，皆可取之。此处所言的头晕目眩则为内风之症，风池穴为足少阳脉气之所发，风邪停蓄之处，肝胆互为表里，一阴一阳，阴经实证泻其表里经之阳经。因此针刺风池施以泻法，具有清泻肝胆之火，平肝息风的作用。又因风池穴居于项部，为通达脑、目脉络之重要腧穴，所以对头晕目眩之症具有卓效。

耳闭[1]须听会而治也，眼痛则合谷以推[2]之。

①耳闭：是耳内气满、闭塞无闻的症状，轻则重听，重则耳聋。

②推：指推究的意思。

耳聋时取听会穴可以治疗；眼痛时推究其病因，取用合谷穴治疗以祛风散热。

听会穴属足少阳胆经，其穴位居耳前，为声音汇和聚集之处，司听之会，故名听会。足少阳胆经入耳中，出走耳前，因此针刺听会穴治疗耳疾有标本兼治的功效，功在宣通耳窍，尤其是对实邪所致耳窍之疾极具特效。通过长期临床观察，针刺深度过浅时疗效不佳，针刺宜深，取穴时宜张口。临床施治时根据患者之虚实再加配远端穴位，常以手足少阳经穴位为主。合谷穴属手阳明大肠经，为手阳明大肠经之原穴，为四总穴之一，"面口合谷收"，手阳明上于面，多气多血，故治疗面部疾病特效。"眼痛合谷以推之"并非所有眼疾皆可用合谷穴，因为合谷穴具有疏风解表、清热开窍的作用，所以合谷穴主要针对风热上攻所致的眼疾，常配眼周局部穴位，如睛明、攒竹、丝竹空、四白、球后等穴，远端多以肝经与肾经穴位相配，肝开窍于目，尤其实证类眼疾多取用肝经穴位，虚证类疾病多以肾经穴位为用，滋水涵木以用之。

胸结[1]身黄[2]，取涌泉而即可；
脑昏目赤，泻攒竹以便宜。

①胸结：指胸胁胀满急结，痛不可按。

②身黄：指黄疸。

胸部热结身黄，取涌泉穴；脑昏目赤，泻攒竹穴。

胸结身黄的症状，痛不可按，是为肝胆湿热郁结、湿热熏蒸所致。取涌泉导热下行、开郁消黄。风热上攻而引起的脑昏目赤，泻攒竹而治之。

胸结身黄与脑昏目赤皆是热邪所致，胸结身黄是因肝胆热邪郁结、湿热熏蒸所致。涌泉穴属足少阴肾经之井木穴，五行属木，应于肝胆，其性降泻，具有引热下行的作用，且有养阴之性，通过针刺涌泉以达益肾、清热、开郁之效。攒竹穴具有疏风清热明目的作用，针刺之能疏散头目风邪，清热明目，因此选用该穴位主要针对因风热上攻所致的脑昏目赤者，其穴居于眉头，所用为局部取穴。

但见两肘之拘挛，仗曲池而平扫；

四肢之懈惰①，凭照海以清除。

①懈惰：松软疲困的意思。

若两肘拘挛，取用曲池穴可解；四肢疲软酸困，取用照海穴可愈。

曲池穴属手阳明大肠经之合穴，手阳明多气多血，曲池善调和气血、舒筋利节，古今医家均常将其用于筋骨病的治疗。其穴居于肘边，直达病灶，直接疏调肘部之气血，因此针之对肘拘挛有较好的治疗效果，临床若配用尺泽穴其效更佳。照海穴属足少阴肾经，且为八脉交会穴之一，通于阴跷脉，为阴跷脉之起始穴，为阴跷脉所生。跷脉的功能主要司目之开阖和肢体运动，这一功能需要阴、阳跷脉共同完成，阴、阳跷脉交会于目内眦，阴阳之气相并，能共同濡养眼目。当阴阳跷脉平衡协调，则表现为精神振作。也就是说跷脉的功能正常，人才能保持正常的睡眠，四肢的运动才能协调。因此临床当以阴阳跷脉同调方可达到治疗效果，不仅取用照海，同时应与申脉共用。若髓海不足所致的懈惰当取用髓会悬钟治疗；若因气血不足所致者常取用足三里、脾俞、气海等穴，常以灸法为用。

牙齿痛，吕细①堪治；

头项强，承浆可保。

①吕细：太溪之别名。

肾气亏虚牙痛，取太溪穴治疗；颈项强直，取承浆穴治疗。

牙痛的可因风火、胃火及肾气虚导致。太溪穴所治疗的牙痛主要是因肾气亏虚所致者，齿为骨之余，牙齿为骨之延续，牙齿需要肾中精气充养。《杂病源流犀烛·口齿唇舌病源流》言："齿者，肾之标，骨之本也。"牙齿松动、脱落及小儿齿迟等，多与精、肾气不足有关。太溪穴归属于足少阴肾经，为肾经经气所注之输土穴，肾脏原气所过和溜止足少阴肾经之原穴，为肾脉之根，先天元气之所发，能调节肾脏之元阴元阳。功专滋阴，为滋阴之要穴。肾虚牙痛为虚火上攻所致，故针刺太溪治疗肾精亏虚所致的牙痛则有卓效。

承浆穴属任脉，且与手足阳明交会，具有疏通四经之经气，疏风通络的作用。承浆在前，颈项在后，前后相对，故头项强痛针承浆具有佳效。历代有诸多相关记载，如《胜玉歌》中言："头项强急承浆保。"《玉龙歌》载："头项强痛难回顾，牙疼并作一般看，先向承浆明补泻，后针风府即时安。"均言承浆治疗头项强痛有极效。余在临床中也常以此穴治疗落枕、颈椎病，其言不虚，疗效显著。

太白宣通于气冲，阴陵开通于水道。

凡是气上冲胸用太白穴或气冲穴以宣导气血，降逆平冲；水肿病可以取用阴陵泉穴宣泄水液，通利小便，同样取用水道穴也有相同的疗效。

"太白宣通于气冲"，"气冲"既是一种临床症状，又是足阳明胃经之穴名，此处是一语双关，逆气上冲的疾病既可用气冲穴，也可以用太白穴治疗。太白穴属足太阴脾经，为足太阴脾经经气所注之输土穴，属于土中之土穴，健脾胃功能极强，主治脾之脏病、经病、气化病及脾脏有关的脏腑器官疾病。正如《灵枢·经脉》载："食则呕，胃脘痛，腹胀善噫，得后与气……"这是脾经之经脉病候所言，太白原穴，"五脏有疾，应取之十二原"。

"阴陵开通于水道"，"水道"在此处也是一语双关之意，水道首先是穴位名称，还指水之运行通路的意思。用水道穴可以通调水道，也可以用阴陵泉穴发挥相同的作用，临床可以独用某一穴，也可以联合用之加强其作用功能。阴陵泉穴属足太阴脾经，为足太阴脾经经气所入之合水穴。阴陵泉穴善健运脾气，化湿利水，理中焦治在根，主治全身各部一切水湿之证。因此有"阴陵开通于水道"之说。临床常与中极、水分、气海等相关穴位配伍运用，相辅相成，增强化湿利水之效。

腹膨而胀，夺①内庭兮休迟②；
筋转而痛，泻承山而在早③。

①夺：指迎而夺之，就是采用泻法的意思。

②休迟：休，指不，不要的意思；迟，指慢，缓的意思。此处指及时的意思。

③早：即及时之意。

腹部膨大如鼓而胀满，及时取用内庭穴施以泻法治疗；腿肚转筋疼痛应及时取承山穴针刺施以泻法。

腹部胀满的原因有很多，如肝郁气滞、脾胃湿热、伤食积滞等，临床施治应当根据不同的病因施以治疗，此处所用内庭是针对的脾胃湿热导致的腹部膨胀。内庭穴属足阳明胃经，为足阳明经脉气所溜之荥水穴，针刺施以泻法，可清泻阳明热邪，利肠胃之湿，用于胃肠实热及湿热之疾的治疗。

"筋转而痛"是指腓肠肌的痉挛，俗称为"腿抽筋""转腿肚子"等，临床较为常见，针灸可谓是最有效的方法。承山穴属足太阳膀胱经，位于腓肠肌两肌腹之下，能承其重力，为足太阳膀胱经脉气之所发，故刺之能疏调其气血，舒筋解痉，缓急止痛，故对转筋治疗极为有效。临床运用确具有很强的实效性，余在临床中曾治疗数例患者，均取得了显著疗效。

大抵①脚腕痛，昆仑解愈；
股②膝疼，阴市能医。

①大抵：用于句首表示总括，大凡的意思。

②股：指大腿。

足外踝部位脚腕疼痛，针刺昆仑穴可治愈；寒湿之邪导致的大腿至膝关节部位的疼痛，可取用阴市穴治疗。

脚腕疼痛取用昆仑穴治疗为局部取穴所用，根据"穴位所在，治疗所在"的原理，昆仑穴处于脚腕后方处，主要治疗脚踝后方部位的疼痛。脚腕疼痛多因跌打扭伤所致，昆仑穴属足太阳膀胱经，性善疏通，具有通经止痛的作用，因此针刺昆仑可治疗足太阳经部位疼痛。根据这一取穴原理，其他部位的脚腕疼痛也可在近处取用相应经脉的穴位治疗，所用是根据"穴位所在，主治所在"及"经络所行，主治所及"的理论。

"股膝痛"是指大腿与膝部的疼痛，阴市穴处于大腿部位，就位置所用也属于近处用穴，但是所用不仅仅是局部取穴原理。阴市穴属足阳明胃经，在足阳明经脉上，但其穴名却名为阴市，其原因是阴市穴主要治疗寒湿之属阴的疾病，故名。阴市穴性主温热，富于火力，具有温经散寒、舒筋利节的作用，此处所言的股膝痛是因寒湿所致的疼痛，因此这一类的股膝痛针刺阴市极为有效，尤其灸之最佳，余在临床中常以温针灸之法治疗寒湿之下肢痿痹症，有显著疗效。

痫①发癫狂兮，凭后溪而疗理；
疟生寒热兮，仗间使以扶持。

①痫：又称痫证，俗称"羊痫风"。即西医学的癫痫。

②癫狂：包括癫病和狂病。癫病即西医学中的抑郁症；狂病即西医学中的狂躁症。

癫痫发作及癫狂病取后溪穴治疗；疟疾出现寒热往来，以针刺间使穴可解。

后溪穴属手太阳小肠经之输穴，且为八脉交会穴之一，通于督脉。督脉贯脊，入脑抵腰，故针刺后溪，能通督镇静，醒神定志，因此癫痫发作时针刺后溪有卓效，可谓是特效穴，针之施以泻法醒脑开窍，能使患者立能醒神，若严重者可配水沟、内关、涌泉诸穴。余在临床中曾独用后溪或以后溪为主穴治疗癫痫发作的患者5例，均在2分钟内得以缓解。针刺后溪因能宣畅督脉，镇静安神，故对癫狂之疾也有较好的作用。

间使穴属手厥阴心包经，为心包经脉气所行之经穴。手厥阴心包经与手少阳三焦经互为表里，少阳主调和，厥阴主寒热，善调理手厥阴经经气，通里达表，祛邪截疟，可治疗疟疾和寒热错杂之疾。故寒热之疟疾用间使穴治疗极具特效，间使穴一直是临床治疗疟疾之要穴，具有清热、除烦、解表、截疟的作用，可适用于各种疟疾的治疗，临床可根据疟疾之不同，配用相关穴位以治之。

期门罢①胸满②血膨③而可已④，
劳宫退胃翻⑤心痛亦何疑！

①罢：指完毕，结束的意思。

②胸满：指胸部胀满不适。

③血膨：此处应是血臌。在早于本歌赋的医籍中未查到血膨一词，根据血膨一证推断应与血臌相符。血臌最早记载于《血证论》中，见腹部臌胀，两胁胀痛，其原因是瘀阻气滞，血行不畅，凝聚成臌。

④已：指停止，此处引申为症状消除的意思。

⑤胃翻：即翻胃，又称胃反、反胃。指食物咽下后胃里不舒服，有恶心甚至呕吐的症状。

胸胁腹部胀满，两胁胀痛，肝脏气逆，取用期门穴可治愈；恶心呕吐及心痛，用劳宫穴即可。

期门穴属足厥阴肝经，为肝之募穴，与太阴、阴维脉之所会。本穴性善疏肝、清肝、泻肝，有疏肝理气、活血化瘀、消痞散结之功，凡肝气不舒所致诸疾，皆可治之，尤长于治疗血证、血臌。因此，此处所言之"血膨"即指血臌一证毋庸置疑，是指肝脏硬化一类疾病。期门施以泻法，对胸胁胀满的血臌一证针之即效，为首选穴。

劳宫穴属手厥阴心包经，为心包经脉气所溜之荥火穴。《灵枢·邪客》言："心者，五脏六腑之大主也，邪弗能容也……故诸邪之在于心者，皆在于心之包络。"《素问·刺法论篇》亦言："火欲发郁，亦须待时，君火相火，同刺包络之荥。"由此说明，劳宫穴善清心火而安神，用于治疗一切心火上炎或痰火蒙蔽清窍及本经气郁，上扰神明，内灼脏腑之实热证。此处所言的心痛即为心火上炎所致，对此引起的心痛针之即效；劳宫穴善清降，可理劳损之气滞，开七情之郁结，而清泻胸膈之烦热满闷，导火腑之下行，用于治疗心火上炎或气逆于上所致诸症。劳宫穴若与内庭穴配用，其效更佳，内庭以清降阳明之热为要，劳宫以清降心包之火为主。二穴伍用，开郁散结，清降心胃之火益彰，用于结胸痞满、呕吐、干哕、噫气、吞酸、烦倦嗜卧等症，无不效如桴鼓。

稽夫①大敦去七疝之偏坠②，王公谓此③；
三里却五劳④之赢瘦，华佗言斯。

①稽夫：此处是指考查了古代医籍之记载。

②偏坠：指单侧睾丸肿大。可见单侧睾丸肿大、疼痛、下坠等。

③王公谓此：王公，指唐代著名医家王焘；谓此，指王焘所著《外台秘要》一书中的相关记载（大敦去七疝之偏坠之验案）。

④五劳：此处是指五脏之劳。即肺劳、肝劳、心劳、脾劳、肾劳。

考查了古代医籍的记载，大敦穴可治七疝之睾丸偏坠，王焘的《外台秘要》一书中就有这样的记载；足三里穴可治五劳之赢瘦，华佗对此也有相关记载。

大敦穴属足厥阴肝经，为足厥阴肝经脉气所出之井木穴。大敦穴为井穴，根之所在，足厥阴肝经绕阴器，会任脉，循少腹，故大敦穴对生殖系统疾病极效，尤其对于治疗疝气更具特效，在历代多有相关记载，正如歌赋中所言《外台秘要》就有相关医案的记载，施以灸法治疗效果更佳，是临床治疗疝气的首选穴。

此处所言的"五劳"是指五脏之劳，即诸虚百损的病证，病因较为复杂，可因各种疾病导致，但皆是以虚损为主。足三里穴为足阳明胃经之合土穴，为土中之土穴，脾胃为后天之本，气血生化之源，故足三里穴健脾胃的作用极强，扶正培元，调补气血，用于诸虚百损，临床有"若要身体安，三里常不干"之说，在民间有"常灸足三里胜吃老母鸡"之说。可见足三里穴对诸虚百损确有实效，尤其灸之作用更佳。

固知①腕骨祛黄，然骨②泻肾。

①固知：本来知道的意思。

②然骨：即然谷穴。

针刺腕骨穴可消除黄疸；然谷穴能清泻肾之虚热。

腕骨穴属手太阳小肠经，为小肠原气所过和留止之手太阳经原穴，小肠主液所生病，小肠为分水之官，因此通过利湿而退黄。腕骨穴治疗黄疸在历代也多有记载，除了本歌赋之记载，还有诸多医籍皆有相关运用记载。如《玉龙歌》言："黄疸亦须寻腕骨。"《玉龙赋》云："脾虚黄疸，腕骨、中脘何疑。"《卧岩陵先生得效应穴针法赋》说："固知腕骨祛黄，应在至阳。"可见腕骨自古为治疗黄疸之要穴。

《黄帝内经·素问》认为："肾者，主蛰，封藏之本，精之处也。"《素问·六节藏象论篇》王冰注："肾者主水，受五脏六腑之精而藏之。"《难经》亦曰："命门者，诸神精之所舍，原气之所系也，男子以藏精，女子以系胞。"以此来看肾虚而无实，也只补而不能泻。在此处所言的"泻肾"是指清泻肾之虚热，即阴虚之证。然谷穴属足少阴肾经，为足少阴肾经所溜之荥火穴，犹龙雷之火出于渊，故亦名龙渊，水中之真火，燃于深谷之中，取之不尽，用之不竭，生生不息，少火生气，故补之灸之能温补少阴之火，温阳益气；泻之能潜镇龙雷之火，滋阴泻火，具有双向调节的作用，故然谷穴与其他经脉之荥穴有所不同。

行间治膝肿目疾，尺泽去肘疼筋紧。

行间穴能治疗膝盖肿痛和眼睛的疾病；尺泽穴可治疗肘关节拘挛疼痛。

行间穴属足厥阴肝经，为足厥阴肝经脉气所溜之荥火穴，本经之子穴，性善清泻，因此所治诸疾应当是肝火实热之证。用于治疗膝关节红肿疼痛最为有效，非红肿者膝痛可用太冲穴治疗。因肝开窍于目，清泻行间治疗眼疾主要针对肝火亢盛，上扰于目所致的眼疾，如目赤肿痛、迎风流泪、视物模糊、眼睛胀痛等，用之甚效。

尺泽穴属手太阴肺经，为手太阴脉气所入之合水穴，治疗肘痛筋急及肩臂疼痛不举均具特效，余在临床以尺泽穴曾治疗几十例相关患者，多能有立竿见影之效。针刺时宜紧贴大筋而下，施以泻法，贴筋而下是以筋而应筋。因尺泽穴为金之子穴，为本经之子穴，泻之可起到泻金之效，金一泻，金不克木了，故筋就松了。

此处所用是根据泻子法的运用，二穴皆是本经之子穴，通过实则泻其子而达到泻实的目的，凡见每一经之实证，皆可根据实则泻其子之法运用。

目昏不见[①]**，二间宜取；**
鼻窒[②]**无闻，迎香可引。**

①目昏不见：指眼睛昏花，视物不明。

②鼻窒：指以长期鼻塞、流涕为特征的慢性鼻病。是以鼻塞时轻时重，甚至不闻香臭，反复发作，经久不愈为主要表现的疾病。

眼睛视物昏花，视物不明，可取二间穴治疗；鼻塞不问香臭，取迎香穴可解。

《诸病源候论》载："目为五脏六腑之精华……脏腑虚损，为风邪痰热所乘，气传于肝，上冲于目，故令视瞻不分明，谓之茫茫也。"二间穴属手阳明大肠经，为手阳明大肠经脉气所溜之荥水穴，其性属水，针之可清泄阳明，导热下行，功善清热消肿，故对风热及肺肠积热所致的目昏之疾而有卓效，二间穴尤其对阳明燥热所引起的鼻衄极为特效。

迎香穴属手阳明大肠经，穴居于鼻孔两旁，为手足阳明之会，手足阳明多气多血，且均循行于面部。手阳明与肺互为表里，肺开窍于鼻，故能治疗鼻塞不闻香臭，故名迎香。迎香穴治疗鼻疾的效果毋庸置疑，众医家皆知，对于治疗鼻塞不闻可谓是首选穴。著名医家高式国老先生所写的《针灸穴名解》中载有迎香穴治疗鼻塞不闻香臭之医案，迎香穴针之立效，余在临床中也亲试数例患者，均能应手而效，若加配合谷一穴疗效更强，作用更巩固。

肩井除两臂难任[①]**；丝竹疗头疼不忍**[②]**。**

①难任：疼痛难以承受的意思。

②不忍：难以忍受的意思。

肩井穴能解除两臂疼痛难以忍受的痛苦；丝竹空穴可治疗头疼难以忍受。

肩井穴归属于足少阳胆经，为足少阳与阳维脉之会。其穴在肩上，在大椎与肩峰连线的中点上，是历代医家治疗肩臂痛的常用穴，其治疗肩臂痛不仅仅是局部用穴原理，针刺除了能疏调局部之气血，还能疏通手足少阳和阳维脉之经气，通经活络的作用极强，因此肩井穴不仅可以治疗肩胛部痹痛，并且治疗足痿之症也具有特效，被医家推举为八总穴之一，"两臂曲池妙，两足肩井搜"。肩井穴在针刺时要慎重，临床中因针刺肩井穴而导致医疗事故者极多，故操作当认真，在针刺时针与皮肤呈80°角，向锁骨方向斜刺0.5～1寸，忌深刺。

丝竹空穴归属于手少阳三焦经，是手足少阳经之交会穴，为手少阳三焦经之末穴，与足少阳胆经相交接，联系着二经之经气，为手足少阳经气之所发，故针刺丝竹空穴具有调理三焦、和解少阳、调和营卫、清热明目的作用，善治头面之疾，治疗少阳经头痛作用极效，而余在临床中多以丝竹空透率谷为用。

正如《玉龙歌》所载"偏正头风痛难医，丝竹金针亦可施，沿皮向后透率谷，一针两穴世间稀"。

咳嗽寒痰①，列缺堪治；
眵矇②冷泪③，临泣④尤准。

①寒痰：属于痰饮的类型之一，表现为吐出痰质清稀色白。

②眵矇：指眼眵凝积，多属热证。

③冷泪：指泪出清稀，多属寒证。

④临泣：指头临泣。

咳嗽伴寒痰可取列缺穴治疗；眼中分泌物增多，眼眵积聚属于热证，针刺头临泣穴施以泻法，若是经常流出冷泪属于寒证，可灸头临泣穴。

列缺穴属手太阴肺经，为手太阴络脉别走手阳明之络穴，联络着肺与大肠二经之经气，肺经经气由此输布于外，而主皮毛，司一身之表，故刺之可宣肺利气，疏风解表，用于治疗肺卫受感，宣降失常所致咳嗽、咳痰、气喘、项强、头痛等症。列缺穴还是八脉交会穴之一，通于任脉，故能通调任脉，治疗任脉之病变，主治作用广泛，一直被历代医家所重视，被列为"四总穴"之一。

眵矇即眼眵，俗称为眼屎，其因为热而致；冷泪是眼睛流泪，为清稀之泪，多因寒而致。无论热的眵矇还是寒的冷泪皆可以头临泣穴以治之。头临泣穴居于前额发际，居高临下，正当上液之道。哭泣之先，必先鼻腔连额酸楚，上液之道开则泪下。且其主治多泪之疾，故名临泣。头临泣穴属足少阳胆经，为足少阳、足太阳和阳维脉之会，功善疏散头目在表之风邪，清解头目半表半里之郁热，而疏风清热，故针刺泻之可治疗眵矇而下；若以灸之，可祛寒治疗冷泪而下。临证当以辨寒热，热以针刺泻法，寒则灸之，用法得当，故可极效。

髋骨①将腿痛以祛残②，肾俞把腰疼而泻尽③。

①髋骨：为经外奇穴。在大腿前面下部，当胃经梁丘穴两旁各1.5寸处。可治疗膝痛、中风偏瘫、腿疼无力、膝部红肿。

②祛残：形容病症完全消失，即疾病痊愈的意思。

③泻尽：此处指腰疼症状完全消失。

用髋骨穴治疗下肢疾病可使症状完全消失，不留有一点残留；肾俞穴可治疗肾虚之腰痛，补之肾气充盛而使腰疼症状完全消失。

髋骨穴是经外奇穴，在大腿前面下部的位置，主要治疗下肢一类疾病。后世医家一般多注解为环跳或居髎穴，因为环跳有髋骨之别名。就其所言之腿痛取环跳或经外奇穴髋骨均有效，临床可据证用之，或配穴用之。

肾俞穴属足太阳膀胱经，为肾气转输之背俞穴，功专补肾，为补肾之专穴，强身健体之要穴，具有填精益髓、强筋壮腰的作用，腰为肾之府，故腰痛之疾针刺肾俞可有良效，虚证施以灸法。此处"把腰疼而泻尽"是指用肾俞治疗腰痛可将其腰痛症状完全消失的意思，而非泻肾俞之意，有注解为泻肾俞的意思，肾俞宜补不宜泻，故此说法不当。

以见越人^①治尸厥于维会^②，随手而苏。
文伯泻死胎于阴交^③，应针而陨^④。

①越人：指扁鹊。扁鹊姓秦氏，名越人，也称秦越人。

②维会：百会的别称。

③阴交：即三阴交穴。

④陨：指坠落的意思。

扁鹊曾治疗虢太子尸厥病，以针刺百会穴而即醒；徐文伯针刺三阴交穴，使胎死腹中的胎儿能应针而下。

此处所言的两个验案，颇具传奇色彩，是被针灸界广为熟知的两则神奇验案，在针灸史上增添了诸多的神秘色彩，也由此表明了针灸的疗效性，在历代被广为传颂。故将其摘录于下以供参阅，从中领悟针灸之神奇。

扁鹊治疗虢太子之验案是目前所流传下来最早的针灸医案，记载于《史记》中。

扁鹊过虢。虢太子死，扁鹊至虢宫门下，问中庶子喜方者曰："太子何病，国中治穰过于众事？"中庶子曰："太子病血气不时，交错而不得泄，暴发于外，则为中害。精神不能止邪气，邪气畜积而不得泄，是以阳缓而阴急，故暴蹶而死。"

……

扁鹊曰："若太子病，所谓尸厥者也。太子未死也。"扁鹊乃使弟子阳厉针砭石，以取外三阳五会。有间，太子苏。

文伯泻死胎于阴交是来自金元时期的医案，在记载中可有两种说法。

一则见于《针灸大成》中。徐文伯见一妇人临产症危，视之，乃子死在腹中，刺足三阴交二穴，又泻足太冲二穴，其子随手而下。另一则则见于《铜人腧穴针灸图经》中。

宋后废帝出乐游苑门，逢一妇人有娠，帝亦善诊，诊之曰："此腹是女也。"问文伯，曰："腹有两子，一男一女，男左边，青黑，形小于女。"帝性急，便欲使剖。文伯恻然曰："若刀斧恐其变异，请针之立落。"便泻足太阴，补手阳明，胎便应针而落。两儿相续出，果如文伯之言。

圣人于是察麻与痛兮，分实与虚。

实则自外而入也，虚则自内而出欤^①！

故济母^②而裨其不足；夺子^③而平其有余。

①欤（yú）：语气词，用在句末，表示感叹。相当于现代汉语的"啊"、"吧"。

②济母：是补母泻子法取穴中，虚则补其母的补母法之用。

③夺子：是补母泻子法取穴中，实则泻其子的泻子法之用。

医术精湛的医家通过诊查患者肢体的麻木和疼痛，来分辨虚证和实证。实证即外感六淫之邪气侵袭机体；虚证指机体内伤虚损导致气血不足，是自身机体的因素。治疗可以通过补母泻子法来补其虚泻其实。

《灵枢·刺节真邪》言："用针者，必先察其经络之虚实，切而循之，按而弹之，使其应动者，乃后取之而下之。"历代医家极为重视通过察其经络用于诊断疾病，通过观察经络的色泽异常变化，络脉的浮显、沉陷；以循摩、按压体表经络的循行部位，了解经络下有无结节、条索样肿物；根据按压经络时产生的不同感觉，如酸胀、麻木、疼痛等；通过这些异常变化可以有效地诊断疾病，明确疾病之寒热虚实。这是诊病的重要方法，临床应当重视，尤其时下的从医者，往往多对此忽视，而仅依靠现代化的检查，故是中医疗效不灵验的重要原因之一。

子母补泻法是根据五行理论选用五输穴以治疗各经虚证和实证的配穴方法。五输穴的五行属性与脏腑的五行属性相合，五行之间存在"生我"与"我生"的母子关系。"生我"者为母，"我生"者为子，根据"虚则补其母，实则泻其子"的理论取穴。所以称为子母补泻法。临床主要用于五脏六腑有明显的虚证或实证者，用之则有事半功倍之效。

观二十七之经络^①，一一明辨；

据四百四之疾症，件件皆除。

故得夭^②枉都无，跻^③斯民于寿域^④；

几微已判^⑤，彰^⑥往古之玄书^⑦。

①二十七之经络：即十二正经和十五络脉的总称。

②夭：短命，早死的意思。

③跻（jī）：登，上升的意思。

④寿域：指人人得尽天年的太平盛世。

⑤几微已判：微妙的针灸理论已经分析明白。

⑥彰：明显；显著。

⑦玄书：指古代医籍所载的深奥理论体系以及当时不易理解的问题。

通过对十二正经与十五络脉的诊察，辨别出病在经还是在络。根据古人的归纳总结，针灸可治疗多种疾病，这些疾病症状均能得以治愈。如果都能运用针灸治疗，世间就没有因病短命而死的人，也没有失于救治的枉死者了，老百姓都能尽享其天年。已将这些微妙的针灸理论分析明白，由此将古代医籍所载的深奥理论传承发扬。

通过这一段的描述可知针灸具有极大的优势性，具有治病广泛的特点。古代医家总结了高达400余种疾病的治疗，针灸具有简便廉验的特点，且能随时随地用于治疗，若能在民间被广泛地推广，使患者能及时得到针灸治疗，则是福泽于民众的善举。而在时下，针灸的传承与发扬存在着严重的不足，对于每一个针灸工作者来说，都有责任和义务在广大民众中大力推广、发展、传承中医针灸。每一个针灸工作者都应努力钻研业务知识，做到医术精湛，才能更好地为百姓服务，使针灸能大放异彩。

抑又闻心胸病，求掌后之大陵；
肩背患，责肘前之三里。

又听言心胸病可取掌后大陵穴治疗；肩背疼痛疾患，取用肘前手三里治疗。

大陵穴属手厥阴心包经，为心包经脉气所注之输土穴，亦为本经之原穴，五脏有疾，应取之十二原，心包代心受邪，故用大陵穴能治疗多种心脏疾患，因此别称心主。大陵穴既有祛邪之功，又有扶正之力，可补可泻，功善宁心安神，可以用于心神疾患的治疗。因大陵穴为火之土穴，故为本经之子穴，实则泻其子，可用于一切心火上炎之疾。因对心脏之疾有广泛的治疗作用，所以言之"心胸病，求掌后之大陵"的运用。

手三里穴属手阳明大肠经，手阳明气血充盛，多气多血，功善舒经活络，长于治疗经络病。常用于治疗因外邪侵袭血凝气滞引起的上臂及肩背部疼痛，或手臂不仁、上肢瘫痪等疾病的治疗，常配曲池、肩髃、合谷等穴运用。也常用于腰痛的治疗，早在《针灸甲乙经》有"腰痛不得卧，手三里主之"的运用记载，用于夹脊穴范围内之急性腰扭伤效如桴鼓。

冷痹肾败[1]，取足阳明之土[2]；
连脐腹痛，泻足少阴之水[3]。

[1]冷痹肾败：指因受寒气所侵，致使肾气不足的腰痛。

[2]足阳明之土：指足阳明胃经合穴足三里。

[3]足少阴之水：指足少阴肾经合穴阴谷。

寒邪所侵致使脾肾虚衰，取足阳明胃经合土穴足三里可治；感受风寒之邪，致使脐腹疼痛，泻足少阴肾经合水穴阴谷治疗。

足阳明胃经之土是指足阳明胃经的合穴足三里，足少阴之水是指足少阴肾经之合穴阴谷穴。这是根据五输穴的五行属性而言的，五输穴各有五行属性，因此五输穴也成为五行穴，阴经五输穴的五行排列顺序是木、火、土、金、水，阳经五输穴的五行排列顺序是金、水、木、火、土。足三里是足阳明胃经之土穴，属于土中之土，故健脾和胃的功效极为强大。阴谷是足少阴肾经之水穴，故足少阴之水就是指阴谷穴，为水中之水，补肾气的作用十分强大。

足三里为足阳明胃经合穴、胃腑下合穴，为胃经之枢纽，后天水谷精微之根，补之灸之则能壮元阳益脾胃，补脏腑之虚损，故能对寒湿之邪伤及肾阳所致诸疾有卓效。临床常配关元、气海运用，大补元气，温肾壮阳，气足血充，阳生阴长，补中有调，温中寓补，可谓是温补脾肾之特效方，主治脾肾虚衰、中焦虚寒、下焦痼冷之男女诸疾。

连脐腹痛是指寒疝腹痛一类疾病，阴谷穴是治疗疝气由来已久的要穴。如《针灸甲乙经》载："狂癫，脊内廉痛，溺难，阴痿不用，少腹急引阴及脚内廉。"《医宗金鉴》："舌纵涎下，腹胀，烦满，溺难，小腹疝急引阴，阴股内廉痛为痿痹，及女人漏下不止。"阴谷穴属足少阴肾经，为足少肾经经气所入之合水穴，肾经之本穴，既能滋补肾阴，又能温补肾阳，阴阳双补。临床可用于治疗阳痿、疝痛、崩漏、溺难、癫狂、舌缓涎下、腹胀脘痛、膝股内侧痛等。阴谷穴若与行间穴配用治疗此类疾病其效更佳，正如《卧岩陵先生得效应穴针法赋》载曰："脐腹痛泻足少阴之水，应在行间。"

脊间心后[①]者，针中渚而立痊；
胁下肋边[②]者，刺阳陵而即止。

①脊间心后：指心病症状中的心与背相引而痛、心痛彻背、背痛彻心。

②胁下肋边：指一切胁下肋边各病，包括胸胁痛、胸胁支满、腋肿、胁下痛胀、胁肋疼痛等症。

脊间心后痛，心痛彻背，背痛彻心者针中渚穴可立愈；凡见胸胁肋部的疾病，取用阳陵泉穴可立解。

脊间心后痛是指因心病导致的心与背相引而痛，就是心痛牵及背痛的意思。中渚穴属手少阳三焦经，为三焦经脉气所注之输穴，三焦与心包经相表里，心包代心受邪，三焦通行诸气，中渚善通经活络，通调三焦气血，故对心痛彻背之症状有针之立愈的作用。中渚穴在历代多有关于治疗脊间心后痛及肩背痛的文献记载。如《杂病穴法歌》："手三里治肩连脐，脊间心后称中渚。"《卧岩陵先生得效应穴针法赋》："肩背痛责肘前之三里，应在中渚。脊间心后者针中渚而立瘥。"《肘后歌》："肩背诸疾中渚下。"可见此穴在这一方面的运用是历代医家临床实践经验的集结。

胁下肋边者就是指胁肋部及其边缘区域部位的病变，包括了胸胁痛、胁肋痛、胸胁支满、腋肿、胁下痛胀等疾病症状，这些症状可以通过阳陵泉而解。《灵枢·五邪》言："邪在肝，则两胁中痛。"《灵枢·经脉》："胆足少阳之脉……口苦，善太息，心胁痛，不能转侧……"肝胆互为表里，肝脉布胁肋，胆脉循胁里，过季胁，胸胁部为肝胆经之分野，说明胁痛与肝胆关系甚为密切。循经取穴，取用肝胆经穴位是基本原理，阳陵泉为足少阳胆经之合穴，胆腑之下合穴，且为八会之筋会，凡非骨伤者，皆为筋病，故取用阳陵泉特效。《杂病穴法歌》言："胁痛只须阳陵泉。"《针灸甲乙经》载："胁下支满，呕吐逆，阳陵泉主之。"可见阳陵泉对胸胁部疼痛的治疗确有实效，胁下肋边痛者阳陵泉配合支沟治疗作用更有效。此用早有相关记载，如《卧岩陵先生得效应穴针法赋》载曰："胁下肋边者刺阳陵而即止，应在支沟。"二穴伍用作用更强，治疗范围更广，二穴一上一下，同经相应，同气相求，相互促进，相得益彰，疏散郁结，和解少阳之力倍增。

头项痛，拟后溪以安然；
腰脚疼，在委中而已①矣。

①已：使症状消除的意思。

头项疼痛，取用后溪穴即可平安无事；腰脚疼痛，取用委中穴可使症状消除。

头项痛即头项强痛，是指头部和项部疼痛的病证，其原因较多，一般较多见于颈部疾病，是临床的常见症状，针灸治疗可谓是有效之法，若能辨证取穴准确，则可少取穴且多有立竿见影之效。后溪是治疗头项痛的有效穴。后溪穴属手太阳小肠经，且为小肠经之输穴，"输主体重节痛"，手太阳小肠经"上循臑外后廉，出肩解，绕肩胛，交肩上"。手太阳与足太阳为同名经，同名经同气相求，足太阳"从颠入络脑，还出别下项"，直接联系了头项部。另后溪为八脉交会穴，通于督脉，督脉入脑并直接过项部，因此用后溪治疗头项痛可有特效。若是颈项前后皆痛，可以后溪与列缺并用，正如《千金十一穴歌》言，"胸项如有痛，后溪并列缺"。列缺通于任脉，后溪通于督脉，两者相配兼治任督二脉，有交通二脉之阴阳，任脉之阴气上济督阳之意。两者相合是治疗颈项部疾病的有效组合。列缺治疗头项痛也是由来已久，早在《四总穴歌》中就有"头项寻列缺"之用，该歌赋一直流传至今，在临床中有重要的指导作用。列缺为手太阴肺经之络穴，通于手阳明，且为八脉交会穴之一，通于任脉，可直接疏调手太阳、手阳明及任脉三经。因此列缺可用于治疗因风寒感冒而引起的头项痛，或是手太阴与手阳明经脉皆有问题，相互牵连而引发的疼痛，列缺可作为首选穴。

委中穴属足太阳膀胱经，为足太阳膀胱经经气所入之合土穴。足太阳膀胱经自腰背而来的两条支脉，皆下行会于腘中，故为该经血盛之处，别名血郄，常以放血为用，而有活血散瘀、凉血清热解毒之功，凡足太阳膀胱经循行通路上气血瘀阻和瘀血热毒等实热证，皆可治之。具有活血散瘀、舒筋活络、强腰健膝的作用，为治疗腰腿痛之要穴，是临床"四总穴"之一，"腰背委中求"。但非所有的腰腿痛都适合针刺委中，其主要用于腰腿疼痛在足太阳经脉上者，且为实证的患者，可以刺血，也可针刺而用，不可艾灸。尤其用于治疗急性腰腿痛者最有效。

夫用针之士^①，于此理苟能^②明焉^③，
收祛邪之功，而在乎捻指^④。

①夫用针之士：夫，表示将要发表议论，引出议论；用针之士，指针灸医生。

②苟能：假使能够的意思。

③明焉：清楚、明白、懂得的意思。

④捻指：指各种针刺手法。

每个针灸医者假使都能够清楚明白本篇所述的相关理论，分析清楚，正确运用，掌握补虚泻实之法、祛邪安正之道，就能解除患者之病痛，治疗疾病于指下。

本句歌赋是全篇的结语，强调了本赋的重要性，歌赋内容较为全面，涉及内容广泛，对临床有重要的指导作用，从事针灸者若能深入研究，认真领悟，便可从中掌握诸多的针灸精髓内容。

【临床意义】

本赋内容简括，由博返约，内容实用，其歌赋内容皆从临床实践发展而来。其突出特点表现在以下几个方面。

一是在用穴上突出了精简，多是一症一穴，仅个别是一症两穴。如头疼不忍取丝竹空；头晕目眩觅风池；目疾取行间；耳闭取听会；脊脊强痛取人中；胁下肋边者刺阳陵泉；肩背痛取手三里；心性呆痴取神门；疟疾取间使；五劳羸瘦取足三里；七疝偏坠取大敦，等，均是一症一穴，且用之极为应验，可见本歌赋是精穴疏针之代表。

二是治疗病症广泛，涉及头面五官疾患、颈项部疾患、胸腹部疾患、腰背部疾患、四肢疾患及多种杂症的治疗，达50余种疾患的治疗。

三是注重特定穴的运用，本篇歌赋所用穴位主要以各类特定穴为主，用到的47穴中各类特定穴占了38穴，仅有9个穴位是非特定穴，其中38穴中8穴为交会穴，27个穴位为五输穴，可见其对五输穴的运用最为重视。

四是取穴方法上极为丰富，包括了多种取穴法，如局部取穴、邻近取穴、循经取穴、上病下取、下病上取、辨证取穴等多种方法的运用。

【总结】

本篇穴位47穴

全篇共提到49穴，除去重复提及1次足三里穴和1次后溪穴，即47穴。

1.太冲，2.人中（水沟），3.神门，4.风府，5.风池，6.听会，7.合谷，8.涌泉，9.攒竹，10.曲池，11.照海，12.吕细（太溪），13.承浆，14.太白，15.气冲，16.阴陵泉，17.水道，18.内庭，19.承山，20.昆仑，21.阴市，22.后溪，23.间使，24.期门，25.劳宫，26.大敦，27.足三里，28.腕骨，29.然谷，30.行间，31.尺泽，32.二间，33.迎香，34.肩井，35.丝竹空，36.列缺，37.头临泣，38.髋骨，39.肾俞，40.百会，41.三阴交，42.大陵，43.手三里，44.阴谷，45.中渚，46.阳陵泉，47.委中。

《通玄指要赋》辨证取穴表

病症		取穴
头面五官及咽喉疾患	头疼不忍	丝竹空
	头晕目眩	风池
	脑昏目赤	攒竹
	目昏不见	二间
	眵矇冷泪	头临泣
	眼痛	合谷
	目疾	行间
	耳闭	听会
	鼻窒无闻	迎香
	牙痛	太溪
	咳嗽寒痰	列缺
颈项疾患	头项强	承浆
	头项痛	后溪
	风伤项急	风府

病症		取穴
胸腹疾患	胸结身黄	涌泉
	胸满血膨	期门
	心胸病	大陵
	胁下肋边痛	阳陵泉
	胃翻心痛	劳宫
	腹膨而胀	内庭
	连脐腹痛	阴谷
腰背疾患	肩背痛	手三里
	脊膂强痛	人中
	脊间心后痛	中渚
	腰痛	肾俞
	腰脚痛	委中
四肢疾患	两肘拘挛	曲池
	肘疼筋紧	尺泽
	两臂疼痛	肩井
	股膝痛	阴市
	膝肿	行间
	腿痛	环跳
	转筋	承山
	脚腕痛	昆仑
	行步艰难	太冲
	四肢懈惰	照海
其他疾患	心性呆痴	神门
	癫痫	后溪
	疟疾	间使
	尸厥	百会
	五劳羸瘦；冷痹肾败	足三里
	气冲	太白
	肾之虚热	然谷
	水道不通	阴陵
	七疝偏坠	大敦
	泻死胎	三阴交
	水肿	阴陵泉、水道
	黄疸	腕骨

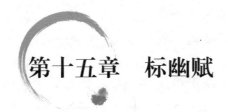

第十五章　标幽赋

【歌赋】

拯救之法，妙用者针。察岁时于天道，定形气于予心，春夏瘦而刺浅，秋冬肥而刺深，不穷经络阴阳，多逢刺禁；既论脏腑虚实，须向经寻。

原夫起自中焦，水初下漏。太阴为始，至厥阴而方终；穴出云门，抵期门而最后。正经十二，别络走三百余支；正侧仰伏，气血有六百余候。手足三阳，手走头而头走足；手足三阴，足走腹而胸走手。要识迎随，须明逆顺。

况夫阴阳气血，多少为最。厥阴太阳，少气多血；太阴少阴，少血多气；而又气多血少者，少阳之分；气盛血多者，阳明之位。先详多少之宜，次察应至之气。轻滑慢而未来，沉涩紧而已至。既至也，量寒热而留疾；未至也，据虚实而候气。气之至也，如鱼吞钩饵之浮沉；气未至也，如闲处幽堂之深邃。气速至而速效，气迟至而不治。

观夫九针之法，毫针最微，七星上应，众穴主持。本形金也，有蠲邪扶正之道；短长水也，有决凝开滞之机。定刺象木，或斜或正；口藏比火，进阳补羸。循机扪塞以象土，实应五行而可知。然是三寸六分，包含妙理；虽细桢于毫发，同贯多歧。可平五脏之寒热，能调六腑之虚实。拘挛闭塞，遣八邪而去矣；寒热痹痛，开四关而已之。凡刺者，使本神朝而后入；既刺也，使本神定而气随；神不朝而勿刺，神已定而可施。定脚处，取气血为主意；下手处，认水火（木）是根基。天地人三才也，涌泉同璇玑、百会；上中下三部也，大包与天枢、地机。阳跷、阳维并督带，主肩背腰腿在表之病；阴跷、阴维、任、冲脉，去心腹胁肋在里之疑。二陵、二跷、二交，似续而交五大；两间、两商、两井，相依而别两支。

大抵取穴之法，必有分寸；先审自意，次观肉分。或伸屈而得之，或平直而安定。在阳部筋骨之侧，陷下为真；在阴分郄腘之间，动脉相应。取五穴用一穴而必端，取三经用一经而可正。头部与肩部详分，督脉与任脉易定。明标与本，论刺深刺浅之经；住痛移疼，取相交相贯之径。岂不闻脏腑病，而求门、海、俞、慕之微；经络滞，而求原、别、交、会之道。更穷四根三结，依标本而刺无不痊；但用八法、五门，分主客而针无不效。八脉始终连八会，本是纪纲；十二经络十二原，是为枢要。一日取六十六穴之法，方见幽微，一时取一十二经之原，始知要妙。

原夫补泻之法，非呼吸而在手指；速效之功，要交正而识本经。交经缪刺，左有病而右畔取；泻络远针，头有病而脚上针。巨刺与缪刺各异，微针与妙刺相通。观部分而知经络之虚实，视浮沉而辨脏腑之寒温。

且夫先令针耀，而虑针损；次藏口内，而欲针温。目无外视，手如握虎；心无内慕，如待贵人。左手重而多按，欲令气散；右手轻而徐入，不痛之因。空心恐怯，直立侧而多晕；背目沉掐，坐卧平而没昏。推于十干、十变，知孔穴之开阖；论其五行、五脏，察日时之旺衰。伏如横弩，应若发机。阴交阳别而定血晕，阴跷、阳维而下胎衣。痹厥偏枯，迎随俾经络接续；漏崩带下，温补使气血依归。静以久留，停针待之。必准者，取照海治喉中之闭塞；端的处，用大钟治心内之呆痴。大抵疼痛实泻，痒麻虚补。体重节痛而俞居，心下痞满而井主。心胀咽痛，针太冲而必除；脾冷胃疼，泻公孙而立愈。胸满腹痛刺内关，胁疼肋痛针飞虎。筋挛骨痛而补魂门，体热劳嗽而泻魄户。头风头痛，刺申脉与金门；眼痒眼疼，泻光明与地五。泻阴郄止盗汗，治小儿骨蒸；刺偏历利小便，医大人水蛊；中风环跳而宜刺，虚损天枢而可取。

由是午前卯后，太阴生而疾温；离左酉南，月朔死而速冷。循扪弹怒，留吸母而坚长；爪下伸提，疾呼子而嘘短。动退空歇，迎夺右而泻凉；推内进搓，随济左而补暖。

慎之！大患危疾，色脉不顺而莫针；寒热风阴，饥饱醉劳而切忌。望不补而晦不泻，弦不夺而朔不济；精其心而穷其法，无灸艾而坏其皮；正其理而求其原，免投针而失其位。避灸处而加四肢，四十有九；禁刺处而除六俞，二十有二。

抑又闻高皇抱疾未瘥，李氏刺巨阙而后苏；太子暴死为厥，越人针维会而复醒。肩井、曲池，甄权刺臂痛而复射；悬钟、环跳，华佗刺躄足而立行。秋夫针腰俞而鬼免沉疴，王纂针交俞而妖精立出。取肝俞与命门，使瞽士视秋毫之末；刺少阳与交别，俾聋夫听夏蚋之声。

嗟夫！去圣逾远，此道渐坠。或不得意而散其学，或恣其能而犯禁忌。愚庸智浅，难契于玄言；至道渊深，得之者有几？偶述斯言，不敢示诸明达者焉，庶几乎童蒙之心启。

标幽赋最早见于窦汉卿所著的《针经指南》一书，原题为《针经标幽赋》。窦汉卿，金元时期著名的针灸学家，名杰，字汉卿，后改名为默，字子声。生于承安元年（公元1196年），卒于至元十七年（公元1280年），广平肥乡（今河北肥乡）人。一生撰有多部经典著作，代表作有《针经指南》《流注指要赋》（又名《通玄指要赋》)《六十六穴流注秘诀》等书。窦汉卿晚年历任元世祖时昭文馆大学士、太师等职，故有"窦太师"之称，累封魏国公，谥号文贞。

标幽赋对后世针灸的发展起到了重要的作用，是一篇针灸理论和临床实践相结合的杰作，本歌赋初刊于公元1925年，其后在《普济方》《针灸大全》《杨敬斋针灸全书》《针灸聚英》《类经图翼》等书中均有转载。著名医家王国瑞、徐凤、高武、杨继洲、吴崑、李学川等皆为本赋作过注解，由此可见，标幽赋被后世医家极为推崇，影响深远。本歌赋选自《针经指南》。

【注解】

标①幽②赋

①标：标明；显现。

②幽：隐秘；隐微。

拯救①之法，妙用者针②。

①拯救：挽救；救助。这里指治病救人的意思。

②妙用者针：指针刺有绝妙的效果。用，用处；功能。

针刺有绝妙的疗效，因此治病救人之法当首选针刺，尤其擅于拯救危急患者，针灸因其简、便、廉验之特点，运用更加方便且及时。

针刺乃由来已久，是华夏祖先的智慧结晶，曾为中华民族的繁衍昌盛作出了不可磨灭的贡献。针灸治病方便且易操作，随时随地都可以运用，适应证广，急慢性疾病均可适用。本句歌赋强调了挽救急危重症者应首先使用针灸，若遇危急重症者正确地施以针刺治疗多能立起沉疴，化险为夷，使患者转危为安。目前对危机重症患者用针刺治疗可谓是罕见，十分可惜。余经常在不同环境中会遇到一些意外疾病发生者，及时施针多能应针而效。正如古人强调"一针、二灸、三用药"的治疗原则，可知针灸之妙用。此处所言确实是中肯的说法。

察岁时于天道①，定形气②于予③心。

①察岁时于天道：岁时，即一年四季不同的气候；天道，指自然界一切现象的演变规律。

②形气：形，指具体物象；气，指构成宇宙万物最根本的物质。此处指人的体质状况。

③予：我，此处指医者。

医者在诊断与治疗疾病时一定要根据自然界的变化及四季的不同气候来综合分析，首先对患者的体质状况要了然于心。

《素问·八正神明论篇》云："黄帝问曰：用针之服，必有法则焉，今何法何则？岐伯对曰：法则天则地，合以天光。帝曰：愿卒闻之。岐伯曰：凡刺之法，必候日月星辰，四时八正之气，气定乃刺之。是故天温日阳，则人血淖液而卫气浮，故血易泻，气易行；天寒日阴，则人血凝泣而卫气沉。月始生，则气血始精，卫气始行；月郭满，则气血实，肌肉坚；月郭空，则肌肉减，经络虚，卫气去，形独居。是以因天时而调血气也。天寒无刺，天温无疑，月生无泻，月满无补，月郭空无治，是谓得时而调之。故曰月生而泻，是谓脏虚；月满而补，血气扬溢；络有留血，名曰重实。月郭空而治，是谓乱经。阴阳相错，真邪不别，沉以留止，外虚内乱，淫邪乃起。"针刺之法，必须观察日月星辰盈亏消长及四时八正之气候变化，方可正确运用针刺方法。疾病发生与变化，会随着气候的寒热温凉，天气的阴晴及昼夜的变化而有所不同，针灸治疗也是会随着以上因素的差异而有所不同。因为中医强调"天人一体观"的整体思想，自然环境的各种变化，如寒暑更替、昼夜晨昏、地域差异，必然会对人体的生理病理产生直接或间接的影响，所以在针灸施治时一定要顺应这种自然变化规律确定合理的治疗方法。

春夏瘦而刺浅，秋冬肥而刺深。

在春夏季节或对瘦弱之人针刺时宜浅，秋冬季节或对肥胖强壮之人针刺时应当深刺。

本句强调了针刺深度应与四时和体质的不同而有所差异。《素问·刺要论篇》曰："病有浮沉，刺有浅深，各至其理，无过其道，过之则内伤，不及则生外壅，壅则邪从之，浅深不得，反为大贼。内伤五脏，后生大病。"此处所言针刺时必须达到合理的深度，方能发挥治效，否则适得其反。在这里特别强调了两点，第一是要根据患者的体质决定针刺深度，正如《黄帝内经·素问》所言"必先度其形之肥瘦"，临床根据患者体质的强弱与胖瘦施以不同的针刺深度，这样既避免了针刺风险性，又提高了临床疗效，这是必须遵从的；第二是强调了根据四时的不同决定针刺深度，"春病在毫毛腠理，夏病在皮肤。故春夏之人，阳气轻浮，肌肉瘦薄，血气未盛宜刺之浅；秋病在肉脉，冬病在筋骨，秋冬则阳气收藏，肌肉肥厚，血气充满，刺之宜深"。春夏温热属阳，阳病在表，邪气表浅，故针刺也宜浅；秋冬季节寒冷属阴，阴病在里，邪气较深，故针刺也宜深。自然环境与四时之变化影响着人体生命活动和疾病变化，在养生防病中应顺应自然规律，在治疗过程中应遵循因时、因地、因人制宜的原则。

针刺治疗过程中必须要全面考虑，综合分析，灵活运用，做到正确掌握针刺的深度、角度及方向，才能保证临床疗效，也才能防止出现针刺所导致的意外问题。

不穷①经络阴阳，多逢②刺禁③；
既论④脏腑虚实，须向经寻⑤。

①不穷：穷，推究到底。不穷是指不精通、不研究的意思。

②逢：遇，碰。此处有"犯"的意思。

③刺禁：指针刺禁忌。

④既论：既，既要；论，辨别、判定。表示讲究、探讨的意思。

⑤寻：求的意思。

如果不研究经络之阴阳的变化，在治疗时就可能出现不当治疗。如果能明确脏腑之虚实，就可以通过相应的经脉施以补虚泻实达到阴阳之平衡。

阴阳是中医学理论体系的基础，通过阴阳可以说明人体的生理结构，如上为阳，下为阴；体表为阳，体内为阴；背部为阳，腹部为阴；六腑为阳，五脏为阴；气为阳，血为阴。经络学说也是建立在阴阳基础之上的，经络以阴阳而分，中医治疗疾病应首辨阴阳。《黄帝内经》言："善诊者，察色按脉，先别阴阳……以治无过，以诊则不失亦。"疾病的发生，大多不外乎机体阴阳失去了平衡协调，所谓"阴阳乖戾，疾病乃起"，在治疗上，必须认识阴阳规律，予以适当的调节。《灵枢·根结》篇曰："用针之要，在于知调阴与阳。调阴与阳，精气乃光，合形与气，使神内藏。"《素问·阴阳应象大论篇》言："阴阳者，天地之道也，万物之纲纪，变化之父母，生杀之本始，神明之府也，治病必求于本。""病情变化，非一端能尽，万变万化，不越阴阳两法。"由此可见，阴阳在中医学中的重要性。

由于经络有一定的循行部位和脏腑络属，它可以反映经络本身及所属脏腑的病证。通过在经络上的诊察，可发现在经络循行路线上或者在经气聚集的某些穴位上有皮肤形态、色泽的变化，或有明显的结节、条索状物等阳性反应物或压痛点，这些都有助于对疾病的诊断，并且可以此分辨虚实。根据经脉所过，主治所及，与"虚则补之，实则泻之"的原则，施以相应的方法，选取对应的穴位，施以合理的治疗，通过补虚泻实，最终达到阴阳平衡。

原夫起自中焦[①]，水初下漏[②]。

太阴为始，至厥阴而方终[③]；

穴出云门，抵期门而最后。

①原夫起自中焦：原，事物的开始，起自；夫，代词，一般指"这""那"，这里指经络。经脉开始（手太阴肺经）起于中焦。

②水初下漏：漏，漏壶。古代的一种滴水计时仪器。水初下漏，是以水之开始下漏，比喻人之气血开始流注，这里也说明气血是按一定的时间流注于各经的。

③太阴为始，至厥阴而方终：太阴，指手太阴肺经。厥阴，指足厥阴肝经。十二经脉的气血流注始于手太阴肺经，终于足厥阴肝经。

经脉运行起始于中焦，气血按时辰流注各经。从手太阴肺经开始至足厥阴肝经一周终而复始。自中府穴出于云门穴，循着各经穴位的起点和终点顺序流注，止于期门穴。（云门是手太阴肺经的第二个穴位，期门是足厥阴肝经的最后一个穴位。因二穴穴名中均有"门"字，故本歌赋用于表示十二经脉中气血循行的开始和结束。）

肺主气而朝百脉，肺为华盖之府，故能担当十二经脉之首发经脉，但肺气需要脾胃所化生，故手太阴肺经起于中焦而非该脏腑。从手太阴肺经中焦中府穴，出于云门穴起，至少商穴止；卯时手阳明大肠经，自商阳穴起至迎香穴止；辰时足阳明胃经，自头维穴至厉兑穴；巳时足太阴脾经，自隐白穴至大包穴；午时手少阴心经，自极泉穴至少冲穴；未时手太阳小肠经，自少泽穴至听宫穴；申时足太阳膀胱经，自睛明穴至至阴穴；酉时足少阴肾经，自涌泉穴至俞府穴；戌时手厥阴心包经，自天池穴至中冲穴；亥时手少阳三焦经，自关冲穴至耳门穴；子时足少阳胆经，自瞳子髎穴至足窍阴穴；丑时足厥阴肝经，自大敦穴至期门穴而终。十二经脉就如此连贯起来，构成"如环无端"的气血流注关系，周而复始，与滴漏无差也。这是十二经脉气血从始至终的走向与流注，每个针灸医者都当应熟知这种经脉气血流注规律。

正经十二，别络走三百余支①；

正侧仰伏②，气血有六百余候③。

①别络走三百余支：别络，指穴位。300余支，指十二经经穴的数目。

②仰伏：仰是仰起，伏是伏倒，在此处是指身体上下的意思。

③候：指一种症状或征象的表现。

　　人身有十二正经，300余络脉（此处络脉指穴点，指经穴300余穴），在身体的前后左右上下，在不同的部位都有穴位分布，全身共有600余穴（全身左右穴位计数），在这些穴位上能够表现出各种反应现象的所在。

　　正经十二，分别为手足三阴三阳，分别联系着相应的脏腑，沟通全身。穴位300余穴分布于全身，其穴位的发展经过了一定历程，在《黄帝内经》中实际记载160穴，《针灸甲乙经》中记载349穴，《铜人腧穴针灸图经》记载穴位354穴，《针灸大成》增加到359穴，清代李学川的《针灸逢源》记载361穴。别络走300余支，就指的是穴位300余穴，并非指络脉，《素问·徵四失论篇》言"夫经脉十二，络脉三百六十五，此皆人之所明知，工之所循用也"。《素问·调经论篇》言："夫十二经脉者，皆络三百六十五节。"此处的络脉及节均指穴位。但在诸多的注解中将别络解释为络脉，当应予以纠正。气血有600余候，也指的是穴位，因为十二正经左右对称，包括了全身左右总计数目为600多穴。

手足三阳，手走头而头走足；

手足三阴，足走腹而胸走手。

　　手足三阳经的手三阳经乃从手走头，足三阳经乃从头走足；手足三阴经的足三阴经乃从足走腹，手三阴经则从胸走手。

　　十二经脉的循行有一定的方向，或上行，或下行，形成"脉行之逆顺"，其走向有一定的规律。这就是《灵枢·逆顺肥瘦》所言的"手之三阴从脏走手，手之三阳从手走头，足之三阳从头走足，足之三阴从足走腹胸"。这种"脉行之逆顺"称之为流注。有了逆顺，十二经脉之间就连贯起来了，构成了"如环无端"的气血流注关系。对于十二经脉的走向和流注规律，每一个针灸医者必须熟练掌握，这是针灸医者的基础。

要识迎随①，须明逆顺②。

①迎随：是根据十二经脉循行方向，来达到补泻目的的一种针刺手法。迎，指针尖逆经气运行的方向，为泻法；随，指针尖顺经气运行的方向，为补法。

②逆顺：指经脉循行的走向，按迎随又为针刺补泻法之一，亦称针芒补泻。指以针尖方向与经脉之间的（迎）顺（随）关系来施行补泻的方法。

迎随补泻又称为"针向补泻"、"针头补泻"、"针尖补泻"。本法是以针刺方向与经脉循行走向的顺逆来区分补泻的一种补泻方法。《灵枢·终始》曰："凡刺之道，毕于终始，明知终始，五脏为纪，阴阳定矣。阴者主脏，阳者主腑，阳受气于四末，阴受气于五脏，故泻者迎之，补者随之，知迎知随，气可令和，和气之方，必通阴阳。"这就阐明了要确定阴阳各经循行逆顺的关系，就可以在用泻法时，迎而夺之，即迎着脉气的去路而刺入；补法就是随而济之，即顺着脉气的去路而刺入，以此来调和阴阳各经之循行。

《灵枢·九针十二原》曰："往者为逆，来者为顺，明知逆顺，正行无问，迎而夺之，恶得无虚，追而济之，恶得无实，迎之随之，以意和之，针道毕矣。"这说明了迎着经脉循行方向为往，往之意就是逆，随着经脉方向来为顺，故迎之意就是逆经而刺，随之意就是顺经刺。

《针灸大成》曰："迎随者，要知荣卫之流注。经脉之往来也。明其阴阳之经，逆顺而取之，迎者以针头朝其源而逆之，随者以针头从其流而顺之。是故逆之者为泻，为迎；顺之者为补，为随，若能知迎随，令气必合。"这种以针尖的进针方向施行的补泻理论，认为可以疏导经气之流行，推动气血之运行或牵制经气的流行，阻碍气血的运行以达到补泻的目的。

其临床实际操作有两种方法

其一：进针时针尖迎着经脉来的方向斜刺而入为泻；若将针尖随着经脉去的方向斜刺而入为补。

其二：顺着经脉取穴，依次而针的方法为补；迎着经脉取穴，依次而针为泻。

况①夫阴阳②气血，多少为最③。

厥阴太阳，少气多血；

太阴少阴，少血多气；

而又气多血少者，少阳之分④；

气盛血多者，阳明之位。

①况：况且。表示深入一层。

②阴阳：指经脉的阴阳。

③最：首要，最重要。

④分：部分，部位。与下文"位"含义相同。

况且了解阴阳经脉气血的多少最为重要。手足厥阴经、手足太阳经少气多血；手足太阴经、手足少阴经少血多气；手足少阳经多气少血；手足阳明经多气多血。

十二经脉主运行气血，而各经气血的分布则有多有少。血多的适宜出血，气多的适宜出气，血气少则不宜出血、出气。《灵枢·九针论》言："阳明多血多气，太阳多血少气，少阳多气少血，太阴多血少气，厥阴多血少气，少阴多气少血；故曰：刺阳明，出血气；刺太阳，出血恶气；刺少阳，出气恶血；刺太阴，出血恶气；刺厥阴，出血恶气；刺少阴，出气恶血也。"

在《黄帝内经》中《素问·血气形志篇》及《太素·知形气所宜》中也有相关论述，且有所不同，但后世多以《灵枢·九针论》为依据。

先详①多少②之宜，次察应至之气③。

①详：了解的意思。

②多少：指各经脉气血多少。

③气：指针刺时穴位中气机的变化。

凡在针刺前，先要明确每条经脉的气血之多少，在针刺时一定要注意穴位下的不同反应。

因为不同经脉中气血的多少存在差异，在针刺前要先明确相关经脉气血多少的不同，根据气血的多少施以相应的治疗，多血少气的经脉适宜刺血治疗，若是少血多气的经络就不适宜多用刺络法泻血，若是痿证则宜取多血多气的手足阳明经，故在临床有痿证独取阳明之说。另外血气多少与针刺的深浅和补泻的运用有一定的联系。《灵枢·经水》："足阳明五脏六腑之海也，其脉大血多，气盛壮热，刺此者不深弗散，不留不泻也。足阳明刺深六分，留十呼……"意指足阳明血气盛大，只有深刺和久留针，才能散气泻邪。其余各经，太阳、少阳、太阴、少阴、厥阴的针刺深度，依次递减为五分、四分、三分、二分、一分；留针呼吸数，依次递减为七呼、五呼、四呼、三呼、二呼。

《灵枢·九针十二原》曰："刺之而气不至，无问其数，刺之而气至，乃去之，勿复刺……刺之要，气至而有效，效之信，若风之吹云，明乎若见苍天，刺之道毕矣。"在这里强调了针刺获得疗效必须先要得气，得气之效如风吹云散，明朗地看见了晴天，可见针刺得气的重要性。所谓针刺得气，就是针刺后患者出现的特殊反应，首先是患者的自我感觉，如酸、麻、胀、痛、冷、热等多种感觉，或者在皮肤表面局部甚或全身出现可见的一些反应，如丘疹、红线、白线等。还有医者在针刺过程中能感受到针下的一些反应，如针下发沉、发涩、发滞等感觉，正如下文所言的"如鱼吞钩饵"。即"次察应至之气"的意思。

轻滑慢而未来，沉涩紧而已至。
既至也，量^①寒热而留疾^②；
未至也，据虚实而候气^③。

①量：估量；衡量。依据的意思。

②留疾：留，久留针的意思，寒证深刺久留针；疾，速出针的意思，热证浅刺不留针，或留针时间短。

③候气：等候得气的意思。

针刺后若是感觉针下轻浮、滑虚、慢迟是气未至，若是针下感觉沉涩紧则是得气。得气后，则要根据患者的寒热情况决定留针时间的长短及针刺的深浅；针刺后未得气，就采用候气法以得气，得气后再根据疾病之虚实施以补泻手法。在临床上，一般来说在得气的前提下，方可施以补泻手法，而获祛其邪胜、补其正虚的效果。

得气是针刺取效的关键，也是神应的一种表现，而得气与否，以及得气的迟速，不仅仅关乎针刺的疗效，而且也可以据此判断疾病的预后。得气可在患者与术者两者间有不同表现，患者是自身所感受到的酸、麻、胀、重、痒、痛及寒凉等一系列感觉。而术者的感觉是在手上，手下的沉紧、吸着、抽动等不同感觉，是得气的表现；若手下感觉虚滑轻浮，犹如刺豆腐般，这就是不得气的表现。

《灵枢·经脉》："盛则泻之，虚则补之，热则疾之，寒则留之，下陷则灸之，不盛不虚以经取之。"《灵枢·阴阳清浊》记载："故刺阴者，深而留之；刺阳者，浅而疾之。"热属阳，寒属阴。邪热怒张趋于外，阴寒凝滞趋于内，故针刺治疗热证，宜短留针或不留针；针刺治疗寒证，宜深刺久留针。

经言"用针之类，在于调气"。气至是针刺有效之基础。若针刺未得气，那就需要施以寻气、候气、催气之法。"候气法"就是聚精会神地持针静候，一心一意地体会针下之感，寻求"若有所触"的得气部，而后停留等待精气旺盛，直至针下徐缓而沉满为止。

气之至也，如鱼吞钩饵之浮沉^①；
气未至也，如闲处幽堂^②之深邃^③。
气速至而速效，气迟至而不治^④。

①浮沉：或沉或浮而动，此处指针感的反应。

②幽堂：幽静的内室。

③深邃：深远的意思。

④不治：不能医治，指无法治愈。

针刺得气时医者手下的感觉犹如钓鱼时上钩的鱼有沉而浮动感。如果针刺没有得气，则医者手下如闲居静室之中。得气越快一般来说起效就越快，得气缓慢疗效就会较差，甚或没有疗效。

在前文中已经明确说明了针刺得气或不得气时医者手下的感觉，通过医者手下的感觉就可以明确针刺是否得气。此条进一步精要的总结了医者手下得气与否的感觉。秉承《灵枢·九针十二原》所言："刺之要，气至而有效，效之信，若风之吹云，明乎若见苍天。"由此强调了得气的重要性，可谓是经典的高度概括。但在临床实践中，一定要根据每个患者的实际情况而定，通过临床观察，患者有时得气反应虽然不明显，但临床疗效并不减，有的患者得气感很强，但临床疗效并不佳，总之以临床疗效为标准。所以在临床实际操作中应当全面分析，特殊情况下不要刻意追求得气感，前提是能让患者接受，首先在保证安全的情况下达到一定的得气反应，也不可太过。

不得气或得气迟缓的原因，一般多因取穴不准，或因针刺深浅不当，或因患者身体过于虚弱、病情危重。取穴不准者，可重新取穴或调整针刺角度，针刺深浅不当者，可重新调整使其深浅适度，或留针以候气，或施术以催气，以达到一定的得气感。

以上几条均强调了针刺得气的重要性，"得气"与疗效有密切的关系。实践也证明，凡是得气者，一般疗效较好；不得气者，一般疗效较差，或无效。《难经·七十八难》言："不得气，乃与男外女内；不得气，是为十死不治也。"

观夫九针①之法，毫针最微②，
七星上应③，众穴主持④。

①九针：指不同的九种针具。即镵针、员针、锃针、锋针、铍针、员利针、毫针、长针和大针。

②微：深奥；微妙。

③七星上应：天有七星，人有七窍，七窍在头部，七星的部位在天，两者都在上，所以将七窍联系了七星。主要说明毫针可在头面七窍部位针刺，且治疗作用广泛，是最常用的针具。

④众穴主持：众穴，指全身穴位；主持，支持的意思。

运用九针治病，毫针最为精妙，临床运用最多，它与天上北斗七星相应，人体众多的穴位皆可以用毫针针刺。

本句则是来源于《灵枢·九针论》中："七者星也。星者人之七窍，邪之所客于经，而为痛痹，舍于经络者也，故为之治针，令尖如蚊虻喙，静以徐往，微以久留，正气因之，真邪俱往，出针而养者也……七曰毫针。"《灵枢·官针》曰："凡刺之要，官针最妙。九针之宜，各有所为，长短大小，各有所施也，不得其用，病弗能移。"九针是古代九种不同形式的针具，在《灵枢·九针十二原》中曰："九针之名，各不同形。一曰镵针……二曰员针……三曰锓针……四曰锋针……五曰铍针……六曰员利针……七曰毫针……八曰长针……九曰大针。"九针之宜，各有所为，古人通过长期的医疗实践，总结积累了使用九针的经验，《素问·针解篇》总结为："一针皮，二针肉，三针脉，四针筋，五针骨，六针调阴阳，七针益精，八针除风，九针通九窍。"九针具体的用途可归纳如下。

第一，镵针：用于浅刺皮肤泻血，治头身热证。

第二，员针：用于按摩体表，治分肉间气滞，不伤肌肉。

第三，锓针：用于按压经脉。

第四，锋针：用于泻血，治痈肿、热。

第五，铍针：用于脓痈、外证割治。

第六，员利针：用于痈肿、痹症，可深刺。

第七，毫针：用于寒热、痛痹。

第八，长针：用于深刺，治深邪痼痹。

第九，大针：用于泄水，其中临床所用的火针也是大针的一种，治疗瘰疬、乳痈、脓肿等。

目前所应用的针具为古代九针的进一步发展。如镵针，在现代发展为皮肤针。锋针即现在所用的三棱针。长针是毫针的加长，现代应用的芒针即系长针的演变。大针是毫针的加大，现在所用的"赤医针"就是大针的演变。九针中应用最广的则是毫针，为历代医家所重视。故目前在临床上，毫针仍是最主要的针具，人身所有穴位几乎都可用于毫针针刺，目前毫针禁刺的穴位仅有神阙与乳根二穴。

本形金[1]也，有蠲[2]邪扶正之道；
短长水也[3]，有决凝开滞之机[4]。

[1]本形金：金，指金属，此处指针具。针具是由金属制作而成的。

[2]蠲：祛除、排出的意思。

[3]短长水也：水，水与八卦中的坎卦相应，坎卦符号长短不一。针具长短

不一，以其比喻。还比喻针具像江海与河道一样长短宽狭不同，供气血运行，像五行之水，故言针应水也。

④机：技巧、灵巧的意思。这里引申为方法。

针灸的发展经历了一个漫长的过程，由砭石到金属针具，自金属针具诞生后，针灸就有了巨大的生命力，被广泛发展运用。针灸治病重在于"通"和"调"。"通"即疏通经络的作用，"调"即调和气血（扶正祛邪）、调和阴阳的作用。针灸疏通经络的作用可使瘀阻的经络通畅而发挥其正常生理功能，是针灸最基本和最直接的治疗作用。

毫针针具由金属制作而成，属金，具有祛邪扶正的功效，针的长短变化如水之灵动，通过针刺方法可达到祛瘀通滞的效果。

定刺象木，或斜或正①；

口藏比火②，进阳补羸③。

循机扪塞以象土④，实⑤应五行而可知。

①定刺象木，或斜或正：木，指针刺像树木枝干的形态；或斜或正，指针刺的方向，有直刺、斜刺及平刺之分。

②口藏比火：将针含在口内加温的方法。

③羸（léi）：消瘦的意思。

④循机扪塞以象土：机，指事物变化之所由，此处是指循着气血往来的通道；扪，抚摸，按压的意思。本句表示通过针刺可通行气血，针刺完毕后，按压穴位就像用土填塞。

⑤实：的确；确实。

针刺角度可有直刺、斜刺及平刺之不同，犹如树木之枝干一样方向不同；针刺时以针含于口，气之温，犹如火之温热，有助阳补虚之效；通调经脉之气血，针刺完毕取针之时要迅速按压针孔，犹如用土填塞防止经气外泄，谓之补法。由此可知毫针治疗应于五行。

本句谈到了针刺中的三个基本环节：针刺角度、温针（口藏）及取针后按压针孔。针刺角度一是关乎针刺的疗效，二是关乎针刺的安全性。临床中根据针身与所刺穴位皮肤表面所成的角度分为：直刺、平刺、斜刺。针刺的角度与所刺的部位及病情需求有关，人身多处部位适合直刺，在重要脏器及皮肤浅薄的部位多施以斜刺或平刺；"口藏比火"是古代针刺时以针含于口的一种温热法，这种方法早已不适用于当今临床，其所用犹如当今的温针灸之意，温针灸具有针与灸的双重功效，艾灸可起到补虚与扶阳的功效，可谓是一举两得，余常以温针灸的方法用于临床，不但适用于治疗常见病，而且对一些顽症痼疾也有很好的疗效，值得临床重视。针刺后按压针孔与否这与补泻有关，属于补泻法中的开阖之补泻。其主要起到增强补虚泻实、调和阴阳的功效。按压针孔为补法，迅速按压针孔可令经气不外泻，大摇针孔为泻法，可使邪气逸出。该法用于出针时的补泻，不单独使用，常与其他补泻法同用，用于各种虚实之证。

以上所言皆是针刺时的细微之处，临床不可不察，细节决定成败，临床医者应当全面考虑，仔细认真，不可马虎大意，这是提高临床疗效及关乎安全性的基本问题。

然是三寸六分，包含妙理；
虽细桢①于毫发，同贯②多歧③。
可平④五脏之寒热，能调六腑之虚实。

①桢：古时筑墙所需的木柱，在墙两端的叫桢，在墙两边的叫杆，此处指针之细。

②贯：贯通的意思。

③歧：此处指人身气血的通路。

④平：平定、平息的意思，此处指调理、治疗的意思。与下文的"调"意思相同。

毫针长三寸六分，包含着一定的微妙道理（是指针刺的作用机制）；毫针针具虽然细如毫发，但针刺用之就能够贯通人体气血之通路。用于调理五脏六腑之寒热虚实，平复病态，治愈疾病。

《灵枢·九针十二原》曰："七曰毫针，长三寸六分。"《灵枢·九针论》曰："毫针取法于毫毛，长一寸六分。主寒热痛痹在络者也。"又言"毫针者，尖如蚊虻喙，静以徐往，微以久留之而养，以取痛痹"。此处与《针灸甲乙经》中所载"一寸六分"一致。毫针针身微细，用之不伤正气，作用广泛，可根据患者病情需求施以相应的治疗，根据热则清之，寒则温之，虚则补之，实则泻之等理论，治疗寒热虚实等各证，应用最为广泛。

微细的毫针可以调理全身疾病，无论寒热虚实，经络脏腑之疾皆可以有效地调理，通过针刺通其经脉，调其气血，平衡阴阳，使失衡的机体恢复常态。

拘挛闭塞，遣①八邪②而去矣；
寒热痹痛，开四关③而已之。

①遣：派遣、差遣的意思，此处指用的意思。

②八邪：指经外奇穴八邪穴，在手背指缝间8个穴位的总称。

③四关：指双合谷、双太冲并用，又名为开四关。

肢体拘挛，气血不通，用八邪（经外奇穴）可得以治愈。寒热痛痹之症开四关（双合谷、双太冲）可得以治愈。

此处"八邪"在历代多注解为外邪之气，但就整句所言来分析，此处"八邪"应指经外奇穴八邪穴，与其后的"开四关"相应。若解释为外来邪气的意思，整句话的意思不连贯，有牵强之意，故应是八邪穴。八邪穴有疏通经络、解除肢体拘挛的作用，主要针对手指拘挛，余在临床中将其用于治疗中风后手指拘挛不伸极具特效。八邪穴具有清热解毒、消肿止痛、疏通经络的作用。

关于四关的注解目前主要有两种观点，"四关"一词最早出于《灵枢·九针十二原》中，其载曰："五脏有六腑，六腑有十二原，十二原出于四关，四关主治五脏。""十二原出于四关"，意思就是十二原穴出于"四关"，由此看出"四关"则是指部位而言，而非穴位。早在明代医家马莳所著的《黄帝内经灵枢注证发微》已有明确的注解，他对"四关"的解释是："四关者，即手肘足膝之所乃关节之大系也。故凡井荥输经合之穴，皆手不过肘足不过膝也。"认为四关是指双肘及双膝，其后有诸多医家赞同此观点。另一个观点主要出自于本句，明代著名医家徐凤在《针灸大全》中注解本句中言："四关者，五脏有六腑，六腑有十二原，十二原出于四关，太冲、合谷是也。"对此很明确地指出了开四关是指双合谷与双太冲，并且还直接指出《标幽赋》之"四关"就是《黄帝内经·灵枢》之"四关"，这一注解对后世的影响极大，著名针灸医家杨继洲也赞同这一观点。目前，一般所言开四关就是指双合谷与双太冲。就当下的针灸学术观点来看，一般认为《黄帝内经·灵枢》中的"四关"是指4个部位，而在本句中就是指双合谷、双太冲4个穴位。这种认识是正确的，两者不可混淆。另外还有医家认为《黄帝内经·灵枢》中的"四关"是指腕、踝、膈、脐4个部位，并非双肘双膝，对此解释最为明确的当属当代著名针灸大家高树中教授在其所著的《一针疗法》中的说明，这一观点理论依据可靠，值得临床重视。双合谷与双太冲配用确有非同一般的疗效，二穴均为原穴，合谷属阳，太冲属阴，根据"阴阳互根"和"孤阴不生、孤阳不长"的理论；又因合谷善调气，阳明经乃多气多血之经，太冲主调血，肝经少气多血，肝藏血，体阴而用阳，两穴相配，在功能上相互协调，可以起到调和气血的作用。两穴原原相配，一阴一阳、一上一下、一脏一腑、一气一血，相得益彰，故治疗作用十分广泛，治疗效果十分强大，是临床常用的对穴组合。

凡刺者，使本神①朝②而后入；

既刺也，使本神定而气随③；

神不朝而勿刺，神已定而可施。

①本神：指精神。

②朝：指会聚。

③气随：指引导经气。

凡在针刺之时，应当使患者的精神集中之后再施以针刺；每当施以针刺，都应先使患者精神集中，从而才能使气随针而行；如果患者精神不能集中则暂时不适宜针刺，当神气安定了再施以针刺。

《灵枢·本神》篇曰："凡刺之法，先必本于神。"《灵枢·官能》篇也载有："用针之要，勿忘其神。"且在《灵枢·九针十二原》篇中以"粗守形，上守神"来区分刺法技术的高低。由此可见，"神"在针灸治病中的重要性。本句主要是指出了针刺时让患者聚精会神的重要性，针刺时不仅患者要聚神，并且医者也同样需要聚精会神。如在《素问·宝命全形论篇》曰："凡刺之真，必先治神。"强调了"治神"在针刺治疗中的重要性，针刺治病的关键，一定要先聚精会神。不仅《黄帝内经》中非常重视"神"的重要性，且历代医家都非常重视"神"在针刺治疗中的重要作用，并且也多有相关临床运用。如近现代著名针灸医家承淡安先生认为擅于治神是提高针刺疗效的关键环节之一，他强调在给患者施术前要先与患者密切交流，让患者能安神。当代针灸名家周德安前辈非常注重"治神"的思想，特别强调医者的精神和心理状态，以及对患者元神的整体调控，将"治神"这一思想内涵进一步延伸，并且根据自己的经验总结出了一系列的针灸"治神"之方，如"四神方""治神十法"等。"靳三针"创始人靳瑞教授认为针刺疗法的内在关键是"治神"，强调了针刺前要定神、察神、安神、聚神，针刺中要持针入神，持针治神，行针要心手相应，神御气和，并强调留针实神和针后养神。现代著名针灸医家石学敏院士则强调针刺当以守神为要，应高度重视其重要性，并且建立了治神的学术体系。由此可知，针刺治病，从古至今都得注重"神"，既要注重患者之"神"，更要集中医者之"神"。可见治神的重要性，每个针灸医者对此都应重视！

定脚处①，取气血为主意②；

下手处③，认水火④（木）是根基。

①定脚处：指下针时。定脚，开始。处，时；时候。与本句中"下手处"意思相同。

②主意：主旨。

③下手处：与上文"定脚处"意思相同。

④水火：指阴阳。

下针时当以调气血最为重要，在针刺治疗时，明确阴阳之失调，应以调和阴阳为基本大法。

"定脚处，取气血为主意"的历代注解基本相同，但"下手处，认水火（木）是根基"的注解历来多有不同，可谓是"智者见智，仁者见仁"。综合目前各种说法有两派主流注解。

一是以明代大医家杨继洲为代表的注解，这一注解影响力最大，杨继洲在《针灸大成》中对其注释为"下手亦言用针也，水者母也，木者子也，是水能生木也，是故济母裨其不足，夺子平其有余，此言用针，必先认子母相生之义，举水木而不及土金火者，省文也"，认为下手用针时，必须以子母补泻为根基。但就其从本句的上文与前文来分析，以子母补泻为解不相符合，本句是从大法而论，是以调气血，调阴阳而言，子母补泻法归属于五输穴或补泻方法之范畴。再者后文也有子母补泻法的运用，所以解释为子母补泻有牵强之意。

再就是以明代杰出医学家张介宾为代表。张介宾在《类经图翼》中以《黄帝内经·素问》"水为阴，火为阳""水火者，阴阳之征兆也"为依据，将此句改为"下手处，认水火（阴阳）为根基"，认为在针刺时应注意阴阳的变化。阴阳失调则是疾病发生发展的根本原因，调和阴阳是针灸治病的最终目的，故《灵枢·根结》曰："用针之要，在于知调阴与阳，调阴与阳，精气乃光。"《素问·至真要大论篇》也言："调气之方，必别阴阳。""谨察阴阳所在而调之，以平为期。"因此阴阳才是治病之根基。此种解释则是最符合原义的说法，余在此处也认同下针之时必别阴阳，调阴阳是治病之根基的说法。

当然还有诸多的相关注解，如还有人注解"水木"是五输穴的意思，其意为下手针刺时，应在辨证论治的基础上，根据气血盛衰的情况，选取五输穴，以五输穴为根基；还有人认为是补泻手法，解释为济母为补，夺子为泻。以上注解皆与整句话不相衔接，并有牵强之意，故不足以支持。其他各种注解不再列举。

天地人三才①也，涌泉同璇玑、百会；
上中下三部也，大包与天枢、地机。

①天地人三才：即三才，分别为天才、人才与地才，在五格剖象法中，三才为天格、人格、地格的总称。来源于《周易》中。在此以之类比的意思。

百会在头应天，璇玑在胸应人，涌泉在足心应地，故为天地人三才；大包在胸为上部，天枢在脐旁为中部，地机在下肢为下部，分别处于上中下三个不同部位，故属于上中下三部取穴。

"三才"原指天、地、人，出自《易经》。此处将头、胸、足三部以应天、地、人。百会在上应天，故为天才；涌泉在下应地，故为地才；璇玑在中应人，故为人才，这是"三才"在针灸学中的一种用法。还有"三才"针刺法，指针刺操作时按浅、中、深三层分别行针的针刺方法。针刺进入腧穴的深度为浅部、较深部、深部。分别为天部、人部、地部，即三才法，这一针法最早见于明代徐凤《金针赋》中，日后逐渐发展完善。

百会在人之高颠，头顶之上，可治疗脱肛、子宫脱垂、腹泻、足跟痛等在下的疾病；涌泉在人之足心，最下，可治疗头顶痛、头晕、失语、口舌生疮及耳鸣等在上的疾病；璇玑在胸部，可治疗喘息、咽喉肿痛等疾病。此三穴治疗疾病的特点是远离病患处，上病下取，下病上取。即提出了一种取穴思路，这种取穴特点是远离病患处，用针少，见效快，标本兼治，当值得临床重视。反观时下针灸临床，多以病患处及阿是取穴，扎针多，患者痛苦大，见效慢，难以治本。针灸医者应当深思！

阳跷、阳维并督带，主肩背腰腿在表之病；
阴跷、阴维、任、冲脉，去心腹①胁肋在里之疑②。

①心腹：即胸腹。

②疑：同"凝"，凝滞。这里指疾病的意思。

阳跷脉、阳维脉、督脉及带脉属阳，主治肩、背、腰、腿在表的病证；阴跷脉、阴维脉、任脉及冲脉属阴，主治心、腹、胁肋在里的相关病证。

本句是对奇经八脉治疗的总体概括，其治疗作用主要根据经脉循行特点而确定，通过阴阳表里属性分别。督脉、阳跷、阳维、带脉属阳，在表，主要治疗肩背腰腿之病。督脉为"阳脉之海"，可以调节全身阳经气血，反映脑、髓、肾的功能。因此《素问·骨空论篇》言："督脉为病，脊强反折。"《脉经》载："腰背强痛，不得俯仰，大人癫病，小人风痫疾。"阳维脉起于外踝下，合于足少阳胆经。《难经集注·二十八难》言："阳维者，维络诸阳，起于诸阳会也。"阳维脉在循行过程中与手足三阳经相交，并最后合于督脉。因此，阳维有维系、联络全身阳经的作用。《素问·刺腰痛篇》："阳维之脉，令人腰痛，痛上怫然肿，刺阳维之脉。"通过历代文献记载来看，阳维脉的病候主要表现为阳证、表证等。阳跷脉起于足太阳经的申脉，合于足太阳经，在目内眦处会合。阳跷脉循行于阳面，经下肢外侧，故可以治疗外侧痉挛拘急，内侧弛缓。带脉起于季肋部，像一条带子环绕在腰腹部，起到约束逐条经脉的作用。《难经·二十九难》言："带之为病，腹满、腰溶溶若做水中。"由此可见，以上奇经确为治疗肩背腰腿痛的重要经脉。

任脉、阴维、阴跷、冲脉属阴，在里，主要治疗胸腹胁肋等部位的病证。任脉被称为"阴脉之海"，具有调节阴经气血的作用。任脉主干行于前正中线，前为阴，诸阴经均直接或间接交会于任脉。因此《素问·骨空论篇》："任脉为病，男子内结、七疝，女子带下、瘕聚。"阴维脉起于诸阴交，合于足太阴脾经，阴维脉在循行过程中与足三阴经相交会，并最后合于任脉，阴维有维系、联络全身阴经的作用。阴维脉主要病候为阴证、里证，如心腹痛、胸胁痛等。阴跷脉起于足少阴肾经照海，至目内眦，与足太阳膀胱经和阳跷脉相会合。阴跷脉循行于阴面，经下肢内侧，故治疗下肢内侧痉挛拘急，外侧弛缓。冲脉从会阴出来后，在气街处与足少阴经相并，挟脐上行，至胸中而散。冲脉经脉病候主要表现为逆气上冲（如心痛、心烦、胸闷胁胀、腹痛里急等）；及生殖、泌尿系统病证（如男女不育、月经不调、遗尿等）。

奇经八脉中仅有任督二脉有自身的专属路线，也有自身的穴位，其余六条奇经均依附于其他经脉上，也没有自身专属的穴位，所以又将任督二脉合于十二经脉中，称之为十四经。奇经八脉之病的治疗常以八脉八穴为用，在十二经中专有八穴与奇经相通，被称为八脉交会穴，分别为后溪通于督脉，列缺通于任脉，申脉通于阳跷脉，照海通于阴跷脉，内关通于阴维脉，外关通于阳维脉，公孙通于冲脉，足临泣通于带脉，这八穴分别联系到相应的奇经中，通过这八穴治疗相应的奇经病证具有特效作用，为临证之首选穴，用之确具特效。

二陵、二跷、二交^①，似续而交五大^②；
两间、两商、两井^③，相依而别两支^④。

①二陵、二跷、二交：二陵即阴陵泉、阳陵泉两穴；二跷即阴跷（照海）、阳跷（申脉）两穴；二交即三阴交、阳交两穴。

②五大：五体的意思，指双手双足并头。

③两间、两商、两井：两间即二间、三间两穴；两商即少商、商阳两穴；两井即天井、肩井两穴。

④两支：支，同肢，指双上肢。

阴陵泉、阳陵泉、申脉（阳跷）、照海（阴跷）、三阴交、阳交六穴交相贯通于头部及双手双足；二间、三间、少商、商阳、天井、肩井六穴相依分布在双上肢。

　　阴陵泉与阳陵泉、申脉与照海、三阴交与阳交皆是一阴一阳，一内一外，均位于人体之下肢。此处并非言几穴同治疗某一疾病或同用，所表达之理有三个方面：一是主要强调了穴位穴名有其重要含义，应当理解穴名之含义；二是强调了四肢用穴的重要性，四肢用穴可治疗全身疾病；三是提示用穴当辨阴阳。

　　两间即三间与二间，二穴均为手阳明大肠经经络所过，根据主治所及，可为循经取穴之用；两商即少商与商阳，二经互为表里，表里两经气血相贯，脏腑相通，强调了表里两经的关系与重要性；两井即天井与肩井，二穴为同名经，同名经同气相求，气血相通，强调了同名经的关系与重要性。

大抵取穴之法，必有分寸①，
先审②自意，次观肉分③；
或伸屈而得之，或平直④而安定⑤。

　　①分寸：双关语。既指取穴的尺寸标准，又指骨度折量定位法。
　　②审：详查；细究。
　　③肉分：指肌肉的纹理，这里指患者身体筋骨肌肉肥瘦、长短等情况。
　　④平直：平，平卧；直，直立或正坐。此处指针刺时卧位和坐位。
　　⑤安定：体位安适而确定穴位。
　　取穴的方法，必须明了骨度折量定位法，再根据患者身体筋骨肌肉肥瘦长短度量取穴。取穴时根据取穴部位或伸屈肢体，或平卧，或直立，以自然安定的状态而取之。

　　穴位定位准确与否直接影响到治疗效果，这是针灸临床最基本内容之一，因此历代医家都非常重视。正如《太平圣惠方》所言："穴点以差讹，治病全然纰缪。"为了能够准确定穴，古代医家经过长期临床实践总结了一套行之有效的准确定穴法。包括体表标志定位法、骨度折量定位法、指寸定位法、简便取穴法等。临床中以骨度折量定位法与体表标志定位法最为准确，骨度折量定位法又称骨度分寸定位法、骨度法等。不论男女老幼，肥瘦高矮，只要部位相同，其尺寸便相同，其最早来源于《黄帝内经·灵枢》，并有《灵枢·骨度》专篇。比如前发际正中至后发际为12寸，眉间印堂至前发际正中为3寸，剑胸联合中点至脐为8寸等，这些骨度折量寸必须熟记于心，灵活运用。

　　取穴准确与否与体位是否得当也有着重要的关系，体位的摆正与所取的穴位相关，如取用曲池穴时，应当屈肘，"曲池拱手取"，如取用神门、阴郄、通里、灵道等穴应仰掌取穴，如取用哑门、风府等穴时应当伏案正坐位，使头微前倾，项肌放松；环跳取穴，应伸直下腿，上腿屈髋屈膝；背腰部取穴应当以俯卧位取穴，头部取穴应以坐位取穴等。所以取穴时一定要先根据所取的穴位让患者摆正好姿势，这是保证准确取穴及安全取穴的前提，每个针灸医者都应务必重视，准确地把握取穴方法。

在阳部①筋骨之侧，陷下②为真；
在阴分③郄腘④之间，动脉相应。

①阳部：指诸阳经。

②陷下：指筋骨侧的凹陷处。

③阴分：指诸阴经。

④郄腘：郄，同隙，指缝隙；腘，指膝弯。此处泛指四肢各关节屈曲面的凹陷。

阳经取穴多在筋骨旁，以指按陷下处取穴为准确；阴经取穴多在筋骨缝隙之间、腘窝部，取穴以指下脉应处为准确。

此处是对正确快速取穴规律的总结，穴位多在筋骨脉间隙，因此腧穴最早称之为孔穴。"穴"即是孔隙的意思，因穴位多在骨、筋、脉之间。对此总结最到位的当属现代著名针灸专家杨甲三先生的取穴方法，名为"三边三间取穴法"。该方法取穴简单、准确、概括性强。所谓"三边"是指骨边、筋边、肉边；所谓"三间"是指骨间、筋间、肉间。此外，还有筋骨间、筋肉间等。对此还将手足三阴三阳经进一步作了概括性的取穴方法。这些取穴规律对临床定穴有着重要的指导意义，故将其总结如下以供参考。

手三阴经取穴规律

指尖部：指尖、爪甲角根。

掌指关节部：掌指关节后方。

腕部：两骨、两筋、一横纹。

前臂部：骨边、筋边、筋间。

肘关节部：横纹、纹头、筋两边。

上臂部：一肌两条沟中。

手三阳经取穴规律

指尖部：爪甲角根。

掌指关节部：掌指关节前后。

腕关节部：筋骨间。

前臂部：骨边、骨间、骨两边。

肘关节部：纹头、肘尖是标志。

上臂部：一肌一骨前后。

肩关节部：锁骨肩峰前后。

肩胛部：胛冈中、端、上、下。

颈部：一结、一角、一条肌。

足三阳经取穴规律

趾尖部：爪甲角根。

跖趾关节部：跖趾关节前后。

足踝部：踝尖上下前后。

小腿部：三条经脉各不相同。

足三阴经取穴规律

足部：足心、爪甲根部。

跖趾关节部：跖趾关节前后。

足踝部：踝尖上下前后。

小腿部：骨边、骨中、筋边。

膝关节部：骨髁上下与后方。

取五穴用一穴而必端[①]，取三经用一经而可正。
头部与肩部详分[②]，督脉与任脉易定[③]。

①端：端正；准确。

②详分：审慎分辨。详，审慎。

③易定：容易确定。

取穴时以周围五穴相互参照方能准确地取用一个穴位，取一经经穴，要通过左右两经参照做比较方能准确取用。头部与肩部穴位较多，应注意仔细分取，督脉与任脉直行于背腹，通过椎体间隙及体位标志就比较容易确定。

本句强调了正确取穴的重要性，以及取穴的严谨性。在取某一个穴位时，先要了解这个穴位上下左右的其他穴位，当定某一经时，需要参照左右经脉的循行。只有这样全面的参考才能正确地定位取穴。

任脉与督脉分别位于人体的前后正中线上，因此任督二脉之穴较容易确定。督脉取穴常以椎体为标准，如第7颈椎、第7胸椎、底腰椎等，任脉取穴常用以体表标志物，如剑突联合中点、乳头、脐中等。任督二脉穴位也常作为两旁经穴定位的参考依据。而头部和肩部的穴位比较复杂，取穴时需要仔细诊察。

明标与本，论刺深刺浅之经①；
住痛移疼，取相交相贯之径②。

①论刺深刺浅之经：指衡量经脉的针刺深浅。指十二经脉的针刺深浅有所不同。论，衡量；评定。

②取相交相贯之径：相交，指多条经脉相交；相贯，指经脉贯通交会；径，小路的意思，这里指穴位。

治疗疾病首先要明确患者之标本所在，根据治标与治本之需求施以适宜的针刺，在针刺时，辨证论治，考虑应取哪一条经，宜用深刺或浅刺。治疗疼痛一类疾病宜取经脉交会穴。

"标本"在中医学上有丰富的内涵，在针灸学中也有特殊的意义。《素问·标本病传论篇》："知标本者，万举万当，不知标本，是为妄行。"非常明确地指出"标本"是中医治疗的基本原则，强调了标本理论对指导中医临床具有重要意义。

"标"与"本"是相对而言，指在疾病的发展变化中各种矛盾的主次关系。它的含义极为广泛，可以说明疾病过程中各种矛盾的本末、主次、先后关系。它是"小而大，言一而知百病之害，少而多，浅而博，可以言一而知百也"。首先就人体部位来讲，则内为本，外为标，下为本，上为标。从《黄帝内经·灵枢》所载十二经脉标本来看，则四肢为本，头、身为标。就病因和症状而论，病因为本，症状为标。就邪正来说，一般是正气为本，邪气为标，但也有例外。如《素问·标本病传论篇》："病发而有余，本而标之，先治其本，后治其标。病发而不足，标而本之，先治其标，后治其本。"就是以邪气为本，正气为标。从发病时间上来看，先病为本，后病为标；旧病为本，新病为标。由于疾病的标本不同，在治疗上也应有先后，有逆治、从治，有治本、治标的不同方法及标本兼治之法。如《素问·标本病传论篇》："先热而后生病者，治其本……先病而后中满者，治其标。"又言"先病后泄者，治其本"；"先泄而后生他病者，治其本"。在《素问·至真要大论篇》曰："从外之内者，治其外；从内之外者，调其内；从内之外而盛于外者，先调其内，后治其外；从外之内而盛于内者，先治其外，后调其内，中外不相及，则治主病。"就属此例，以疾病的标本为主来论述治疗原则。

在临床上，一般对疾病治疗"有取标而得者，有取本而得者，有逆取而得者，有从取而得者"。但总的原则是"急则治其标，缓则治其本"，或"标本兼治"。对于如何治标与治本，《素问·标本病传论篇》云："谨察间甚，以意调之，间者并行，甚者独行。"临床中应谨慎观察患者病情的轻重，根据疾病的标本进行调治。病轻的，标本同治；病重的，单治本或单治标。只有如此，才能万举万当，不致妄行。

岂不闻脏腑病，而求门、海、俞、募①之微；
经络滞，而求原、别、交、会②之道。

①门、海、俞、募：门，指以"门"命名的腧穴。经穴中以"门"命名的穴位共22个，即京门、章门、期门、云门、梁门、滑肉门、关门、箕门、冲门、神门、风门、魂门、金门、殷门、肓门、幽门、郄门、液门、耳门、命门、哑门、石门；海，指以"海"命名的腧穴。经穴中以"海"命名的穴位共5个，即气海、血海、少海、小海、照海；俞，指十二背俞穴；募，指十二腹募穴。

②原、别、交、会：原，指十二原穴；别，别络，指十五络穴；交：指交会穴；会，指八会穴。

诊断与治疗脏腑疾病的时候，通过仔细扪求以"门"、"海"二字来定名的孔穴，及十二背俞、十二募穴的细微变化可以得知相应脏腑疾病。经络气血阻滞时要用十二原穴、十五络穴、交会穴及八会穴施以治疗。

此处强调了各类特定穴的重要性，穴位不仅是治疗点，也是疾病的反应点，尤其是各类特定穴在诊断疾病上更具特异性。正如《灵枢·九针十二原》言："十二原各有所出，明知其原，睹其应，而知五脏之害矣。"这些特定穴在临床上最能反映五脏六腑的虚实盛衰，当这些特定穴上出现了异常症状，如结节、陷下、条索状物、压痛、过敏、出血点、丘疹等，由此可明确相应脏腑之疾。

经过历代临床发展，将特定穴归为了10类，分别是五输穴、原穴、络穴、郄穴、八会穴、八脉交会穴、背俞穴、腹募穴、下合穴、交会穴。各类特定穴皆有一定的特点和治疗规律，正确地掌握，有效地运用，是精穴疏针的关键，是作为合格的针灸医师务必要掌握的重点内容。

更穷四根三结①，依标本而刺无不痊；
但用八法②、五门③，分主客④而针无不效。

①四根三结：是十二经脉根结部位的穴位。经气起之处，叫根；经气结聚之处，叫结。因经气皆根于四肢远端，故称"四根"；皆结于头、胸、腹部，故称"三结"。

②八法：指8种不同的针法。目前有3种说法，一是杨氏所注解的针之八法，一迎随，二转针，三手指，四针投，五虚实，六动摇，七提按，八呼吸；

二是指烧山火、透天凉、阳中隐阴、阴中隐阳、子午捣臼、进气法、留气法、抽添法之八法；三是指灵龟八法。余更倾向于第3种说法。

③五门：也有两说，一是指肘膝关节以下各经之井、荥、输、经、合五门特定穴位；另一种是指灵龟八法中五门十变的法则。余倾向于第二种说法。

④主客：说法不一，一指八法八穴，有一种主客的规定，这是从八穴相互交会的关系而来的。如内关与公孙，外关与足临泣，列缺与照海，后溪与申脉，像这样四穴在手，四穴在足，如运用八法针治时，若以手部穴位为主，即以和它相交会的足部穴为客，反之用足部穴为主，即以相交会的手部穴为客；还一说，指正气和病邪。余倾向于第1种说法。

需要更进一步地深入钻研，掌握经脉的根结和标本上下关系理论，按此针刺则治疗疾病的范围就非常广泛、灵活。临床根据灵龟八法中五门十变的法则，先主后客，而无不效之理。

标本与根结之理论是针灸学中的重要内容，其理论最早见于《黄帝内经》一书。标本首见于《灵枢·卫气》，根结首见于《灵枢·根结》。什么是"标本"呢？木之末梢称为"标"，木之根本称为"本"，经络学说中的标本概念，是借"标""本"二字来称经气集中和扩散的一定部位，以阐明四肢与躯干之间气血运行的升降关系。稍与根，其位置有高下之分，即"标"在上而"本"在下。人体头面胸背等部位与四肢部位相对来说，前者位置高，后者位置低，因此，十二经中，"标"在头面胸背上部，而"本"则在四肢下部。

何谓"根结"呢？"根"有根源的意思，"结"有终结的意思。经气所起为"根"，所归为"结"。具体来说，"根"是指四肢末端井穴，是经气的发起；"结"指头面躯干的有关部位和器官，为经气所聚。即十二经根于四肢末端，称为"四根"；结于头、胸、腹三部，称为"三结"。

"标本"与"根结"有其一致性，都是论证四肢与头面躯干的密切联系，以四肢部为"根"、为"本"，头身部为"结"、为"标"，从而突出了四肢穴位的重要性，"标本"与"根结"皆是强调了四肢末端穴位的重要性。四肢的根部，特别是肘膝以下各穴位的主治作用，不仅治疗局部之疾患，更重要的是可以用于远距离的头面、躯干部疾患。如合谷在手治疗头面部疾患特效；内关在手治疗胸部心脏病特效；足三里在下肢以治疗腹部及头面部疾患为主；至阴在足治疗眼疾及头面疾患甚效。相反的，头面部与胸腹部的穴位，主要治疗穴位所在的疾病，较少能治疗四肢疾病。

标本与根结理论共同阐述了经气在四肢与头身内脏之间的双向关系，这对于针灸临床取穴有着重要的指导意义。《灵枢·卫气》曰："能知六经标本者，可以无惑于天下。"充分强调了这一理论的重要性。

灵龟八法中五门十变是着重于日时配穴的针灸古法。其根据奇经八脉联系了十二经之中的列缺、后溪、公孙、足临泣、申脉、照海、外关、内关穴，又分别配合着八卦，各有一个用五行生成数来代表它的数字，再按照十个天干的顺序逢五相合，如甲与己合为土，乙与庚合为金，丙与辛合为水，丁与壬合为木，戊与癸合为火，即称为五门十变。八法就是用上述八穴，根据日时干支所代表的数字相加相乘，而得出一定的开穴时间。

关于八法主客的原理是根据八穴相交会的关系而来，如内关与公孙，外关与足临泣，列缺与照海，后溪与申脉，四组穴位中有四穴在手，有四穴在足，当运用八法针治时，若以手部穴位为主，即以和它相交会的足部穴位为客；反之若以足部穴位为主，那么与它相交会的手部穴位就为客。若以手上的内关为主，那么足上的公孙就为客，反之公孙为主，那么内关就为客，使之成为手足上下的主客相应关系，这种组合作用协同，相互促进，相得益彰，疗效倍增。

> **八脉始终连八会①，本是纪纲②；**
> **十二经络十二原③，是为枢要④。**

①八会：指八脉交会穴，分别是后溪、列缺、公孙、足临泣、内关、外关、照海、申脉。

②纪纲：指纲纪；法度。

③十二原：指十二原穴，分别是太渊、合谷、冲阳、太白、神门、腕骨、京骨、太溪、大陵、阳池、丘墟、太冲。

④枢要：指关键；重要。

奇经八脉交会于八穴，八穴是人身用穴之纲领。十二经联络十二原穴，是重要的气血枢纽。

目前对本句的注解多有误解，将"八脉始终连八穴"理解为八脉交会穴与八会穴之意，将"十二经络十二原"理解为络穴与原穴。通过本句话的全句来看，此种解释是完全不符合原义的。八脉始终连八会是指奇经八脉与四肢部之八穴相会合，此处之八会并非是指八会穴，而是指八穴相交会的意思，最为恰当的说法应是八穴通于八脉，若指的是八会穴那么本句就是一句错误的话了，因八脉交会于八脉交会穴，而并非连于八会穴。十二经联络十二原穴，多注解为络穴与原穴，也是理解不当的，十二经脉各有一原穴，原穴与脏腑原气有着密切的联系。《难经》言："三焦者，原气之别使也，主通行三气，经历于五脏六腑。原者，三焦之尊号也，故所止辄为原。"原气通过三焦之通道，贯通运行上、中、下三焦，输布到五脏六腑、头身四肢，故为重要的气血枢纽。

八脉指奇经八脉，包括督脉、任脉、冲脉、带脉、阴维、阳维、阴跷、阳跷。八会指八脉交会穴，包括通于督脉的后溪，通于任脉的列缺，通于冲脉的公孙，通于带脉的足临泣，通于阴维脉的内关，通于阳维脉的外关，通于阴跷的照海，通于阳跷的申脉。由此可见，八穴通八脉，是以四肢部八穴为出发点，说明其治疗上的联系。所说相通和会合的部位就是指该穴的主治部位。八脉交会穴首见于窦氏（窦汉卿）的《针经指南》中，八穴有重要的作用，因此在此将其言之为用穴之纲领。正如李梴在《医学入门·针灸子午八法》中总结道："周身三百六十穴，统于手足六十六穴（指的是五输穴），六十六穴又统于八穴（就是指的此八穴）。"

十二原穴是穴位最重要的内容之一，由《黄帝内经》中就能明确这一点，在《黄帝内经·灵枢》一书中，第一篇就论述了十二原穴，并且名为《九针·十二原第一》，表明了原穴的重要性。在该篇中提到："五脏有六腑，六腑有十二原，十二原出于四关，四关主治五脏。五脏有疾，当取之十二原。十二原者，五脏之所以禀三百六十五节气味也。五脏有疾也，应出十二原。"

一日取六十六穴之法①，方见幽微②，
一时取一十二经之原③，始知要妙④。

①六十六穴之法：指子午流注井荥输原经合配穴法。

②幽微：指深奥隐微的意思。

③一时取一十二经之原：指子午流注取穴法中的"纳支法"（又叫"纳子法"）的一种。这种方法是一天中的时辰顺序配合十二经气流注，一个时辰用一经原穴的一种方法。如寅时气血流注于肺，则应取肺经原穴（太渊）。

④要妙：精深微妙。

针刺可用子午流注针法，这种针法是将六十六穴轮流分配在每一天的某一个时辰，根据某日某时开某穴，按时取穴针治，既有深奥的原理，又有微妙的作用。在按时取穴针法中，根据十二经脉气血的盛衰，分别配合十二时辰，在各经相应时辰取相应经脉的原穴进行治疗，这一方法玄妙深奥。

一日取穴六十六穴之法，就是逐日按时取穴的子午流注针灸古法。其主要是应用了十二经之五输穴与原穴，阴经三十穴（输原同穴，故是三十穴），阳经三十六穴（有单独的原穴，故三十六穴），合计为六十六穴。结合人体的生理规律和时间医学理论，取其开穴针刺，属于"纳甲法"。将其六十六穴轮流分配在每一日的某一个时辰，规定某日某时开某穴，如按时取穴针治，犹如顺水推舟之力，故作用强大。另一种为"纳支法"，它是按照十二经脉循行，先后承接的顺序，1日为24个时辰，2个小时为1个时辰，十二经脉，每一经脉为1个时辰，按时辰的次序，承接着卯时大肠，辰时胃，巳时脾，午时心，未时小肠，申时膀胱，酉时肾，戌时心包，亥时三焦，子时胆，丑时肝。这种按时配穴法，不论在任何一日的某个时辰，只要在它相配合的某经针治，例如辰时刺胃经，巳时刺脾经，午时刺心经等，疗效尤为显著。每一经皆有一个原穴，原穴为气血充盛之处，因此如在对应时辰的该经之原穴用针，其疗效最强。

原夫补泻之法，非^①呼吸而在手指；
速效之功，要交正^②而识^③本经。

①非：非但；不仅。

②交正：指表里两经取穴中的正经（本经）而言。交经（表经）取穴，是临床上常用的一种配穴方法。取本经腧穴治疗本经之病，叫"本经取穴"，也叫"正经取穴"，若又兼用与本经相表里之经的腧穴则为"交经配穴"。

③识：知道；认识。

补泻的方法，不仅仅是呼吸补泻方法，更重要的是在捻转、提插等不同的补泻手法，要获得迅速治愈的功效，就要在病变互为表里的经脉上选取相应的穴位。

俗语言："针灸易学，补泻难明""扎针不灵，补泻不明"。由此说明了补泻手法的重要性及补泻手法难以掌握的特性。针刺补泻源于《黄帝内经》，《灵枢·经脉》篇言："盛则泻之，虚则补之，热则疾之，寒则留之，陷下则灸之，不盛不虚以经取之。"即指明了针刺疗法中的治病准则，是针刺发挥补虚泻实作用的重要方法，为历代针灸医家所推崇，其目的是根据经气的虚实，有余者泻之，不足者补之，来调整机体的虚实状态。自《黄帝内经》以来，补泻手法层出，名目繁多，历代医家多有论述总结，基本以单式补泻手法和复式补泻手法为核心内容，以提插、捻转、进退、针向的操作为基本要领，从而达到补虚泻实、扶正祛邪、调和经气的目的。

十二经脉在体内与脏腑相联属，其中阴经属脏主里，阳经属腑主表，一脏配一腑，一阴配一阳，形成了脏腑、阴阳、表里的络属关系。即手太阴肺经与手阳明大肠经相表里，足阳明胃经与足太阴脾经相表里，手少阴心经与手太阳小肠经相表里，足太阳膀胱经与足少阴肾经相表里，手厥阴心包经与手少阳三焦经脉相表里，足少阳胆经与足厥阴肝经相表里。互为表里的经脉在生理上密切联系，病变时相互影响，治疗时相互为用。因此表里两经配穴既是临床常用配穴方法，又具有很好的疗效。如《灵枢·口问》载："寒气客于胃……补足太阴、阳明。"《灵枢·五邪》："邪在肾，则病骨痛，阴痹……取之涌泉、昆仑。"《百症赋》言："天府、合谷，鼻中衄血宜追""梦魇不宁，厉兑相谐于隐白"等，皆是表里经配穴的运用。表里经配穴是针灸临床常用的一种配穴方法，为历代医家所重视。如外感咳嗽，针合谷以解表，配太渊以理肺止咳；腹痛呕吐针足三里，配公孙以止痛止呕；胁肋胀痛针刺阳陵泉，配太冲以理气止痛等，皆体现了这一运用之法。

交经缪刺^①，左有病而右畔^②取；

泻络^③远针^④，头有病而脚上针。

巨刺^⑤与缪刺各异，微针与妙刺^⑥相通。

①缪（miù）刺：缪是交错的意思，指在针刺时做了相反的处理，即一侧病而刺另一侧络脉的交叉刺法。用于治疗络脉的病变。

②右畔：畔，是边侧之意。此处是指右边的意思。

③泻络：用三棱针浅刺络脉出血，称之为"泻络法"。

④远针：指远道取穴法。

⑤巨刺：与缪刺同为左病取右，右病取左的交叉取穴法，但刺经而不刺络，用以治疗经脉的病变。

⑥妙刺：微妙之刺。

一侧络脉病可施以缪刺法，即左有病而在右侧刺其络。通过循经取穴，在远端选取相应穴位，一般根据头上病在足部取穴，通过浅刺络脉出血可有极佳的疗效。巨刺法与缪刺法皆是左病针右，右病针左，但二者所用不同，缪刺主要浅刺在络，巨刺深入于经，其所用不同。如何发挥这种微妙之刺的作用？通过微细的毫针就可以发挥这种妙刺的作用。

缪刺与巨刺皆是左病取右、右病取左的交叉刺法。《灵枢·官针》言："巨刺者，左取右，右取左。"《素问·缪刺论篇》篇又言："愿闻缪刺，以左取右，以右取左。"在该篇同时又进一步言明了巨刺与缪刺的所用不同，其言："邪客于经，左盛则右病，右盛则左病，亦有移易者，左病未已，而右脉先病，如此者，必巨刺之，必中其经，非络脉也。故络病者，其痛与经脉缪处，故命曰缪刺。"意指偏侧的病痛，由经脉受邪所致者，交叉刺其经，名巨刺；偏侧病痛，由络脉受邪所致者，交叉刺其络，名缪刺。由此看出，"巨刺"与"缪刺"都是交叉取穴法，即左病取右，右病取左。但二者又有不同，"巨刺"刺其经，"缪刺"刺其络。一般经脉位置较深，刺其经主要在于气；络脉分布较浅，刺其络主要在于取血。《素问·缪刺论篇》所说的刺络，多数指取各经的井穴出血，还可以选取各部的血络，所谓"因视其皮部有血络者尽取之，此缪刺之数也"。

缪刺刺络与巨刺刺经两者都属于交叉刺法，其不同主要是以治法来区分，所治病证有其相同之处。

观部分①而知经络之虚实，视沉浮②而辨脏腑之寒温。

①部分：指寸、关、尺三部脉。

②沉浮：指脉象之浮沉。

通过三部脉（寸关尺）的变化可知病变经脉之虚实，通过脉之浮沉变化可明确脏腑之寒热。

对本句话的注解在历代多以针刺而论，一般注解为通过天、地、人三部进针观察，可明确病变经脉之虚实，通过针刺缓急可明确脏腑之寒热。包括著名针灸医家杨继洲也以此为注解，大家可参阅。余通过本句上下文及本句话综合分析来看，认为本句话应理解为通过寸、关、尺三部明确辨病经脉之虚实，通过脉之浮沉变化可知脏腑之寒热，明确了脏腑寒热虚实，然后再确定相应的治疗方法及手法。

且夫①先令针耀②，而虑针损；
次藏口内③，而欲针温。

①且夫：再说。表示转换话题。

②针耀：形容针具光亮耀眼。

③藏口内：含在嘴里。

在针刺之前先要整理好针具，使针具光亮而无损，将针放入口内来温针以祛除寒凉。

"工欲善其事，必先利其器"，针刺前将工具备好对医者而言则是至关重要的。在古代所用针具皆是反复利用，因此针具会有弯折、针尖受损及断裂等可能，所以在针刺前先要仔细检查好针具，这是用针的重要一环，因此在临床使用循环针具时，针灸医者首先要学会保养及检查针具。当今多是用一次性针具，也就省去了这个环节，但是一定要根据患者的具体情况备好相应的针具，如针具的长短及粗细等。

古代环境条件艰苦，面对身体虚弱的患者，尤其在寒冷季节针刺时一定要先使针具温热，通过将针具含在口内加温而使针具不再那么寒凉，不致使患者突然感觉到针体的寒冷刺激。当今已经不需要这种方式来改善针具温度，但是根据患者体质状况及疾病的需求，可以使用温针灸法，或灸法及火针疗法。

目无外视①，手如握虎；

心无内慕②，如待贵人。

①外视：他视。指专心针刺，不受外界干扰。

②内慕：心里思念其他的事情。内，即医者。慕，即思念。

医者在针刺时不可东张西望，先要集中思想，全神贯注，犹如手擒猛虎般的沉着、果决。态度要和蔼可亲，犹如对待尊贵的客人。

本句是对医者工作态度及品德修养的要求。要求医者在针刺时态度要庄重和蔼、认真仔细，不可马虎大意，"持针之道，欲端以正，安以静"。要感受患者的病痛，不要轻浮暴躁，不要粗心大意，一定要全心对待患者。正如《灵枢·终始》言："必一其神，令志在针。"

一针在手，关乎人命。早在《黄帝内经》中已有相关明确记载，如《素问·宝命全形论篇》载："如临深渊，手如握虎，神无营于众物"。《素问·针解篇》也载："手如握虎者，欲其壮也；神无营于众物者……欲瞻病人目，制其神，令气易行也。"本句"目无外视，手如握虎；心无内慕，如待贵人"就源于此。做到这一点，既提高了治疗效果，又能避免针刺风险，因此每一位针灸医者都应认真领悟，不可不察。

左手①重而多按，欲令气散；

右手②轻而徐入，不痛之因③。

①左手：即押手。一般多以右手持针（刺手），左手按压穴位（押手）。

②右手：即持针之手（又称刺手）。

③因：依靠；凭借。这里指方法。

在针刺时先以左手重按穴位（称为押手），使局部气血宣散，再以右手（称为刺手）轻而徐缓地刺入，这是针刺时不痛的方法。

针刺的操作过程是刺手与押手相互配合而完成的。一般就针刺习惯而言，右手持针，左手作为配合之手。押手的作用不仅是用来稳定针身，古人已把其重要性描述地非常明确，《难经·七十八难》言："知为针者，信其左；不知为针者，信其右。"由此可见押手之重要性。杨继洲在《针灸大成》下手八法中主要就押手而谈。古代医家认为押手在针刺的进、行、留、出阶段均有重要的意义。

"进"是指进针，进针时押手可起到调神、揣穴、激发经气与辅助针刺的作用；"行"是指行针时，行针押手可起到催气行气、控制感传的作用；"留"是指留针阶段，押手可起到得气与守气的功效；"出"是指出针时，押手可起到辅助补泻和止血除痛的作用。可见其押手的重要性，合理正确地运用押手，既可减轻患者针刺时的疼痛，而且能够避免针刺风险，还能加强针刺疗效，故临床不可不重视。

空心①恐怯，直立侧而多晕②；
背目③沉掐④，坐卧平而没昏⑤。

①空心：指空腹。指饥饿时进针。

②晕：指晕针。

③背目：背，朝着相反方向。目，观看；注视。此处指进针时避开患者的视线。

④沉掐：指进针前先用指甲重掐穴位。

⑤没昏：指无晕针反应。

当患者饥饿或者极为恐惧时，施以针刺，无论是站立还是卧位都容易出现晕针的情况。针刺时背对患者，押手先施以重按，不让患者看到其针具，坐位或卧位皆不易发生晕针反应。

此句是针刺之注意事项，乃是防止产生晕针的内容，本句及后面所言的"大患危疾，色脉不顺而莫针；寒热风阴，饥饱醉劳而切忌"，均是针刺禁忌内容，对此早在《黄帝内经》中已有明确的记载，如《灵枢·终始》有十二禁刺，其载曰："凡刺之禁，新内勿刺，新刺勿内；已醉勿刺，已刺勿醉；新怒勿刺，已刺勿怒；新劳勿刺，已刺勿劳；已饱勿刺，已刺勿饱；已饥勿刺，已刺勿饥；已渴勿刺，已刺勿渴；大惊大恐，必定其气乃刺之……"

本句指出了针刺禁忌及针刺不当所导致的晕针现象，有人言晕针之后临床效果会更好，这是一种错误的认识，是为自己的针刺错误而找理由。临床针刺时一定细心认真，掌握针刺禁忌证，如《黄帝内经》所言患者在醉酒、过劳、过饱、过饥、大渴、大怒、大惊的情况下，其机体的功能状态多有影响，此时针刺施灸则易引起晕针晕灸，所以在一般的情况下应当避免，但是若在特殊的情况下，如遇紧急的情况则不但不受限制，而且应当积极施以针刺救急。

推①于十干、十变②，知孔穴之开阖③；
论其五行、五脏④，察日时之旺衰⑤。

①推：指推算。

②十干、十变：十干即指甲、乙、丙、丁、午、己、庚、辛、壬、癸。是古人用来计数和记年、月、日、时的符号；十变，是谓逐日临时之变。从这十干的演变，结合了气血流注开阖而按时取穴，即古典针术的灵龟八法。亦称奇经纳卦法。

③开阖：指子午流注等时间针法中的开穴和闭穴。

④五行、五脏：十干和五脏各配合着五行，根据五脏之气按五行相生相克的规律，作为辨察疾病旺衰轻重及治疗的依据。

⑤旺衰：受日时之生克，生本脏者，是向愈之兆，为旺；克本脏者，是加重之征，为衰。

根据十天干的演变，结合气血流注而按时取穴。十干和五脏与五行分属，判断脏腑疾病的取穴，按时开穴，失其时则阖。根据五脏之气按五行相生相克的规律，作为辨察疾病旺衰、轻重的治疗依据。

从十干的演变，结合了气血流注开阖而按时取穴，属于古典针法之灵龟八法的内容，亦称奇经纳卦法。它是以奇经八脉并取用八个穴位为主，每日的干支和取用的八穴，都有一个代表它的数字，通过推算出当时所开的穴位，作为及时针刺的适当时机。其中的原理与算法，较为复杂，在此处难以尽述，可参考相关的资料内容。

伏如横弩①，应若发机②。

①横弩(nǔ)：未准备发射的弩弓。弩，发射箭的弓。

②发机：指拨动弩弓的扳机。机，拨动发箭的机关。

针刺如发射弩箭，根据每个患者的具体疾病情况，若能抓住时机适当处理，其疗效则犹如箭在弩上，发之即中。

本句强调了因时制宜的方法，在应用针灸治疗疾病时，考虑患者所处的季节和时辰有一定的意义。子午流注针法就是根据人体气血流注盛衰与不同时辰的相应变化规律而创立。另外，因时制宜还包括针对某些疾病的发作或加重规律而选择有效的治疗时机，如乳腺增生症状常在月经前出现，故在症状出现前治疗则有事半功倍之效；诊治疟疾则应"先发如食顷，乃可以治，过之则失时也"。

阴交阳别①而定血晕②，阴蹻、阳维③而下胎衣。

①阴交阳别：阴交，指三阴交穴或阴交穴；阳别，指阳池穴或阳交穴。

②血晕：指妇女子宫大量出血，而突然晕厥的症状。

③阴跷、阳维：阴跷，指照海穴；阳维，指内关穴。

三阴交、阴交与阳池、阳交穴可平定妇人之血晕，照海与外关有催产下胎衣的功效。

阴交是指小腿内侧脾经与肝经、肾经之交会的三阴交穴和腹部任脉上的阴交穴，二穴均是治疗妇科病的要穴，尤其善治崩漏、出血。阳别是指阳池穴与阳交穴，阳池又名别阳，阳池为三焦经之原穴，"三焦者原气之别使也，主通行三气，经历于五脏六腑"。可见三焦原气，是人之生命的源泉，尤其灸之可有益气固本的作用。阳交穴属足少阳胆经，为足少阳胆经与阳维脉之会，阳维脉气血深聚之郄穴，功善疏肝利胆，定惊安神。阴跷是指照海穴，阳维是指外关穴，二穴均是八脉交会穴。照海穴为足少阴肾经脉气之所归，阴跷脉之所发，故有补肾益精、调理冲任的作用，可治疗经带胎产妇科诸疾。外关穴为手少阳三焦经腧穴，为络穴，又是八脉交会穴之一，通于阳维脉，有通经活络、疏风解表、清热退热之功。三焦属火、主气，少阴属水、主精。外关疏三焦气机为主；照海滋肾阴为要。二穴伍用，一阴一阳，一气一精，相互制约，相互促进，相互转化，疏理下焦，收缩胞宫，促使胎盘娩出之功益彰。故有"阴跷、阳维而下胎衣"之用。

痹厥偏枯①，迎随俾②经络接续；
漏崩带下，温补使气血依归③。

①痹厥偏枯：痹，指肌肉麻木不仁的意思；厥，指肢体厥冷，或气闭昏厥，不省人事的症状；偏枯，指中风后遗症的半身不遂。

②俾（bǐ）：使，指达到某种效果。

③依归：回复。

身体顽麻痹痛及中风后半身不遂，使用迎随补泻的方法，可使气血能够恢复正常运行。崩漏带下之证采用温针灸或者艾灸的方法，以温补气血，固摄气血而恢复正常。

迎随补泻是补泻针法的其中一种，又称为针向补泻，是指以针尖方向与经脉循行方向之间的逆（迎）、顺（随）关系来分别进行补泻的一种针刺补泻手法。补法：针刺得气后，将针稍提，针尖顺着经络循行的方向针刺，弩而插针留之。泻法：针刺得气后，将针稍提，针尖逆着经络循行的方向针刺，轻提针而留之。迎随补泻主要具有调和气血之功，适用于经气阻滞或经络气血亏虚所引起的病证。若针刺得气后，针下沉紧涩滞，则将迎着经络循行刺而留之，以泻其余；若针刺得气后，针下从容和缓，则将顺着经络循行刺而留之，以补其不足。常用于循经取穴，治疗经脉病证。

崩漏带下是妇科常见病证，也是针灸治疗较为优势的疾病。崩漏是妇科出血病证，崩为势急量多，漏为淋漓不断。带下是女性带下异常的病证，可因量、色、质、气味为异常的一种病证。崩漏发生多因气虚不能摄血所致，带下则多因脾湿而致气虚亏虚。因此主张以艾灸方法为治，如崩漏施灸大敦、隐白或三阴交等穴可有佳效。带下施灸脾俞、三阴交、带脉等穴也有良好的效果。

静以久留，停针待之。

针刺之后根据患者的基本情况施以留针，等待一定的时间之后出针。

针刺后要取得良好的临床疗效，一般均需要留针。留针就是指针刺得气后，或施以行针手法后，将针留置于患者穴位之内的过程。留针法的记载最早见于《黄帝内经》中。留针主要有以下几点临床意义：一为候气；二为守气；三为补虚泻实。留针时间多少为标准呢？目前说法不一，有以针刺得气为度决定留针时间、有以疾病之性质决定留针时间、有以病位之深浅决定留针时间、有以体质为度定留针时间、有以经脉气血多少为度定留针时间、有以呼吸次数的多少为度定留针时间，等。可谓是众说纷纭，留针时间并非仅一点而能决定，临床应当根据患者的整体情况来决定适宜的留针时间，留针时间也并非统一而定，时下留针多在20~50分钟。决定留针时间的因素主要与疾病的治疗效果、患者的年龄及体质、疾病的轻重缓急及性质、病程的长短、病位的深浅、四时之变更、经脉气血之不同而综合分析、判断。

必准者，取照海治喉中之闭塞，
端的①处，用大钟治心内之呆痴。
大抵②疼痛实泻，痒麻虚补。

①端的（dí）：正确；确实。

②大抵：大致上；大概之意。

照海穴能治疗喉中闭塞之症，用大钟穴可治疗心神失常之呆痴。一般的疼痛多为实证，宜用泻法治疗，痒麻类之症多为虚证，宜用补法。

照海穴属足少阴肾经，通于阴跷脉，为阴跷脉之起始穴，阴跷脉由此沿股内侧上行，在咽喉于冲脉交会。照海穴能治疗咽喉疾病：一是因经络联系到咽喉，二是照海穴性善滋阴泻火，清利咽喉，故能治疗咽喉疾病。临床有"阴跷照海膈喉咙"之说，照海是临床治疗咽喉疾病之常用要穴，常与列缺配用，为经典对穴配用。大钟穴属足少阴肾经，且为足少阴肾经之络穴，足少阴肾经有一支脉，从肺出来，联络心脏，再灌注于胸中，与心包相衔接，所以用肾经可以调心。脑为肾之所使，所以用大钟可治疗痴呆之症，肾经之太溪、复溜等穴也常用之。

"大抵疼痛实邪，痒麻虚补"总结了临床常见的两大类症状，胀、痛多为实证，痒、麻多为虚证，这只是"大抵"情况，而非绝对，因此临床还应当进一步仔细辨证，不能见疼痛就诊为实证而泻之，也不能见痒麻就诊为虚证以补之。在此只是提出了两个方面的思路：一是说明疼痛类疾病多为实证，痒麻类疾病多为虚证；二是实证施以泻法，虚证施以补法。吴崑在《针方六集》中言："诸疼痛者，为邪气实，法宜泻；诸痒麻者，为正气虚，法宜补。"这说明了在治疗疾病时先要辨明虚实而后方行补泻。针刺补泻源于《黄帝内经》中，补泻的目的是根据经气的虚实，达到"虚则补之，实则泻之"的目的。《灵枢·根结》言："有余者泻之，不足者补之。"即补虚泻实。补泻是针灸治疗的内容，补泻得法，则可以达到有效的治疗作用，补泻不当则无效或疗效不佳，因此临床所言"扎针不灵，补泻不明"是经典之概括。故临证应当仔细辨别虚实，切实遵守补虚泻实的针灸原则，而不可妄施补泻。

体重节痛而俞①居，心下痞满而井②主。

①俞：通"输"，这里指五输穴之输穴。

②井：指五输穴之井穴。

输穴用于治疗肢体关节疼痛，井穴用于治疗心下满闷。

本句是来自《难经·六十八难》中"井主心下满，荥主身热，输主体重节痛，经主咳喘寒热，合主逆气而泄"。这是目前五输穴最主要的运用理论根据，具有显著的疗效。井穴用于急救，荥穴泻本经及本脏腑之热，输穴治疗疼痛性疾病，经穴治疗外感及咳喘疾病，合穴治疗本脏腑气机上逆及前后二阴疾病。阴经输穴在五行中属土，土应于脾，脾主运化，若运化失常，就会出现身体沉重不适，发生运动障碍。阴经之井穴属木，木应于肝，肝主疏泄，如果肝失疏泄，就会出现满闷胀痛，故针刺井穴治疗心下满。

心胀①咽痛，针太冲而必除；
脾冷②胃疼，泻公孙而立愈。
胸满腹痛刺内关，胁疼肋痛针飞虎③。

①心胀：指胸胁部胀满疼痛。

②脾冷：指脾阳不足，泛指脾的各种寒证。

③飞虎：指支沟穴。

胸胁部胀满疼痛及咽喉痛针太冲穴可得以治愈，脾阳虚及胃痛针公孙穴能立效，胸腹部胀满不适针刺内关极效，胁肋疼痛针刺支沟特效。

本句皆是取用远端穴位治疗胸腹部疾病的用穴，主要根据经络循行原理而用，所用穴位皆为特定穴。太冲为足厥阴肝经之原穴；公孙为脾经之络穴；内关既是手厥阴心包经之络穴，又是八脉交会穴之一，通于冲脉；支沟为三焦经之经穴。足厥阴肝经"上贯膈，布胁肋，循喉咙之后，上入颃颡……"足厥阴肝经上经膈肌，分布于胸胁部，经过咽喉，联系颃颡（鼻腔后部，咽喉上方之位置）。太冲穴作为肝经之原穴，原穴为气血最充盛之处，故针之能治疗胸胁部胀痛及咽喉疼痛。公孙穴作为为脾经之络穴，别走足阳明，其支脉入腹络肠胃，联系着脾胃二经之经气，针之有健脾益气、温中暖腹、理气消胀、和胃化湿之功。补之（本句之"泻"应为"补"为恰当，泻之则是理气和胃、清热化湿的作用）能温中通阳，健脾益气，主治脾胃虚寒之胃腹疼痛。内关穴属手厥阴心包经之络穴，且为八脉交会穴之一，通于阴维脉，是临床常用的重要穴位。内关穴内关五脏，联络涉及范围甚广，上可宽胸理气，中可和胃降逆，下可理气活血，外可疏通经络，尤长于治疗胃心胸气机失调诸疾，故有"胸满腹痛刺内关"之用，尤其与公孙穴合用其效更佳，故临床有"公孙冲脉胃心胸，内关阴维下总同"之用。胁痛或胀满不适，则为肝胆经脉瘀阻所致，支沟作为三焦经之经穴，三焦通行诸气，经穴善于通经，因此支沟穴最善调理诸气，是治疗气机不调所致诸症之要穴。用支沟穴针刺泻之可使疼痛立愈，才有"胁痛肋痛针飞虎"之说，今人有"胁肋支沟取"之用。

筋挛骨痛而补魂门，体热劳嗽①而泻魄户。

①劳嗽：指久嗽成劳或劳极伤肺所致的咳嗽。

对于筋挛骨痛可以针刺魂门穴施以补法治疗，体热虚劳咳嗽可以针刺魄户穴施以泻法治疗。

著名医家孙思邈在《千金翼方》言："凡诸孔穴，名不徒设，皆有深意。"本句所用穴位很明确地表达了这一含义。肝藏魂，肝主筋，因此可用魂门穴治疗筋挛骨痛，同样以筋缩、肝俞也能治疗。肺藏魄，肺主呼吸，因此可用魄户穴治疗咳嗽气喘，同样以身柱、肺俞也能治疗。以此类推，心藏神，用神堂可治疗心脏及神志类疾病；脾藏意，用意舍可治疗脾虚之疾；肾藏志，用志室可治疗肾气亏虚所致诸疾。

头风头痛，刺申脉与金门；
眼痒眼疼，泻光明与地五①。

①地五：指胆经之地五会穴。

治疗头风头痛可针刺膀胱经之申脉和金门穴，治疗眼睛痒痛取光明与地五会穴施以泻法。

申脉为足太阳膀胱经之穴，且为八脉交会穴之一，通于阳跷脉；金门也为足太阳膀胱经之穴，且为本经之郄穴。二穴皆为膀胱经之穴，膀胱经在头部广泛循行。"足太阳膀胱经起于目内眦，上额，交颠"；"从颠至耳上角"；"从颠入络脑，还出别下项"。足太阳出前额，上头顶，入脑内，经过头部两边与后项部。可以说联系到了整个头部，故用足太阳经穴位治疗头痛甚效。为何选用申脉与金门二穴呢？阳跷脉循面，交目内眦、会睛明，入脑，下耳后，入风池，阳跷脉在头部广泛循行，且跷脉具有镇静安神之功，故针刺申脉能治疗头风头痛。金门为足太阳之郄穴，郄穴善治急症，阳经之郄穴善治痛症。故二穴合用治疗头风头痛极效。二穴皆在足部，远离头部，这就是典型的"头上有病脚上针"的运用，也为标本理论取穴运用。

光明为足少阳胆经别走足厥阴肝经之络穴，而足少阳经别系目系，足厥阴肝经连目系，刺之可疏通二经之经气，通络明目，因善治眼疾，有名目之效，故名光明。地五会也属于足少阳胆经之穴，具有清肝泻胆、通经活络的作用，尤善治风火上攻所致的头面五官疾患。因此二穴伍用，针刺泻之清泻肝胆之火，疏泄少阳之风，故对火热上攻而致眼疾极效。

本句所用皆是本经穴位配合用穴，且是病在上，取之下的用穴，可谓是治疗痛证用穴之佳法。

泻阴郄止盗汗，治小儿骨蒸①；
刺偏历利小便，医大人水蛊②。

①骨蒸：为阴虚痨瘵一类症状，属于结核类疾病。
②水蛊：为病名，即水臌，为腹部水肿类疾病。

内热盗汗和小儿骨蒸内热针刺阴郄穴泻之可治。针刺偏历穴能利小便而治疗腹水症。

阴郄穴为手少阴心经之郄穴，郄穴为气血深聚之处，具有养血安神、滋阴清热之功，是治疗心悸怔忡、失眠、骨蒸盗汗等疾病之常用要穴。盗汗及骨蒸多为阴虚之热所致，汗为心之液，阴郄穴有滋阴清热之功，故对盗汗及骨蒸潮热有较好的作用，若配复溜、后溪运用其效更佳。

水蛊为病证名，即水臌，臌胀之一。《诸病源候论·水鼓候》载："水毒气结聚于内，令腹渐大，动摇有声，常欲饮水，皮肤粗黑，如似肿状，名水蛊也。"该病多因饮酒过量，损伤脾胃，水湿停聚而致。偏历穴为手阳明之络穴，别走手太阴肺经，刺之可疏调二经经气，既能宣肺发汗，通调水道，又能清阳明经邪热。肺主气，阳明多气多血，故用之可治疗水蛊之疾。此病较为复杂，治疗较为棘手，若仅用偏历穴难以尽其效，故多与他穴配用，一般常与阴陵泉、三阴交、水分、三焦俞、期门等穴配用，临证需要根据患者的病因及基本情况配用相关穴位。

中风环跳而宜刺，虚损天枢而可取。

针刺环跳穴可治疗中风后半身不遂，虚损类疾病针刺天枢穴可治疗。

环跳穴为足少阳与足太阳经之交会穴，针之能使腿痿痹不能伸屈跳跃者，跳跃如常，故名环跳。环跳穴善疏通足少阳、太阳二经之经气，刺之可除经脉瘀阻而通经活络，是治疗下肢痿痹不遂之要穴、主穴，故有"中风环跳而宜刺"。

所谓的虚损由多种病因所导致，不论何种原因最后皆以气血不足为主，阳明多气多血，为气血生化之本。天枢穴属足阳明胃经，居于天地之气相交之中点，为人气所从，通于中焦，有斡旋上下、分清理浊、职司升降之功。清气由此上通肺金，浊气由此下出肠部，促使胸腹之气上下沟通，使失调的脏腑功能得以复常，脾胃功能得以强健，气血逐渐恢复。临床根据患者的具体情况配用相关穴位，以补益气血，调补肾气，如脾俞、足三里、三阴交、太溪、关元、气海、神阙等穴。

由是①午前卯后②，太阴生③而疾温④；
离左酉南⑤，月朔死⑥而速冷⑦。

①由是：发语辞，指于是。

②午前卯后：指辰巳2个时辰，分别指上午7~9时和9~11时。按时辰的顺序，辰在卯之后，巳在午之前，故曰午前卯后。

③太阴生：指在阴历月每月初一之后，全晦的月光由缺渐半而圆。太阴，指月光。生，指升起的意思。

④疾温：指应该采用补法。

⑤离左酉（yǒu）南：指未申2个时辰，分别指下午1~3时和3~5时。离是八卦之一。属火，位居南方分配在地支是午，所以离就是指午时。以十二地支午、

未、酉的方位来说，午在南方，未申在西南方，酉在西方，自午左转，经未、申二时到酉，也就是未时在午时之左，申时在酉时之南，故将未、申时称为离左西南。

⑥月朔死：指阴历每月十五之后，月光由圆渐半而缺，再转到朔（初一）的全晦。朔指每月农历初一；晦指农历每月的末一天；望指阴历每月十五。死，降落的意思。

⑦速冷：指应采用泻法。

按照时辰顺序午前卯后是辰时与巳时，此时犹如月之上半月，人之气血由虚转实，应顺其势而用温补法。离左西南是未时、申时，即午后，人之气血犹如下半月之月亮，由实转虚，这是天人相应规律，因此应顺其势而采用凉泻之法。

本句强调了天人相应的规律，可与后面的"望不补而晦不泻，弦不夺而朔不济"互参。《灵枢·岁露论》言："人与天地相参也，与日月相应也。"这说明日月与人有密切关系，应重视人与自然的规律关系。本句内容来源于《素问·八正神明论篇》中，其载曰："凡刺之法，必候日月星辰四时八正之气，气定乃刺之……月生无泻，月满无补，月郭空无治，是谓得时而调之。"说明了月亮的变化规律与其对人体的影响，人与自然万物有呼应关系。在这里首先强调了针刺之时，必须先观察日月星辰盈亏消长及四时八正之气候变化，方可运用针刺方法……当月亮初升的时候，针刺不可用泻法；月亮正圆的时候，针刺不可用补法，月黑无光的时候，不要针刺。这就是所谓顺天时而调治气血的方法，人之气血与月之盈亏有着直接的联系。《素问·八正神明论篇》言："月始生，则血气始精，卫气始行；月廓满，则血气实，肌肉坚；月廓空，则肌肉减，经络虚，卫气去，形独居。"这说明人之气血在一个月中也会有"潮汐"变化，月初气血开始涨，到了月中气血达到了满溢的状态，月末气血则最为衰弱。就是根据这一自然规律而制定的相应补泻方法。

循扪弹怒①，留吸母②而坚长③；
爪下伸提④，疾呼子⑤而嘘短⑥。

①循扪弹怒：循是指针刺后循着经络上下轻轻按摩的方法。扪是出针之后，快速扪（按压）其穴位，使气不得外泄。弹怒是指针刺后，用手指频频轻弹针柄，使针柄上端摇动。

②留吸母：指补泻手法中系列补法，留指留针，"寒则留之"，留针为补法的一种；吸是指呼吸补泻之法，在吸气时出针为补；母是指子母补泻法，"虚则补其母"。

③长：指由不足转为充足的意思。

④爪下伸提：指在进针前用左手拇指指甲掐切穴位，使该处皮肤感觉较为迟钝，针刺时减少疼痛；伸提是指进针后将针一上一下地提插，向上叫作提，向下叫作插。用提插的多少和轻重来区分补泻。进针后三退一进，反复地刺进退出，三提一插，紧提慢按，提起时较快而有力，插进时较缓慢，属于泻法。

⑤疾呼子：是补泻手法中的泻法系列内容。疾指针刺后速出针或留针时间短的意思，是补法的一种，即"热则疾之"；呼指呼吸补泻法，随呼出针为泻法；子指子母补泻法，"实则泻其子"。

⑥嘘短：是形容针刺之后，患者会减少张口嘘气的现象。嘘是口中缓缓地出气。

针刺后可采用循着经络轻轻按摩、出针时按压针孔、针刺时留针、呼吸补法、补母法以补虚；针刺后施以紧提慢按、留针时间短的方法或选用泻子法、呼吸泻法用于实证的治疗。

本句主要谈到了针法之补泻的运用，补泻针法来源于《黄帝内经》，自《黄帝内经》以降，补泻手法可谓是层出不穷，名目繁多，临床基本分为了单式与复式补泻手法两大类。各种手法主要以提插、捻转、进退、针向的操作为基本要领，从而达到补虚泻实、扶正祛邪、调和气血的目的。目前临床常用的补泻针法主要总结为以下12种方法：意气热补法、意气凉泻法、迎随补泻法、提插补泻法、捻转补泻法、徐疾补泻法、呼吸补泻法、开阖补泻法、九六补泻法、营卫补泻法、平补平泻法、大补大泻法。临床可根据疾病之需求选择适宜的手法，以达到补虚泻实的作用。

动退空歇①，迎夺右②而泻凉③；
推内进搓，随济左④而补暖⑤。

①动退空歇：动退，将针捻动后向上提起（即退针）。空歇，指动退后稍作停留的意思。

②右：指针向右捻转的意思。

③泻凉：清热之意，指凉泻法。

④左：指针向左捻转的意思。

⑤补暖：即温补法。

针刺后将针捻动，稍作停留，迎着经脉（即迎而夺之）循行而刺，针向右捻转，具有清热的作用，为泻法；重插进内，搓针法，随着经脉（随而济之）循行而刺，向左捻转，具有温补的作用，为补法。

动退空歇也是一种行针法，行针时将针捻动后向上提起（即退针），稍作停留（即空歇），再次进退出的一种操作。具体操作是先将针刺到应有深度，往复捻动几次，再将针向外退出一定的深度，稍停，这是行针的间歇阶段，再向下缓慢刺进，又立即退出（紧提慢按），如此这样上下提插几次，然后再慢慢出针，这是一种泻法操作。

迎随补泻也是常用的补泻之法，又称为针向补泻法，是指以针尖方向与经脉循行方向之间的逆（迎）、顺（随）关系来分别进行补泻的一种针刺补泻手法。针向补泻法属于狭义的迎随补泻法，其内容见于《黄帝内经》。后世医家又进一步完善发挥，在此基础上演化出了多种迎随补泻之法，又称为广义迎随补泻法。如子母迎随补泻法、候卫气流注盛衰之迎随补泻法、深浅迎随补泻法等。

推内进搓也是一种针刺法，进针时需要分次操作达到应有进针深度。一般先进针到针刺深度的1/3，得气后，用拇食两指如搓线状慢慢地将针捻转几次，再向下刺入1/3，仍是往复搓转，最后再推向内进，达到进针应有深度，用慢提紧按的手法（提起时缓慢，插进时较快而有力）上下提插几次，可产生热感，具有温补之效，是针刺之补法。

慎之^①！大患危疾，色脉不顺^②而莫针；
寒热风阴^③，饥饱醉劳而切忌。

①慎之：指谨慎、慎重的意思。

②色脉不顺：指色脉相逆，即症状与脉象不一致。色，指面色、舌诊，即疾病表现的症状；脉，指脉象。

③阴：指阴晦的气候。一般指天气寒冷、风霜雨雪及阴暗天气。

治疗疾病时一定要慎重，不可大意！尤其是面对危急重症患者或色脉症相逆（不一致）者要谨慎处理，不可轻易针刺；遇大寒、大热、风霜雨雪及阴暗天气，或面对过饥、过饱、酒醉及过劳的患者，针刺时一定要注意其禁忌证。

本句强调了针刺的注意事项和禁忌证，掌握好针刺注意事项与禁忌证既是取得良好疗效的前提，也是保障针刺安全的前提，每个针灸医者都应认真揣摩，绝不可马虎大意。早在《黄帝内经》中就有详细的论述。《素问·刺禁论篇》与《灵枢·五禁》中皆记载了针刺的注意事项与禁忌证。《灵枢·五禁》篇中载曰："余闻刺有五禁，何谓五禁？岐伯曰：禁其不可刺也……有五夺……五过……五逆……"

色脉不顺为五逆之一。"黄帝曰：何谓五逆？岐伯曰：热病脉静，汗已出，脉盛躁，是一逆也；病泄，脉洪大，是二逆也；著痹不移，䐃肉破，身热，脉偏绝，是三逆也；淫而夺形身热，色夭然白，乃后下血衄，血衄笃重，是谓四逆也；寒热夺形，脉坚搏，是五逆也。"以上皆是色脉不顺，其证候与脉象相反，多为危重病情，在临床若遇到相关的病证，当以谨慎处之。

寒热风阴，饥饱醉劳而切忌针刺，源于《素问·刺禁论篇》，其言："无刺大醉，令人气乱；无刺大怒，令人气逆；无刺大劳人；无刺新饱人；无刺大饥人；无刺大渴人；无刺大惊人。"针刺前先要充分了解患者的基本情况，是否适宜针刺，有无禁忌，审慎用针，这是避免晕针，防止意外，获得疗效的基本保障。

望①不补而晦②不泻，弦不夺③而朔不济④。

①望：阴历每月十五称之为望。

②晦：阴历每月最后一日称之为晦。

③弦不夺：阴历每月的初七、初八、二十二和二十三不能用泻法。弦有上、下弦之分。上弦为阴历的每月初七与初八；下弦为阴历每月二十二与二十三。夺，指的是泻法。

④朔不济：每月初一不能用补法。朔指阴历每月初一；济指的是补法。

每月十五被称为月望，不宜使用补法；每月最后一天称为晦，不宜使用泻法；每月初七、初八被称为上弦月，不宜用泻法，每月二十二和二十三被称为下弦月，也不宜用泻法；每月初一被称为朔，不宜用补法。

本句是根据月相变化规律施以补泻手法，这是天人相应的自然观理论，可参阅前文。

精其心而穷①其法，无灸艾而坏其皮②；
正其理而求其原③，免投针而失其位④。
避灸处而加四肢，四十有九⑤；
禁刺处而除六腧⑥，二十有二⑦。

①穷：指用尽、穷尽。

②无灸艾而坏其皮：意思是不要妄施灸法，徒然破皮伤肉。其，指患者。

③原：指疾病之病因。

④其位：指正确的穴位。

⑤四十有九：此处指禁灸穴位有49个。

⑥六腧：即背俞，包括肺俞、心俞、膈俞、肝俞、脾俞、肾俞穴。

⑦二十有二：此处指禁刺穴位有22个。

从事艾灸要精心的研究艾灸之适应证，要全面地掌握各种施灸方法，合理施灸，以免艾灸对人身所造成损害；从事针刺，要明确针刺之原理，而从疾病之根源着手，以免造成针刺用穴不对、穴位不准确的情况。禁灸处包括四肢部的穴位有49个，禁刺处不包括背部的肺、心、膈、肝、脾、肾俞穴，另外还有22个禁刺穴位。

本句是言灸言针所用之理，深研精研针灸之术。《灵枢·官能》言："针所不为，灸之所宜。"针刺治疗不能解决的可以用灸法，针刺与艾灸相互为用，珠联璧合，相得益彰，故有"针灸"之称，所以有了针不离灸，灸不离针之说。针有针的适应证，灸有灸的妙用，若能正确掌握，运用各之所长，发挥各自之优势，临床治疗就可事半功倍。今人对灸法多有误解：一是认为灸不能治病，多作为保健及辅助之法来运用，但其实早在晋代时期葛洪的《肘后备急方》中就记载了99条艾灸治疗急症的方法；二是今人对艾灸疗法不加以细研，目前诸多从事艾灸者缺乏医学专业知识，不能正确诊断病证，对针灸之适应证及禁忌证也不能明确，处方不合理，用穴不精准，造成乱灸的现象，使得临床疗效不佳。

针法之理博大精深，医者治病救人要有高度责任心，深入学习中医理论知识，熟悉经络系统及穴位知识，熟练掌握辨证诊病技巧，精研针术，丰富临床经验，明确疾病之病因病机，熟练掌握针刺技巧。这样在临床中方能合理地诊断，准确地辨证，有效地处方，正确地针刺，最终才能达到根本治疗。

历代医家均言有某些禁灸之穴，在本句中，包括四肢部禁灸穴一共有49穴，其禁灸穴有：哑门、风府、天柱、承光、头临泣、头维、丝竹空、攒竹、睛明、素髎、口禾髎、迎香、颧髎、下关、人迎、天牖、天府、周荣、渊腋、乳中、鸠尾、腹哀、肩贞、阳池、中冲、少商、鱼际、经渠、地五会、阳关、脊中、隐白、漏谷、条口、犊鼻、阴市、伏兔、髀关、申脉、委中、殷门、承扶、白环俞、心俞、承泣、瘈脉、耳门、石门、脑户穴。这些穴位是在头面、四肢末端，在时下看来，这些穴位多能使用灸法，只是用法不同。现在创新了诸多的灸器，可以使用于不同的部位。但有些穴位在临床中确实较少用灸法，如井穴、荥穴及面部穴位。在这些禁灸穴位中有些穴位在如今成为了重要的灸穴，如灸隐白治疗崩漏症特效，灸阴市、申脉治疗下肢冷痛极效，灸犊鼻治疗膝痛甚效，灸阳池治疗各种慢性顽症痼疾则有显著疗效，等，因此临床应当辨证分析。

本句还指出了禁刺之穴，指出了背部禁刺6个背俞穴与相传甚久的22个穴位。其中的六俞穴，是根据《灵枢·背腧》篇所言："肺俞在三焦之间，心俞在五焦之间，膈俞在七焦之间，肝俞在九焦之间，脾俞在十一焦之间，肾俞在十四焦之间……灸之则可，刺之则不可……"在古代禁针背俞是因为古人对解剖学还不能深入掌握，容易刺进胸腔，当时针具粗糙，造成的风险性极大，故为禁刺。而时下针具精细又锋利，所以就不需要禁刺了，但是在针刺时仍要细心，古言"背部薄似饼"，要防止因针刺导致气胸，甚至刺入脏器。除了这六俞穴之外，还有脑户、囟会、神庭、玉枕、络却、承灵、颅息、角孙、承泣、神道、灵台、膻中、水分、神阙、会阴、横骨、气冲、箕门、承筋、手五里、三阳络、青灵二十二穴。时下医者只要掌握了正确的针刺方法，操作时细心认真，这些穴位是可以针刺的。另外，其余禁针之穴也要有所注意，如囟会，当小儿囟门未闭合时是不能针刺的。

抑①又闻高皇②抱疾未瘥，李氏③刺巨阙而后苏；
太子④暴死为厥，越人⑤针维会⑥而复醒。
肩井、曲池，甄权⑦刺臂痛而复射；
悬钟、环跳，华佗刺躄足而立行。
秋夫⑧针腰俞而鬼免沉，王纂⑨针交俞而妖精立出。
取肝俞与命门，使瞽⑩士视秋毫之末；
刺少阳⑪与交别⑫，俾聋夫听夏蚋⑬之声。

①抑：动词，如的意思。
②高皇：是开国皇帝的谥号之一，简称"高帝"。在此有两说。一是指金代开国皇帝完颜阿骨打；二是指元世祖忽必烈。
③李氏：也有两说。一是指金代医家李浩；二是指元世祖待医李元。
④太子：指虢太子。
⑤越人：指名医扁鹊。
⑥维会：指百会穴。百会别名有维会、颠上、三阳五会、泥丸宫、天满等之称。
⑦甄权：唐代名医，擅针灸。
⑧秋夫：即徐秋夫，为南北朝时刘宋医家，尤擅针灸。并有《秋夫疗鬼穴十三穴歌》，与《孙真人十三鬼穴歌》略有不同。有9个穴位相同，4个穴位不同。不相同的穴位在《秋夫疗鬼穴十三穴歌》中是神庭、乳中、阳陵泉、行间穴，在《孙真人十三鬼穴歌》中则是申脉、上星、会阴、曲池穴。
⑨王纂（zuǎn）：南北朝时期名医，尤精于针灸。
⑩瞽（gǔ）：指眼瞎。
⑪少阳：即听会穴。

⑫交别：即阳池穴。

⑬蚋（ruì）：蚊子一类的昆虫。

如又闻金代高皇帝得一重疾，医家李浩针刺心之募穴巨阙后复苏；秦越人（扁鹊）过虢国，针刺百会使患尸厥症的太子苏醒；唐代大医家甄权治鲁州刺史臂痛，刺肩井、曲池后使其立即能援弓射箭；华佗刺悬钟和环跳使下肢瘫痪、跛足之人立时能行走；南宋的徐秋夫，夜闻鬼求治腰痛，便扎草人针腰俞，治好了痼疾；南北朝时期名医王纂针刺治一女被狐所惑的精神病，下针"妖精"即逃，其女病愈；还有针刺肝俞、睛明，使盲者复明，刺足少阳胆经听会、阳池，使聋人恢复听力。

本句引用了诸多古代针灸名医充满传奇性色彩的治疗医案，这些医案年代久远，多为顽症痼疾，用穴极为精少，治疗均为速效，历经代代相传，增添了诸多神秘色彩。通过这些经典医案以突显出针灸治病的神奇性，激励后学者努力学习，相信针灸，用好针灸。

嗟夫①！去圣②逾远③，此道渐坠④。

或不得意⑤而散⑥其学，或愆⑦其能而犯禁忌。

愚庸智浅⑧，难契⑨于玄言⑩，

至道⑪渊深，得之者有几？

偶述斯⑫言，不敢示诸明达者焉，

庶几乎童蒙⑬之心启。

①嗟夫：表示感叹，"唉"的意思。

②圣：指古代名医。

③逾远：历史久远。

④坠：衰落的意思。

⑤意：此处指精华，精髓。

⑥散：疏，粗疏。

⑦愆（qiān）：失误，差错的意思。

⑧智浅：知识浅薄。

⑨契（qì）：符合，合意。

⑩玄言：深奥的言论。

⑪至道：针灸之道。至，指极。道，指针灸的理论和方法。针灸救死扶伤，治病除疾，故称"至道"。

⑫斯：此处作指示代词。指这，此。

⑬童蒙：年幼无知的意思，在此处比喻初学针灸的人。

古代医家在针灸医学上曾经做出了辉煌的成就，流传至今，已经经历了一个漫长的时代。目前这一医道的发展却在逐渐衰退。有的人虽在研究，因得不到其中的精髓，而放弃了；也有的人虽在应用，但技能太差，甚至违反了针灸的禁忌，失去了患者对针灸的信任；另有一般愚笨庸碌的人，知识浅薄，对针灸文献中深奥的言论，难以理解，浅尝辄止的运用。其实针灸疗法的医理确实是非常渊博深奥的，如不深入钻研，有几个人能懂得其中真正的意义和运用的方法呢？为此，编撰了这一歌赋，无意中说了这许多的话，原本不敢公开出来，给高明通达者去看的，在此仅是抛砖引玉，借此启发初学者对针灸学钻研的信心而已。

本歌赋所言确为中肯的话语，虽距今近千年，但对针灸后学者来说仍有极其重要的教育意义。当今针灸临床处于这一实际现状，因临床疗效不佳，受到广泛认可的针灸医者可谓是寥寥无几，时下用心深入学习者却少之又少，掌握针灸真正之精髓者更是难以所见，令人惋惜。我们每一个针灸医者都应当用心学习，努力提高自己的专业知识，有责任，有担当，做到"才不近仙者不可以为医，德不近佛者不可以为医"，且要坚持不懈地努力推广、传承针灸学。

【临床意义】

标幽赋是一篇针灸综合类的歌赋，全篇论述了针灸与经络、脏腑、气血的关系，施术前后的注意事项以及取穴、配穴的辨证机制、针刺手法和针灸禁忌，还记载了具体治疗用穴等重要问题，可谓是面面俱到。其论述既本《黄帝内经》《难经》之宗旨，且又多有发挥，确实是一篇针灸理论和临床实践相结合的杰作。全篇采用歌赋的形式把隐晦、深奥的针灸理论以简明扼要、深入浅出的方式表达出来，文字精练，言简意赅，内容全面。其许多理论观点都具有重要的学术价值，对后世针灸的发展有深远的影响。下面就歌赋内容的主要特点总结如下。

一、重视中医基本理论

（一）阴阳、五行学说

"不穷经络阴阳，多逢刺禁""然是三寸六分，包含妙理，虽细桢于毫发，同贯多歧。可平五脏之寒热，能调六腑之虚实"。指出针灸可治疗脏腑阴阳寒热虚实，使人体阴阳趋于平衡。"木形金也，有蠲邪扶正之道……口藏比火，进阳补赢。循机捫塞以象土，实应五行而可知""定脚处，取气血为主意；下手处，认水火是根基"。水火是阴阳的征兆；气血乃阴阳之男女。强调在辨证取穴和施术时，都要以阴阳五行理论为指导。且在取穴时也应重视从阴阳而论，穴位在人体阴面与阳面的分布有不同规律，"在阳部筋骨之侧，陷下为真；在阴分郄腘之间，动脉相应"。阳面的穴位多在筋骨之旁的凹陷处；阴面的穴位多在动脉相应之处。

（二）天人相应观

"察岁时于天道，定形气于予心，春夏瘦而刺浅，秋冬肥而刺深。"指出针灸要注意气候变化，也就是中医理论所讲的天人相应。其中还言"论其五行、五脏，察日时之旺衰"。这些都说明人与自然统于一体，阐述了天人相应的观点。

（三）扶正祛邪论

"观夫九针之法……木形金也，有蠲邪扶正之道"，指出针灸可以提高人体正气，祛除病邪，以达到正气存内，邪不可干之目的。

（四）疏通经络论

"短长水也，有决凝开滞之机"，指出针具的长短不一，喻针具如江河流水长短宽狭不同，供气血运行。水之不通，可决之流于湖海，若人体气血瘀滞不畅，可用针刺疏通。

二、重视临床辨证论治

（一）辨证取穴

脏腑病证可通过经络进行诊断和治疗。"既论脏腑虚实，须向经寻。"尤其强调了本经和表里经取穴运用，本篇用穴多以本经及表里用穴为主。如"取照海治喉中之闭塞""心胀咽痛，针太冲而必除""胸满腹胀刺内关""速效之功，要交正而识本经"等。此外，经络走向、气血多少都与治疗有关。

歌赋中言："大抵疼痛实泻，痒麻虚补。"这是《黄帝内经》中"盛则泻之，虚则补之，热则疾之，寒则留之，陷下则灸之，不盛不虚以经取之"的具体运用。歌赋中又言"体重节痛而俞居，心下痞满而井主"的临床运用，其理论源于《难经·六十八难》中"井主心下满，荥主身热，输主体重节痛，经主咳喘寒热，合主逆气而泄"。以上强调了临床要根据患者的症状施以补泻，选取相应特性穴位。

（二）审因论治

"正其理而求其原，免投针而失其位。"理是病机，原是病因。既要辨证求因，审因论治。又"观部分而知经络之虚实，视浮沉而辨脏腑之寒温"。指出了脏腑辨证与经络辨证之间的密切关系及对于临床的重要性。

三、重视取穴用穴特点

（一）注重各类特定穴

本歌赋用穴重视各类特定穴，文中明确强调运用各类特定穴，如歌赋中言："岂不闻脏腑病，而求门、海、俞、募之微；经络滞，而求原、别、交、会之道""八脉始终连八会，本是纪刚；十二经络十二原，是为枢要。一日取六十六穴之法，方见幽微；一时取一十二经之原，始知要妙"。文中提到的特定穴有八脉交会穴、八会穴、交会穴、五输穴、原穴、络穴、背俞穴、募穴、郄穴，9种。

（二）推崇按时取穴

本歌赋极为推崇按时取穴的运用，其载曰："但用八法、五门，分主客而针无不效。"八法即指灵龟八法，五门即甲己、乙庚、丙辛、丁壬、戊癸等十天干合为土、金、水、木、火五行。本歌赋也概括提到了子午流注纳甲法和纳支法。"一日取六十六穴之法，方见幽微。"是指纳甲法，它主要使用十二经分布肘膝以下的66个穴位（十二经之五输穴与原穴），按某日某时开某穴进行针灸治疗，正如《针灸大成》所言"按日起时，循经寻穴，时上有穴，穴上有时""一时取一十二经之原，始知要妙"。纳支法主要根据十二经脉气血的盛衰，分别配合十二时辰，在各经相应时辰取其经脉的原穴，进行治疗。"推于十干十变，知孔穴之开阖；论其五行、五脏，察日时之旺衰。"从这十干的演变，结合气血流注开阖而按时取穴，即古典针术的灵龟八法。

（三）重视标本理论的取穴运用

歌赋言："更穷四根三结，依标本而刺无不痊。"十二经皆有标本，用本部穴善治标部病症，临床也常以标本同用治疗相应脏腑及经络上之痛证。在临床中，用标本根结理论指导治疗，具有用穴少、见效快的优势，且多可获良效。

（四）重视交经缪刺及巨刺的取穴运用

歌赋载曰："巨刺与缪刺各异，微针与妙刺相通。"巨刺是《灵枢·官针》篇九刺法中的一种刺法，它是左病取右，右病取左，交叉取穴。缪刺根据《缪刺论》："有痛而经不病者缪刺之。"二者的区别是巨刺治经脉病，缪刺治络脉病。巨刺与缪刺共同点是左病取右，右病取左的交叉刺法，皆是根据经络对称的原理，是治疗痛证取穴的特效方法，值得临床推广运用。

四、重视针刺操作手法

进针之要在于无痛，只有进针不痛，或者仅是微痛，患者才能易于接受针刺，进针不痛之要诀在于押手与刺手的协调配合，对此本歌赋总结最为精当，其言"左手重而多按，欲令气散；右手轻而徐入，不痛之因"。这一针刺手法一直指导着临床针刺操作。

五、注意针刺宜忌

"且夫先令针耀，而虑针损；次藏口内，而欲针温。"本句是强调了针刺前必须做好充分的准备，"工欲善其事，必先利其器"。"慎之！大患危疾，色脉不顺而莫针；寒热风阴，饥饱醉劳而切忌。"非常明确地提出了针刺宜忌的相关内容，色脉不顺者而莫针，遇大寒、大热、大风和阴晦的天气，及过饥、过饱、酒醉、过劳的患者均须禁忌针刺或慎用针。另外还提到了禁针及禁灸用穴。其言"避灸处而加四肢，四十有九；禁刺处而除六俞，二十有二"。由此提示针灸医者在针刺时应当仔细斟酌，认真考虑，正确用穴，不可马虎大意。这是有效避免针刺意外的前提。

六、注重针刺得气

针灸得气是获得疗效的重要因素之一，本篇歌赋也极为重视，强调了得气的重要性，且非常形象地描述了得气的特点，可谓经典。"轻滑慢而未来，沉涩紧而已至。""气之至也，若鱼吞钩饵之浮沉；气未至也，似闲处幽堂之深邃。"这些描述形象而生动，至今仍是针灸临床辨别针下气至与否时所遵循的理论。本篇还强调了得气与疗效的密切相关性。概括了"既至也，量寒热而留疾，未至也，据虚实而候气""气速至而速效，气迟至而不治"的理论观点。其言可谓是经典之概括。这些一直是针灸临床所遵循的基本内容。

七、注重治神

《素问·宝命全形论篇》记载："凡刺之真，必先治神"，强调了"治神"在针刺治疗过程中的重要性。历代医家都非常重视"神"在针刺治疗中的重要作用，对此本篇强调了治神对针刺的重要意义。其言到"凡刺者，使本神朝而后入，既刺也，使本神定而气随""神不朝而勿刺，神已定而可施"。强调了在针刺前要定神、察神、安神、聚神，针刺中要持针入神，持针治神。在治疗过程中一定要对患者的精神加以重视，这些方面与临床疗效有着密不可分的联系性。

八、重视针刺补泻法的运用

本篇极为重视补泻手法的运用，不仅在理论上强调其重要性，而且非常详细地介绍了补泻手法的运用。首先明确要求"原夫补泻之法，非呼吸而在手指"。具体手法操作可见"循扪弹怒，留吸母而坚长；爪下伸提，疾呼子而嘘短。动退空歇，迎夺右而泻凉；推内进搓，随济左而补暖"。其中包括了循、扪、弹、捻、进、退、出、内、弩、搓、伸、提等指法，概括地说，有提插、呼吸、捻转3种补泻手法。可根据针具在穴位内捻转的方向为补泻依据，拇指向前针身左转为补，拇指向后针身右转为泻；重插轻提为补，轻插重提为泻；呼入吸出为补，吸入呼出为泻。因是歌赋形式，无法详述，但极其概括地总结了常用补泻针法的运用。

九、要求准确取穴

准确定穴是针灸最基本的要求之一，取穴准确与否可直接影响治疗效果，因此本篇歌赋对此也非常重视，对取穴也有明确要求，并且提出了具体的取穴方法。"大抵取穴之法，必有分寸，先审自意，次观肉分，或伸屈而得之，或平直而安定""在阳部筋骨之侧，陷下为真；在阴分郄腘之间，动脉相应""取五穴用一穴而必端，取三经用一经而可正"。这些取穴理论至今仍是指导临床取穴的重要法则。

十、重视奇经八脉的运用

奇经八脉共有8条，在本歌赋中均有提及。并且对奇经八脉的辨证做了经典的概括，具有很强的实用价值。"阳跷、阳维并督带，主肩背腰腿在表之病；阴跷、阴维、任、冲脉，去心腹胁肋在里之疑。"阳跷、阴维、督脉、带脉行于表，属阳，故主治体表、肩背腰腿部疾病；阴跷、阴维、任脉、冲脉分布于胸胁之里，属阴，故能治疗心胸、脘腹、胁肋部疾病。

【总结】

《标幽赋》辨证取穴表

病症		取穴
头面五官及咽喉疾患	头风头痛	申脉、金门
	眼痒眼痛	光明、地五会
	瞽目（失明）	肝俞、命门
	耳聋	听会、阳池
	喉中闭塞	照海
	咽痛	太冲
胸腹部疾患	心（胸）胀	太冲
	脾冷胃疼	公孙
	胸闷腹痛	内关
	胁肋疼痛	支沟
四肢部疾患	筋挛骨痛	魂门
	中风偏瘫	环跳
	臂痛	肩井、曲池
	蹙足	悬钟、环跳
妇产科疾患	血晕	阴交、三阴交、阳池
	胎衣不下	照海、外关
其他疾患	心内呆痴	大钟
	体热劳嗽	魄户
	虚损	天枢
	盗汗、小儿骨蒸	阴郄
	水蛊、小便不利	偏历

第十六章　长桑君天星秘诀歌

【歌赋】

    天星秘诀少人知，　此法专分前后施。
    若是胃中停宿食，　后寻三里起璇玑。
    脾病血气先合谷，　后刺三阴交莫迟。
    如中鬼邪先间使，　手臂挛痹取肩髃。
    脚若转筋并眼花，　先针承山次内踝。
    脚气酸疼肩井先，　次寻三里阳陵泉。
    如是小肠连脐痛，　先刺阴陵后涌泉。
    耳鸣腰痛先五会，　次针耳门三里内。
    小肠气痛先长强，　后刺大敦不要忙。
    足缓难行先绝骨，　次寻条口及冲阳。
    牙疼头痛兼喉痹，　先刺二间后三里。
    胸膈痞满先阴交，　针到承山饮食喜。
    肚腹浮肿胀膨膨，　先针水分泻建里。
    伤寒过经不出汗，　期门通里先后看。
    寒疟面肿及肠鸣，　先取合谷后内庭。
    冷风湿痹针何处？　先取环跳次阳陵。
    指痛挛急少商好，　依法施之无不灵。
    此是桑君真口诀，　时医莫作等闲轻。

    本歌赋最早见于明代徐凤《针灸大全》中，简称《天星秘诀》，其后被《针灸大成》收载。目前本歌赋的出处多遵从《针灸大成》的记载，言其乃出自《乾坤生意》中，该书为明代朱权所著，成书于明代洪武二十四年（公元1391年），卷帙不多，但内容范围颇广，包括运气、各科病证治法以及丹药、膏药、针灸等。但在该书现存残卷中，仅能从目录中得知有针灸方面的记载，却无具体内容可考。

后来经考证，本歌赋应出自《针灸大全》，而非《乾坤生意》。徐凤将其所录于《针灸大全》中，但歌赋作者不详。今根据《针灸大全》内容为底本辑录于下。全歌赋共18句，列举了23种病证的针灸取穴，共取穴27个。

【注解】

长桑君天星秘诀歌中的"长桑君"在此乃是一种伪托。据《史记·扁鹊仓公列传》中记载，传说长桑君乃为名医扁鹊之师，为使歌赋引起后人重视，故伪托"长桑君"之名所作。

所谓天星，主要是根据《黄帝内经·灵枢》"毫针最精，上应七星"。《黄帝内经·灵枢》根据天人合一的观点，认为古代所用九针与自然界的现象各有所应，并把其中毫针的针体和治疗作用与天上七星象联系起来。因此，该书指出"七曰毫针，取法于毫毛""七以法星"。又曰："七者星也，星者人之七窍，邪之所客于经，而为痛痹，舍于经络者也。故为之治针，令尖如蚊虻喙，静以徐往，微以久留，正气固之，真邪俱往，出针而养者也。"这里所谓"星者人之七窍""静以徐往，微以久留"，就是说明毫针上应七星的理论依据。

天星秘诀少人知，此法专分前后施。

长桑君根据毫针的治疗特点将临床经验编纂成一首绝密之歌，以供后人传颂。天星秘诀歌的真正内容鲜有人知晓，首先用穴上有先后顺序之分，这对治疗效果有重要影响，不可不知。

针刺治疗疾病时用穴是有先后顺序之分的，这也是影响针刺临床效果的关键环节之一，但目前多数针灸医者都不重视这一点。针刺先后学说，最早见于《黄帝内经》中。《灵枢·终始》曰："阴盛而阳虚。先补其阳，后泻其阴而和之。阴虚而阳盛，先补其阴，后泻其阳而和之"，这是有关针刺先后顺序的最早记载。再如原络配穴法，一般先针原穴，后针络穴。目前临床针刺时一般要以先针主穴，后针配穴，先上后下，先后再前的顺序。一般情况下，若能辨证准确，组穴合理，定位精准，用穴先后得当，则可起到事半功倍的治疗效果。

若是胃中停宿食①，后寻三里②起璇玑。

①宿食：指食积、宿滞的意思。宿，停留、停滞。
②三里：指足三里穴。

如果因脾胃运化失常或脾胃虚寒，导致食物经宿不消，停于胃肠时，一般先针刺璇玑穴，后再针足三里穴施治。

璇玑穴归属于任脉，位于胸骨柄之中央，位于华盖之上，而有天象，寓有斗运于天之意，下应心君，机运于身，故名璇玑。璇玑穴在前正中线上，胸骨上窝下1寸（即胸骨柄中央处取穴），前正中线上。穴属任脉，任主一身之阴，穴名璇玑，旋转之枢纽，主气水上下运行，禀任脉阴精之气，主气机旋转运行，性善清利。临床主要用于咳嗽、气喘、胸满痛、喉痹咽肿、胃中有积。早在《席弘赋》有言："胃中有积刺璇玑，三里功多人不知。"

足三里穴属足阳明胃经，足即指下肢，三里即三寸，穴在膝下3寸，故名足三里。足三里穴为胃经之合穴，胃腑之下合穴，五行中属土，为土中之土穴，胃为水谷之源，后天之本，主五脏六腑，十二经脉，十五大络，二十七气，所出入。因此足三里穴禀后天中土之精气，补益足阳明经脉血气，而补中焦脾胃之气，是后天气血的根本，是四总穴之一，"肚腹三里留"，也是调理疾病之要穴之一。其为回阳九针之一，也是百病皆治之要穴，"百病莫忘足三里"，作为温元阳之强壮要穴，"若要身体安，三里常不干"。

足三里与璇玑配用多有记载，除了本歌赋之外，在《杂病穴法歌》《席弘赋》中皆有配伍运用的相关记载。璇玑以宣通上焦气机为主，足三里以调和中焦气机为要；璇玑以升清为主，足三里以降浊为要。二穴伍用，一升一降，调和上、中二焦，消食化积，开胃增食，故能解决胃中宿食。

脾病[1]血气[2]先合谷，后刺三阴交莫迟。

[1]脾病：泛指脾脏各种病证，当脾脏的运化、升清功能失调，会导致腹满作胀、脘腹痛或纳呆食少；若统血失调，脾虚不能统血，则血不循经而外逸，会导致崩漏、便血、紫癜等疾病。以上皆为脾病。

[2]血气：与气血同意，是古今医学称谓的不同。在古代中医学中多称为"血气"，在近现代中医学中多称为"气血"。"血"在前还是"气"在前，表明期间有主次之分。早期之所以称"血气"是由"血"而及"气"，因为"血"的现象较为形象、具体，最先被人们所认识，"气"的现象则较为隐蔽、抽象，不容易被认识。后期随着中医理论的发展，"气"的重要性和多样性被人们所深刻地认识，因而多称为"气血"，将"气"提到"血"之前来称述。古代中医学所称的"血气"，与近现代中医学所称的"气血"，着重点虽然不同，但意义并无二致。

如果脾虚导致了脾的运化失常或不能升清，无法统领血气而导致疾病，可先针刺合谷，再针刺三阴交，此事不可推迟拖延。

合谷穴是手阳明大肠经的原穴，合谷穴首见于《灵枢·本输》："合谷，在大指歧骨之间，为原。"合，有汇聚之意；谷，则喻为两山之间，如山谷、河谷；合谷穴定位在第一二掌骨间，第二掌骨桡侧中点，肌肉隆起最高点。手阳明大肠经多气多血，合谷穴是其原穴，是手阳明经气血聚集之处，对全身气血调节的影响非常大。其具有疏风解表、清热开窍、镇痛安神、益气固脱的作用，主治疾病范围甚广，可涉及内、外、妇、儿、五官等多科疾病，如常用于头面五官科疾病（如头痛、眼疾、鼻疾、面部疾病、口腔咽喉疾病），为四总穴之一，"面口合谷收"；合谷穴也是止痛之要穴，可用于多种疼痛性疾病（如牙痛、三叉神经痛、目赤肿痛、头痛、咽喉肿痛、胃痛、腹痛、痛经、上肢痛）的治疗；也是外感疾病常用的重要穴位，因其有疏风解表的作用，因此常用于治疗感冒头痛、发热、恶寒、咳嗽等一切外感之疾。总之合谷穴治病范围甚广，临床随配穴和针法的不同，其治疗适应证亦随之有别。如与复溜穴相配，补泻手法不同，对汗液的调节功效也不同，可随补泻不同而治疗多汗、无汗；与曲池合用善治头面部疾病，"头面若有疾，曲池合谷为之主"；合谷与太冲伍用，功效颇多，名为"开四关"，可有镇静、镇痛、镇痉的作用，"寒热痹痛，开四关而已之"。合谷与三阴交伍用在《杂病穴法歌》《席弘赋》及《针灸大成》中皆有记载运用，合谷以理气为主；三阴交以理血为要。二穴伍用，一气一血，气血双调，行气活血，故作用强大。二穴伍用因其补泻手法之不同，又可有安胎与堕胎之别，补三阴交泻合谷可安胎，而泻三阴交补合谷又能堕胎。

三阴交首见于《针灸甲乙经》，位于内踝尖上3寸，胫骨内侧面的后缘。穴属足太阴脾经，三阴指三条阴经，穴在足太阴、厥阴、少阴三经交会处，故名三阴交，是指足部的三条阴经中的气血物质在此穴交会。三阴交穴寓藏着肝、脾、肾三脏之阴阳，既能补脾养血，又能补肾固精，滋阴柔肝，为治疗妇科病、血证以及肝脾肾三脏有关的男女生殖、泌尿系统疾病之常用穴。

如中鬼邪[①]先间使，手臂挛[②]痹取肩髃。

①鬼邪：指癫、狂、痫等精神类疾病。

②挛：指手脚蜷曲不能伸开，即肌肉痉挛，肌肉不自主地抽搐。

如果患者出现癫、狂、痫等精神失常的一类疾患，可先针刺间使穴，若是出现手臂痉挛疼痛麻木之症状常先取肩髃穴。

间使首见于《灵枢·本输》。间，间隙也；使，令也。其为手厥阴经脉气所行之经穴，君主臣使相间而行之道路也，故名间使。《医宗金鉴》曰："有如鬼神行使其间，因名间使。别名鬼路、鬼营。"间使穴归属手厥阴心包经，为心包经所行之经穴，位于前臂掌侧，曲泽与大陵的连线上，腕横纹中点上3寸，掌长肌腱和桡侧腕屈肌腱之间。间使穴具有理气通络、解郁截疟、宁心安神的作用。常用于心脏病，如心悸、心痛、胸闷；胃肠病，如胃脘痛、霍乱吐泻；神志病，如癫狂、痫证、中风、惊厥；经脉病，如腋肿、臂痛、肘挛急等；其他病，如疟疾、热病、梅核气、喑哑不能言等。

肩髃穴首见于《灵枢·经脉》。髃，指髃骨，为肩端之骨，《说文解字》："髃，肩前也"。其穴在肩端，举臂两骨肩陷者中，故名肩髃，别名髃骨、中肩井、偏骨。肩髃穴归属手阳明大肠经，乃手阳明与阳跷脉之会，具有疏风活络、舒筋利节的作用。其性宣散通达，功善疏风利节，搜上肢之风邪，为治疗肩臂疼痛、瘫痪和本经病证之常用穴，尤长于治疗肩关节病变。肩髃穴是手阳明经与阳跷脉之会，阳跷脉主司运动，阳明经筋结于肩部，肩髃穴又位于肩部，故治疗肩臂疼痛甚效。在行针时禁忌活动肩部，否则易导致弯针，甚至折针的现象，故有"已针不可摇，恐伤针"之说。

脚若转筋[1]并眼花[2]，先针承山次内踝[3]。

①转筋：指肌肉痉挛，俗称"抽筋""转腿肚子"，是指肌肉突然、不自主地强直收缩的现象，会造成肌肉僵硬、疼痛难忍，很难动弹的症状。一词首见于《灵枢·阴阳二十五人》："肢体筋脉牵掣拘挛，痛如扭转。"

②眼花：即看东西模糊不清，或因某些疾病出现目眩头晕的症状。

③内踝：内踝处共有4处穴位（太溪、照海、水泉、大钟），此处应是指太溪穴。

下肢若是出现抽筋（即肌肉痉挛）并伴有头晕眼花的症状，可先针刺承山穴，再针刺太溪穴。

承山穴首见于《针灸甲乙经》。承，受也；山，凸起之义。其穴在腓肠肌肌腹之间凹陷处，腓肠肌肌腹凸起似山，穴当其下，可承之，故名承山，别名肠山、鱼腹、肉柱，归属足太阳膀胱经。承山穴位于小腿后面正中，在小腿腓肠肌两肌腹之间，用力伸直足尖使足跟上提时，在"人"字缝凹陷之端。承山位于腓肠肌肌腹之下，有承其重力之能，为足太阳膀胱经脉气之所发，膀胱经主筋所生病，且其经别自腘至尻，别入于肛中。故针刺承山能疏调膀胱经之气血，而有舒筋解痉、理肠疗痔之功。承山穴是治疗下肢痿痹不遂和肛门疾患之常用穴，主治腿肚转筋和痔疮的经验效穴、要穴，正所谓"转筋痔疮急煞人，必刺承山效如神"。

太溪穴首见于《灵枢·本输》。太，指大、甚之意；溪指山涧溪水。言肾水出于涌泉，通过然谷，至此聚流而成太溪之意，故名太溪，别名吕细。穴属足少阴肾经，为足少阴经气所注之输土穴，肾脏原气所过和溜止足少阴经之原穴。其穴在内踝尖与跟腱后缘连线之中点凹陷处。太溪穴为足少肾经之输穴、原穴，《灵枢·九针十二原》言："五脏有疾，应取之十二原。"故太溪穴主治作用甚广，疗效作用显著，临床常用于头面五官疾患：如头痛、头晕、耳鸣、耳聋、眼花、咽喉肿痛、齿痛；妇科及男性病：如月经不调、带下、不孕、遗精、阳痿、早泄、不育；大、小便疾患：小便不利、尿频、泄泻、便秘；肺病：咳喘、咯血；其他疾病：如腰酸、腰痛、水肿、消渴、失眠、健忘、痴呆等肾气亏虚所致诸疾。太溪穴具有滋阴降火、益肾补虚、调经利湿的作用。太溪为肾脉之根，先天元气之所发，能调节肾脏之元阴元阳，为回阳九针之一。功专滋阴，为滋阴之要穴，善治一切阴虚精亏之证。

承山穴重在舒筋活络，以泻为主；太溪穴重在益肾补虚，以补为要。二穴伍用，一补一泻，一阴一阳，一表一里，相互制约，相互为用，舒筋解痉，滋阴降火，益肾补虚。

脚气[①]酸疼肩井先，次寻三里阳陵泉。

①脚气：病名，又称脚弱。因外感湿邪风毒，或饮食厚味所伤，积湿生热，流注于脚而成。《诸病源候论》言："凡脚气之病，皆由感风毒所致。"《千金要方》记载："风毒之气，为寒暑风湿所作之蒸气，足常履之，所以风毒中人，必先中脚。"其症先起于腿脚，故而得名。主要表现为麻木、酸痛、软弱无力，或挛急，或肿胀，或萎枯，或足胫红肿，发热，进而入腹攻心，小腹不仁，呕吐不食，心悸，气喘，神志恍惚，言语错乱。

脚气病主要表现为酸软无力疼痛，治疗时先针刺肩井穴，再针刺足三里与阳陵泉二穴。

此处所言的"脚气"是指"脚气病"，又称为"缓风""脚弱"。即西医学所言的维生素B_1缺乏症。古已有之，却非时下所言的"脚癣"，当区别之。唐代孙思邈所著的《备急千金要方》云："此病发，初得先从脚起，因即胫肿，时人号为脚气。"此病最早见于晋代葛洪的《肘后备急方》中，其载曰："脚气之病，先起岭南，稍来江东，得之无渐，或微觉疼痹，或两胫小满，或行起忽弱，或小腹不仁，或时冷时热，皆其候也。不即治，转上入腹，便发气，则杀人。治之多用汤酒摩膏，种数既多，不但一剂，今只取单效，用兼灸法。"

肩井穴首见于《针灸甲乙经》。凹陷深处曰井，凿地出水为井。穴当肩上凹陷深处，故名肩井，别名膊井。肩井穴归属足少阳胆经，为足少阳胆经、手少阳、足阳明、阳维脉之会，在肩上，当大椎（第7颈椎棘突下）与肩峰连线的中点。针刺时注意其角度与深度，与皮肤呈80°角，向锁骨方向斜刺0.5～1寸。肩井穴具有理气通络、催产通乳的作用。常用于头部病：如头痛，眩晕；乳房病：如乳汁少、乳癖、乳痈；产科病：如难产、胎衣不下；经脉病：如颈项强痛、肩背疼痛、上肢不遂；其他疾病：如足痿、中风、瘰疬等。尤善治疗足痿，现代针灸临床将其归结为八总穴之一，谓"两臂曲池妙，两足肩井搜"。因此肩井穴治疗脚气极具特效。

阳陵泉穴首见于《灵枢·邪气脏腑病形》。陵，大阜也，泉，地下深凹出水之处。穴当腿之外侧属阳，腓骨小头隆起似陵，其前方凹陷处，脉气所出如泉，如阳侧陵下之深泉，故名阳陵泉，别名阳陵。阳陵泉穴归属足少阳胆经，为胆经脉气所入之合土穴，八会穴之筋会，具有疏肝解郁、清利肝胆、舒筋活络、通关利节的作用，功效颇多，是临床常用重要穴位。主要用于肝胆病的治疗：如黄疸、口苦、呕吐、胁肋疼痛；也适用于经脉病：如半身不遂、肩痛、下肢痿痹、膝髌肿痛、脚气；以及其他疾病：如小儿惊风、破伤风、麻木、脏躁等。

足三里穴见前文详细描述，在此不再赘述。

脚气一病在历代多有相关治疗记载，一般多为脚踝周围取穴，此处多为远端取穴。首先以取肩井为用，肩井所用乃下病上取，是治疗足痿病之要穴，在临床有"两足肩井搜"之总结；其次阳陵泉与足三里穴也是历代治疗脚气之要穴；故三穴合用对脚气就极具特效了。

如是小肠连脐痛，先刺阴陵后涌泉。

如果出现了小肠连脐部疼痛，可先针刺阴陵泉穴，再针刺涌泉穴，可有很好的疗效。

小肠连脐痛当是奔豚的表现，在临床注解中一般多直接解释为疝气，这是不全面的一个注解。早在《扁鹊心书》中载有："奔豚，此由肾气不足，又兼湿气入客小肠，连脐发痛，或上或下，若豚之奔，或痛连外肾成疝气者……奔豚与疝不同，混淆不得，从小腹而上，抵心者，奔豚也；从少腹而上逆脐，胃气与横弦，胃疝也；从阴囊而上冲心膈，痛欲死者，冲疝也；从少腹而下连肾区者，小肠与狐疝也。是有差别，不可不审。"

阴陵泉与涌泉相伍用穴其实早在《黄帝内经》中就有记载，在《灵枢·热病》有言："热病挟脐急痛，胸胁满，取之涌泉与阴陵泉。"

阴陵泉首见于《灵枢·本输》，人体内侧为阴，突起曰陵，高处之水源称泉。阴陵泉穴乃脾经合水穴，在膝下内侧，辅骨下凹陷中，膝突如陵，水出于泉，喻犹阴侧陵下之深泉也，故名阴陵泉，别名阴陵。阴陵泉穴归属于足太阴脾经，为足太阴脾经经气所入之合水穴，位于小腿内侧，胫骨内侧髁下缘与胫骨内侧缘之间的凹陷中，具有健脾化湿、淡渗利湿、健脾固本、益气养血的作用。阴陵泉为足太阴脾经之合水穴，在五行中属水，应于肾，可用于治疗腹胀、暴泻、水肿、黄疸等，如《杂病穴法歌》言"小便不通阴陵泉"；遗精和小便失禁或由于肾虚精关不固，膀胱失于约束，或由于气虚下陷，气不摄精所致，取阴陵泉穴健脾益气、补肾固摄而治之；足太阴经筋结膝内辅骨，上循阴股，结于髀，聚于阴器，穴又位于膝关节部，故可治疗膝关节疼痛、阴茎痛、遗精、带下、月经不调、妇人阴痛等。

涌泉首见于《灵枢·本输》，涌，水腾溢上升之义，指涌出，上涌；泉，水自地出为泉。涌泉穴为足少阴脉气所出之井穴，为全身孔穴最下者，位置最低处，脉气由此向上腾溢，如泉水自地涌出，故名涌泉穴，别名地冲、蹶心。涌泉穴属足少阴肾经，为足少阴经脉气所出之井木穴，回阳九针之一。涌泉穴位于足底部，曲足时前部凹陷中，约当足底第2、3趾蹼缘与足跟连线的前1/3与后2/3交点凹陷处。涌泉为足少阴肾经脉气所出之井穴，易于闭塞，故刺之可启闭开窍，苏厥醒神，用于治疗厥闭、癫狂等实邪郁闭之神志病，如中暑、昏厥、癫狂、痫证、小儿惊风、失眠等。涌泉穴在五行中属木，故为本经之子穴，用之可泻肾火，引热下行，而有滋阴之性，用于治疗相火妄动所致的头目、咽喉、口舌之疾，如常用于头痛、眩晕、咽喉肿痛、舌干、口舌生疮、失语、足心热等。

耳鸣[①]腰痛先五会，次针耳门三里内。

①耳鸣：耳鸣是指患者自觉耳内鸣响，如蝉如潮，呈持续性或间断性鸣响，而周围并无外界声源刺激，亦称为"蝉鸣"。《医学入门》曰："耳鸣乃是聋之渐也。"耳鸣、耳聋既可单独发生，亦可先后发生或同时并见，又能相互影响，故在临床常将二者并称。

若出现耳鸣、腰痛之症状，治疗一般先针刺地五会穴，再针耳门与足三里穴，会有很好的疗效。

耳鸣是临床常见症状，也是针灸之优势病种，若能及时治疗，辨证准确，可获得令人满意的疗效。中医认为耳鸣、耳聋有实证、虚证之分。实证多为肝胆火旺，虚证多为肾精亏虚。关于耳鸣之虚实在《景岳全书》中已有明确的论述。在《景岳全书·卷二十七》中载："凡暴鸣而声大者多实，渐鸣而声细者多虚，少壮热盛者多实，中衰无火者多虚；饮酒味浓，素多痰火者多实，质清脉细，素多劳倦者多虚。"

虚证主要与肾有关，肾为先天之本，肾主藏精，主骨生髓，上通于脑，开窍于耳。《灵枢·海论》中有："髓海有余，则轻劲多力，自过其度；髓海不足，则脑转耳鸣。"《诸病源候论》："劳动经血而血气不足，宗脉则虚，风邪乘虚，随脉入耳，与气相击，故为耳鸣。"肾虚耳鸣多发于年龄大于40岁的人，多见于年老体弱或虚羸之人。故虚证者耳鸣者多为年老、病久体弱之人。

实证多为肝胆火旺而致，早在《景岳全书·卷二十七》中言："耳聋证……气闭者，多因肝胆气逆，其证非虚非火，或因恚怒，或因忧郁，气有所结而然。治宜顺气，气顺心舒而闭自开也。"意指耳鸣、耳聋等证是因患者生气、忧郁的情绪所导致，当其气顺心情愉悦，症状也自然会消失，气结也就打开了。

诸经脉皆与耳联系，《类经图翼》云："手足三阴三阳之脉皆入耳中。"故十二经脉均与耳关系密切。但尤其与少阳经关系最为密切，少阳经脉循耳一周，且进入耳中。手少阳三焦经在古代被称为"耳脉"，强调了与耳的密切联系性，在临床施治中确实以三焦经穴位用之最多，疗效最强。

此句言"耳鸣腰痛先五会"，即取用地五会治疗耳鸣、腰痛。地五会穴属足少阳胆经，在足第4、5跖骨间，第4跖趾关节稍后方，具有清肝泻胆、通经活络的作用，因此主要用于肝胆郁热，风热上攻而致的耳鸣，即实证耳鸣，但在临床实际中较少用此穴治之，尤其对腰痛治疗更为少见。

"次针耳门三里内"，即地五会配耳门与足三里并用，地五会与足三里所用早在《席弘赋》中就有相关记载，其载曰："耳内蝉鸣腰欲折，膝下明存三里穴。若能补泻五会间，且莫向人容易说。"足三里为足阳明胃经之合土穴，土中之土，足阳明多气多血，故调补气血作用极强。《黄帝内经·灵枢》载曰："耳者，宗脉之所聚也，故胃中空则宗脉虚，虚则下溜，脉有所竭者，故耳鸣。"地五会与足三里配用适宜于虚实夹杂之耳鸣，地五会泻之以清泻肝胆之火，足三里补之以调补气血。

耳门首见于《针灸甲乙经》，门，出入之处，因穴在外耳道口，耳屏上切迹之缺口处，为耳之门户，本经支脉从耳后入耳中，由此出走耳前，故名耳门。穴属手少阳三焦经，在耳屏上切迹前方，下颌骨髁状突后缘凹陷中，张口取穴。耳门穴乃手少阳三焦经入耳出耳之门户，功善疏通耳部经络之气机，宣通耳窍，为治疗邪犯耳窍所致各种耳疾之常用要穴。

小肠气痛[①]先长强，后刺大敦不要忙。

①小肠气痛：病证名，指脐下两侧绞痛的疝气。

发生小肠气痛先针刺长强穴，再针刺大敦穴就可以轻松地解决。

小肠气痛属于疝气的一种，又称为"小肠气""偏坠""胎疝"等，指外生殖器，即男子睾丸、阴囊肿胀疼痛，女子阴唇肿大、疼痛、溃烂，或牵引少腹疼痛的疾病。临床以少腹及阴部疼痛为主要特征。中医疝气内容极为广泛，就其主要临床特点可归纳为三个方面：一是以腹部出现剧烈疼痛，兼有二便不通之症状；二是阴部病证兼有腹部症状；三是阴囊或阴唇肿大，摸之有条索状物伴有脐腹疼痛。实际包括了西医学所言的腹股沟斜疝、鞘膜积液及附睾炎等疾病。

长强穴首见于《灵枢·经脉》。长，位高，辈尊之称；强，强盛之义。其穴属督脉，为督脉之别络。督脉为诸阳之长，其气强盛，穴当其处，故名长强，别名气之阴郄、龟尾、骶骨等。其穴在尾骨尖端下方凹陷中，取穴时跪伏或膝胸位，于尾骨尖端与肛门连线之中点取穴。长强穴为督脉之络穴，联系着任督二经经气，故刺之可通调任督之经气，治疗二经之气血郁滞之证，如遗尿、阳痿、久泄、脱肛、癫痫等；长强穴位于肛门部，为阳气之所会，具有调理下焦、清热利肠的作用，可用于痔疾、二便失禁或不通、疝气等病证。因长强穴针刺比较敏感，加之针刺不便，故临床渐少用之。

大敦穴首见于《灵枢·本输》。敦，厚、聚之义，高堆者为敦，穴当足大趾肌肉丰厚，汗毛聚集之处，形如大的土堆，故名大敦，别名水泉、大顺，归属足厥阴肝经，为肝经脉气所出之井木穴。在足大趾末节外侧，距趾甲角0.1寸处。大敦为足厥阴经脉气所发，根之所在，主厥阴风木之病。而足厥阴之脉绕阴器，会任脉，循少腹，灸之则暖肝而温下元，是治疗寒凝肝脉之前阴病之要穴，对各种疝气、阴挺、崩漏等极具特效；泻之或点刺出血能疏理下焦，调理冲任，是治疗经闭、遗尿、淋证、癃闭、阴肿之常用穴。大敦穴尤善治疗疝气、崩漏具有特效。

足缓①难行先绝骨②，次寻条口及冲阳。

①足缓：缓、迟、慢的意思。指足部无力或疼痛，行走缓慢。

②绝骨：即悬钟穴。

足部无力或疼痛行走困难，先针刺八会髓之会悬钟穴，再针刺足阳明胃经之条口与冲阳穴。

绝骨即悬钟穴，首见于《针灸甲乙经》。悬，挂、系之义；钟，乐器之一；因穴在外踝上3寸，外踝形似钟，此处如悬钟之象，且古时小儿常以此处悬带响铃似钟，故名悬钟。穴属足少阳胆经，且为八会髓之会，是临床常用重要穴位。在外踝尖上3寸，腓骨前缘与腓骨短肌肌腹之间凹陷处。悬钟为八会髓之会，髓，骨髓也，骨之精也，此指肾气。会，交会也。髓会名意指胆经的寒冷水气在此交会，胆经上部经脉下行而至的地部经水，至髓会后经水全部化为了天部的寒冷水气，使其如同胆经寒冷之气的聚集之地，故名髓会。骨能生髓，髓能养骨。《黄帝内经》言："足少阳主骨所生病。"因此本穴能壮骨益髓、补肾养血，临床可用于肢体瘫痪、痿证、痹证、手足不遂等。《难经》言："足能健步，以髓会绝骨也。"《备急千金要方》曰："主膝胫酸摇，酸痹不仁，筋缩，诸节酸折，风劳身重。"《标幽赋》载："悬钟、环跳，华佗刺蹙足而立行"之经验。这一临床经验，早在《针灸大成》中就有相关病案记载，用悬钟针刺而立已，用悬钟治疗痿痹不仅理论可行，而且实际疗效也可靠。

条口首见于《针灸甲乙经》。条口穴与两巨虚同在一条缝隙中，上巨虚在缝隙上端，下巨虚在缝隙下端，条口穴正当其中。取此穴时足尖稍上翘，则穴处形成一大条口，故名条口。穴属足阳明胃经，在犊鼻下8寸，胫骨前嵴外侧一横指。取穴时使患者伸直腿在膝中与外踝尖连线之中点作一水平线，令患者足尖上翘，则下肢外侧出现一条口状凹陷，其与水平线之交点处取穴。条口性主疏散，功善祛风散邪、舒筋活络，为治疗筋病之要穴，常用于治疗小腿部之经筋病证，是临床治疗下肢不遂及肩痛之要穴。《针灸甲乙经》言："胫痛，足缓失履……条口主之。"《外台秘要》记载："条口主胫寒不得卧，胫疼，足缓失履。"《针灸大成》也有记载："条口主足麻木，风气，足下热，不能久立，足寒膝痛，胫寒湿痹，脚痛胕肿，转筋，足缓不收。"由此可见，条口治疗足缓不收是古代医家长期临床实践之经验。

冲阳首见于《灵枢·本输》。冲，为动；高为阳。穴居足背最高点，动脉应手，以其胃脉直刺，冲出本经，故名冲阳，别名会原、会涌、会骨、扶阳。穴属足阳明胃经，为原气所过和留止足阳明胃经之原穴。冲阳穴具有健脾化湿、疏经通络的作用，临床主要以疏经通络为用，治疗经脉病，对足缓不收早有记载。《针灸大成》言："主偏风口眼㖞……足缓履不收，身前痛。"《备急千金要方》："冲阳、三里、仆参、飞扬、复溜、完骨主足痿失履不收。"

可见以上三穴治疗足缓难行是古代医家长期临床实践之经验总结，由来已久，疗效显著。

牙疼头痛兼喉痹，先刺二间后三里。

喉痹指咽部红肿疼痛，或干燥，有异物感，或咽痒不适，吞咽不利等为主要临床表现。牙疼、头痛及咽喉肿痛，先针刺二间穴，再针刺足三里穴。

牙齿为手足阳明经之所系，上牙归属于足阳明胃经，下牙归属于手阳明大肠经，阳明经之邪热上攻可致牙痛，当阳明经之邪热上攻还可引起阳明经头痛或咽喉肿痛。

二间首见于《灵枢·本输》。间，间隙也，意指空陷处，穴在食指第2节后，位当本经第2个穴位，故名二间，别名间谷，归属于手阳明大肠经，为大肠经所溜之荥水穴。在第2掌指关节前，桡侧凹陷处。二间穴在五行为水，为本经之子穴，故用之可清泻本经之实热，功善清热消肿，常用于治疗风热或肺肠积热所致的五官诸窍病证。

足三里穴属足阳明胃经，为足阳明胃经之合穴、胃腑下合穴，是临床常用的重要穴位，具有健脾和胃、扶正培元、调补气血、疏风化湿、通经活络的作用，在前面已详述，不再赘述。

足三里以补为主，二间以泻为用，或以点刺放血为用。二穴合用，一补一泻，相互制约，相互为用，泻不伤正，补不恋邪，故清热利咽、消肿止痛之功益彰。

胸膈痞满①先阴交②，针到承山饮食喜。

①胸膈痞满：指胸中痞塞硬满，自觉有物堵塞之感，多因痰涎阻膈，寒邪上壅而致。

②阴交：此处是指三阴交穴。

胸中痞塞硬满先针刺三阴交，再针承山散结除满，促进食欲。

历代一般多将此处的"阴交"理解为任脉之阴交穴，但从此处的所用来看，余认为此处的"阴交"应为三阴交穴，而并非阴交穴，因为阴交穴并无这一功效，而三阴交穴具有这一作用，且历代常将三阴交简称为阴交。《针灸大成》中记载三阴交穴主治为："主脾胃虚弱，心腹胀满，不思饮食，腹痛身重，四肢不举，腹胀肠鸣，溏泻食不化，疝癖，腹寒……"可见其主治正是本句所描述的作用功能。三阴交穴属足太阴脾经，为脾、肝、肾三经之交会穴，具有健脾益气、滋阴养血、调补肝肾、调和气血、调经利湿的作用。

承山首见于《针灸甲乙经》。承，受也；山，凸起之义。穴在腓肠肌肌腹之间凹陷处，腓肠肌肌腹凸起似山，穴当其下，可承之，故名承山，别名肠山、鱼腹、肉柱，归属于足太阳膀胱经。承山穴位于腓肠肌肌腹之下，有承其重力之能，为足太阳膀胱经脉气之所发，膀胱经主筋之所生病，且经别自腘至尻，别入肛中。因此针刺承山能疏调膀胱经之气血，而有舒筋解痉、理肠疗痔之功。

三阴交理气机，平冲降逆为主；承山促气化、渗水湿为要，二穴伍用一补一泻，相互制约，相互为用，具有疏调气机、散结除满的作用，促进食欲之功益彰。

肚腹浮肿胀膨膨[①]，先针水分泻建里。

①膨膨：气满腹胀如鼓。

肚腹浮肿如鼓一样胀满，先针水分再泻建里即可。

水分首见于《针灸甲乙经》。水，水谷也；分，分别也。水分穴正当小肠上口，水谷至此而泌别清浊，水液入膀胱，渣滓入大肠，能分别水谷之清浊，利水主水病，故名水分，别名中守、分水，归属任脉，为任脉与足太阴经之会，是治疗中焦水谷运化失常所致诸疾之常用要穴。在上腹部，前正中线上，脐中上1寸。

建里首见于《针灸甲乙经》。建，立也；里，居也、内也。建里穴位于下脘上一寸，中脘下一寸，胃部中下之间，刺之可建立中焦之气，安定阃里，故名建里。此穴归属任脉，在前正中线上，脐中上3寸处，位于胃部中下之间，有建立中气、安定阃里之功效，因此用之能健脾和胃，消积化湿，为治疗脾失健运，湿聚食积胃腑诸证之常用要穴，通中寓补，凡水聚中焦，食积胃腑皆可治之。

二穴均属任脉，一上一下，一通一利，通腑消积，利水消肿，故疗效倍增。

伤寒过经[①]不出汗，期门通里先后看。

①过经：一是指传经病邪由一经传入另一经；二是指过了传经的日期。伤寒传经初起，有发热以七日为一候，无发热以六日为一候，如果太阳病过了六日或七日以上为过经。

当伤寒过经而不能发汗，先针期门看看疗效，如果还不能发汗再针通里。

期门首见于《伤寒杂病论》。期，限也，周期也；门，出入之处也。经脉起自中焦，太阴为始，至厥阴而为终；穴出云门，抵期门而最后，一周一期，周而复始。此穴为经气运行一周期而入于肝之门户，经穴之终，故名期门，别名肝募，归属于足厥阴肝经，为足厥阴肝经精气汇聚之募穴，足厥阴、太阴与阴维脉之会。位于胸部，乳头直下，第6肋间隙，前正中线旁开4寸处。期门穴有疏肝理气、活血化瘀、消痞散结之功，为治疗肝气不舒所致诸疾之常用穴，血证之要穴，血脏之经验效穴。期门穴是历代治疗伤寒之要穴，在诸多经典著作中有相关记载。《伤寒论》载："伤寒，腹满谵语……名曰纵，刺期门""伤寒，发热，啬啬恶寒……名曰横，刺期门""妇人中风，发热恶寒，经水适来……此为热入血室也，当刺期门"。《铜人腧穴针灸图经》载曰："……若伤寒过经不解，当刺期门，师经不传。"《玉龙歌》言："伤寒过经犹未解，须向期门穴上针。"

通里首见于《灵枢·经脉》。通，达也。里，居处也。其穴别走手太阳小肠经，经气由此通达表里二经，故名通里。穴属手少阴心经，为手少阴心经之脉别走手太阳经之络穴，在前臂掌侧，尺侧腕屈肌腱桡侧缘，腕横纹上1寸。通里穴补之则能养心血、益心神、健脑益智；泻之则能清心火、通心络、安心神，具有双向调节作用，是治疗神志病、心和其经脉循行处病变，以及心火下移小肠诸症之要穴。

寒疟①面肿及肠鸣，先取合谷后内庭。

①寒疟：为疟疾之一，出自《素问·疟论篇》，多因寒气内伏，再感风邪而诱发的一种疟疾。临床主要表现为寒多热少，日发一次，或间日发作，发时头痛，无汗或微汗，脉弦紧有力等。

寒性疟疾、面部肿胀及出现肠鸣之症状，先针刺手阳明大肠经原穴合谷，再针刺足阳明胃经之荥穴内庭可有卓效。

合谷穴是全身重要穴位之一，善治头面、外感风寒及全身痛证，已在前文详细论述，故不再赘述。

内庭首见于《灵枢·本输》。内通"纳"，入之意，庭指堂前空地。穴当趾缝端，趾缝如门，其处平坦似空地，故名内庭。穴属足阳明胃经，为足阳明胃经脉气所溜之荥水穴。在足背第2、3趾间缝纹端，趾蹼缘后方赤白肉际处。此穴为足阳明胃经之荥水穴，因此功善清降胃火，导热下行，通降胃气，具有和胃化湿、调气通经的作用，为治疗胃火炽盛所致诸症之常用穴。

合谷以清泻手阳明大肠经之热为主，内庭以清足阳明胃经之热为要，二穴相合，一上一下，同经相应，同气相求，相互促进，清泻胃肠之热功效增强，故对阳明经之邪热所致诸疾甚效。

冷风湿痹①针何处？先取环跳次阳陵。

①冷风湿痹：属痹证中的一种，即行痹。《素问·痹论篇》言："风寒湿三气杂至合而为痹也。其风气胜者为行（风）痹，寒气胜者为痛（寒）痹，湿气胜者为着（湿）痹。"冷风即风寒的意思，风寒湿痹为湿痹其中一种证型，除

了风寒湿痹外，还有风湿热痹、痰瘀痹阻及肝肾两虚等证型。《素问·痹论篇》言："湿气胜者为着痹也。"湿痹又名肌痹。"湿痹之因，或身居卑湿，湿气袭人；或冲风冒雨，湿留肌肉，内传经脉，或雨湿之年，起居不慎。"《金匮要略·痉湿暍病脉证并治》则谓："太阳病，关节疼痛而烦，脉沉细者，此名湿痹。"

风寒痹证应当选择何穴呢？临床一般先针环跳，再针阳陵泉便可获得良效。

环跳首见于《针灸甲乙经》。环，圈之义；跳，跃也。因取该穴时，必须侧伸小腿，屈大腿，形似跳跃，穴方打开，形成半环形之凹隙。针之能使腿部痿痹不能伸屈跳跃者，跳跃如常，故名环跳。因穴近髋关节，故又有枢中、髀枢、髋骨、髋骨、分中、髀厌等名称。穴属足少阳胆经，为足少阳胆经与足太阳膀胱经的交会穴。在股外侧部，侧卧屈股，当股骨大转子最凸点与骶管裂孔连线的外1/3与内2/3交点处。取穴时，侧卧伸直下腿，屈上腿，术者拇指翘起，余四指屈曲握拳，以第5掌指关节按于股骨大转子最高点，拇指指向脊柱，当拇指尖下凹陷处取穴。环跳穴具有利腰腿、通经络之功效，常为坐骨神经痛、下肢麻痹、半身不遂等病证的首选穴位。

阳陵泉为足少阳胆经的合穴，亦是八会穴之筋会，具有舒筋利节之功。《灵枢·四时气》："邪在腑，取之合。"因此对于胆腑病证、筋的病证以及经脉通络上的病证都可取用阳陵泉。此穴在前文已有所述，故不再赘述。

《针灸甲乙经·卷十》："髀痹引膝股外廉痛、不仁，筋急，阳陵泉主之""腰胁相引痛急，髀筋瘈，胫痛不可屈伸，痹不仁，环跳主之"。皆记载二穴治疗腰腿疼痛及痿证的运用。二穴伍用，同经相应，一上一下，功效协同，作用相合，调和气血，祛风除湿，增强舒筋利节、缓急止痛之功。

指痛挛急①少商好，依法施之无不灵。

①挛急：指肌肉紧张或抽动。

指痛挛急取用少商疗效好，用之皆极其灵验。

少商首见于《灵枢·本输》。少，为小之意，又末端称少；商，为五音之一，性属金。此穴为手太阴之井，井者，脉气初出而微小之象，阴经之井穴属乙木，肺为阴金，故名少商，别名鬼信，归属手太阴肺经，为手太阴肺经经气所出之井穴。少商穴为手太阴之末穴，脉气所出之井，交传于阳明之初，出阴经而交阳经，具金气肃清之力，功善清泻脏热，开瘀通窍，为治疗神志突变、意识昏迷等阳实郁闭之证的急救穴。点刺出血，能清肺热，利咽喉，所以少商穴又为喉科之要穴，历代并多有相关记载，在《针灸甲乙经》《针灸大成》《胜玉歌》《玉龙歌》《医学入门·治病要穴》《十四经要穴主治歌》等医籍歌赋中均有治疗咽喉肿痛的运用记载。临床用之确具实效，咽喉肿痛点刺出血，血出立效。此穴用于指痛挛急源于《针灸大成》中，《针灸大成》卷六载曰："少商主……手挛指痛，掌热，寒栗鼓颔，喉中鸣，小儿乳蛾。"早在《针灸甲乙经》也有相关运用记载，《针灸甲乙经》载曰："……手腕挛，指支痛……少商主之。"

此是桑君真口诀，时医莫作等闲轻。

这是长桑君真正秘诀，时下从医者千万不要等闲视之，要予以重视，认真领悟，熟记于心，用于临床。

【临床意义】

本歌赋简短，七言韵语，托名于长桑君，喻示歌赋疗效好，以引起世人之重视。本歌赋根据证之标本、缓急定出取穴的主次先后，所列各证都配以穴位主治，经后人长期实践证明，确有疗效。

本歌赋言简意赅，阐发幽意，发扬针灸。全歌共18句，列举了23种常见病证的针灸取穴，多为对穴，并强调施针的先后顺序，共取穴27个，取穴多为各类特定穴，注重特定穴的运用，强调重要穴位运用，注重精穴疏针。其配穴可涉及到本经配穴，如"先针水分泻建里""先取环跳次阳陵"；同名经配穴，如"先刺二间后三里""先取合谷后内庭"；表里经配穴，如"先针承山次内踝"。

本歌赋是对针灸治疗取穴、配穴、按次针灸等内容的高度总结。

【总结】

本篇穴位27穴

全篇共提到 34 穴，除去重复提及足三里（3 次）、承山（1 次）、三阴交（1 次）、合谷（1 次）和阳陵泉（1 次），即 27 穴。有人统计为 28 穴，其中将胸膈痞满先阴交之穴误解，其"阴交"并非任脉之阴交穴，而是指三阴交，故是27 穴。

1.足三里，2.璇玑，3.合谷，4.三阴交，5.间使，6.肩髃，7.承山，8.太溪，9.肩井，10.阳陵泉，11.阴陵泉，12.涌泉，13.地五会，14.耳门，15.长强，16.大敦，17.绝骨（悬钟），18.条口，19.冲阳，20.二间，21.水分，22.建里，23.期门，24.通里，25.内庭，26.环跳，27.少商。

《长桑君天星秘诀歌》辨证取穴表

病症		取穴
头面五官及咽喉疾患	耳鸣腰痛	地五会、耳门、足三里
	牙疼头痛兼喉痹	二间、足三里
胸腹疾患	胃中停宿食	足三里、璇玑
	胸膈痞满	三阴交、承山
	肚腹浮肿胀满	水分、建里
	小肠连脐痛	阴陵泉、涌泉
	小肠气痛	长强、大敦
四肢疾患	手臂挛痛	肩髃
	脚若转筋并眼花	承山、太溪
	脚气酸疼	肩井、足三里、阳陵泉
	足缓难行	绝骨、条口、冲阳
	指痛挛急	少商
其他疾患	脾病气血失调	合谷、三阴交
	癫狂痫	间使
	伤寒过经	期门、通里
	寒疟面肿及肠鸣	合谷、内庭
	冷风湿痹	环跳、阳陵泉

第十七章　杂病穴法歌

【歌赋】

　　杂病随症选杂穴，仍兼原合与八法。
　　经络原会别论详，脏腑俞募当谨始。
　　根结标本理玄微，四关三部识其处。
　　伤寒一日刺风府，阴阳分经次第取。
　　汗吐下法非有他，合谷内关阴交杵。
　　一切风寒暑湿邪，头疼发热外关起。
　　头面耳目口鼻病，曲池合谷为之主。
　　偏正头疼左右针，列缺太渊不用补。
　　头风目眩项捩强，申脉金门手三里。
　　赤眼迎香出血奇，临泣太冲合谷侣。
　　耳聋临泣与金门，合谷针后听人语。
　　鼻塞鼻痔及鼻渊，合谷太冲随手取。
　　口噤㖞斜流涎多，地仓颊车仍可举。
　　口舌生疮舌下窍，三棱刺血非粗卤。
　　舌裂出血寻内关，太冲阴交走上部。
　　舌上生胎合谷当，手三里治舌风舞。
　　牙风面肿颊车神，合谷临泣泻不数。
　　二陵二跷与二交，头项手足互相与。
　　两井两商二三间，手上诸风得其所。
　　手指连肩相引疼，合谷太冲能救苦。
　　手三里治肩连脐，脊间心后称中渚。
　　冷嗽只宜补合谷，三阴交泻即时住。
　　霍乱中脘可入深，三里内庭泻几许。
　　心痛翻胃刺劳宫，寒者少泽细手指。

心痛手战少海求，若要除根阴市睹。
太渊列缺穴相连，能祛气痛刺两乳。
胁痛只须阳陵泉，腹痛公孙内关尔。
疟疾素问分各经，危氏刺指舌红紫。
痢疾合谷三里宜，甚者必须兼中膂。
心胸痞满阴陵泉，针到承山饮食美。
泄泻肚腹诸般疾，三里内庭功无比。
水肿水分与复溜，胀满中脘三里揣。
腰痛环跳委中神，若连背痛昆仑武。
腰连腿疼腕骨升，三里降下随拜跪。
腰连脚痛怎生医？环跳行间与风市。
脚膝诸痛羡行间，三间申脉金门侈。
脚若转筋眼发花，然谷承山法自古。
两足难移先悬钟，条口后针能步履。
两足酸麻补太溪，仆参内庭盘跟楚。
脚连胁腋痛难当，环跳阳陵泉内杵。
冷风湿痹针环跳，阳陵三里烧针尾。
七疝大敦与太冲，五淋血海通男妇。
大便虚秘补支沟，泻足三里效可拟。
热秘气秘先长强，大敦阳陵堪调护。
小便不通阴陵泉，三里泻下溺如注。
内伤食积针三里，璇玑相应块亦消。
脾病气血先合谷，后刺三阴针用烧。
一切内伤内关穴，痰火积块退烦潮。
吐血尺泽功无比，衄血上星与禾髎。
喘急列缺足三里，呕噎阴交不可饶。
劳宫能治五般痫，更刺涌泉疾若挑。
神门专治心痴呆，人中间使祛癫妖。
尸厥百会一穴美，更针隐白效昭昭。
妇人通经泻合谷，三里至阴催孕妊。
死胎阴交不可缓，胞衣照海内关寻。
小儿惊风少商穴，人中涌泉泻莫深。
痈疽初起审其穴，只刺阳经不刺阴。
伤寒流注分手足，太冲内庭可浮沉。

熟此筌蹄手要活，得后方可度金针。

又有一言真秘诀，上补下泻值千金。

本歌赋首载于明代《医学入门》，本书刊于万历三年（公元1575年），此书以《医经小学》为蓝本，共8卷，卷首1卷。为明代李梴所著。本歌赋归纳了多种常见杂症的针灸治疗经验，共记载89个病证，88则配穴处方，用穴70个。后被《针灸大成》《针灸逢源》等收载。本歌赋根据《针灸大成》所载辑录。

【注解】

杂病随症选杂穴①，仍兼原合②与八法③。

经络原会别④论详，脏腑俞⑤募⑥当谨始⑦。

①杂穴：指特定穴以外的经穴或经外奇穴。随症选用，故称。

②原合：原，指十二原穴；合，指五输穴之合穴。二者在此指五输穴及原穴。

③八法：指八脉交会穴。

④经络原会别：经，指十二正经；络，指十五络穴；会，指八会穴；别，即别阳，为阳交穴之别名，是阳维脉之郄穴，此处应指郄穴的运用。

⑤俞：指背俞穴。

⑥募：指腹募穴。

⑦谨始：在开始的时候要谨慎。

杂病根据其症选用相关的杂穴，但是仍然要重视十二原穴、五输穴、八脉交会穴、络穴、八会穴、郄穴等各类特定穴的运用，在前面已论述颇详。在针刺背俞穴与腹募穴时要谨慎，防止伤及脏器。

本歌赋首先强调了运用各类特定穴，全篇歌赋用穴主要以各类特定穴为主，尤其以四肢部的五输穴、原穴、下合穴、络穴、郄穴为主。四肢部用穴安全，取穴少，见效快，正如"百病一针为率，多则四针"的用穴理念，以四肢部用穴方能达到"百病一针为率"的目的。

背俞与腹募穴在躯干部，针刺若一旦不当，就会造成针刺意外风险，如《灵枢·背腧》记载："岐伯曰：胸中大腧，在杼骨之端，肺俞在三焦之间，心俞在五焦之间，膈俞在七焦之间，肝俞在九焦之间，脾俞在十一焦之间，肾俞在十四焦之间。皆挟脊相去三寸所，则欲得而验之，按其处，应在中而痛解，乃其腧也。灸之则可，刺之则不可。"此句对背俞穴特别指出"灸之则可，刺之则不可"，这主要说明背部不可深刺，深刺会刺伤内脏，发生危险，自古至今多有医家因针刺背俞穴而出现针刺意外。在古代针具较为粗糙，解剖知识尚缺乏，故要求禁刺。当今虽然不需要禁刺，但在针刺时仍需要高度注意，初学者应慎刺，当以四肢部用穴为主，这确实是临床中肯之经验。时下针灸多以局部用穴为主，较少重视各类特定穴的运用，尤其五输穴、原穴、下合穴等四肢部用穴甚少，当值得时下医家引起重视。

根结标本理玄微①，四关三部识其处。

①玄微：深奥微妙的道理。

根据深奥微妙的根结、标本理论，要明确四关用穴与三部的所指。

经络理论，除了十二经脉、奇经八脉等内容外，还有根结、标本、气街、四海等相关理论，这是从不同的视角，阐述了人体不同部位之间的对应和联系。根结与标本主要分析经络的纵向联系，说明四肢与头面躯干的关系，强调了四肢的重要性，也是五输穴等理论诞生的重要原因之一，以四肢为"根"为"本"。所以说"根结标本理玄微"。

标本理论最早见于《灵枢·卫气》篇，根结理论最早见于《灵枢·根结》篇。什么是标本呢？木之末梢称"标"，木之根本称"本"，经络学说中的标本概念，是借"标"、"本"来称说经气集中和扩散的一定部位，以阐明四肢与躯干之间气血运行的升降关系。梢与根，其位置有高下之分，即"标"在上而"本"在下。人体头面胸背等部位与四肢部位相对而言，前者位置较高，后者位置较低，因此，十二经中，"标"都在头面胸背等上部，而"本"在四肢下部。

何谓根结呢？"根"有根源的意思，"结"有终结意思。杨上善注："'根'，本也；'结'，系也。"张隐庵注："根者，经气相合而始生；结者，经气相将而归结。"也就是说，经气所起为"根"，所归为"结"。具体来说，"根"指四肢末端之井穴，是经气的发起；"结"指头面躯干的有关部位和器官，为经气所聚。元代窦汉卿《标幽赋》中概括为"四根三结"，即以十二经根于四肢末端，称为"四根"；结于头、胸、腹三部，称为三结。

标本与根结有其一致性，都是论证四肢与头面躯干的密切联系，以四肢部为"根"、"本"，头身部为"结"、"标"，从而突出了四肢穴位的重要性。

《灵枢·终始》言："病在上者下取之；病在下者高取之。病在头者取之足，病在腰者取之腘。"此取穴原理就是结合了标本、根结的基本理论而提出的取穴方法。头面腹背在上，四肢末端在下，其上下所在部位的穴位主治作用互为影响，所以提出上病取下、下病取上、头病取足、腰病取之腘的方法。历代经典歌赋多运用这种取穴方法，如《四总穴歌》《肘后歌》等都可以说是该法的具体运用。这是精穴疏针的重要用穴原则，但具体运用时，既要考虑"经脉所通，主治所及"的经络分布、循行，结合根结、标本的相互关系，同时又要依据中医学的基本理论做全面考虑。例如，临床上治疗胃病（病在上），取足阳明胃经足三里（取之下，足三里为胃之下合穴，合治内腑）和与其相表里脾经的隐白穴（太阴根于隐白，结于太仓，太仓即中脘穴，在脐上4寸，正当胃脘部）进行治疗，就是这一理论的具体运用之体现。

《灵枢·九针十二原》中言："五脏有六腑，六腑有十二原，十二原出于四关，四关主治五脏。"之后历代医家对"四关"一词进行了不同的解释。《黄帝内经·灵枢》之后，较早提到"四关"一词的当属金元时期著名针灸医家窦汉卿在《标幽赋》中所言："拘挛闭塞，遣八邪而去矣；寒热痹痛，开四关而已之。"之后注解《标幽赋》的医家皆言"开四关"为合谷、太冲。如明代医家徐凤在《针灸大全》中注解《标幽赋》之"四关"曰："四关者，五脏有六腑，六腑有十二原，十二原出于四关，太冲、合谷是也。"这一注解对后世的影响极大，就连明代著名针灸医家杨继洲也完全认同这一观点，在其注解的《标幽赋》也做相同的注解。从此皆以"开四关"为双合谷、双太冲为注解，四穴称之为四关穴。

但是注解《黄帝内经》者还有将"开四关"注解为4个部位，而非4个穴位。所以临床所言的"开四关"应有2个基本理论。一是《黄帝内经》中"四关"，为4个部位，有注解为两肘、两膝关节者，也有注解为"四关"为腕、踝、膈、脐之四关。

此处应是《标幽赋》的理论延续运用，故其"四关"乃合谷、太冲是也。双合谷双太冲皆为原穴，一阳一阴，一上一下，一气一血，一腑一脏，相得益彰，故临床功效强大，针之即可达"寒热痹痛，开四关而已之"。三部，大包为上部，天枢为中部，地机为下部。又百会一穴在头应天，璇玑一穴在胸应人，涌泉一穴在足应地，是谓三才。

注：《黄帝内经》中根结标本理论的论述记载

《灵枢·根结》篇：太阴根于隐白，结于太仓（中脘）；少阴根于涌泉，结于廉泉；厥阴根于大敦，结于玉英（玉堂）；太阳根于至阴，结于命门，命门者目也；阳明根于厉兑，结于颡大（头维）也；少阳根于窍阴，结于窗笼，窗笼者耳中也；手太阳根于少泽，入于天窗、支正也；手少阳根于关冲，入于天牖、外关也；手阳明根于商阳，结于扶突、偏历也，手三阴之经未载，不敢强注此言。能究根结之理，根据标本刺之，则疾无不愈。足太阳之本在足跟上五寸，标在目也；足少阳之本在窍阴，标在窗笼之前，窗笼者，耳也；足阳明之本在厉兑，标在人迎，颊挟颃颡也；足太阴之本在中封前上四寸之中，标在背俞与舌本也；足少阴之本在内踝上三寸中，标在肾俞与舌下两脉也；足厥阴之本在行间上五寸中，标在肝俞也；手太阳之本在手外踝后，标在命门之上一寸也；手少阳之本在小指、次指之间上一寸，标在耳后上角下外眦也；手阳明之本在肘骨中，上至别阳，标在颔下合钳上也；手太阴之本在寸口之中，标在腋内动也；手少阴之本在兑骨之端，标在心俞也；手厥阴之本在掌后两筋之间二寸中，标在腋下三寸也，此十二经之标本。有在标而取本者，有在本而取标者，有先治其标者，有先治其本者，无非欲其阴阳相应耳。此《内经》至论。

伤寒一日刺风府，阴阳分经次第取。

头痛项强，恶寒发热，首先针刺风府穴，继刺他穴。之后不愈者可根据疾病的传变经脉取用相关穴位。

伤寒初发针刺风府则由来已久，且为伤寒针刺共同之法，最早所用源于《黄帝内经》中。《素问·骨空论篇》言："风从外入，令人振寒，汗出头痛，身重恶寒，治在风府。"《伤寒论》："太阳病，初服桂枝汤，反烦不解者，先刺风池、风府，却与桂枝汤则愈。"初发服用桂枝汤不愈者可加配针刺风府、风池而解。之后不愈者可根据经脉传变规律依次取用相关穴位。伤寒一日太阳风府，二日阳明之荥（内庭），三日少阳之俞（足临泣），四日太阴之井（隐白），五日少阴之俞（太溪），六日厥阴之经（中封）。在表刺三阳经穴，在里刺三阴经穴，病经六日未汗，当刺期门、足三里。唯阴经之病久，宜灸关元为妙。

汗吐下法^①非有他，合谷内关阴交^②杵^③。

①汗吐下法：指的是汗法、吐法和泻下法。汗法是通过发汗解表，宣肺散邪，使在肌表的外感六淫之邪随汗而解的一种治法；吐法是通过涌吐，使停留在咽喉、胸膈、胃等部位的痰涎、宿食或毒物从口中吐出的一种治法；下法是通过荡涤肠胃，泻出肠中积滞，或积水、蓄血，使停留于肠胃的宿食、秘结、冷积、瘀血、结痰、停水等从下窍而出。

②阴交：指三阴交穴。

③杵（chǔ）：指捅、捣，此处指针刺的意思。

临床掌握汗吐下之法，根据病证施以阴阳补泻之法，按照流注穴行之，作用广，疗效佳。针刺合谷、内关、三阴交施以不同的补泻之法可起到发汗、止汗、止吐、催吐、止泻、泻下等不同的双向调节作用。

合谷、内关与三阴交三穴是临床常用之大穴，且常相互配用，具有很强的协同作用，临床治证广泛。合谷为手阳大肠经之原穴，有通经活络、行气开窍、疏风解表、清热退热、清泄肺气、通降肠胃、镇静安神的作用。性能清轻走表，升而能散，泻而能降，上通头面诸窍，既有宣通上焦、开窍启闭、清热散风、行气宣散解表之功，又能清泄气分热邪，补之则能发汗解表、托邪外出，泻之则能清热止汗、祛邪固表。合谷穴还能通降肠胃，泄阳明热邪，补气行气。内关穴为手厥阴心包经之络穴，别走手少阳三焦经，与冲脉合于胃心胸，通阴维脉而主一身之阴络，内关五脏，联络涉及范围甚广，能清心胸郁热，使水逆下行，有宽胸顺气、和胃降逆、理气止痛、清心安神之功。三阴交穴属足太阴脾经，且为足三阴之交会，有补脾、促运化、利水湿，疏下焦、理肝肾，通气滞、调血室、理精宫，通经络、祛风湿之效。三穴伍用，功效甚广，因其补泻不同，功效有别，可起到双向调节作用。

一切风寒暑湿邪，头疼发热外关起。

一切风寒暑湿之邪气所致的发热、头痛，首先当用外关穴治疗。

外关首见于《灵枢·经脉》。外对内而言；关，关联、联络之义。此穴位于腕背横纹上2寸，为手少阳经联络心包经之络穴，与内关相对而属外，故名外关。外关穴归属于手少阳三焦经，为手少阳三焦经别行之络穴，八脉交会穴，通于阳维脉，而阳维脉维系一身之阳，主一身之表。具有通经活络、行气止痛、清热解表的作用。

《难经·二十八难》言："阳维为病，苦寒热。"少阳经枢机不利，会出现时冷时热的症状，用之可有和解少阳、除热散风的作用，是治疗感受外邪的重要穴位。临床常用于外感发热、感冒、热病、疟疾等。《拦江赋》言："伤寒在表并头痛，外关泻动自然安。"《经验特效穴歌诀》云："头痛发热外关安。"

头面耳目口鼻病，曲池合谷为之主。

头面部及耳疾、眼疾、口腔及鼻疾等多种五官疾患，以曲池、合谷为主穴治疗具有卓效。

二穴伍用对头面五官科疾患确有卓效，治症十分广泛，疗效显著，可用于咽喉肿痛、牙痛、目赤肿痛、睑腺炎、面颊肿、痤疮、黄褐斑、面瘫、面肌痉挛、面痛、鼻衄等头面五官疾患，这些功效已被临床广泛验证。曲池与合谷伍用是临床常用特效对穴，运用由来已久，除了本歌赋所载，还有《席弘赋》也有经验之记载，其载曰："曲池两手不如意，合谷下针宜仔细。"二穴合用还可用于上肢不遂、肘臂疼痛麻木、手指挛急等症。

二穴均为手阳明大肠经之穴，合谷为大肠经之原穴，曲池为大肠经之合穴，二穴配伍为本经之原合配穴法。曲池走而不守，合谷升而能散，二穴相合，清热散风，为清理上焦之妙法。头者，诸阳之会，耳、目、口、鼻、咽喉者，清窍也，故禀清阳之气者，皆能上走头面诸窍也，以合谷之轻，载曲池之走，上行于头面诸窍，而行其清散作用，故能祛除邪秽，消除障碍。

偏正头疼①左右针，列缺太渊不用补。

①偏正头疼：是指一种反复发作性的偏侧头痛。

治疗顽固性偏头痛针刺时左痛针右，右痛针左，两侧痛左右俱针，列缺不应，再针刺太渊，不宜用补法。

列缺与太渊所治的偏头痛针对的是外感风邪所致，或大肠经之热邪所致。此类头痛在临床以外关或风池用之极效。列缺为手太阴肺经之络穴，八脉交会穴之一，通于任脉；太渊为手太阴肺经之原穴，且为本经之母穴，二穴伍用是本经之原络配穴法，作用协同，相得益彰，具有调理肺脏、祛风散邪、通络止痛的作用，可用于咳嗽、咳痰、气喘、咽喉疼痛、偏正头痛、项强等疾病的治疗。

头风目眩项捩①强，申脉金门手三里。

①捩（liè）：扭转的意思。

反复发作性头痛、头晕目眩及颈项疼痛活动受限，可针刺申脉、金门与手三里。

申脉、金门皆属于足太阳膀胱经，二穴皆在外踝直下的位置，其二者五行属性相同，功效作用相近，故常相互配用。申脉且为八脉交会穴之一，为阳跷所生。经脉之气为申时注于足太阳膀胱经，申为十二地支，五行属金。阳跷脉从这里开始，阳气充盛，所以用以祛除寒邪，治疗各种寒邪所致的病痛。此穴为膀胱经脉气之所发，膀胱经主筋所生病，故有舒筋活络之功。

金门穴属足太阳膀胱经，且为足太阳膀胱经气血深聚之郄穴。阳经之郄穴最善疏通本经之气血，对脏腑经络之气突然阻滞之痛证，具有缓急止痛之效，故用之可有理气活血、舒筋止痛的作用。其穴在申脉前下方，为足太阳膀胱经气血申时流注出入之门，故名金门。金门对风木病有效，因金克木之故，所主多为筋抽搐风木之病，意为息风利水之门户。金门、申脉可治头风、头痛，取金之肃令之力。二穴均有很强的舒筋活络之功，故对经脉所行之疼痛极效。

手三里穴属手阳明大肠经，首见于《针灸甲乙经》。别名三里、上三里、鬼邪。穴在上肢，其穴于曲肘尖处量之，则为三寸，故名"手三里"。此穴尤善疏通经络，以治疗经络病见长。其治疗因外邪侵袭血凝气滞，引起的上臂及肩背疼痛、手臂不仁，或上肢瘫痪等人身上部病证为首选用穴。历代多有相关运用记载。如《太平圣惠方》："肘臂酸重，屈伸难。"《铜人腧穴针灸图经》："手臂不仁，肘挛不伸，瘰疬。"《席弘赋》："肩上痛连脐不休。手中三里便须求。"《循经考穴编》："臂膊疼痛，冷风麻痹。"手三里与足三里一上一下，一在手阳明，一在足阳明，一在小臂处，一在小腿处，部位相应，经脉相通，二穴常互为运用，同中有异。手三里主要治脐上、膈上连及肩背等疾患，足三里则可治脐上至膈、小腹、胯膝等在下诸疾。手、足三里分工取治，有同而不同，不同而同之异。

赤眼[1]迎香出血奇，临泣太冲合谷侣[2]。

[1]赤眼：即目赤，指眼结膜充血，俗称火眼，多由于风火、肝火或阴虚火旺所致。

[2]侣：本义指伴侣、同伴，此处指一同运用之意。

发生赤眼以迎香穴点刺出血可有奇效，病重者再加配太冲、足临泣及合谷，施以泻法，疗效极佳。

赤眼即风热眼、天行赤眼，针刺治疗可谓是佳法，尤其刺血疗效最佳，刺血可有诸多特效用穴，常用太阳、耳尖、少商、关冲、攒竹等穴，时下以迎香刺血治疗此病临床少用之。针刺用太冲、足临泣是针对肝胆火盛者而用，若治疗肝胆火盛者以针刺行间、侠溪之荥穴其效更胜一筹。合谷穴属手阳明大肠经，为手阳明经之原穴，"面口合谷收"，合谷善清头面热邪。合谷与太冲伍用则为"四关"，可疏散一身之热邪，故对此病极效。

耳聋临泣与金门，合谷针后听人语。

耳聋针刺足临泣、金门穴，配合谷穴针刺可使耳聋立效。

耳聋、耳鸣是临床常见病，也是针灸之优势病种，发病率高，但目前西医学尚无有效之法，针灸治疗的效果一般较为令人满意，故以针灸治疗此病在临床较为常见。耳鸣、耳聋的病因、病机基本相同，在临床中二者常常先后发生，或相互并见，故在临床中多一同论述。其发生不外乎虚、实两种情况，实证多为肝胆火旺，虚证多为肾气亏虚。耳与手、足少阳经脉及手太阳经脉联系密切，故针灸临床取穴多以此三条经脉为主，尤其与手少阳三焦经联系更为密切，早在《足臂十一经脉灸经》中手少阳经就被称为"耳脉"，可见其与耳的联系密切性。

足临泣穴首见于《灵枢·本输》，归属足少阳胆经，为胆经经气所输注之输木穴，八脉交会穴，通于带脉。在足背外侧，第4、5跖骨结合部的前方，小趾伸肌腱的外侧凹陷中。其特性善疏肝解郁、通经止痛，通经活络之力甚强，性善条达，功善疏泄，对胆经经气郁滞或气郁化火之病证极为有效，因此足临泣穴对肝胆之火热耳鸣、耳聋甚效，临床常用，疗效理想。金门穴属足太阳膀胱经，为足太阳膀胱经气血深聚之郄穴，阳维所别属，阳经郄穴最善疏通本经之气血，既有平肝息风救急之功，又有调和气血、舒筋活络之力。二穴伍用，太阳、少阳二经同调，解表散邪、启闭开窍之力增强。主要用于实证之耳聋，尤其暴聋者。

合谷穴属手阳明大肠经，为本经之原穴，手阳明多气多血，此穴走而不守，能清能散，清泻肺热，宣散阳明，以其清轻宣散以通清窍，而治疗头面诸窍之疾甚效。

鼻塞鼻痔①及鼻渊②，合谷太冲随手取。

①鼻痔：指鼻腔内生赘肉肿块，相当于西医学之鼻息肉。

②鼻渊：指以鼻流浊涕，色黄腥臭，量多不止为主要特征的鼻病。一般多指鼻窦炎一类疾病。

鼻内生异物使得鼻塞，导致不闻香臭及鼻流浊涕者，当针刺太冲、合谷。

合谷、太冲乃四关也，不仅治疗鼻疾，也可广泛用于头面五官疾病，二穴伍用是临床常用之经典对穴。二穴相合，一气一血，一升一降，相互制约，相互为用，行气活血，故作用广泛，疗效强大，对鼻疾有卓效，以泻为用，正如《针灸大成》注解二穴俱泻之。二穴若配鼻旁之迎香治疗以上鼻疾更为特效，因迎香穴对鼻塞不闻香臭针之而立效，故名为迎香，其确为实用之穴，为鼻疾临证必用之穴。

口噤①㖞斜②流涎多，地仓颊车仍可举③。

①口噤：指牙关紧闭，口不能开的症状。

②㖞斜：指口眼㖞斜的症状。

③举：推举，推荐的意思。

口噤或口眼㖞斜导致流涎不断，针刺地仓与颊车穴仍是值得推荐的疗法。

二穴伍用治疗口眼㖞斜由来已久，并多有记载，如《玉龙歌》："口眼㖞斜最可嗟，地仓妙穴连颊车，喝左泻右依师正，喝右泻左莫令斜。"《百症赋》言："颊车、地仓穴，正口喝于片时。"《玉龙赋》："颊车、地仓疗口喝。"可见二穴是治疗面部口眼喝斜之实践经验用穴，在临床被历代所重视，时下临床也是此类疾病之常用要穴。新病者可浅刺之，若病程久者可透刺用之，确为简单实用之妙法。若再配远端之合谷，取其面口合谷收，则是口噤、口眼喝斜的基本用穴配方，远近相配，标本兼治，功效独到。

<h3 style="text-align:center">口舌生疮舌下窍①，三棱刺血非粗卤②。</h3>

①舌下窍：指舌下两边紫筋，实际多指经外奇穴金津、玉液。

②粗卤（lǔ）：亦作"粗鲁"，指粗暴鲁莽的意思。

口舌生疮者在金津、玉液点刺出血，是很好的方法，并不是粗暴之法。

金津、玉液为经外之奇穴，首见于《备急千金要方》中，此书有其用，但无其名，后在《针灸大成》中定名为金津、玉液。二穴位于舌系带两侧静脉上，常以点刺出血为用。因舌为心之苗，点刺放血，热随血泻，而有清心火、泻胃热之功，针刺之对热盛瘀毒所致舌强舌肿，失语霍乱极效。

<h3 style="text-align:center">舌裂①出血寻内关，太冲阴交走上部。
舌上生胎合谷当，手三里治舌风舞②。</h3>

①舌裂：指心热则舌裂而生疮，症见舌破裂疼痛，口干燥。在望舌中称为裂纹舌。其病证名首见于《景岳全书·杂证谟》篇。

②舌风舞：指舌震颤，甚者舌伸出口外。

舌上裂口，甚或出血，先针刺内关，再配太冲、三阴交而清泻上焦火热，故效佳。舌苔厚腻者针刺合谷，舌颤不已或舌不由自主伸出口外者，针刺手三里甚效。

舌裂出血多为心火上炎所致，治疗宜清泻心火为用，故当以清泻心火的大陵、少府、劳宫等穴为用，也可刺血，用之极效，如在中冲、曲泽等穴点刺放血则立效。舌苔之厚，由于肠胃之浊热上泛使然，合谷针刺泻其浊热而解。舌震颤或舌舞弄不止可见于诸多疾病，其病因多与肝风、心热及血虚有关，故临证当以辨证为用。余在临床曾见一女性患者舌颤月余，频繁不断，完全吐弄于口外，严重时伴全身颤抖，曾就诊于十几家医院，各种方法治疗无效。来诊经针刺涌泉一穴施以泻法，舌颤则立止，经针一次而愈。手三里治疗舌颤当以血虚为用，亦可用足三里获效。

牙风①面肿颊车神，合谷临泣泻不数。

①牙风：为牙痛的泛称。

牙痛并面部肿胀，针刺颊车极其灵验，配远端合谷、足临泣针刺施以泻法。

一个人的一生中几乎都会有或轻或重不同性质的牙痛，因此在日常生活中有"牙痛不算病"之说，针灸之法治疗牙痛可谓是方便实效快速。通过经络来看，牙痛可与手足阳明经有关，上牙足阳明胃经所过，下牙则为手阳明大肠所过；就疾病性质来看，多与风火、胃火与肾虚有关。临床治疗多以局部与远端取穴相结合的方法为用，本句就是以此方法为用。颊车穴属足阳明胃经，治疗牙痛为局部用穴，治效以下牙痛最为灵验，因颊车穴近下牙处，上牙痛以下关更为灵验，其穴更近于上牙齿，余常以此取之而获佳效。合谷一穴治疗牙痛为针灸临床所公认，可谓是牙痛必取之穴。颊车与合谷一近一远，手足同名经故获佳效，尤其是下牙痛，上牙痛远端取穴多以内庭为常用，以清泻阳明之邪热而使疼痛止。足临泣为足少阳胆经之输木穴，针刺可疏肝胆气滞，化痰热阻遏，清火息风，以泄热而下行。

二陵①二跷②与二交③，头顶手足互相与。

①二陵：指阴陵泉与阳陵泉。

②二跷：指申脉与照海。

③二交：指阳交与三阴交。

阴陵泉、阳陵泉，照海、申脉，三阴交、阳交通过经络之间的相互联系，可治疗全身疾病。

本句来源于《标幽赋》"二陵、二跷、二交，似续而交五大"。六穴皆为一内一外，一阴一阳，皆分布在肘膝关节以下，不仅用于治疗局部疾病，更重要的可治疗头面、躯干、上肢及脏腑等全身疾病。六穴虽皆在下肢，但通过经脉之间的相互联系，及阴阳属性配偶关系，其主治功能可以遍及全身。

阴阳陵泉内外相应，是临床常用的重要穴位，《灵枢·九针十二原》对其二穴的运用早有经典的记载，其载曰："疾高而内者，取之阴之陵泉；疾高而外者，取之阳之陵泉也。"病变表现在上部，而属于内的脏病，可取足太阴脾经的合穴阴陵泉治疗；症状表现在上部，而属于外的腑病，可取足少阳胆经的合穴阳陵泉治疗。

二跷即指阴跷与阳跷，照海乃阴跷所生，申脉为阳跷所生，故二跷指照海、申脉二穴。阴阳跷脉自足部始分别上行循于人体内外，上行至人体之头面部，跷脉的主要功能是"司目之开阖"和"主肢体运动"，因此用之下可治疗足部疾病，上可治疗头面部疾病。

三阴交为脾经之穴，且为脾、肝、肾三经之交会，是临床重要穴位，尤其善治男女生殖系统疾病；阳交为胆经之穴，且阳维脉之郄穴。二穴一内一外，一阴一阳，故能用于全身疾病的治疗。

两井^①两商^②二三间^③，手上诸风得其所。

①两井：指三焦经天井与足少阳经肩井。

②两商：指手阳明大肠经井穴商阳与手太阴肺经井穴少商。

③二三间：指手阳明大肠经荥穴二间与输穴三间。

天井、肩井，少商、商阳，二间、三间均在上肢，能治疗上肢诸疾。

本句则是来源于《标幽赋》"两间两商两井，相依而别两支"中。少商为手太阴肺经之井穴，商阳为手阳明大肠经之井穴，两经互为表里，针刺二穴善清热邪，利咽消肿，开窍醒神，一清肺脏之热，一泻大肠之火，相互配用，相辅相成。手太阴肺经从胸走手，止于拇指端少商，其别络由列缺走向表里之商阳。手阳明大肠经起于商阳，经过二间、三间，自手走头，互为联系。二间、三间分别为手阳明大肠经之荥穴、输穴，仅一节之隔，均可治疗头目、口齿及肚腹诸疾。

天井为三焦经之合穴，肩井为足少阳胆经之穴，且为手足少阳之交会，故二穴关系也密切。但二穴的功用多无直接联系，与两商、两间有别。

手指连肩相引疼，合谷太冲能救苦。

肩牵及手指痛，或手痛牵及肩痛，其病因较多，时下常见于西医学颈椎病所致的肩痛及手部症状，或是肩周炎所致的相关症状，临床施治要看每个患者所伴随的具体症状，其处以合谷、太冲配伍运用确有疗效，早在《席弘赋》就有相关的运用记载，其载曰"手连肩脊痛难忍，合谷针时要太冲"。其理论观点相同，可谓是治疗基本之法，正如《标幽赋》所言"寒热痹痛，开四关而已之"。在前面章节已多次述及开四关的具体运用，故此处不再赘述。

手三里治肩连脐，脊间心后称中渚。

手三里可治疗脐上连及肩背疼痛等上肢疾患，心与背相引而痛可取用中渚治疗。

"手三里治肩连脐"则是根据《席弘赋》"肩上痛连脐不休，手中三里便须求"而来；"脊间心后称中渚"则是根据《通玄指要赋》"脊间心后痛，针中渚立瘥"简化而成。三里有手足之分，手有手三里，足有足三里，二穴功效相近，手三里以治上为主，足三里以治下为主，手三里治脐上膈上连及肩背等疾患，具体内容已在《席弘赋》中论述，故不再赘述。

脊间心后是指心病证候中的肩背疼痛（心与背相引而痛、心痛彻背、背痛彻心等）之疾取用中渚治疗，其用有诸多记载。如《肘后歌》："肩背诸疾中渚下。"《席弘赋》："久患伤寒肩背痛，但针中渚得其宜。"《太乙歌》："久患腰疼背胛劳，但寻中渚穴中调。"更有《通玄指要赋》"脊间心后者，针中渚而立瘥"之说，本句即由此总结而成，其相关运用已在前文对此述之，可参阅。

冷嗽[①]只宜补合谷，三阴交泻即时住。

①冷嗽：因感寒饮冷所致的咳嗽，即寒咳。

寒性咳嗽先取用在上的合谷补之，再取用在下的三阴交泻之，可使咳嗽立止。

冷嗽多由外感风寒，邪入于肺，肺气失宣，导致咳嗽气短、咳吐清稀痰、胸膈不舒、食欲不振、消化无力、面色㿠白、舌淡苔白滑等症状表现。

本句是根据病在上，先取在上的合谷补之，再取用下肢的三阴交泻之，施以上补下泻之法，托邪外出，以散寒止嗽。本句则是依据《席弘赋》"冷嗽先宜补合谷，却须针泻三阴交"而来。本症所言为寒性之咳，若通过三阴交之穴性来看，冷嗽当以补之温补脾肾，健运脾气，而非泻之。

合谷、三阴交二穴皆是全身之大穴、要穴，二穴伍用作用十分广泛，可涉及临床多种病证的治疗，历代也有相关配伍运用。二穴最早配伍运用见于《针灸大成》中，用于堕胎的治疗，后临床根据补泻不同用于堕胎或保胎的治疗。补三阴交泻合谷可安胎，而泻三阴交补合谷用于堕胎，其针法有别，其功效相反，故当重视补泻方法。

霍乱[①]中脘可入深，三里内庭泻几许。

①霍乱：此处是指主要表现为上吐下泻的急性胃肠疾病。

急性上吐下泻，可首先针刺中脘穴，再于足三里、内庭施以泻法，颇具特效，可使吐泻立止。

中脘为八会腑之会，胃之募穴，性主调和，功善调理脾胃，补之灸之则能补益脾胃，温中散寒，益气养血；泻之则能健脾化湿，理气降逆，消积和胃；平补平泻则能升清降浊，是治疗一切脾胃之疾和慢性疾病的常用要穴。足三里为胃经合穴、胃腑之下合穴，四总穴之一，"肚腹三里留"，可治疗一切腹部疾患，功善健脾和胃，扶正培元，调补气血，疏风化湿，通经活络，可补可泻，补之则升，泻之则降，尤其与内庭配用对胃腑之实证可有很好的调理作用，正如《千金十一穴歌》总结"三里、内庭穴，肚腹中妙诀"。足三里、内庭泻之以平胃气，三穴伍用确对胃痛、腹胀、上吐下泻有良好的作用。余在临床中多将内庭调为陷谷穴用之，对急性胃肠炎的治疗更有佳效，一般针后立效，多能一次而愈。

心痛翻胃刺劳宫，寒者少泽细手指。

因心火之热导致的心痛翻胃可针刺劳宫穴施以泻法，因寒而致的心痛可针刺少泽穴施以补法。

心为君主之官，心不能病，心包代心受之。所病者，泻心包络。劳宫为心包之荥火穴，性善清降，既能泻心火，清痰舒气，化气降逆，开七情之郁结，又能醒神开窍，舒筋通脉，清胸膈之热，导火下行，故对心火旺盛之心痛极效。少泽为手太阳小肠经之井金穴，心与小肠相表里，针刺可调心神、通血脉，故能治心痛、中风、癫痫等。但此处所言以补之治疗寒心痛不适宜，井穴善泄热，以清热解郁，开窍醒神为特点，因此善清泻而非宜补。井穴气血微小，补之难以达到祛寒之效，治疗心痛则是以清热解郁，宣通气血发挥作用。

心痛手战①少海求，若要除根阴市睹。

①手战：手颤抖的意思。

心痛手颤先针刺少海穴，若要除根则要针刺阴市穴方能治本。

本句则是源于《席弘赋》"心痛手颤少海间，若要除根觅阴市"。少海为手少阴心经之合穴，功善清心安神，具有活血通络的作用，因此对心痛手颤则有较好的治疗功效。若用阴市治疗则较难理解其治疗原理，阴市穴属足阳明胃经，足阳明多气多血，其功效善祛风寒湿之邪，其处所用则以"除根"为目的，即有消除病因之意。那么可以理解为是寒湿之邪而成病因者，阴市性主温热，富于火力，重在散寒祛湿，故而用之除根。

太渊列缺穴相连，能祛气痛刺两乳①。

①两乳：指膻中穴。

太渊、列缺皆属于手太阴肺经，太渊为肺之原穴，列缺为络穴，二穴所用为本经之原络配穴法，余在临床常以列缺透太渊为用。膻中为八会之气会，又称为上气海，若与太渊、列缺相配，理气通络，治疗喘憋、咳嗽气喘及胸闷等疾病甚效。本句源于《席弘赋》中"气刺两乳求太渊，未应之时泻列缺"。

胁痛只须阳陵泉，腹痛公孙内关尔。

胁肋为肝胆经之分野，阳陵泉为胆经之合穴、胆腑之下合穴，且阳陵泉为八会之筋会，具有舒筋利节、通关利节的作用，故用阳陵泉治疗胁肋痛极效。余在临床多与支沟伍用治疗胁肋痛，正如《标幽赋》所言"胁痛肋痛针飞虎"，二穴同名经相配，一上一下，疏经通络，故效极佳。

"腹痛公孙内关尔"则是根据《席弘赋》之"肚疼须是公孙妙，内关相应必然瘳"之句简化而来。公孙穴属足太阴脾经之络穴，且为八脉交会穴之一，通于冲脉，内关穴属手厥阴心包经之络穴，且为八脉交会穴之一，通于阴维脉。二穴伍用既是络穴配伍运用，也是八脉交会穴之用，故临床作用广，功效强，故在临床有"公孙冲脉胃心胸，内关阴维下总同"之用。尤其治疗腹痛、腹胀、恶心、呕吐、嗳气等症甚效。

疟疾素问分各经，危氏①刺指舌红紫②。

①危氏：指元代著名医学家危亦林。

②舌红紫：舌下紫肿红筋。

治疗疟疾应根据其病变经脉的不同区别治疗，元代著名医家危氏以刺手十指及舌下紫肿红筋施以治疗。

针灸治疗疟疾，根据疟疾发作的症状不同，选择相应经脉的穴位。《素问·刺疟篇》对各经之疟疾有非常明确的记述。在《医学入门》中对各经之疟用穴做了注解。"足太阳疟，先寒后热，汗出不已，刺金门。足少阳疟，寒热心惕，汗多，刺侠溪。足阳明疟，寒甚久，乃热汗出，喜见火光，刺冲阳。足太阴疟，寒热善呕，呕已乃衰，刺公孙。足少阴疟，呕吐甚，欲闭户牖，刺大钟。足厥阴疟，小腹满，小便不利，刺太冲。心疟刺神门，肝疟中封，脾疟商丘，肺疟列缺，肾疟大钟，胃疟厉兑。"

疟疾治疗刺十指及舌下紫肿红筋早在《黄帝内经》中已有明确记载，而非危氏所创。《素问·刺疟篇》载："凡治疟，先发如食顷乃可以治，过之则失时也。诸疟而脉不见，刺十指间出血，血去必已，先视身之赤如小豆者尽取之……不已，刺舌下两脉出血，不已，刺郄中盛经出血，又刺项已下侠脊者必已。舌下两脉者，廉泉也。"

痢疾合谷三里宜，甚者必须兼中膂。

痢疾发作以针刺合谷与足三里最为适宜，严重者需要配合中膂俞。

《医学入门·卷一》载："白痢针合谷，赤痢针小肠俞，赤白针三里、中膂俞。"临床所用确有较好的疗效。余在临床结合古代医家之经验，总结急性痢疾以针刺足三里、天枢、上巨虚为基本处方，达到精穴疏针，疗效显著的效果，腹痛者配陷谷迅速止痛，发热者配曲池、大椎可迅速退热。

心胸痞满阴陵泉，针到承山饮食美。

心胸满闷，不思饮食，针刺阴陵泉、承山穴，健脾利湿，消食化积以除满。

本句来源于《席弘赋》"阴陵泉治心胸满，针到承山饮食思"。临床以阴陵泉健中宫、促运化、行水湿，佐以承山升清降浊，利水湿从膀胱下行，故二穴相合，斡旋中焦，升清降浊，开胸顺气，利水渗湿。

泄泻肚腹诸般疾，三里内庭功无比。

泄泻、呕吐、吞酸、腹痛、腹胀等腹部诸疾，针刺足三里、内庭疗效强。

足三里与内庭配用治疗病证甚广，正如本篇所言，诸凡胃肠之疾皆可治。在历代临床也多有运用记载，如《千金十一穴歌》言"三里、内庭穴，肚腹中妙诀"。更有《马丹阳天星十二穴并治杂病歌》总结："三里内庭穴……治病如神灵，浑如汤泼雪。"二穴伍用，一泻一补，相互制约，疏调阳明经气，和胃降逆，清热化湿，止痛止泻。在本篇前文也有所述及，故不再详解。

水肿水分与复溜，胀满中脘三里揣。

治疗水肿可针刺水分与复溜利水消肿，治疗脘腹胀满可针刺中脘、足三里消胀除满。

水分位于小肠泌别清浊、分利水湿之处。水谷至此，清者复上输于脾，水液入膀胱，渣滓入大肠，故刺之能分利水湿，和中理气，是治疗水肿之要穴。复溜为足少阴肾经之经穴，且为肾经之母穴，功善疏通肾经经气，行气化水，通调水道。如《灵光赋》"复溜治肿如神医"。二穴伍用，可起到振奋气化的功能，利水消肿。余在临床中不仅以二穴配伍运用，且常与气海或阴陵泉配伍运用。如本篇中的"小便不通阴陵泉"。《席弘赋》中"水肿水分兼气海"之用，临床可根据患者的不同症状合理配伍运用。

脘腹胀满针刺中脘与足三里穴是最基本的用穴，确为简方实效方。中脘胃之募，腑之会，性主调和，善调理脾胃，升清降浊，是治疗一切脾胃病和慢性病之常用穴。足三里为胃经之合穴，胃腑下合穴，为土中之土穴，是调理脾胃之要穴、常用穴。中脘以升清为主；足三里以降浊为要。二穴伍用，一上一下，一近一远，一升一降，相互促进，相互为用，健脾胃，促运化，理气机，和气血，故消胀除满止痛之功益彰。

腰痛环跳委中神，若连背痛昆仑武。

治疗腰痛针刺环跳、委中可有神速之效，若腰痛连及背痛加用昆仑治疗。

腰痛是针灸临床之常见病、优势病，其中环跳、委中是治疗腰腿疼痛的常用大穴、要穴，是临床公认之效穴。环跳为足少阳胆经与足太阳膀胱经之交会穴，可疏调二经之经气，而有通经活络之功，止痛强筋之效。本穴因善治腰腿疾病，使人跳跃如常而得名，故是治疗腰腿痛之名穴。委中在腰腿痛治疗中更是被每个针灸医者所熟知，"腰背委中求"。尤以刺血疗法作为腰腿痛常用治疗之法。环跳以疏调髋与下肢气机为主；委中以调腰背气机为要。二穴伍用，疏通二经经气，行气活血，宣痹止痛。

昆仑穴属足太阳膀胱经，为足太阳膀胱经之经穴，性善疏通，针之以宣通太阳经之经气，而达通经止痛之功，是治疗颈项、腰背腿痛之常用效穴。《针灸甲乙经》："腰痛不能俯仰，目如脱，项如拔，昆仑主之。"此处所言背连腰痛是针刺昆仑而用。早在《千金十穴歌》中言"腰背痛相连，委中昆仑穴"，由此可见背连及腰痛针刺委中、昆仑乃是由来已久。

腰连腿疼腕骨升①，三里降下随拜跪②。

①升：此处是与拜跪相反的意思。升，向上之意，指补法的意思。

②拜跪：与升相反的意思，向下之意，指泻法的意思。

治疗腰部疼痛连及腿疼针刺腕骨穴施以补法，治疗胃腑气机上逆一类疾病针刺足三里施以泻法。

腕骨穴属手太阳小肠经之原穴，功善清热散风，舒筋活络，是治疗风热外感、太阳经脉拘急之证之要穴。当代著名针灸医家张士杰尤擅长用腕骨穴治疗诸如肌肉、肌腱、筋膜、关节囊、韧带、腱鞘、椎间盘纤维环、关节软骨盘以及周围神经等组织直接或间接外力作用，或长期劳损所致的各种损伤，在临床具有很好的实效性，余在临床中也常将其用于肩背痛及腰腿痛的治疗。

足三里归属足阳明胃经，为足阳明胃经脉气所入之合土穴，胃腑之下合穴，为土中之土穴，调理脾胃作用极强，具有健脾和胃、扶正培元、调补气血、疏风化湿、通经活络的作用。临床可根据疾病之不同施以补泻手法，泻之则升清阳降浊阴，引胃气下行，助胃气水谷之运行，因此对于胃气上逆之胃胀、胃痛、恶心、嗳气、打嗝、反酸及呕吐等均施以泻法而使胃气清降，其症立解。

腰连脚痛怎生医？环跳行间与风市。

当腰痛连及脚痛时如何施以针刺呢？针刺环跳、行间、风市穴即可解决。

腰连及脚痛多见于西医学所言的坐骨神经痛一类疾病，此处所用穴位是以少阳经环跳、风市以及与之相表里的厥阴经行间，可见其病变经脉是在少阳经，以循经取穴为用，若是足太阳膀胱经，当以足太阳经用穴为主，这是临床最常用的取穴方法。

脚膝诸痛羡行间，三里申脉金门侈。

治疗脚膝诸痛针刺行间施以泻法，足三里、申脉及金门施以补法。

行间穴属足厥阴肝经之荥穴，具有疏肝理气、通经止痛的作用，由于肝主筋，故其常用于腰膝筋病疼痛治疗。如《针灸大成》载行间穴："主……转筋……腰痛不可以俯仰……"《胜玉歌》言"行间可治膝肿病"等。临床用行间穴治疗膝痛、腰痛确有很好的疗效，此处主要针对膝痛的治疗。

申脉与金门皆为足太阳经之穴，申脉又为八脉交会穴之一，通于阳跷脉，跷脉主司运动，善治足部疾病。金门为足太阳膀胱经气血深聚之郄穴，阳经之郄穴最善疏通本经之气血，对脏腑经络之气突然阻滞之痛证，有缓急止痛之效，用之可理气活血，舒筋止痛。申脉与金门配用治疗外踝部位疼痛也具特效。

足三里为多气多血足阳明胃经之合土穴，为土中之土，健脾胃调气血，具有濡养筋骨的作用，对于治疗疼痛日久，气血不足之疼痛为基本用穴。

脚若转筋[1]眼发花，然谷承山法自古。

①转筋：指肌肉痉挛，俗称为"抽筋""转腿肚"。

治疗下肢抽筋并伴眼花之症状，针刺承山与然谷穴，其方法乃由来已久。

本句源于《长桑君天星秘诀歌》"脚若转筋并眼花，先针承山次内踝"。两者不同是太溪与然谷之区别，然谷为足少阴肾经之荥穴，以滋阴泻火，温阳益气为特点，太溪为足少阴肾经之原穴，以补肾虚为要。承山与然谷一表一里，一通一补，通经活络，益肾补虚。

两足难移先悬钟，条口后针能步履[1]。

①步履：行走的意思。

两脚难以行走时先针悬钟穴，再针条口穴，即能轻松地行走。

悬钟穴属足少阳胆经，且为八会之髓会，足三阳之大络，功善充髓壮骨，舒筋活络，可治疗颈项强痛、慢性虚性腰痛、下肢不遂等诸多疾病；条口穴属足阳明胃经，善祛风散邪，舒筋活络，是治疗筋病之要穴，常用于治疗小腿部之经筋病证，是肩周炎远道取穴之特效穴。悬钟益髓壮骨，以治疗骨病为要，条口祛风散邪以治疗筋病为主。二穴伍用，祛风除湿，舒筋活络，筋骨同治。

两足酸麻补太溪，仆参内庭盘跟①楚②。

①盘跟：指盘曲的木根，比喻顽固性的足部疾病。

②楚：此处引申为痛苦的意思。

两脚酸麻时补太溪穴益肾补虚，脚掌及脚跟痛可取用仆参、内庭穴解除病痛。

脚部酸麻是临床常见症状，病因较多，取用太溪治疗则是针对年老肾精亏虚所致者。太溪穴属足少阴肾经之原穴，乃气血充盛之处，《素问·金匮真言论篇》言："肾藏精，故病在溪。"取用太溪穴可补一切肾虚，益肾气，清虚热，治疗一切肾气亏虚所致男女生殖系统疾病、咽痛、齿痛、耳鸣、耳聋、腰酸、腰痛、足跟痛、下肢冷痛等疾病。

仆参穴属足太阳膀胱经，阳跷脉之本，二经之交会穴，足太阳主筋所生病，阳跷脉司人体运动之功能，用此穴可疏通二经之经气，故治疗与运动有关的下肢痿痹转筋等筋病，因穴在外踝后下方，昆仑直下，跟骨外侧，因此对外踝痛、足跟痛等甚效。

内庭穴属足阳明胃经之荥穴，具有调气通经的作用，《灵枢·邪气脏腑病形》言"荥输治外经"，因此用内庭可调其经气，疏通经脉之运行，可用于治疗头额、面颊、咽喉、口齿及下肢疾患，针刺泻之能治疗脚掌及足背肿痛，多与经外奇穴八风配用。

脚连胁腋痛难当，环跳阳陵泉内杵①。

①杵：原指春米或锤衣的木棒。此处指针刺之意。

胸胁部牵及脚痛疼痛难忍，针刺环跳、阳陵泉穴可解。

胸胁部乃肝胆经之分野，其疼痛是在胸胁之部位牵及脚，所用是少阳经脉之环跳与阳陵泉，说明其病变是在少阳经循行通路上的问题。环跳与阳陵泉皆属于胆经之穴，均善通经活络，舒筋止痛。因此二穴伍用，通经接气，调和气血，祛风除湿，舒筋利节，缓急止痛。

冷风湿痹针环跳，阳陵三里烧针尾[1]。

①烧针尾：指的是温针灸的运用。

治疗风寒湿痹者先针刺环跳，再于阳陵泉、足三里上施以温针灸。

在前文已多次提及环跳、阳陵泉及足三里治疗各种痹证的运用，三穴是治疗痹证的常用要穴，此处不再赘述。此处加用了温针灸之法，其确为风寒湿痹之有效方法，是针与灸并用的简单实用之法，余在临床中常针与灸并用治疗多种风寒湿及各种慢性疾病，温针灸用之作用协同，既能温经散寒，祛风化湿，又能通经活络，调补气血，故能极大地提高临床疗效，是简单实效的好方法。

七疝[1]大敦与太冲，五淋[2]血海通男妇。

①七疝：古代七种疝病之合称。出自《素问·骨空论篇》。

②五淋：即淋证的统称。即血淋、石淋、气淋、膏淋、劳淋。

治疗各种疝气针刺大敦与太冲极效，用血海治疗各种淋证。

大敦为足厥阴肝经之井穴，太冲为足厥阴肝经之原穴，足厥阴肝经"循股阴，入毛中，环阴器，抵小腹"，所用为经络所行，足厥阴肝经确为治疗疝气及生殖系统疾病之主要经脉，大敦穴是历代临床治疗疝气之公认效穴。血海穴为血液汇聚之海也，有扶脾统血、养血活血、凉血理血之功，善治血证。偏于调和气血，更长于治疗妇女经血诸症。治疗淋证时常配气海、中极、三阴交运用有卓效。

大便虚秘补支沟，泻足三里效可拟[1]。
热秘气秘先长强，大敦阳陵堪调护。

①拟：比的意思。

治疗虚性便秘针刺支沟施以补法，足三里施以泻法，其疗效无可相比。治疗热性便秘及气滞便秘先针刺长强，再配大敦、阳陵泉施以调理。

支沟是治疗便秘之效穴，《针灸神书》云："大便闭塞不能通，气上支沟阳有功。"针刺支沟调理三焦气机，降逆除滞，使气机复于调畅，传化有序则大便通矣。支沟穴无论虚秘实秘皆可以治疗，便秘原因诸多，临床当予以辨析配用相关穴位。气虚便秘配气海、足三里施以补法；冷性便秘加灸气海、天枢；热盛便秘配曲池、内庭施以泻法。尤其与照海穴合用对阴虚便秘具有特效，正如《玉龙歌》言"大便闭结不能通，照海分明在足中，更把支沟来泻动，方知妙穴有神功"，是临床常用特效对穴。余在临床中常以此为主穴用于治疗便秘，临床疗效非常理想。

足三里与支沟伍用也有很好的疗效，支沟以通腑气为主，足三里以降胃浊为要。二穴伍用，一通一降，通降合法，和少阳，调脾胃，健中宫，通腑气之功益彰。

长强治疗便秘则为局部用穴，其位于肛门部，为阳气之所会，针刺泻之调理腑气，清热利肠，可治疗诸多肛肠疾患，具有双向调节作用。由于此穴取刺不便，加之针刺感应灵敏，故在临床少用之。多以取穴方便的支沟、天枢、上巨虚等穴运用。

小便不通阴陵泉，三里泻下溺[1]如注。

[1]溺（niào）：同尿。

小便不利，难以排尿，针刺阴陵泉与足三里穴，可以使小便顺利而下。

小便不通即属于中医之癃闭，其病因众多，此处阴陵泉与足三里配伍运用主要针对因水肿导致的尿少，确为精简用针之方。

阴陵泉穴属足太阴脾经，为足太阴脾经经气所入之合水穴，泻之能健脾运、化湿滞而淡渗利湿，主治一切湿证，为治湿之要穴。湿邪的产生可由于多种原因所致，因此临证当须审因论治，合理配穴，方能发挥良好的疗效。阴陵泉与中极配伍，主治下焦水湿证；与水分配用，主治腹部水湿证。

阴陵泉与足三里配用利水湿、消水肿，确为实用之配穴，余在临床中以此治疗水肿胀满小便不利者皆获佳效，可有标本兼治之功。二者均为合穴，阴陵泉为脾经之合水穴，足三里为足阳明胃经之合土穴，二穴表里两经，生中有克，克中有生，一脏一腑，一阴一阳，一表一里，一升一降，一纳一运，相互制约，相互为用，调脾胃，理升降，消胀满，行水湿，从而使小便利，水肿消。

内伤食积针三里，璇玑相应块亦消。

治疗内伤食积、积滞内停，针刺手足三里穴，再配用璇玑穴，可消食化积，而消胀满。

三里与璇玑伍用治疗胃中积滞由来已久，如《长桑君天星秘诀歌》："若是胃中停宿食，后寻三里起璇玑。"《席弘赋》载曰："胃中有积刺璇玑，三里功多人不知。"皆是记载手足三里与璇玑伍用治疗胃中积滞的运用。本句就是根据《席弘赋》《长桑君天星秘诀歌》内容而来。璇玑以宣通上焦气机为主，足三里以调和中焦气机为要。璇玑以升清为主，足三里以降浊为要，二穴伍用，升降相合，调和上下，消食化积，开胃消食。

脾病气血先合谷，后刺三阴针用烧。

治疗因脾病导致的气血失调先针刺合谷，再针刺三阴交，并配用艾灸施治。

脾为气血生化之源，脾病必致气血失调，合谷以调气，三阴交以调血，若从根源调理当要健脾，如用脾俞、足三里等穴。关于合谷、三阴交伍用在本篇中"冷嗽只宜补合谷，三阴交泻即时住"中已注解，故在此不再赘述，可参阅前文。

一切内伤内关穴，痰火积块退烦潮。

治疗一切内伤疾病可针刺内关穴，痰火、积块、烦躁、潮热针刺内关可解。

内关穴属手厥阴心包经，为心包经联络于三焦经之络穴，八脉交会穴之一，通于阴维脉主一身之阴络，内关五脏。"阴维为病苦心痛"，"苦心痛"是一切内伤病的统称，本句就是根据八脉交会穴之理论而来。内关重在疏通上、中、下三焦气机，偏于治疗三焦气机失调，脏腑功能失常诸病，长于安神与治疗胃心胸相关疾病，尤其与公孙或太冲合用，主治范围广泛，疗效显著。

吐血尺泽功无比，衄血上星与禾髎。

针刺尺泽穴治疗吐血的功效他穴不能与之相比，针刺上星与口禾髎穴治疗鼻衄的疗效好。

尺泽穴乃肺经经气所入之合穴，且为本经之子穴，"合主逆气而泄"，泻之可清泻肺热，宣降肺气，泻血热，祛毒邪。点刺出血，治疗急性呕吐甚效，加配委中治疗吐泻极效。呕血当配足三里、孔最为佳。

上星穴善清热凉血，清利头目，是治疗鼻衄之主穴，其治疗鼻出血确为临床实用之穴，疗效显著，在历代临床多有相关记载。《针灸大成》载其主治："面赤肿……口鼻血不止。"《备急千金要方》言其可治："目泪出多眵……口鼻出血不止。"口禾髎在鼻孔之下，口唇之上，人中之旁，归属手阳明大肠经，善清热散风。与上星配用，一上一下，疏风清热，凉血止血，作用协同。

喘急列缺足三里，呕噎①阴交不可饶②。

①呕噎：即噎呕，喉塞作呕的意思，指食物噎在喉咙而作呕。

②饶：比的意思。

列缺与足三里穴治疗气喘疗效佳，治疗喉塞作呕加配三阴交穴功效不可比。

列缺穴属手太阴肺经，为手太阴络脉别走手阳明之络，八脉交会穴之一，通于任脉，能清善解，功专宣肺利气，疏风解表，宣肺止咳。足三里穴善调理脾胃功能，具有健脾和胃、扶正培元、调补气血、疏风化湿、通经活络等作用。列缺为肺金，以宣肺止咳平喘为主；足三里为脾土，以健脾和胃，降浊化痰为要。二穴伍用，肺、胃同治，既能培土生金，又能肃肺止咳，对治疗慢性咳喘有很好的作用，且能防止慢性肺病的复发。

劳宫能治五般痫[①]，更刺涌泉疾若挑[②]。

①五般痫：指五痫，是各种痫证的统称。出自《小儿药证直诀》。又名五脏痫，即肝痫、心痫、脾痫、肺痫、肾痫。

②挑：挖取的意思。

针刺劳宫穴能治疗各种痫病，若配用涌泉穴其治疗疾病的效果犹如迅速被挖根取掉。

痫证在历代针灸典籍中多有记载，通过流传下来的资料统计来看，常用穴位有鸠尾、后溪、水沟、劳宫、心俞、涌泉、身柱、本神等，这些用穴一直是临床治疗癫痫病的常用要穴。此处歌赋的形式源于《席弘赋》中"鸠尾能治五般痫，若下涌泉人不死"。乃是鸠尾与涌泉穴的配用。

劳宫穴属手厥阴心包经，为心包经脉气所溜之荥火穴，性善清降，既能泻心火，清痰舒气，化气降逆，开七情之郁结，又能醒神开窍，舒筋通脉，清胸膈之热，导火下行，为回阳九针之一。涌泉穴属足少阴肾经，为足少阴脉气所出之井木穴，为本经之子穴，性善降泻。具有启闭开窍、苏厥醒神、滋阴泻火、引火归原之功效，是临床急救要穴之一。其与水沟、内关伍用组成急救"三才"之要穴。劳宫、涌泉伍用，一上一下，一心一肾，一水一木，相互制约，相互促进，清上安下，清热息风，镇静安神，抗痫止惊。

神门专治心痴呆，人中间使祛癫妖[①]。

①癫妖：指癫痫等精神类疾病的发作。

神门穴属手少阴心经，为手少阴脉气所注之输土穴，原气所过和留止少阴心经之原穴。具有清心火、养血安神、通经活络的作用。神门穴能补能泻，主治作用甚广，是治疗心神疾病之要穴，常用于心烦、健忘、失眠、惊悸、怔忡、痴呆、癫狂痫等。本句则是根据《玉龙歌》"痴呆之症不堪亲，不识尊卑枉骂人，神门独治痴呆病，转手骨开得穴真"精简而来。

"人中间使祛癫妖"是根据《灵光赋》中"水沟间使治邪癫"而来。二穴伍用主要针对癫痫等精神类疾病发作期。水沟穴属督脉，为手足阳明之交会穴，是临床急救第一穴，性善启闭开窍，而有开窍醒神之功，是治疗中风、中暑、惊、狂、痫、厥等各种神志突变、意识昏迷之主穴、要穴。间使穴属手厥阴心包经，为心包经脉气所行之经穴，具有理气通络、解郁截虐、宁心安神的作用，是治疗厥阴气机不畅所致心胸神志病变之常用穴。水沟以醒脑开窍为主；间使以开胸化痰为要。水沟突出一个"开"字；间使侧重一个"降"字。二穴伍用，一开一降，醒脑开窍，豁痰止痉。故对癫痫及精神类疾患的发作针到立效。

尸厥[1]百会一穴美，更针隐白效昭昭[2]。

①尸厥：属于中医厥证之一，指突然昏倒，不省人事，状如昏死，其状若尸为主要表现的疾病。

②昭昭（zhāo）：显著的意思。

针刺百会与隐白穴治疗尸厥，其疗效显著，多能使患者立即转危为安。

百会归属督脉，为手足三阳经与督脉之所会，是人体诸阳经之总汇，称为诸阳脉之督纲，具有统摄全身阳气的作用，贯通诸阳经，为回阳九针之一。百会穴用于尸厥证早在《史记》中就有记载扁鹊治疗虢太子的医案，可见其治疗尸厥证确为实效。隐白穴属足太阴脾经，为足太阴脾经脉气所发之井木穴，十三鬼穴之一，名为鬼垒。补之大益脾气，升举下陷之阳，温经散寒；灸之或刺之则能益气固摄，活血止血，理血调经。

百会有升阳举陷之功；隐白有升举下陷之力。二穴伍用，一上一下，相互为用，醒脑开窍，回阳救逆，升提举陷。可用于尸厥证、中风诸证、子宫脱垂、脱肛、崩漏等诸疾。

妇人通经泻合谷，三里至阴催孕妊。

妇人闭经时可针刺合谷穴施以泻法，足三里、至阴穴可促使受孕。

合谷穴属手阳明大肠经，为原气所过和留止大肠经之原穴，手阳明多气多血，原穴气血充盛，针刺泻之，行气活血，通经止痛，故可用于"妇人通经"。足三里为足阳明胃经之腧穴，为本经之合穴，胃腑之下合穴，有疏通经络、调和气血、健脾和胃、行气消胀、化痰止咳、强身健体、聪耳明目的作用；至阴穴属足太阳膀胱经，为井金穴，有疏通经络、宣通气机、清头明目的作用。足三里重在于补，至阴重在于泻，二穴伍用，一补一泻，相互制约，相互为用，补气催孕，故能促进受孕。既往很多注者对"三里至阴催孕妊"这句话理解错误，将其误解为足三里与至阴穴用于催产的意思。首先理解"催"之意，指催促，促使；然后再理解"孕妊"的意思，是指妊娠的意思。"催孕妊"即促使受孕，足三里与至阴可促使受孕。

死胎阴交不可缓，胞衣照海内关寻。

胎死腹中要及时针刺三阴交穴可使死胎而下，胞衣不下，泻照海、内关穴。

早在《三国志·华佗传》中就有一针成功使死胎而下的医案记载。针刺三阴交施以泻法，有通气滞、疏下焦、调血室的作用，所以对于死胎针刺三阴交可有效。

胞衣不下在针灸临床中有诸多文献记载，古代医家对此极为重视。如《针灸甲乙经·卷十二·妇人杂病第十》言："女子子难，若胞不出，昆仑主之。"《针灸资生经》言："气冲，主胞不出。"《针灸大成》载："胎衣不下，中极、三阴交。"《类经图翼·卷十一》言："胎衣不下，三阴交、昆仑。"《杨敬斋针灸全书》曰："胎衣不下及死胎不出，中极、合谷、昆仑。"《千金翼方·卷第二十六》载："胞衣不出，针足太阳入四寸，在外踝下后一寸宛宛中。又针足阳跷入三分，在足外踝下白肉际。"由此可见古代针灸临床对针灸治疗胎衣不下十分重视，且经验丰富。当今针灸医生难以再接触到产科一类疾病，无法验证其疗效，这是十分可惜的事。应该进一步普及相关知识，对于此类疾病可邀约针灸医生参与治疗，以减少患者的痛苦及不良反应，节约费用。

内关与照海同为八脉交会穴，分属于手厥阴心包经和足少阴肾经，二穴一上一下，一火一水，既有经脉相连、气血流注，又有五行生克关系，相配可协同增效，加强脏腑间制约平衡。根据五行相克关系，水克火，故补肾水泻心火，使水火既济，保肺金，潜肝阳。故补肾水为治本，泻心火为治标，标本同治，疗效不凡。二穴相配共奏交通心肾阴阳、平肝宁心保肺之效。因此二穴伍用可用于多种疾病的治疗。

小儿惊风少商穴，人中涌泉泻莫深。

治疗小儿惊风针刺少商穴，人中、涌泉穴施以泻法，针刺不宜太深。

小儿惊风为儿科急症之一，在古时被称为儿科四大症（痘、疹、惊、疳）之一，针灸疗效理想，在针灸临床中有诸多相关经验记载，在宋代《太平圣惠方》中首次出现"惊风"一词，之后多有相关记载。如《太平圣惠方》："小儿急惊风，灸前顶一穴三壮，在百会前一寸，若不愈，须灸两眉头，及鼻下人中一穴，炷如小麦大。"《针灸大全》："小儿急惊风，手足搐搦。印堂一穴、百会一穴、人中一穴、中冲二穴、大敦二穴、太冲二穴、合谷二穴。"《马丹阳天星十二穴并治杂病歌》："太冲……能除惊痫风。"均是记载治疗小儿惊风的针灸治疗经验。由此说明，针灸治疗小儿惊风具有显著的疗效。

少商穴属手太阴肺经，为手太阴肺经经气所出之井穴，交传于阳明之初，出阴经而交阳经，具金气肃清之力，功善清泻脏热，开瘀通窍，为治疗神志突变、意识昏迷等阳实郁闭之证的要穴。故有"小儿惊风少商穴"之用。

人中穴属督脉，为急救首选穴，具有祛风清热、调和阴阳、醒脑开窍、回阳救逆、镇静安神、通络止痛之功。涌泉穴属足少阴肾经之井穴，又是回阳九针之一，故有通关开窍、醒脑苏厥、泄热开闭、镇静安神之功。二穴伍用，一上一下，一升阳气，一滋阴降火，升降相合，阴阳同调，作用协同，为治疗急救之特效组合。

痈疽初起审其穴，只刺阳经不刺阴。

痈疽刚发生时要根据其病变部位选择相应经脉的穴位，因痈疽的发生主要因阳气有余，故针泻阳经之穴。

《灵枢·玉版》载："病之生时，有喜怒不测，饮食不节，阴气不足，阳气有余，营气不行，乃发为痈疽。"疾病刚发生时，大多是由于喜怒无常或饮食不节导致。喜怒无常、饮食不节会导致阴气不足，阳气有余，使得营气瘀滞而运行不畅，营气瘀滞不行与阳热互结，就会形成痈疽。由此说明痈疽的发生是阳热所致，故"只刺阳经不刺阴"。

伤寒流注分手足，太冲内庭可浮沉[①]。

①浮沉：浮指顺的意思，沉指逆的意思。

伤寒乃传足而不传手，太冲、内庭二穴总治流注，防其传变，又能退寒热。

太冲穴属足厥阴肝经，内庭穴属足阳明胃经，厥阴为阴之盛，阳明为阳之盛，病由阳经传入阴经为逆，由阴经退出阳经为顺。病之进退，以二经为机枢。太冲、内庭，防其传变。

熟此筌蹄[①]手要活，得后方可度金针。

①筌（quán）蹄：比喻达到目的的手段或工具。筌，捕鱼的竹器；蹄，捕兔网。

掌握了这一歌诀，就掌握了针灸之诀窍，灵活运用，就能轻松地治疗疾病。

又有一言真秘诀，上补下泻值千金。

"上补下泻"针法的运用就是通过"上病下取"的取穴方法，通过远离患处取穴为主穴、为泻，主要以四肢肘膝关节以下的腧穴为主，或配合病患处周围的腧穴为应穴，为补，以应答主穴，达到"上下通接"经气的作用，此法主要适宜于人体上部头面五官疾病的治疗。如"赤眼迎香出血奇，临泣太冲合谷侣""鼻塞鼻痔及鼻渊，合谷太冲随手取""舌上生苔合谷当，手三里治舌风舞""大便虚秘补支沟，泻足三里效可拟""冷嗽只宜补合谷，三阴交泻即时住"等，皆是上病下取，取穴一般是下部取1~2穴，或上下各取1~2穴。这种取穴方法简单易学，易于操作，见效迅速，是精穴疏针之典范。可谓是"又有一言真秘诀，上补下泻值千金""百病一针为率，多则四针，满身针者可恶"。

【临床意义】

本篇歌赋中很多语句与《标幽赋》《通玄指要赋》《席弘赋》相近，由此说明李氏是根据自己临床实践结合以上歌赋内容进一步综合精简而成。本歌赋主要论述了杂病的辨证取穴、针刺深浅及补泻手法等，故其歌名为"杂病穴法歌"。对临床有重要的指导意义。其治疗内容涉及内、外、妇、儿等杂症的治疗，为这些临床杂症提供了有效的经典治疗方案，为后世学者临床用穴提供了思路。

本篇用穴有很大的特点，既有经穴，也有经外奇穴，尤其极为重视根结标本理论及包括原穴、五输穴、八脉交会穴、八会穴、背俞穴、腹募穴等特定穴的运用，其用穴更多主张在四肢部用穴，即根结标本理论的具体运用。全篇重复用穴的频率极高，凸显出了重要穴的重点运用。如多次运用合谷、足三里、三阴交、太冲、阳陵泉、环跳、内庭、列缺、申脉、金门、手三里、阴陵泉，这些穴位皆是临床常用的重要穴位。为临床推广经典用穴做出了重要的贡献。

本篇歌赋最有特点的就是"上补下泻"的运用，全篇用穴贯穿了"上补下泻"，所谓"又有一言真秘诀，上补下泻值千金"，从而表明了李氏此歌中用穴、用法的真谛。

【总结】

本篇穴位71穴

据统计本篇穴位为81个，余经过重新统计为71穴。全篇共提到140穴，除去重复提及穴位69次，重复穴位分别是：合谷（11次）、内关（4次）、三阴交（7次）、列缺（2次）、太渊（1次）、申脉（2次）、金门（2次）、手三里（2次）、太冲（5次）、足临泣（1次）、颊车（1次）、阳陵泉（4次）、阴陵泉（2次）、照海（1次）、少商（1次）、中脘（1次）、足三里（10次）、内庭（3次）、劳宫（1次）、承山（1次）、环跳（3次）、行间（1次）、大敦（1次）、涌泉（1次）、人中（1次）。即71穴。

1.风府，2.合谷，3.内关，4.三阴交，5.外关，6.曲池，7.列缺，8.太渊，9.申脉，10.金门，11.手三里，12.迎香，13.头临泣，14.太冲，15.足临泣，16.地仓，17.颊车，18.金津，19.玉液，20.阳陵泉，21.阴陵泉，22.照海，23.天井，24.肩井，25.少商，26.商阳，27.二间，28.三间，29.中渚，30.中脘，31.足三里，32.内庭，

33.劳宫，34.少泽，35.少海，36.阴市，37.膻中，38.公孙，39.十宣，40.中膂俞，41.承山，42.水分，43.复溜，44.环跳，45.委中，46.昆仑，47.腕骨，48.行间，49.风市，50.然谷，51.悬钟，52.条口，53.太溪，54.仆参，55.大敦，56.血海，57.支沟，58.长强，59.璇玑，60.尺泽，61.上星，62.口禾髎，63.涌泉，64.神门，65.人中，66.间使，67.百会，68.隐白，69.至阴，70.阳交；71.廉泉。

《杂病穴法歌》辨证取穴表

病症		取穴
头面五官及咽喉疾患	头面耳目口鼻病	曲池、合谷
	偏正头痛	列缺、太渊
	头风目眩及项部活动受限	申脉、金门、手三里
	赤眼	迎香、头临泣、合谷
	耳聋	足临泣、金门、合谷
	鼻塞、鼻痔及鼻渊	合谷、太冲
	口喎咽斜流涎	地仓、颊车
	口舌生疮	金津、玉液
	舌裂出血	内关、太冲、三阴交
	舌苔厚腻、舌颤	合谷、手三里
	牙痛及面颊肿	颊车、合谷、足临泣
	衄血	上星、口禾髎
	冷嗽	合谷、三阴交
	喘急	列缺、足三里
	喉塞作呕	列缺、足三里、三阴交
胸腹疾患	心痛翻胃	劳宫、少泽
	心痛手颤	少海、阴市
	胁痛	阳陵泉
	腹痛	公孙、内关
	心胸痞满	阴陵泉、承山
	脘腹胀满	中脘、足三里
腰背疾患	腰痛	环跳、委中
	腰连背痛	环跳、委中、昆仑
	腰连腿痛	腕骨、足三里
	腰连脚痛	环跳、行间、风市
四肢疾患	上肢诸疾	天井、肩井、少商、商阳、二间、三间
	手指连肩痛	合谷、太冲
	脐上连肩背疼痛	手三里、中渚

	病症	取穴
四肢疾患	脚膝诸痛	行间、足三里、申脉、金门
	脚转筋并眼花	然谷、承山
	两足难移	悬钟、条口
	两足酸麻	太溪、仆参、内庭
	脚连胁腋痛	环跳、阳陵泉
痔疾及大便疾患	痢疾	合谷、手三里、中膂俞
	泄泻腹痛	足三里、内庭
	虚秘	支沟、足三里
	热秘、气秘	长强、大敦、阳陵泉
妇人及小儿疾患	闭经	合谷
	催产	足三里、至阳
	胞衣不下	照海、内关
	死胎	三阴交
	小儿惊风	少商、人中、涌泉
诸风伤寒及热病	伤寒一日	风府
	伤寒传足	太冲、内庭
	风寒暑湿之头痛、发热	外关
	冷风湿痹	环跳、阳陵泉、足三里
其他疾患	汗吐下法	合谷、内关、三阴交
	霍乱	中脘、足三里、内庭。
	全身疾患	阴陵泉、阳陵泉、申脉、照海、三阴交、阳交
	气痛	太渊、列缺、膻中
	七疝	大敦、太冲
	五淋	血海
	小便不通	阴陵泉、足三里
	水肿	水分、复溜
	内伤食积	足三里、璇玑
	脾病气血失调	合谷、三阴交
	痰火、积块、烦躁、潮热	内关
	吐血	尺泽
	五痫	劳宫、涌泉
	痴呆	神门
	癫痫、躁狂	人中、间使
	尸厥	百会、隐白

第十八章　拦江赋

【歌赋】

担截之中数几何？有担有截起沉疴。

我今咏此拦江赋，何用三车五辐歌。

先将八法为定例，流注之中分次第。

胸中之病内关担，脐下公孙用法拦。

头部须还寻列缺，痰涎壅塞及咽干。

噤口咽风针照海，三棱出血刻时安。

伤寒在表并头痛，外关泻动自然安。

眼目之症诸疾苦，更须临泣用针担。

后溪专治督脉病，癫狂此穴治还轻。

申脉能除寒与热，头风偏正及心惊。

耳鸣鼻衄胸中满，好把金针此穴寻。

但遇痒麻虚即补，如逢疼痛泻而迎。

更有伤寒真妙诀，三阴须要刺阳经。

无汗更将合谷补，复溜穴泻好施针。

倘若汗多流不绝，合谷收补效如神。

四日太阴宜细辨，公孙照海一同行。

再用内关施截法，七日期门妙用针。

但治伤寒皆用泻，要知素问坦然明。

流注之中分造化，常将水火土金平。

水数亏兮宜补肺，水之泛滥土能平。

春夏井荥刺宜浅，秋冬经合更宜深。

天地四时同此数，三才常用记心胸。

天地人部次第入，仍调各部一般匀。

夫弱妇强亦有克，妇弱夫强亦有刑。

皆在本经担与截，泻南补北亦须明。

经络明时知造化，不得师传枉费心。

不遇至人应莫度，天宝岂可付非人。

按定气血病人呼，重搓数十把针扶。

战提摇起向上使，气自流行病自无。

《拦江赋》首载于《针灸聚英》，作者未详。高武在其所注中言："《拦江赋》不知谁氏所作，仅自凌氏所编集写本书表录于此。"后人多认为乃凌氏所编。自后《针灸六集》《针灸大成》亦引入。《针灸大成》转载时将"拦"误作为"兰"，原目录中写作"杨氏集"。而正文"集"误作"书"，致后人误以为杨氏所作，且有将"兰江"误解为兰溪者。本赋以"拦江"为名，旨在强调力挽狂澜之功。内容主要是叙述各科病症的取穴和治法，着重于担截补泻和八脉交会穴的应用。赋中所述病症取穴精简，强调了流注、四时、三才等在针法中的重要性。本赋共29句，406字，共选11穴。本歌赋摘录于《针灸聚英》中。

【注解】

担截①之中数几何？有担有截起沉疴。
我今咏此拦江赋，何用三车五辐②歌。

①担截：担截之法首见于《马丹阳天星十二穴并治杂病歌》中，"合担用法担，合截用法截"。之后各医家对"担"与"截"的解释不一。有的说"担"指补法，"截"指泻法；有的说"右手提引谓之担，左手推按谓之截"；有的说"担"指取双穴，"截"指取单穴。明代汪机在《针灸问对》中言："截者截穴，用一穴也，担者二穴，或手、足二穴，或两手两足各一穴也。"余支持这一说法。如在《马丹阳天星十二穴并治杂病歌》中"若能明补泻，应手即如拿"，直接言明了补泻，担截言之补泻就没有任何意义了。"担"是挑担、双挑的意思。这里形象地把取双穴称作"担"，取单穴称作"截"。关于"担"与"截"在本篇中多次提及，均是此意。在《马丹阳天星十二穴并治杂病歌》中已有详细注解，不再赘述，可参阅前文。

②辐：车轮的辐条，这里指车。此句意为拦江赋胜过其他众多的针灸歌赋。

担截之法有多少种方法呢？若担截之法正确合理地运用，可使疾病立起沉疴。我现在吟诵的这首拦江赋，精简实用，若能掌握了本篇内容就不用那些长篇大论的讲述。

本句强调了担截之法内容的重要性。担截配穴，主要是就四肢部的穴位而言，天星十二穴和八脉八穴都是位于四肢，绝大部分是在肘膝以下，其中只有环跳一穴位置较高。这些穴位都是四肢部的常用穴，对头身部病证的远道取穴应用很广。担截配穴，也可说是对远道取穴法的配伍应用作出分析。从《拦江赋》可知，四肢穴的应用可取单侧一穴（截），也可取双侧双穴（担），上下结合起来又有上担下截、下担上截等法。如心胸痛，取双侧的内关是担法；小腹痛，取单侧的公孙，则是上担下截法；一般主要的一端用"担"，另一端用"截"。如病在脐上者用上担下截法；病在脐下者，用下担上截法。担截之法可具体分为8种，分为上截法、上担法、下截法、下担法、上担下截法、上截下担法、上截下截法、上担下担法。

先将八法①为定例，流注②之中分次第。

①八法：这里指"灵龟八法"。"灵龟八法"亦称"奇经纳卦法"。是古人根据《洛书·九宫图》和《灵枢·九宫八风》篇的方位和八风对人体的侵害，配合奇经八脉的8个穴位，按日时开穴治病的方法，因为它用阴脉四穴，阳脉四穴，也称它为"阴四针阳四针"。因为其治疗效果良好，古人又称为"八法神针"。

②流注：这里指"子午流注"。"子午流注"是根据人体气血流注脏腑经络的日、时开穴规律，配合天干、地支、阴阳、五行、五输穴联合组成的一种逐日按时开穴治病的方法。

在本篇首先以灵龟八法的运用为例，根据人体气血流注脏腑经络的日、时开穴规律依次介绍应用。

"灵龟八法"又名"奇经纳卦法"，是一种按日、按时、按卦的取穴方法。它运用《周易》的八卦九宫学说和《黄帝内经》的奇经八脉气血会合理论，取十二正经与奇经八脉相通的8个穴位，按照日、时干支代数推广演绎，采用相加、相除的运算，确定按时取穴的针刺方法。因此，"灵龟八法"以奇经八脉为基础，结合飞腾八法，在8个八脉交会穴范围内择时开穴。

推算"灵龟八法"的开穴，首先要确定当天的日干支，然后根据"五子建元"定出开穴时辰的干支，进一步查出"逐日干支代数"和"临时干支代数"。将日干代数、日支代数、时干代数、时支代数相加，再被9（阳日）、6（阴日）除，其余数，则是八卦九宫代表的穴位。用公式表示为：（日干代数+日支代数+时干代数+时支代数）÷9（阳日）或6（阴日）=商……余数。经推算所得的"余数"，即为八法开穴之数。具体是余数为1取申脉，余数为2或5取照海，余数为3取外关，余数为4取足临泣，余数为6取公孙，余数为7取后溪，余数为8取内关，余数为9取列缺。若恰能除尽而无余数，阳日则按9取列缺，阴日则按6取公孙。

"飞腾八法"也是以奇经八脉八穴作为开穴基础，按天干时辰开穴治病。"飞腾八法"与"灵龟八法"不同的是，其着重从天干取穴，不以干支九宫数推算，直接按"飞腾八法"定取开穴，更为简单方便。

"灵龟八法"与子午流注针法有着相辅相成的意义，临床应用可按时配穴和定时治疗。灵龟八法可与子午流注同时应用，以提高疗效，子午流注多用于急性病的治疗，而灵龟八法则多用于慢性病的治疗。

胸中之病内关担，脐下公孙用法拦。

治疗胸中之病内关穴双侧取穴，此为担法；脐下腹中病独取公孙治疗，则为下截法。胃痛呕吐，取双侧内关、单侧公孙为上担下截法；腹痛取用单侧内关、双侧公孙，为上截下担法。

《八脉交会八穴歌》言："公孙冲脉胃心胸，内关阴维下总同。"公孙通于冲脉，其穴在下；内关通于阴维脉，其穴在上。二穴均为络穴，一上一下，共同会合于心、胸、胃。因此二穴常常联合运用治疗胃、心、胸疾病，具有取穴少、疗效高、治疗作用广的特点，是临床常用的特效对穴。公孙穴属足太阴脾经，为足太阴脾经别走足阳明胃经之别络，八脉交会之一，通于冲脉，所以可治疗胸腹部各种疾患。对此，《八脉八穴治症歌》对公孙主治总结为："九种心疼涎闷，结胸翻胃难停，酒食积聚胃肠鸣，水食气疾膈病。脐痛腹疼胁胀，肠风疟疾心疼，胎衣不下血迷心，泄泻公孙立应。"其总结较为全面，由此可见，公孙主要治疗腹部疾病。内关穴属心包经之络穴，又通于阴维脉。心包经的循行起于心中，出属心包，向下过横膈膜，从胸至腹，以次联络上中下三焦；阴维脉走向，自足部上行至小腹，经过胸胁部。从这些经脉循行的部位来看，内关主治腹内诸疾。对此《八脉八穴治症歌》对内关穴主治总结为："中满心胸痞胀，肠鸣泄泻脱肛，食难下膈酒来伤，积块坚横胁抢。妇女胁疼心痛，结胸里急难当，伤寒不解结胸膛，疟疾内关独当。"可谓总结较为全面。内关、公孙同主心胸胃，但又有不同，内关主治是以心胸部为主，腹部为次，正如"心胸内关谋"所言；公孙的主治则与此相反，以肠胃、腹部为主，胸部次之。

头部须还寻列缺，痰涎壅塞及咽干。
噤口①咽风②针照海，三棱出血刻时安。

①噤口：即口噤不开，是以颌颊部疼痛，张口受限为特征的一种病证。

②咽风：指咽喉肿痛、呼吸困难为主要表现的咽喉疾病。泛指多种咽喉疾病。

头部之疾患还需要寻列缺，例如痰涎壅塞及咽喉干燥等。口噤不开、咽喉肿痛针照海，用三棱针点刺出血可立效。

《八脉交会八穴歌》言："列缺任脉行肺系，阴跷照海膈喉咙。"列缺属于肺经，通于任脉，其穴在上肢；照海属于肾经，通于阴跷，其穴在下肢。二穴为母子相生关系，一上一下，相合于胸、肺、膈、喉咙。因此二穴常常合用治疗肺、咽喉及膈病。列缺为手太阴肺经之络穴，别走阳明，联络二经经气，既可以治疗肺经病变，又可以治疗与其相表里的大肠经病变，能善清善解，功专宣利肺气，疏风解表，为治疗肺卫受感，宣降失常所致诸疾之常用穴。又因列缺穴为八脉交会穴之一，通于任脉，能通调任脉，故能治疗任脉病变。因此列缺穴的治疗范围极为广泛，在《针经指南·定八穴所在》指出列缺可治疗31证，对此《八脉八穴治症歌》对其主治总结为："痔疟便肿泄痢，唾红溺血咳痰，牙疼喉肿小便难，心胸腹疼噎咽。产后发强不语，腰痛血疾脐寒，死胎不下膈中寒，列缺乳痈多散。"可谓是总结全面。照海穴属足少阴肾经，为八脉交会穴之一，通于阴跷脉，是阴跷脉气生发之起始穴，调理阴跷脉之主穴，功善滋阴泻火，利咽安神，补肾益精，调理经血，是治疗肾阴亏虚所致失眠、癫痫、咽喉疾病以及妇科经带诸疾之常用要穴。在《针经指南·定八穴所在》中指出其主治29证，对此《八脉八穴治症歌》对其主治总结为："喉塞小便淋涩，膀胱气痛肠鸣，食黄酒积腹脐并，呕泻胃番便紧。难产昏迷积块，肠风下血常频，膈中快气气痃侵，照海有功必定。"

列缺属于肺经之络穴，且通于任脉，照海属于足少阴肾经，且通于阴跷。二者通过任脉使肺、肾之间沟通会合。并使阴跷脉、任脉、肺脉、肾脉四者在肺系（肺与喉咙相联系的部位）处相会合。二穴伍用。善调节喉、胸、肺之功能。用于咳嗽、气喘、咽喉干燥疼痛、胸膈胀满等疾病治疗。

伤寒在表并头痛，外关泻动自然安。
眼目之症诸疾苦，更须临泣用针担。

外感风寒表证并发头痛，针刺外关施以泻法以祛除外邪，即可自然而愈。眼部疾病需用足临泣双穴治疗，属于担法。

《八脉交会八穴歌》言："临泣胆经连带脉，阳维目锐外关逢。"足临泣属于足少阳胆经，通于带脉，其穴在下肢；外关属于手少阳三焦经，通于阳维脉，其穴在上肢。二穴为表里两经，一上一下，相合于目外眦、颊、颈、耳后、肩。

因此二穴常常同用于治疗面颊、颈项、耳后及肩部疾病。外关为手少阳三焦经之络穴，八脉交会穴之一，通于阳维脉，主一身之表，为治疗外感表证之主穴、要穴，功善疏风清热解表，是治疗少阳三焦郁火上攻所致头面五官疾患和本经经脉循行通路上病变之常用穴，外感表证之要穴，治疗作用极为广泛，在《针经指南·定八穴所在》中指出外关可治疗27证。对此《八脉八穴治症歌》对其主治总结为："肢节肿疼膝冷，四肢不遂头风，背胯内外骨筋攻，头项眉棱皆痛。手足热麻盗汗，破伤眼肿睛红，伤寒自汗表烘烘，独会外关为重。"对此可谓是总结的精当而全面。足临泣为足少阳胆经之气所输注之输木穴，通经活络之力甚强，性善条达，功善疏泄，为治疗胆经经气郁滞或气郁化火所致经脉循行部位病变之常用要穴。为八脉交会穴之一，通于带脉，常用于调经止带的治疗，可见足临泣治证较为广泛，在《针经指南·定八穴所在》中指出足临泣可治疗25证。《八脉八穴治症歌》对其主治总结为："手足中风不举，痛麻发热拘挛，头风痛肿项腮连，眼肿赤疼头眩，齿痛耳聋咽肿，浮风瘙痒筋牵，腿疼胁胀肋肢偏，临泣针时有验。"此总结极为精当。外关穴属手少阳三焦经之络穴，且通于阳维脉，足临泣穴属足少阳胆经之输穴，且通于带脉。外关疏风清热，解表散邪；足临泣疏泄肝胆，通调督脉。二穴相合伍用，同经相应，同气相求，相互促进，相互为用。常用于治疗头痛、目赤肿痛、眼睛干涩、羞明、鼻衄、耳聋、牙齿肿痛、咽喉肿痛、高血压病等。

后溪专治督脉病，癫狂此穴治还轻。

申脉能除寒与热[①]，头风偏正及心惊。

耳鸣鼻衄胸中满，好把金针此穴寻。

①申脉能除寒与热：申脉穴属足太阳膀胱经，太阳主表，故能除寒热及偏正头风痛等证。

后溪通于督脉，故能治疗督脉疾病，针刺治疗癫狂痫极效。申脉能治疗寒热往来、偏正头痛以及心惊之症，耳鸣、鼻子出血，胸中满闷等疾，用此二穴皆可以治疗。

《八脉交会八穴歌》言："后溪督脉内眦颈，申脉阳跷络亦通。"后溪穴属手太阳小肠经，通于督脉，其穴在上；申脉穴属足太阳膀胱经，通于阳跷脉，其穴在下。二穴为表里两经，一上一下，相合于目内眦、项、肩胛。后溪穴为手太阳经之输木穴，八脉交会穴之一，通于督脉，具有清热解表、通督醒神、舒筋解痉、祛邪截疟的作用，是治疗疟疾、督脉病和手太阳经循行通路上病变之常用主穴。其功专"通督镇静"，既能醒神定志，又能抑制督脉之挛急，是治疗疟疾、落枕、抽搐、动证、痉挛性疾病的特效穴，可见后溪穴用途极为广泛，在《针经指南·定穴八穴所在》中指出本穴主治24证。对此《八脉八穴治症歌》对其主治总结为："手足拘挛战掉，中风不语痫癫，头疼眼肿泪涟涟，腿膝背腰痛遍。项强伤寒不解，牙齿腮肿喉咽，手麻足麻破伤牵，盗汗后溪先砭。"申脉穴属足太阳膀胱经，且为八脉交会穴之一，通于阳跷，是阳跷脉气所出之起始穴，善调理阳跷脉之经气，具有镇静安神之功，善治疗癫狂痫证、失眠抽动等阳跷脉之病，因是足太阳膀胱经之穴，所以具有舒筋活络之功，常用于腰腿疼痛等疾病治疗。在《针经指南·定穴八穴所在》中指出本穴主治25证。对此《八脉八穴治症歌》对其主治总结为："腰背屈强腿肿，恶风自汗头疼，雷头赤目痛眉棱，手足麻挛臂冷。吹乳耳聋鼻衄，痫癫肢节烦憎，遍身肿满汗头淋，申脉先针有应。"二穴伍用，同经相应，同气相求，相互促进，通调督脉，息风止痉，醒脑开窍，安神定志。常用于治疗癫、狂、痫、下肢瘫痪、头痛、目赤肿痛、咽喉肿痛、腰背腿膝疼痛、手足麻木、拘挛等。

但遇痒麻虚即补，如逢疼痛泻而迎。
更有伤寒真妙诀，三阴须要刺阳经。

临床所见的痒、麻等症，多属于虚证，针刺时要施以补法治疗，一般所见的疼痛性病证，多属于实证，针刺多施以泻法。针灸治疗伤寒病证，病在少阴、厥阴、太阴三经时，主要取用三阳经穴位治疗。

无汗更将合谷补，复溜穴泻好施针。
倘若汗多流不绝，合谷收补效如神。

若伤寒无汗可针刺补合谷、泻复溜。若伤寒表虚汗多单补合谷，即能有很好的疗效，可谓是神效。

合谷为手阳明大肠经之原穴，性能清轻走表，升而能散，泻而能降，上通头面诸窍，既能宣通上焦，开窍启闭，清热散风，又能清泻气分热邪，托邪外出，泻之则能清热止汗，祛邪固表。复溜为足少阴肾经腧穴，为足少阴肾经之经金穴，根据"经主咳喘寒热"之理，有滋肾阴润燥、回阳救逆、利水消肿之功。二穴伍用，既能止汗，又能发汗。欲发其汗，泻合谷，补复溜。合谷属阳，清轻走表，泻之以通经络，疏风散邪，托邪外出，随汗出而解；复溜属阴，为肾经之母穴，补之以滋肾阴回阳，启闭开窍，扶正祛邪。二穴相合，一阴一阳，一补一泻，发汗解表益彰。欲止汗出，补合谷、泻复溜。复溜为经金之穴，泻之能宣肺降气，通调水道，利水湿，消水肿。二穴相伍，一补一泻，一固一利，扶正祛邪，止汗益彰。

四日太阴宜细辨，公孙照海一同行。
再用内关施截法，七日期门妙用针。
但治伤寒皆用泻，要知素问坦然明。

伤寒四日传于太阴，应仔细辨证施治，取公孙、照海同用，再同时配用双侧手厥阴心包经络穴内关施以截法，就可以阻断进一步传变，达到治疗目的。在伤寒七日时取用期门穴针刺，伤寒外感疼痛发热等症状要采用针刺泻法治疗，这其中的道理在《黄帝内经·素问》中已经论述的非常明白了。

伤寒传变是一种理念，是外感疾病得不到治疗，从而向里传化的一般规律与过程，是建立在六经基础上的传化顺序。由六经顺序相传，即太阳–阳明–少阳–太阴–少阴–厥阴，称之为"循经传"；或是隔一经或两经以上相传者，称为"越经传"；相互表里的两经相传者，称为"表里传"；伤寒病初起不从阳经传入，病邪直入于三阴者，称为"直中"。太阳经受邪，首先侵袭太阳，然后传于阳明、少阳、太阴、少阴、厥阴。为了阻止病邪的传变，故同时先针公孙、照海，最后取内关施以截法。太阳受邪后，伤寒的病证传变外受邪侵引发外感热病，仲景以六经辨证分治。六经病证是脏腑经络病理变化的临床反映，而脏腑经络又是不可分割的整体，故某一经的病变，常常涉及到另一经，从而出现相互传变以及合病、并病等证候。"传"是指病情循着一定的趋向发展，变是指病情在某些特殊条件下不循一般规律而起着性质的改变，但"传变"常并称。一般而言，凡病邪侵袭，正虚邪盛，则病证由表传里，由阳入阴；若正气恢复，驱邪外出，则病证由里出表，由阴转阳。无论病证由表入里，由阳入阴，还是由里出表，由阴转阳，皆称为传变。不同的是，前者属邪胜病进，后者属邪衰病退。

六经可以单独为病，也可以两经或三经合并为病，故有"合病"、"并病"之称。合病是指两经或三经同时发病，无先后次第之分者，如太阳少阳合病、阳明少阳合病以及三阳合病等。并病是指一经病证未愈，而另一经病变又起，有先后次第之分者，如太阳少阳并病、太阳阳明并病以及少阳阳明并病等。合病多属原发，其势较急；并病多属继发，其病较缓。

流注之中分造化^①，常将水火土金平。
水数亏兮宜补肺，水之泛滥土能平。

①造化：创造化育。

在用针刺治疗疾病时要注意气血流注的各种变化，注意五行生克的平衡。肾水亏补肺金，水饮为病补脾土，这就是中医治病要从整体出发的理念，须注意脏腑之间的相互关系，子母之间的传变关系，五行之间生克制化规律等。

春夏井荥刺宜浅，秋冬经合更宜深。
天地四时同此数，三才①常用记心胸。
天地人部次第入，仍调各部一般匀。

①三才：才，亦作材。古人指天、地、人。

四季之中春夏季节宜刺较浅的井穴、荥穴，秋冬季节宜刺较深的经穴与合穴。针刺时进针要分天部（浅）、地部（深）、人部（中），依次以不同的深度进针，在手法上补泻各部都要调匀。

《难经·七十难》言："春夏刺浅，秋冬刺深。"《难经·七十四难》载曰："春刺井，夏刺荥，季夏刺输，秋刺经，冬刺合。"五输穴的分布，井、荥所在的部位肌肉浅薄，而经、合所在部位肌肉较为丰厚。春夏之季，阳气在上，人体之气也行于浅表，故应浅刺井荥；秋冬之季，阳气在下，人体之气也深伏于里，故宜深刺经合。如感冒是在春夏之季，就可取浅表的少商、商阳之井穴，在秋冬季节的感冒则宜取位于肌肉丰厚的经、合穴如经渠、尺泽、曲池。再如夏天出现了腹泻可取内庭、商阳治疗，秋冬季节的腹泻宜取足三里、曲池等合穴治疗。

天、地、人，称为"三才"，针刺时用来说明进针的深度。明代的《金针赋》中言："初针，刺至皮内，乃曰天才；稍停进针，刺入肉内，是曰人才；又停进针，刺至筋骨之间，名曰地才。"其法就是以皮内为"天"，肉内为"人"，筋骨间为"地"。三才，实际上就是浅、中、深三部。目前临床应用，一般已不严格按"皮"、"肉"、"筋"的不同组织来分层，只是对于较深的穴位做相对的划分。早在《灵枢·终始》和《灵枢·官针》篇中已有分层次进针的论述，称作"三刺"。即"一刺"通过皮肤（绝皮），为浅部；"再刺"到达肌肉（绝皮至肌肉），为中部；"三刺"进入筋肉之间（已入分肉之间），为深部。这一分层，与《金针赋》中"皮肉"、"肉内"和"筋骨之间"的分法是相合的。

夫弱妇强①亦有克，妇弱夫强亦有刑。
皆在本经担与截，泻南补北亦须明。

①夫弱妇强：男为阳，女为阴，亦即夫为阳，妇为阴。夫弱妇强是指阳弱阴强；妇弱夫强是指阴弱阳强。

阳弱阴盛会出现相应的病变，而阴弱阳盛也会出现与此相关的病理变化，都可以在本经上施以合理的担截之法，调节失衡的阴阳而使其恢复阴阳之平衡，也可以采用五行之调补法。

"担"，一般是左右两经同取，在上下肢同取单穴时，可称作"上截下截"，又可把它看作是另一种"担法"，即上下同担，这多数是手足同名经同取。左右同担、上下同担者是以同经或同名经为根据，这就是"皆在本经担与截"之说。泻南补北是中医的一种辨证治法，最早见于《难经·七十五难》中，其记载："东方实，西方虚，泻南方，补北方。"在后世就衍化为"泻南补北法"。此法是根据五行生克关系，提出对肝实肺虚而脾土无恙的病证，用泻心火、补肾水的方法来治疗，又称泻火补水法，适用于肾阴不足、心火偏旺、水火不济、心肾不交等证。东方为木，应于肝；西方为金，应于肺；南方为火，应于心；北方为水，应于肾。东方（肝）实，西方（肺）虚，泻南方（心），补北方（肾）。因为火（心）是木（肝）之子，泻火能抑木，又能减去克金（肺）的作用；水（肾）是木（肝）之母，金（肺）之子，补水能加强克火（心），又能济金（肺）抑木（肝）。所谓"子能令母实，母能令子虚"。这种治法是对"虚者补其母，实者泻其子"的补充，说明五脏之间相互影响，治疗方法不能仅局限于补母泻子。

经络明时知造化，不得师传枉费心。
不遇至人①应莫度，天宝②岂可付非人③。

①至人：指思想或道德修养高的人。

②天宝：天然的宝物，此指本歌赋。

③非人：指思想道德不好的人。

学习针灸只有掌握了经络知识才能够深入学习，另外必须有名师传授才能真正掌握，否则徒劳无功。遇不到思想品德好的人就不要轻易传授，这样好的秘籍是绝不能传授于思想道德败坏之人。

按定气血病人呼，重搓数十把针扶①。
战提摇起②向上使，气自流行病自无。

①重搓数十把针扶：这里是指向一方向搓针，搓针之数，可多至数十转。

②战提摇起：指针刺不同的手法。

要根据患者的呼吸及气血的流注变化，采用捻转、搓摇及提插等不同的手法，使气血恢复正常的流注循行，则疾病自然痊愈。

【临床意义】

本歌赋确为临床之经验集结，内容经典，疗效显著。凸显了内容精简而全面的特点，语句凝练，内容涵盖面广，用穴精少。其内容涉及了各科病症的针灸取穴及治法，尤其着重于描述八脉交会穴的运用，全赋贯穿了担截之法的正确临床运用，并强调了担截之法运用的重要性。"担"注重在双穴间的协同作用，"截"则注重在单穴的阻截作用，一般都是指循经远取。使得读者对八脉交会穴及担截之法有了更深入的理解，并且进一步推广了八脉交会穴的临床运用。全篇总计讲解了11个穴位的临床运用，其中是8个穴位为八脉交会穴，分别是内关、公孙、列缺、照海、外关、足临泣、后溪、申脉穴，另有合谷、复溜、期门穴，共计11穴。以此11穴正确地运用担截之法，可治疗诸多病证，从而减少了临床繁多用穴，起到了精穴疏针的作用。并且对流注、四时、三才等内容也进行了相关论述。内容全面，用穴精简，如若掌握了本歌赋也就正如本篇所言"我今咏此拦江赋，何用三车五辐歌"。

【总结】

《拦江赋》辨证取穴表

病症		取穴
头面五官及咽喉疾患	头项痛、咽干、痰涎壅塞	列缺
	外感头痛	外关
	偏正头痛、耳鸣、鼻衄	申脉
	眼目之疾	足临泣
	嗓口喉风	照海
胸腹疾患	胸中之病	内关
	胸中满闷、心惊	申脉
	脐下腹中痛	公孙
其他疾患	癫狂	后溪
	寒热往来	申脉
	无汗	合谷、复溜
	汗多	合谷
	伤寒四日传于太阴	公孙、照海、内关
	伤寒七日	期门

第十九章　行针指要歌

【歌赋】

或针风，先向风门气海中；

或针水，水分夹脐脐边取；

或针结，针着大肠泻水穴；

或针劳，须向风门及膏肓；

或针虚，气海丹田委中奇；

或针气，膻中一穴分明记；

或针嗽，肺俞风门须用灸；

或针痰，先针中脘三里间；

或针吐，中脘气海膻中补；

翻胃吐食一般针，针中有妙少人知。

　　本歌赋首见于《针灸聚英》中，为明代著名医家高武所著，原书对歌赋的问世时间及作者均未作介绍，故后人一般将本歌赋认为是高武所著。歌中列举了风、水、结、劳、虚、气、嗽、痰、吐9种常见病证的治疗用穴，并简要地指出了何者宜针，何者宜灸，何者当泻，何者当补。"行针指要歌"中的"指"，即指向；"要"，为重要；"指要"，即重要的歌赋，故名行针指要歌。本歌赋在临床中有很大的影响，在杨继洲的《针灸大成》中也有转载，但略作修改，使得本歌赋在临床中更具有实用性。将"风"症中的风门和气海穴改为风府和百会穴，将"水"症中的"水分夹脐脐边取"改为"水分挟脐上边取"，将"劳"症中的风门穴改为百劳穴。将"翻胃吐食一般针"中的"针"修改为"医"。全文9症，用穴15个。本篇摘录于《针灸聚英》中。

【注解】

或针风①，先向风门气海中；

①风：指六淫中的风邪。《黄帝内经》曰："故风者，百病之长也。"风邪为六淫中之首位。

针灸治疗风邪（此处主要指外风）以针刺风门与气海为主。

风的范围极为广泛，它既是致病因素，又是常见的临床症状之一。作为临床症状能用风来代表的，则有诸多的临床表现。风的特性善行数变，来得快，去得快，所以凡有关发作急骤的病证，如猝暴中风、风痫、骤然发生的风疹之类，都属于风病。另有以游走不定为特征者，如在上下左右窜痛不定的行痹皆属于风证之范畴。还有动摇而不安宁的病证，如肝风所表现的搐搦、颤动之类的疾病，也属于风病之范畴。在病因方面，盖风为六淫之一，又分为了外风与内风两大类。春季为其主气，但四时皆可为病。每因气候突变，人体不能适应或抵抗力减退时，就容易发病。《素问·骨空论篇》曰："风者，百病之始也。"外风致病首先侵犯皮毛，然后伤及经络、脏腑，由浅入深，自微而甚，善行数变，所以《素问·风论篇》载："故风者，百病之长也，至其变化乃为他病也，无常方，然致有风气也。"故当避之有时，以防其源。张介宾说："故圣人之避风，如避矢石者，正以防其微也。"当外感风邪侵入体表，阻碍了营卫气血的正常运行，发生恶风、自汗、发热等症状，属于外感所致的疾病，称为外风。另有不属外因范围的，如痰火热盛，血虚风动，出现昏厥、惊搐、眩晕、麻木、口眼㖞斜、角弓反张等症状，其属于风从内生的，称为内风。因其风性轻扬，风病大多表现为头部的症状，正如《黄帝内经》所言："伤于风者上先受之"，因此祛风用穴多在人体的上部，在临床中常用于祛风的主穴有风门、风府、风池、百会、翳风等穴，皆在头颈部。头为诸阳之会，督脉总督诸阳，百会与风府皆为督脉用穴，故在《针灸大成》中将本句歌赋修改为"或针风，先向风府百会中"，此句歌赋中的风府、百会用穴更具有临床实用性。原句中的风门与气海是偏于治疗外风，《针灸大成》中的百会与风府二穴则偏于治疗内风，当然二穴对外风仍然也有很好的治疗作用。也就是说，风病无论是外风还是内风均可取用百会与风府治之。因此《针灸大成》中的该句歌赋在临床中流传更广。风府与百会治疗风证极具特效，尤其属于内风之证者更具实效。百会以潜阳为主，风府以祛风为要；百会以升清为主，风府以散邪为要。二穴伍用，调理元神气机，醒脑开窍，祛风止痛。

风府穴，在项上，入发际一寸，大筋内宛宛中。风府者，藏风之府也。为风邪聚藏之处，为治风要穴。穴属督脉，且为足太阳膀胱经、阳维脉之交会穴。督脉由此上行入脑，而内通于脑；足太阳膀胱经主开主表；阳维脉主一身之阳络，故刺泻风府穴，既可疏散外风，又能平息内风，醒神开窍，为治疗一切风邪为患诸疾之常用穴，风证之要穴。早在《黄帝内经》中就有风府治疗风证的具体运用。如《素问·骨空论篇》载："大风颈项痛，刺风府，风府在上椎。""风从外入，令人振寒，汗出，头痛，身重恶寒，治在风府，调其阴阳，不足则补，有余则泻。"

《针灸资生经》曰："风府者，伤寒所自起，古人每护之。"因人之颈项肌肤薄弱，倘若防护不当，或阳气素虚之人，每遇慓悍之风邪，易感受风寒，风邪多从风府、风池而入，侵入人体为害。王执中云："凡怯弱者，须护项后可也。"这说明风池、风府皆是祛风之要穴，二穴伍用其效更佳，余在临床治疗风证常以二穴伍用，每每用之皆效。如李东垣所说："少阳头痛，风寒伤上，邪从外入，令人振寒头痛，身痛恶寒，治在风池、风府。"这说明风邪内传由太阳在表之邪，传入半表半里之少阳经，针风池、风府以祛风解表，其效尤速。仲景曰："太阳病初服桂枝汤，反烦不解者，先刺风池、风府，却与桂枝汤则愈。"这说明病重药轻，药不胜病，故反烦不解，先刺风池、风府，以疏风解表，引邪外出，先折其风邪之势，而后服桂枝汤，调和营卫，以祛风解表，风邪即随汗出而解。

"或针风，先向风门气海中。"风门位居肩背部，风邪易袭之处，内应于肺，为足太阳膀胱经脉气所发，足太阳膀胱经与督脉交会穴，而太阳主一身之表，督脉统一身之阳，故刺之能疏通太阳与督脉之经气，而祛风解表，宣肺止咳，是治疗外邪侵犯肺卫所致诸疾之常用穴，疏散外风之要穴，功专散风。气海是大补元气之穴，并没有直接祛风的作用，此处所言能祛风则是间接的作用。气海为元气之所会，生气之海，呼吸之根，功专大补元气，温肾振阳，既能温脾助运化，犹如釜底抽薪，又能蒸动膀胱气化，使气化升腾，津液四布，浊阴自出。中医言"正气不足，邪容易入侵，正气足，邪不可干"。用气海则为增强正气作用，使风邪不宜入侵，从而不发病。

或针水①，水分夹脐脐边取②。

①水：指由于水气积聚而引起的水肿疾病。

②夹脐脐边取：此处指水分穴的定位，因水分穴位于脐上，故曰夹脐脐边取。

治疗水肿及水湿疾患，可以取用脐上1寸水分穴治疗，水分有通利小便、宣泄水湿的作用。

或针水，是指因水气积聚而引起的水肿疾病，水肿又名为水气，因水液潴留在体内，泛溢肌肤而引起头面、眼睑、四肢、腰背甚或全身水肿而言。在

《灵枢·水胀》中已对水肿做了详细的描述："水始起也，目窠上微肿，如新卧起之状，其颈脉动，时咳，阴股间寒，足胫肿，腹乃大，其水成矣。以手按其腹，随手而起，如裹水之状，此其候也。"针灸治疗水肿在《黄帝内经》中也有详论。《素问·水热穴论篇》中言："帝曰：水俞五十七处者，是何主也？岐伯曰：肾俞五十七穴，积阴之所聚也，水所从出入也。"《针灸甲乙经》："水肿，人中尽满，唇反者死，水沟主之。水肿大脐平，灸脐中，无理不治。水胀，水气行皮中，阴交主之。水肿腹大，水胀，水气行皮中，石门主之……水肿胀，皮肿，三里主之……风水膝肿，巨虚上廉主之。面胕肿，上星主之……风水面胕肿，冲阳主之。风水面胕肿，颜黑，解溪主之。"此后，记载水肿的针刺治疗处方日渐增多，可见历代针灸临床对水肿的治疗都极为重视。通过历代水肿治疗记载，及结合长期的临床治疗经验来看，针灸治疗水肿，当以正确地辨证为其关键。在《黄帝内经》中就有了风水、石水、涌水的辨证分类法，再如《金匮要略·水气病脉证并治》根据病因和脉证的不同，将水肿分为风水、皮水、正水、石水和黄汗5种类型。由于水邪偏胜于某脏，就会出现某脏的病证，因此又有心水、肝水、肺水、脾水和肾水之五脏水的名称。历代医家对水肿病虽然有多种分类法，但临床中当以朱丹溪概括的阴水和阳水的分类辨证最为实用。

除了辨证之外，根据水肿之部位针对性的用穴也有可靠的疗效。大凡水肿之疾，面浮水肿，当取水沟为先，前顶可用；若肿至心下，水分、中脘可取；若少腹水肿，当以关元为主；或佐以水道、气海，或配合阴陵泉、足三里、复溜、委阳、中极、肾俞等穴，以上用穴，或针或灸，或补或泻，当根据病情及用穴而定。

《金匮要略》中指出："诸有水者，腰以下肿，当利小便，腰以上肿，当发汗乃愈。"取用水分穴治疗水肿，就是以通利小便、宣泄水液为目的的一种有效疗法。水分内应小肠，为小肠泌别清浊，分利水湿之关键部位，水谷至此，清者复上输于脾，浊者下输膀胱而为尿，渣滓入大肠而为粪，故用之能分清泌浊，分利水湿。正如《针灸聚英》言水分："当小肠下口，至是而泌别清浊，水液入膀胱，渣滓入大肠，故曰水分。"水分在下脘与脐之间，具有温补脾阳、运化水湿的功效。治疗水湿内停、腹大脐盈的水肿病，应以灸为主。在该穴连续施灸数十壮，可使小便畅通，以泄水消肿。在古代曾言水分穴禁针，如《铜人腧穴针灸图经》中言水分穴治患水肿者："禁针，针之水尽即死。"如今临床针之无妨，其对水肿治疗确具实效，可根据患者病证或针或灸，或针灸并用。

或针结^①，针着大肠泻水穴^②；

①结：指病邪蕴结于经脉，阻碍气血运行之证。结有阴结、阳结、寒结、秘结、三阳结、三阴结、一阴一阳结等名称。

②大肠泻水穴：这是一语双关笔法。大肠，一指膀胱经之大肠俞；一指手阳明大肠经之荥水穴二间，二间穴为大肠经之荥穴，在五行中属水。如果同时取之，可起到疏通肠胃，宣导气血，消瘀散结，宣泄水湿之功。

针灸治疗病邪蕴结于经脉中，阻碍了气血运行，出现了各种"结病"，可针刺大肠俞、二间穴，施以泻法，能起到疏调肠胃，宣导气血，消瘀散结，宣泄水湿等作用，从而可以解结。

关于此处之"结"临床有多种注解，这是因其有多种含义，在其针灸学中有多处关于"结"之用。此句歌赋是双关语，用词较为朦胧。"结"在中医学文献中有多种含义，早在《素问·阴阳别论篇》中对结病就有明确的总结："结阳者，肿四支；结阴者，便血一升，再结二升，三结三升；阴阳结斜，多阴少阳曰石水，少腹肿；二阳结谓之消（二阳指手阳明与足阳明，病邪结于二阳，可发生消渴善饥的病）；三阳结谓之隔（指手足太阳，病邪结于手足太阳，可发生膈塞症）；三阴结谓之水（指手足太阴，病邪结于手足太阴，可发生水肿）；一阴（指厥阴）一阳（指少阳）结谓之喉痹（病邪结于手足厥阴和手足少阳，可发生喉痹）。"关于"结"在《黄帝内经》中还有诸多的相关内容。如《灵枢·九针十二原》中："犹雪污也，犹解结也。"此处是指结扣的意思；《素问·至真要大论篇》中言："胭如结，踹如裂。"此处是束，绑的意思；《灵枢·经筋》："足太阳之筋，起于足小趾，上结于踝。"此处是结聚，连结的意思；《素问·六元正纪大论篇》："大寒乃至，川泽严凝，寒雾结为霜雪。甚则黄黑昏翳。"此处是凝结的意思；《素问·平人气象论篇》："结而横，有积矣。"此处是指脉象；《灵枢·本脏》："六腑亦有小大长短厚薄结直缓急。"此处是指屈曲的意思；《灵枢·阴阳二十五人》："结而不通者，此于身皆为痛痹。"是指气血郁滞的意思；《素问·水热穴论篇》："肾者，胃之关也，关门不利，故聚水而从其类也。上下溢于皮肤，故为浮肿。浮肿者，聚水而生病也。"是指病邪蕴结于经脉，阻碍气血运行之证。

此句是一语双关之笔法的运用，其处之"大肠"指两个穴名。一是指大肠之精气汇聚于背部的背俞穴大肠俞；二是指手阳明大肠经之荥穴二间穴。大肠俞为大肠经经气输注之处，内应大肠，调肠通腑。二间为大肠经之荥穴，其性属水，因此此处名为"水穴"。其为本经之子穴，泻之可清泄阳明，导热下行，故可用于大肠之结聚。

本句所谓"或针结，针着大肠泻水穴"，就是泛指上述所有结病，包括四肢肿、便血、少腹肿满的石水病、消渴、膈塞、水肿、喉痹等，皆可以用以上二穴作为主穴治疗。

或针劳①，须向风门及膏肓；

①劳：即虚劳的简称，又称为虚损。是一种慢性疾患，多由虚损积渐而成。《素问·宣明五气篇》提出五劳："久视伤血，久卧伤气，久坐伤肉，久立伤骨，久行伤筋，是谓五劳所伤。"《证治要诀》提出五脏劳病。《千金要方》提出志劳、思劳、心劳、忧劳、疲劳。从此处用穴来看，文中之"劳"当为病证之劳，主要是指肺痨而言，肺痨又名"传尸"，相当于西医学肺结核一类疾病。

针灸治疗诸虚百损，虚劳疾患（尤其肺痨一类疾患），可取膏肓穴和风门穴。

针灸治疗虚劳诸证，可取用膏肓和风门穴。

在中医劳者有病因之五劳和病证之五劳。《黄帝内经》中有病因之五劳：久视伤血，久卧伤气，久坐伤肉，久立伤骨，久行伤筋，是谓五劳所伤。《虚损启微》中载为病证之五劳："一曰肺劳，短气面浮，鼻不闻香臭；二曰肝劳，面目干黑，口苦精神不守，能独卧，目视不明；三曰心劳，忽忽喜忘，大便苦难，或时鸭溏，口内生疮；四曰脾劳，舌本苦直，不得咽唾；五曰肾劳，背难俯仰，小便不利，色赤黄而有余沥，茎内痛，阴囊湿生疮，小腹满急……又有志劳、思劳、心劳、忧劳、瘦劳，亦名五劳。"通过本句全意，所用的穴位来看，此处之"劳"应为病证之劳，指肺劳而言。

膏肓穴善于滋阴清热，扶阳固卫，济阴合营，调理气血，补益强壮。风门穴具有祛风解表、宣肺止咳的作用，此二穴配合应用，可治劳病，尤以"痨病"极效。而在《针灸大成》中将本句调整为了"或针劳，须向膏肓及百劳"。乃是膏肓与颈百劳的配合运用，二穴伍用更具有临床应用广泛性及实用性。膏肓穴在第4胸椎棘突下，督脉旁开3寸取之，穴属足太阳膀胱经。羸瘦虚损，梦中失精，上气咳逆，发狂健忘，皆可治之。予尝以意取之，令患者两手交在两膊上，胛骨遂开，其穴立见，以手指摸索第4胸椎下两旁开3寸，第3～4肋间之中，按之酸疼即为此穴。《针灸资生经》言："从胛骨之里去胛骨容侧指许，摩去表肋间空处，按之自觉牵引于肩中，灸两胛中，一处至百壮，多至五百……"膏肓位居心膈之间，内应心肺，为心肺之气交换之枢纽，故能补肺气、养心血，调和周身之气血，为补虚之要穴，是治疗五劳七伤，诸虚百损之常用穴。当久病不愈而见虚弱、羸瘦时，最适宜取用此穴施灸，可以扶阳固卫，宣利肺气，并调和全身气血，从而使身体康复，所以是治疗慢性疾病的要穴。如《备急千金要方》所载，此穴可以灸治羸瘦虚损、梦遗失精、上气咳逆、狂惑、忘误；《类经图翼》指出其主治虚劳羸瘦、五劳七伤诸病以及梦遗失精、上气咳逆、痰火发狂、健忘、胎前产后，百病无所不疗。《备急千金要方》言其："百病无所不疗。"对于体弱虚劳的患者，常将其作为扶正祛邪、强身健体的主穴，尤善于补肺气。膏肓俞的名称是从"病入膏肓"的典故而来。春秋时期晋景公病，请医缓诊治。景公夜梦疾病变为二竖子议避医缓之治，逃避于膏肓之间处也。此穴外景，上有肺之"魄户"，下有心之"神堂"，此穴居二者之间。即医缓所谓"肓"之上，"膏"之下也。故名"膏肓俞"。此穴最早见于孙思邈的《备急千金要方》和《千金翼方》，两书都载有《灸膏肓俞法》，其中说："膏之下，肓之上，针药所不能及者，此穴是也……若能用心方便，求得灸之，无疾不愈亦。"意指此穴能治虚损重症。膏肓俞的临床应用以治虚劳证为主。当久病不愈而见虚弱、羸瘦时，最适宜取用此穴施灸，可以扶阳固卫，宣利肺气，并调和全身气血，从而使身体康复，所以它是治疗一些慢性疾患的要穴。颈百劳为经外奇穴，在项部，当大椎直上2寸，后正中线旁开1寸。首见于《针灸资生经》。百，虚数，指多；劳，指虚劳；因其善治各种虚劳之疾，故名百劳。虽能治各种虚劳之疾，但尤以善治肺劳，有滋阴清热理虚损，润肺宣肺止咳喘之功。

　　膏肓俞有补肺健脾、扶元杀虫、治痨益损、宣肺止咳、调和气血、顺接阴阳、回阳救逆之功；百劳有补虚益损、治痨散结之效。二穴伍用，相互促进，补虚抗痨之力倍增。

或针虚[①]，气海丹田[②]委中奇；

　　[①]虚：泛指人体正气不足，抗病能力减弱，病程较长，症状多样，称之为虚证。病证有阳虚、阴虚、气虚、血虚、肾阴虚等。此处主要是指气虚阳衰，真阴亏损等慢性消耗性病证。

　　[②]丹田：任脉脐下3寸为丹田，即关元穴。关元用之有壮元阳、固元气、调冲任的作用，是男子藏精，女子蓄血之处，是治疗诸虚百损之要穴。

　　针灸治疗阳气虚衰、真阴亏虚一类病症，可取任脉气海穴、丹田穴（即关元穴）及委中穴，用之可有奇效。

　　中医言"正气足，邪不可干；正气虚，邪气容易入侵"，当机体虚弱时易导致疾病，辅助正气是治疗疾病的关键。此处所言就是针对身体虚损的治法。补虚泻实是针灸治疗的基本原则之一，"虚则补之"，出自《灵枢·经脉》。在邪正斗争中，如果正气不足，并为矛盾的主要方面时，其症状多表现为虚证。其虚证有五脏六腑之虚、气血之虚等，其中灸法是补虚的重要方法之一。"下陷则灸之"就是补虚的运用之一，出自《灵枢·经脉》中。"陷下"有2种含义，其一指中气下陷，失于固摄；其二指脉象沉下，王冰在《灵枢·经脉》注之曰"脉虚气少，故下陷也"，可见陷下有沉脉之意。脉沉无力者多属气虚证或阳气虚脱，对其虚证、阳虚证，应该用灸法进行治疗。如阳气暴脱、汗出不止、肢冷脉微者，应取神阙、关元、气海等穴，用大艾炷重灸以回阳固脱；对脱证、子宫下垂等中气下陷证，可艾灸气海、百会等穴以升举下陷之气。在临床中常见的虚证有肾气虚证、脾胃气虚证、肺气虚证、心脾两虚证、气血两虚证、肾阴虚证、中气下陷证等。

气海穴属任脉，位于脐下1.5寸处。气海为生气之海，能补元气回生气，振肾阳以散诸阴，温下元以壮之阳，为全身强壮要穴之一，又能培肾和营、理经带、祛寒湿。其主治崩中、带下、月经不调、恶露不止、睾丸上缩、小儿遗尿、大便不通、腰痛、疝痛、绕脐冷痛、水肿、卒中虚脱、真气不足、五脏虚弱、四肢厥冷等症。温灸气海，可益气固本、补下元之虚衰，气海为人身强壮之要穴。人以元气为本，元气不伤，虽疾不害，一伤元气，无疾而死。因此体虚之人宜频灸此穴，以壮元阳，作防病保健之用。

关元穴适当丹田之部位，为人身元气之根，男子藏精之阁，女子藏胞之宫，元阴元阳交关之所，故名关元。穴属任脉，位于脐下3寸，为任脉与足三阴、冲脉之交会穴，又为小肠募穴，是全身强壮要穴之一。与《难经》所说的"脐下、肾间动气"相联系，因而对全身起着重要作用。《类经图翼》指出："此穴当人身上下、四旁之中，故又名大中极，乃男子藏精，女子蓄血之处。"所以关元穴可治疗诸虚百损，是首选要穴。李时珍曾盛称灸法，"艾灸百病，能回绝气"，"透诸经而治百种病邪，起沉疴之人为康泰"。所以当元阳暴脱时，艾灸关元，可以举下陷之气以培本，救垂危之阳而固脱。宋代著名医家窦材在《扁鹊心书》中写道，"真气虚则人病，真气脱则人死。保命之法，灼艾第一，丹药第二，附子第三""若四肢厥冷，六脉微细者，其阳欲脱也，急灸关元三百壮"。他把灸关元放在"保命之法"的首位，并主张早灸、重灸，认为能使"阳气不绝，性命坚牢"。临床常用于治疗泌尿生殖系统诸疾和因正气不足、元阳虚损所致的诸虚百损、五劳七伤等。对于遗精、阳痿、遗尿、小便频数、尿闭、月经不调、经闭、带下、崩漏、阴挺、产后出血、疝气、小腹痛、泄泻、脱肛、中风脱证等，每每用之，皆获良效。

关元、气海同属任脉经穴，位于下焦，为元气、大气之宅，合而用之，作用协同，其功益彰，共奏益气固元、回阳救逆、温经散寒、强体健身之效。

委中穴为足太阳膀胱经脉气所入之合土穴，又是四总穴之一，别名血郄，居于筋府腘窝之中，性善疏泄清降，常以放血为用。刺之能清热达邪，祛除经脉之外邪，畅通经络之经气，而有舒筋活络、强腰健膝之功。委中穴性善疏泄，有清降之能，而无补益之功。但在此处言补虚而用，则是有一定道理的，若经脉瘀滞，就会气血不通，若仅以补则难以发挥其效，通过针刺委中祛除经脉之外邪，以祛瘀生新，疏畅经络之经气，先祛其邪再扶正，可达标本兼治之功。故有"或针虚，气海丹田委中奇"之用。

或针气①，膻中一穴分明记；

①气：这里指气机不利、脏腑失调及情志失常之证。膻中穴位于胸中，居于两乳之间，又称上气海。为八会中之"气会"穴。故上述诸气病均可运用此穴治之。

一切因脏腑气机失调所致之证，如各种气滞、气郁、短气，针灸膻中最有效，对此应当记清楚。

气病，有广义、狭义的分别。广义的气，泛指五脏功能的病变，即《素问·举痛论篇》所说："百病生于气也；怒则气上，喜则气缓，悲则气消，恐则气下，寒则气收，炅则气泄，惊则气乱，劳则气耗，思则气结。"狭义的气，是指肺部功能的病变，如《素问·六节藏象论篇》所指出的："肺者气之本，魄之处也。"又如《黄帝内经·素问》中所谓："诸气膹郁，皆属于肺。"张景岳注："膹，喘急也；郁，痞满也。"也就是上焦的气机不利，肺失清肃，以致发生呼吸迫促、胸部闭塞的症状。此处所言包括一切气病，尤其是偏重于肺部气机发生障碍所引起的各种病变。中医对气是非常重视的。因为气行则血行，气滞才能形成血壅，气血壅滞往往会导致多种疾病。中医采用行气、理气、顺气等多种治疗方法，以疏通气机而使无壅滞。膻中为八会之气会，刺之可调理气机，功专善行。因此临床见呃逆上气、短气少气、气不下行、噫气频频、气逆不舒、气不接续、气上冲胸、胸痛满闷不舒等症，都属于膻中穴的主治范围。所以有"或针气，膻中一穴分明记"之说。

膻中与气海虽然都能治疗气病，但同中有异；膻中偏于理气散邪，多用于治疗气逆、气滞、肝气郁滞、胃气上逆、胸闷不舒、气机不利之实证，偏于中上焦之病证。气海位居下焦，为元气之所会，其治疗气病着重于调补下焦，益肾培元，治疗脏器虚惫、元气不足、气虚下陷、元气暴脱之证。由此可见，气海与肾的关系密切，以培补元气为著；膻中与肺关系密切，以宽胸理气为见长。

膻中别名元儿、胸膛、气儿、元见、上气海，归属任脉，在胸骨柄中央，两乳之间取穴，为足太阳、少阴，手太阴、少阳经与任脉之交会穴，心包经之募穴，八会之气会。《素问·灵兰秘典论篇》谓"膻中为臣使之官"，盖古时称君主所居为宫室。故由宫廷再进，而臣使在焉。在人身而喻臣使者，即心脏外卫充盈之气也，俗称心气，又名中气。倘若中气有所减损，则人体各部之气，均来填补。犹诸侯之会师勤王者，故又称膻中为气会，又称为"上气海"。以诸气有时来归也。有因此中气之伤，致人体全局之气，因之削弱，即此理也。故为治疗各种气病之要穴，刺之可调理气机，使气机升降有序，用于治疗一切因脏腑气机失调所致之证。《难经疏》中称之为"气病治此"。《类经图翼》言膻中："刺之不幸，令人夭。"这就说明，针刺膻中穴时，针尖宜向下方沿皮刺，并须慎重操作，以免刺到胸骨内，产生严重的不良后果。

或针嗽[1]，肺俞风门须用灸；

[1]嗽：无痰而有声谓之咳，无声而有痰谓之嗽。临床实践证明咳与嗽难以截然分开，故二者一般并称，此处即指咳嗽而言。

针灸治疗咳嗽，常以灸肺俞和风门为主穴，以调理肺气，散风止嗽。

咳嗽是肺部疾病的一个外在表现，是呼吸系统疾病常见症状，咳嗽是以其症状而定名，有声无痰者为咳，有痰无声称之嗽，临床中难以截然分开，故统称为咳嗽。中医认为，肺位居上，为脏腑华盖，其为娇脏，易虚易实，外主皮毛，易感受外邪，而引起咳嗽。咳嗽一症，首见于《黄帝内经》中，并且多有论述，《黄帝内经》中对此极为重视，在《素问·阴阳应象大论篇》《素问·气交变大论篇》《素问·至真要大论篇》《素问·宣明五气篇》《素问·咳论篇》等，对咳嗽的成因、症状、分类、治疗均有系统的论述，特别是《素问·咳论篇》，专门论述咳嗽，并提出"五脏六腑皆令人咳，非独肺也"的观点。李梴《医学入门》中首先提出外感、内伤的分类法。本句所言当属于外感之咳。

风门位居肩背部，风邪易袭之处，内应于肺，为足太阳膀胱经经脉气所发，足太阳经与督脉之交会穴，太阳主一身之表，督脉主一身之阳，故刺之能疏通太阳与督脉之经气，而祛风解表，宣肺止咳；于咳嗽，《黄帝内经》有"肺主咳"之说。《医学三字经》言："五脏六腑皆令人咳，不独肺也。然肺为气之主，诸气上逆于肺，则呛而咳，是咳嗽不止于肺亦不离于肺也。"肺俞乃为肺气转输于背部之处，是治疗肺脏之要穴。肺俞居属膀胱经，内应肺脏，而膀胱经主一身之表，为人体之藩篱，肺主宣发，外合皮毛，司汗孔之开合，故刺之可宣降肺气，以复其清肃，而治疗一切外邪侵袭所致之外感表证，因此可治疗外感咳嗽。肺俞穴乃肺脏精气输注之处，善调理肺脏，故补之能补益肺气，为治疗肺气虚损所致诸疾之要穴，用于一切内伤之咳。二穴居背部高处。风邪先从上受，肺居五脏六腑之上，称为华盖，故外邪侵肺之际，当取身体上部之穴位，以疏解肺部风寒为主。风门轻清升散，以疏散风寒，清热解表为主；肺俞肃降下行，以宣肺降气，补虚疗损，肃肺止咳为要。二穴伍用，一升一降，一清一补，相辅相成，疏风散寒，解表清热，宣肺止咳，肃肺平喘。若是寒重者，以灸之，借灸温之性以散寒邪，其咳而止。此就是"或针嗽，肺俞风门须用灸"之用。

此处言之须用灸，二穴均在背部，背部薄似饼，因此针刺容易导致风险，故强调灸之，对于虚证、寒证灸之为佳，咳嗽也多为寒证、虚证，因此多用灸法，而对于实证可点刺放血，或施以针刺泻法。

或针痰[①]，先针中脘三里间；

①痰：是病理产物性病因，属于继发性病因，称之为痰饮，较稠者称为痰，较清稀者称为饮。包括了有形之痰和无形之痰。此指一切痰湿之证。

针灸治疗痰饮病证，一般要先针中脘穴与足三里穴，以起到健脾胃，而绝生痰之源的作用。

痰是人体水液代谢障碍所形成的病理产物，属继发性病因，称之为痰饮。较稠者称为痰，较清稀者称为饮。痰可分为有形之痰和无形之痰：有形之痰，指视之可见，闻之有声，或触之可及之痰，如咳嗽吐痰、喉中痰鸣、痰核等；无形之痰，指只见征象，不见其形质之痰，如眩晕、癫狂等，虽然无形质可见，但用祛痰之法可治愈其疾。痰饮的形成，多因外感六淫、内伤七情或饮食失宜等，导致脏腑功能失调，气化不利，水液代谢障碍，水液停聚而形成。中医认为肺为贮痰之器，脾为生痰之源，由此可见痰的产生与脾的关系最为密切。脾湿生痰，痰乃饮食所生，津液所化，由于脾阳衰微，不能蒸化胃中水湿，而导致水湿停滞中焦，积而生痰，痰聚胃腑，上注于肺，故曰："脾为生痰之源，肺为贮痰之器。"痰湿为患，其症繁多。例如痰火上扰，心窍被蒙，称"痰迷心窍"；小儿惊风抽搐，称"风痰厥逆"。眩晕病更有"无湿不生痰，无痰不作眩"之说。以上皆由痰浊内蕴、生热化风而成，或痰浊上逆、蒙蔽清窍所致。若过食生冷肥厚，积湿生痰，而成"痰湿中阻"之症，临床常见胸痞、恶心、呕吐。或饮酒过度，积湿成饮，称为"痰饮"。哮喘实证，喘咳仰息，称之为"风痰上壅"。寒湿壅结、痰饮阻滞、胸阳被阻，而成"胸痹"。痰浊凝滞络窍，阴阳之气离决，而发为"中风"。以上病因皆与"痰湿"有关。在治疗上，根据痰湿生于脾而聚于胃的病理，都离不开燥湿醒脾、行气散结、化湿除痰的治疗原则。

中医认为脾为生痰之源，故调理脾胃是治疗痰饮根本之法。此处之"或针痰，先针中脘三里间"就是以此而用。中脘穴居脐上4寸，属任脉，为手太阳、少阳、足阳明、任脉四经之交会穴，故而能通达四经。中脘为胃之募，八会腑之会，性主调和，功善调理脾胃，补之灸之能补益脾胃，温中散寒，益气养血；泻之能健脾化湿，理气降逆，消积和胃；平补平泻则能升清降浊，为治疗一切脾胃之疾和慢性疾病之常用要穴。通过中脘健脾化湿、温中化痰、加强运化之功能，故能除痰湿。足三里为足阳明胃经之合穴，土中之真土，经气之枢纽，具有健脾和胃、升清降浊、补益气血、行气化痰之功，所以是治痰之要穴。中脘穴居于胃腑之上，为病所取穴；足三里为本经循经远道配穴。中脘以升清为主；足三里以降浊为要。二穴伍用，一上一下，一升一降，相互促进，相互为用，具有宽中理气、化痰降浊、健脾和胃、行气止痛、消积导滞、利水消肿、调和气血等诸多作用。二穴治疗痰证当是以治本为法，起到绝痰之源的作用。

治疗痰饮必不可少的是丰隆穴，临床中有"祛痰第一穴"之称。丰隆乃足阳明胃经之络穴，别行走于足太阴脾经，与脾胃相连，痰湿乃生于脾而聚于胃，故针刺丰隆引邪热从阳明下行，且得太阴湿土之润下，禀阳明之燥金，太阴湿土之气，主天地之气交，为化痰除湿之要穴。在历代临床多有相关记载。如《针灸大成》言丰隆："主厥逆……风痰头痛，风逆四肢肿，足青身寒湿，喉痹不能言，登高而歌，弃衣而走，见鬼好笑。气逆则喉痹卒喑，实则癫狂，泻之。"《玉龙歌》："痰多宜向丰隆寻。"《肘后歌》："哮喘发来寝不得，丰隆刺入三分深。"皆是用丰隆治疗痰疾的记载。丰隆能祛全身之痰，无论有形之痰还是无形之痰皆可用之。若本赋中的足三里、中脘再配丰隆则更具实效。

或针吐[①]，中脘气海膻中补；

①吐：吐为胃失和降，气逆于上所致。古人以有声无物为呕，有物无声为吐，有物有声为呕吐。此处指呕吐。

用针灸治疗呕吐，取中脘、气海、膻中穴，施以补法，从而理气降逆止呕逆。

无声有物谓之吐，即胃中食物随声上涌外出；有声无物谓之呕，即吐不出什么东西或仅吐出水液及酸苦胃液，俗称干呕。干呕出声重浊而长者称哕。吐后胃逆仍不下降，但胃空无物，势必出现干呕，所以并称为呕吐。呕吐可见于很多疾病中。中脘为胃之募，八会腑之会，善调理脾胃，以升清降浊为特点，是治疗一切脾胃之疾和各种慢性病之常用要穴；气海归属任脉，为生气之海，元气之所会，是治疗一切真气不足、脏气虚惫、中气下陷、久疾不愈之常用穴和下焦气机失调之要穴。

呕吐是临床常见症状之一，是由于胃失和降、胃气上逆所致的以饮食、痰涎等胃内之物从胃中上涌，自口而出为临床特征的一种病证。呕吐病变部位在胃，病变脏腑除胃外，还与脾、肝有关，虚证多涉及脾，实证多因于肝。呕吐的病因虽多，但无外乎虚实两端。实者由外邪、饮食、痰饮、气郁等邪气犯胃，致胃失和降，胃气上逆而发；虚者由气虚、阳虚、阴虚等正气不足，使胃失温养、濡润，胃失和降，胃气上逆所致。一般来说，初病多实，日久损伤脾胃，中气不足，可由实转虚；脾胃素虚，复为饮食所伤，或成痰生饮，则因虚致实，出现虚实并见的复杂病机。但无论邪气犯胃，或脾胃虚弱，发生呕吐的基本病机都在于胃失和降，胃气上逆。此处言之补法，说明是虚性之呕吐，对于实性之呕吐此穴组也可运用，但非补而当泻之。从本句歌赋用意来看，针刺以补法为用，由此可见，则是用于虚证之呕吐的治疗。《景岳全书·呕吐》曾谓："呕吐一证，最当详辨虚实。实者有邪，祛其邪则愈；虚者无邪，则全由胃气之虚也……所谓虚者，或其本无内伤，又无外感，而常为呕吐者，此即无邪，必胃虚也。或遇微寒，或遇微劳，或遇饮食少有不调，或肝气微逆，即为呕吐者，总胃虚也。"虚证呕吐，常因脾胃虚寒、胃阴不足导致，起病缓慢，或见于病后，病程较长，吐物不多，呕吐无力，吐物酸臭不甚，并常伴有精神萎靡、倦怠乏力等虚弱证候，脉弱无力。

呕吐病变在胃，常由胃气上逆所致，因此胃之募穴中脘当为之主穴，中脘穴善升清降浊，不仅能治疗脾胃升降失常所致诸疾，而且亦能治疗其他脏腑升降失常之证，故对各种呕吐皆效。再上取膻中，下配气海，三穴分别在上、中、下三焦。膻中位于胸骨体的中央，是心包之募穴，亦称为气之会，可总调上焦之气机，对于呕吐症见胸膈痞满不舒、少气困倦，或水停胸膈等，用之膻中穴可宽胸和中，使气机畅通，气化则水化，气行则呕吐自止。同时配用下焦之气海穴，尤可促使下焦的气机充实，三焦并治，升降复起常度，消除胃气上逆，而达到行气消食、化痰止吐的目的。由此可见，三穴相互为用。上取膻中可总调气机；中取中脘，可温运中阳，以和胃降逆；下取气海，补元阳，温脾肾之虚寒，益火生土，补虚降逆。三穴相配，相辅相成，故疗效甚佳。虚证者补之或灸之，实证者则泻之或平补平泻。治疗呕吐运用中脘、内关、公孙三穴也有佳效，三穴伍用升清降浊，和胃降逆而达止吐之效。

翻胃吐食^①一般针，针中^②有妙少人知。

①翻胃吐食：是食入即吐的意思，其特征表现为朝食暮吐，或暮食朝吐，食难停留。

②针中：指针灸治疗中。

对于食入即吐的翻胃证，也可以采用中脘、膻中、气海三穴治疗，其针法之奥妙，很少有人能够明确。

翻胃吐食的发生主要是由于胃阳虚弱，或命门火衰，不能腐熟水谷，胃失和降所致。其特征为朝食暮吐，或暮食朝吐。对于这一类翻胃吐食的病变，取用膻中、中脘、气海三穴，和前文所述治疗呕吐的配穴法一样同时施用灸法，在上焦可疏调气机，中焦则温运中阳，下焦则益火生土、补虚降逆，则同样具有显著的疗效。

【临床意义】

本歌赋讲解了风、水、结、劳、虚、气、嗽、痰、吐9种常见病证的治疗用穴，简要地提出了治疗处方与具体治法，指出了何者宜针，何者宜灸，何者当泻，何者当补。由此充分体现了中医辨证论治的基本思想，是针灸治疗时配穴处方的准则，尤其各证的配穴组合，确为临床实用之方，具有很强的实用性，在临床治疗用穴上有很大的指导意义，至今其相关病证仍是临床中常用的主穴。在同时期的杨继洲《针灸大成》中就转载了此歌赋，并在"针风"与"针劳"的取穴上做了更改，使其在临床中更具实用性，目前以杨继洲所更改后之歌赋更为普及。

本歌赋文字简要，取穴精炼，文简义明，便于记忆，易于推广，故是临床极为重视的歌赋之一。

【临床验案】

病案一　百会、风府穴治疗精神分裂症

患者男性，34岁。精神失常已有半年余，主要表现为难以入睡、睡眠不安，时有恐惧不安、言语错乱、自言自语、表情淡漠，常有不自主地摇头叹息、挤眼、摆手等异常动作，并常有幻视、幻听症状。在当地精神病医院诊断为青春型精神分裂症，服用药物治疗效果不佳而来诊。治疗：常规针刺风府穴1寸深，施以较强捻转刺激，百会穴透刺神庭穴，快速捻转行针1分钟，留针30分钟，每10分钟行针1次，隔日1次，共治疗15次，患者精神症状完全恢复，随访

1年完全恢复。

病案二　中脘、足三里穴治疗呕吐

患者赵某，女性，46岁。无明显诱因出现呕吐时作时止，病程持续半年余，每因饮食不慎后，即引发呕吐，呕吐物为胃内容物，胃纳不佳，食入难化，脘腹痞满，倦怠乏力，口淡不渴，面色无华，大便不畅，舌质淡，苔白滑，脉弱。治疗：针刺中脘、足三里穴，施以补法，每次留针40分钟，每10分钟行针1次，隔日1次，共治疗10次，纳食正常，再无呕吐。

病案三　肺俞、风门穴治疗支气管哮喘

患者女性，患支气管哮喘5年余，每遇着凉感寒，旋即发病，发则胸闷气喘，喉中痰鸣，咳吐清稀痰液，咳吐不易，虽经多方治疗，未愈，故邀吕老治之。取风门、肺俞、孔最（双侧）穴，针刺用泻法，进针之后，患者顿觉心胸畅快，随之气短、气喘症状改善，留针半小时，每10分钟行针1次，起针后，患者状如常人。此后，每当发病，均以上法为治，屡治屡验，病症逐渐减轻。[吕玉娥、吕运权、吕运东.吕景山对穴：31.]

病案四　水分穴治疗水肿

俚医为季生治水肿，以药饮之久不效。以受其延持之勤，一日忽灸水分与气海穴，是早观面如削矣，信乎水分能治水肿也。[李复峰.历代针灸名家医案选注：20.]

病案五　膻中穴治疗呃逆

患者张某，男性，32岁。呃逆1周不止，经中西医药治疗无效，采用下法1次而愈。治疗：患者仰卧，全身放松，用拇指对准膻中穴，先轻后重，按压2~3分钟，呃逆顿止，此后未再复发。[徐岩，等.浙江中医杂志.1987，22（11）：493.]

病案六　膏肓、百劳穴治疗虚劳

一人年三十余，积病而多欲，遂起热兼旬，无盗汗，六脉饮食不减，此劳症之微而未深者也，正与养血滋阴法相合。药用生地三钱，醋制鳖甲二钱，知母、当归、柴胡、丹皮、山萸肉各一钱，黄芩六分，煎服六剂而热平。随灸百劳、膏肓二穴，以杜其根。更以河车丸与之调理，不百日形气饮食脉候俱如初

而愈。[魏之琇.续名医类案]

病案七　大肠俞、二间穴治疗便秘

患者男性，32岁。大便失常已2年余，平时喜食辛辣之物，一般3~4日排便1次，且排时费力。查体示腹部胀满，脐周围轻微压痛，舌质红，苔黄燥，脉数有力。治疗：先针大肠俞穴，采用泻法，行针2分钟，并使针感向腹部放射，后取针。再针刺天枢、二间穴，施以泻法，留针30分钟，每10分钟行针1次，隔日1次，治疗6次后患者排便基本正常，继针4次，诸症消失，每日大便1次，大便通畅。

附录　常见病治疗歌赋荟萃

一、内科病证

（一）发热

1.表热

曲池：曲池拱手取，曲肘骨边求。善治肘中痛，偏风手不收，挽弓开不得，筋缓莫梳头，喉闭促欲死，发热更无休，遍身风癣癞，针着即时瘳。《马丹阳天星十二穴并治杂病歌》

2.表里俱热

少冲、曲池：发热仗少冲、曲池之津。《百症赋》

3.里热

关冲（刺血）：三焦热气壅上焦，口苦舌干岂易调，针刺关冲出毒血，口生津液病俱消。《玉龙歌》

雍热盛乎三焦，关冲最宜。《玉龙赋》

4.阴虚发热

然谷：然骨泻肾。《通玄指要赋》

5.阳虚发热

涌泉：厥寒厥热涌泉清。《百症赋》

（二）头痛

1.外感头痛

列缺、太渊：列缺头痛及偏正，重泻太渊无不应。《席弘赋》

偏正头疼左右针，列缺太渊不用补。《杂病穴法歌》

外关：一切风寒暑湿邪，头疼发热外关起。《杂病穴法歌》

2.痰浊头痛

强间、丰隆：强间、丰隆之际，头痛难禁。《百症赋》

3.肾虚头痛

涌泉：顶心头痛眼不开，涌泉下针定安泰。《肘后歌》

4.偏头痛

悬颅、颔厌：悬颅、颔厌之中，偏头痛止。《百症赋》

丝竹空：丝竹疗头疼不忍。《通玄指要赋》

列缺：偏正头疼泻列缺。《灵光赋》

5.头颈部疼痛

承浆、风府：头项强痛难回顾，牙痛并作一般看，先向承浆明补泻，后针风府即时安。《玉龙歌》

列缺：头项寻列缺。《四总穴歌》

后溪：头项痛，拟后溪以安然。《通玄指要赋》

6.头风

申脉、金门：头风头痛，刺申脉与金门。《标幽赋》

上星：头风眼痛上星专。《胜玉歌》

神庭：神庭理乎头风。《玉龙赋》

　　　　头风呕吐眼昏花，穴取神庭始不瘥。《玉龙歌》

风池（灸）：头风头痛灸风池。《胜玉歌》

合谷、风池：偏正头风有两般，有无痰饮细推观，若然痰饮风池刺，倘无痰饮合谷安。《玉龙歌》

申脉、金门、手三里：头风目眩项捩强，申脉金门手三里。《杂病穴法歌》

（三）咳嗽

1.外感风寒

太渊：咳嗽风痰，太渊、列缺宜刺。《玉龙赋》

列缺、太渊：寒痰咳嗽更兼风，列缺二穴最可攻，先把太渊一穴泻，多加艾火即收功。《玉龙歌》

风门（灸）：腠理不密咳嗽频，鼻流清涕气昏沉，须知喷嚏风门穴，咳嗽宜加艾火深。《玉龙歌》

　　　　风门主伤冒寒邪之嗽。《玉龙赋》

2.外感风热

魄户：体热劳嗽而泻魄户。《标幽赋》

3.痰湿犯肺

肺俞、丰隆：伤风不解嗽频频，久不医时劳便成，咳嗽须针肺俞穴，痰多宜向丰隆寻。《玉龙歌》

　　　　丰隆、肺俞，痰嗽称奇。《玉龙赋》

4.肺阴亏耗

身柱：忽然咳嗽腰背痛，身柱由来灸便轻。《玉龙歌》

身柱蠲嗽，能除膂痛。《玉龙赋》

肺俞、天突： 咳嗽连声，肺俞须迎天突穴。《百症赋》

（四）哮喘

1.痰浊阻肺

丰隆： 哮喘发来寝不得，丰隆刺入三分深。《肘后歌》

天突、膻中： 哮喘之症最难当，夜间不睡气遑遑，天突妙穴易寻得，膻中着艾便安康。《玉龙歌》

天突、膻中医喘嗽。《玉龙赋》

天突： 天突宛中治喘痰。《灵光赋》

2.脾虚

足三里： 虚喘须寻三里中。《席弘赋》

3.肾虚

俞府、乳根： 吼喘之症嗽痰多，若用金针疾自和，俞府乳根一样刺，气喘风痰渐渐磨。《玉龙歌》

乳根、俞府，疗气嗽痰哮。《玉龙赋》

璇玑、气海： 气喘急急不可眠，何当日夜苦忧煎，若得璇玑针泻动，更取气海自安然。《玉龙歌》

尪羸喘促，璇玑、气海当知。《玉龙赋》

（五）呕吐

1.肝气犯胃

合谷、内关、阴交： 汗吐下法非有他，合谷内关阴交杵。《杂病穴法歌》

2.脾胃虚寒

中脘、气海、膻中： 或针吐，中脘气海膻中补；翻胃吐食一般针，针中有妙少人知。《行针指要歌》

3.胃阴不足

幽门、玉堂： 烦心呕吐，幽门开彻玉堂明。《百症赋》

4.其他

神庭： 头风呕吐眼昏花，穴取神庭始不瘥。《玉龙歌》

上脘： 呕吐还须上脘疗。《席弘赋》

（六）胃痛

1.饮食停滞

足三里、璇玑： 若是胃中停宿食，后寻三里起璇玑。《长桑君天星秘诀歌》

胃中有积刺璇玑，三里功多人不知。《席弘赋》

2.肝气犯胃

魂门、胃俞：胃冷食而难化，魂门、胃俞堪责。《百症赋》

3.脾胃虚寒

下脘：胃冷下脘却为良。《胜玉歌》

（七）腹痛

1.寒痛

阴谷：连脐腹痛，泻足少阴之水。《通玄指要赋》

阴陵泉、涌泉：如是小肠连脐痛，先刺阴陵后涌泉。《长桑君天星秘诀歌》

2.热痛

支沟：筋疼闭结支沟穴。《胜玉歌》

3.虚痛

公孙、内关：肚疼须是公孙妙，内关相应必然瘳。《席弘赋》
　　　　　　　腹痛公孙内关尔。《杂病穴法歌》

内关：胸满腹痛刺内关。《标幽赋》

足三里：肚腹三里留。《四总穴歌》

4.气痛

大陵、外关：腹中疼痛亦难当，大陵外关可消详。《玉龙歌》
　　　　　　　肚痛秘结，大陵合外关与支沟。《玉龙赋》

5.虫痛

中脘：伤寒腹痛虫寻食，吐蛔乌梅可难攻，十日九日必定死，中脘回还胃
气通。《肘后歌》

（八）泄泻

1.寒湿

天枢：肠鸣大便时泄泻，脐旁两寸灸天枢。《胜玉歌》

足三里：三里膝眼下，三寸两筋间，肠鸣并泄泻，腿肿膝胻酸。《马丹阳
天星十二穴并治杂病歌》

2.湿热

足三里、内庭：泄泻肚腹诸般疾，三里内庭功无比。《杂病穴法歌》

3.脾胃虚弱

脾俞、膀胱俞：脾虚谷以不消，脾俞、膀胱俞觅。《百症赋》

天枢：脾泻之症别无他，天枢二穴刺休瘥，此是五脏脾虚疾，艾火多添病

不加。《玉龙歌》

天枢理感患脾泄之危。《玉龙赋》

（九）便秘

1.实秘

长强、大敦、阳陵泉：热秘气秘先长强，大敦阳陵堪调护。《杂病穴法歌》

大敦（灸）：大便闭涩大敦烧。《席弘赋》

2.气秘

大陵、外关、支沟：腹中疼痛亦难当，大陵外关可消详，若是胁疼并闭结，支沟奇妙效非常。《玉龙歌》

肚痛秘结，大陵合外关于支沟。《玉龙赋》

3.虚秘

照海、支沟：照海、支沟，通大便之秘。《玉龙赋》

大便闭结不能通，照海分明在足中，更把支沟来泻动，方知妙穴有神功。《玉龙歌》

支沟、足三里：大便虚秘补支沟，泻足三里效可拟。《杂病穴法歌》

（十）胸痹

1.心血瘀阻

上脘、中脘：九种心痛及脾疼，上脘穴内用神针，若还脾败中脘补，两针神效免灾侵。《玉龙歌》

上脘、中脘，治九种心痛。《玉龙赋》

2.胸阳痹阻

少泽：少泽应除心下寒。《灵光赋》

劳宫、少泽：心痛翻胃刺劳宫，寒者少泽细手指。《杂病穴法歌》

3.胸痹兼证

（1）胸痹兼手颤

少海、阴市：心痛手战少海求，若要除根阴市睹。《杂病穴法歌》

心痛手颤少海间，若要除根觅阴市。《席弘赋》

少海：心疼手颤针少海。《灵光赋》

（2）胸痹兼翻胃

劳宫：劳宫退胃翻心痛亦何疑。《通玄指要赋》

心痛翻胃刺劳宫。《杂病穴法歌》

4.其他

大陵：心胸之病大陵泻，气攻胸腹一般针。《玉龙歌》

　　　　　抑又闻心胸病，求掌后之大陵。《通玄指要赋》

心俞：妇人心痛心俞穴。《席弘赋》

少府：心胸有病少府泻。《肘后歌》

公孙：脾心痛急寻公孙。《胜玉歌》

上脘：心疼脾痛上脘先。《胜玉歌》

（十一）惊悸、怔忡

1.心血不足

听宫、脾俞：听宫、脾俞，祛残心下之悲凄。《百症赋》

2.阴虚火旺

通里：连日虚烦面赤妆，心中惊悸亦难当，若须通里穴寻得，一用金针体便康。《玉龙歌》

　　　　　通里腕侧后，去腕一寸中，欲言声不出，懊恼及怔忡。《马丹阳天星十二穴并治杂病歌》

　　　　　通里疗心惊而即瘥。《玉龙赋》

足三里：心悸虚烦刺三里。《玉龙赋》

3.心阳不足

阳交、解溪：惊悸怔忡，取阳交、解溪勿误。《百症赋》

（十二）中风

1.中脏腑

（1）闭证

人中、颊车：泻却人中及颊车，治疗中风口吐沫。《胜玉歌》

中冲、人中：中风之症症非轻，中冲二穴可安宁，先补后泻如无应，再刺人中立便轻。《玉龙歌》

（2）脱证

风门、气海：或针风，先向风门气海中。《行针指要歌》

囟门、百会：中风不语最难医，发际顶门穴要知，更向百会明补泻，即时苏醒免灾危。《玉龙歌》

　　　　　　　原夫卒暴中风，囟门、百会。《玉龙赋》

2.中经络

环跳：中风环跳而宜刺。《标幽赋》

阳陵泉、曲池：半身不遂，阳陵远达于曲池。《百症赋》

曲池：曲池拱手取，屈肘骨边求，善治肘中痛，偏风手不收，挽弓开不得，筋缓莫梳头。《马丹阳天星十二穴并治杂病歌》

（十三）癫痫

1.发作期

鸠尾：鸠尾独治五般痫，此穴须当仔细观，若然着艾宜七壮，多则伤人针亦难。《玉龙歌》

鸠尾针癫痫已发，慎其妄施。《玉龙赋》

鸠尾、涌泉：鸠尾能治五般痫，若下涌泉人不死。《席弘赋》

后溪：痫发癫狂兮，凭后溪而疗理。《通玄指要赋》

后溪、鸠尾、神门：后溪鸠尾及神门，治疗五痫立便痊。《胜玉歌》

劳宫、涌泉：劳宫能治五般痫，更刺涌泉疾如挑。《杂病穴法歌》

2.间歇期

神道、心俞：风痫常发，神道须还心俞宁。《百症赋》

（十四）癫狂

1.癫证

神门、人中、间使：神门专治心痴呆，人中间使祛癫妖。《杂病穴法歌》

水沟、间使：水沟间使治邪癫。《灵光赋》

神门：神门去心性之呆痴。《通玄指要赋》

痴呆之症不堪亲，不识尊卑枉骂人，神门独治痴呆病，转手骨开得穴真。《玉龙歌》

神门治呆痴笑咷。《玉龙赋》

人中：人中治癫功最高，十三鬼穴不须饶。《席弘赋》

身柱、本神：癫疾必身柱，本神之令。《百症赋》

2.狂证

上脘、神门：发狂奔走，上脘同起于神门。《百症赋》

间使：狂言盗汗如见鬼，惺惺间使便下针。《肘后歌》

后溪：后溪专治督脉病，癫狂此穴治还轻。《拦江赋》

（十五）痉病

1.外邪引发

风府：风伤项急，始求于风府。《通玄指要赋》

神藏、璇玑：胸满项强，神藏、璇玑已试。《百症赋》

2. 热邪发痉

颅息：痉病非颅息而不愈。《百症赋》

少商：刚柔二痉最乖张，口噤眼合面红妆，热血流入心肺腑，须要金针刺少商。《肘后歌》

3. 气血亏虚

承浆：头项强，承浆可保。《通玄指要赋》

头项强急承浆保。《胜玉歌》

4. 其他

人中：强痛脊背泻人中。《玉龙歌》

人中除脊膂之强痛。《通玄指要赋》

水道、筋缩：脊强兮，水道、筋缩。《百症赋》

（十六）消渴

1. 上消

少商、曲泽：少商、曲泽，血虚口渴同施。《百症赋》

2. 下消

行间、涌泉：行间、涌泉，主消渴之肾竭。《百症赋》

然谷：然谷泻肾。《通玄指要赋》

（十七）黄疸

1. 阳黄

后溪、劳宫：治疸消黄，谐后溪、劳宫而看。《百症赋》

阳纲、胆俞：目黄兮，阳纲、胆俞。《百症赋》

腕骨：固知腕骨祛黄。《通玄指要赋》

涌泉：胸结身黄，取涌泉而即可。《通玄指要赋》

2. 阴黄

至阳：至阳亦治黄疸病，先补后泻效分明。《玉龙歌》

至阳却疸，善治神疲。《玉龙赋》

腕骨、中脘：脾虚黄疸，腕骨、中脘何疑。《玉龙赋》

至阳：黄疸至阳便能离。《胜玉歌》

（十八）水肿

1. 阳水

偏历：刺偏历利小便、医大人水蛊。《标幽赋》

阴陵泉、水分：阴陵、水分，去水肿之脐盈。《百症赋》

阴陵泉：阴陵开通于水道。《通玄指要赋》

内庭：腹膨而胀，夺内庭兮休迟。《通玄指要赋》

2.阴水

水分、水道、足三里、三阴交：水病之病最难熬，腹满虚胀不肯消，先灸水分并水道，后针三里及阴交。《玉龙歌》

阴交、水分、足三里：阴交、水分、三里，蛊胀宜刺。《玉龙歌》

水分、复溜：水肿水分与复溜。《杂病穴法歌》

复溜：复溜治肿如神医。《灵光赋》

水分：水肿水分灸即安。《灵光赋》

或针水，水分夹脐脐边取。《行针指要歌》

水分、气海：水肿水分兼气海，皮内随针气自消。《席弘赋》

3.身体各部水肿

（1）面部水肿

水沟、前顶、听会：原夫面肿虚浮，须仗水沟、前顶。《百症赋》

耳聋腮肿，听会偏高。《玉龙赋》

（2）腋部水肿

委阳、天池：委阳、天池，腋肿针而速散。《百症赋》

（3）股膝肿

太冲：股膝肿起泻太冲。《肘后歌》

（4）膝肿

膝眼、阳陵泉、阴陵泉：两膝无端肿如斗，膝眼三里艾当施。《胜玉歌》

阴陵阳陵，除膝肿之难熬。《玉龙赋》

（5）脚膝肿

至阴：脚膝肿时寻至阴。《席弘赋》

（6）足肿

太溪、昆仑、申脉：太溪、昆仑、申脉，最疗足肿之迍。《玉龙赋》

（十九）汗证

1.自汗

大椎：百劳止虚汗。《玉龙赋》

合谷：汗多宜将合谷收。《玉龙歌》

伤寒有汗，取合谷当随。《玉龙赋》

2.盗汗

阴郄：泻阴郄止盗汗。《标幽赋》

阴郄、后溪：阴郄、后溪，治盗汗之多出。《百症赋》

间使：狂言盗汗如见鬼，惺惺间使便下针。《肘后歌》

3.脱汗

合谷：倘若汗多流不绝，合谷补收效如神。《拦江赋》

合谷、复溜：多汗合谷补之先，次泻复溜汗即干。《杂病歌》

4.无汗

复溜：无汗伤寒泻复溜。《玉龙歌》

伤寒无汗，攻复溜宜泻。《玉龙赋》

合谷、复溜：无汗更将合谷补，复溜穴泻好用针。《拦江赋》

大都、经渠：热病汗不出，大都更接于经渠。《百症赋》

涌泉：伤寒痞气结胸中，两目昏黄汗不通，涌泉妙穴三分许，速使周身汗自通。《肘后歌》

（二十）淋证

1.石淋

气海、血海：气海血海疗五淋。《灵光赋》

血海：五淋血海通男妇。《杂病穴法歌》

2.血淋

兑端、小海：小便赤涩，兑端独泻太阳经。《百症赋》

3.劳淋

肓俞、横骨：且如肓俞、横骨，泻五淋之久积。《百症赋》

（二十一）遗精

1.心肾不交

心俞、肾俞：心俞、肾俞，治腰肾虚乏之梦遗。《玉龙赋》

心俞：遗精白浊心俞治。《胜玉歌》

2.湿热内蕴

三阴交、气海：针三阴与气海，专司白浊久遗精。《百症赋》

3.惊吓

心俞、白环俞：胆寒由是怕惊心，遗精白浊实难禁，夜梦鬼交心俞治，白环俞治一般针。《玉龙歌》

（二十二）厥证

1.尸厥

百会、隐白：尸厥百会一穴美，更针隐白效昭昭。《杂病穴法歌》

2.寒厥

涌泉：厥寒厥热涌泉清。《百症赋》

百会：太子暴死为厥，越人针维会而复醒。《标幽赋》

以见越人治尸厥于维会，随手而苏。《通玄指要赋》

（二十三）腰痛

1.寒湿腰痛

环跳：环跳在髀枢，侧卧屈足取。折腰莫能顾，冷风并湿痹，腿胯连腨痛，转侧重欷歔，若人针灸后，顷刻病消除。《马丹阳天星十二穴并治杂病歌》

曲池：腰背若患挛急风，曲池一寸五分攻。《肘后歌》

大都：腰腿疼痛十年春，应针不了便惺惺，大都引气探根本，服药寻方枉费金。《肘后歌》

太冲：太冲足大趾，节后二寸中，动脉知生死，能医惊痫风，咽喉并心胀，两足不能行，七疝偏坠肿，眼目似云朦，亦能疗腰痛，针下有神功。《马丹阳天星十二穴并治杂病歌》

2.瘀血腰痛

委中：腰背委中求。《四总穴歌》

委中专治腰间痛。《席弘赋》

五般腰痛委中安。《灵光赋》

委中曲腘星，横纹脉中央，腰痛不能举，沉沉引脊梁。《马丹阳天星十二穴并治杂病歌》

委中腰痛脚挛急，取得其经血自调。《席弘赋》

人中、委中：强痛脊背泻人中，挫闪腰酸亦可攻，更有委中之一穴，腰间诸疾任君攻。《玉龙歌》

人中、委中，除腰脊痛闪之难制。《玉龙赋》

横骨、大都：气滞腰痛不能立，横骨大都宜救急。《席弘赋》

3.肾虚腰痛

肾俞：肾弱腰疼不可当，施为行止甚非常，若知肾俞二穴处，艾火频加体自康。《玉龙歌》

肾俞把腰疼而泻尽。《通玄指要赋》

肾败腰疼小便频，督脉两旁肾俞除。《胜玉歌》

复溜：复溜气滞便离腰。《席弘赋》

4.其他（腰痛兼证）

（1）腰痛耳鸣

足三里、地五会：耳内蝉鸣腰欲折，膝下明存三里穴，若能补泻五会间，且莫向人容易说。《席弘赋》

地五会、耳门、足三里：耳鸣腰痛先五会，次针耳门三里内。《长桑君天星秘诀歌》

（2）腰连背痛、背连腰痛

环跳、委中、昆仑：腰痛环跳委中神，若连背痛昆仑武。《杂病穴法歌》

白环俞、委中：背连腰痛，白环、委中曾经。《百症赋》

（3）腰痛、膝肿痛

行间：行间治膝肿目疾。《通玄指要赋》

交信：腰膝强痛交信凭。《肘后歌》

足三里：腰连膝肿急必大，便于三里攻其隘。《席弘赋》

（4）腰连腿痛

腕骨、足三里：腰连腿疼腕骨升，三里降下随拜跪。《杂病穴法歌》

（5）腰连脚痛

委中：腰脚疼，在委中而已矣。《通玄指要赋》

环跳、行间、风市：腰连脚痛怎生医？环跳行间与风市。《杂病穴法歌》

（二十四）痹证

1.病因分类

（1）行痹

大杼、曲泉：风痹痿厥如何治？大杼曲泉真是妙。《肘后歌》

委中：委中曲腘里，横纹脉中央，腰痛不能举，沉沉引脊梁，酸疼筋莫展，风痹复无常，膝头难伸屈，针入即安康。《马丹阳天星十二穴并治杂病歌》

（2）痛痹

环跳、腰俞：冷风冷痹疾难愈，环跳腰俞针与烧。《席弘赋》

足三里：冷痹肾败，取足阳明之土。《通玄指要赋》

（3）着痹

环跳：环跳在髀枢，侧卧屈足取，折腰莫能顾，冷风并湿痹，腿胯连腨痛，转侧重欷歔，若人针灸后，顷刻病消除。《马丹阳天星十二穴并治杂病歌》

2.病症分类

（1）肩背痛

五枢、背缝：肩背风气连臂疼，背缝二穴用针明，五枢亦治腰间痛，得穴

方知疾顿轻。《玉龙歌》

　　　　　　　　肩脊痛兮，五枢兼于背缝。《玉龙赋》

　　三间、肾俞、肩井、手三里：更有三间肾俞妙，善除肩背消风劳，若针肩井须三里，下刺之时气未调。《席弘赋》

　　肩髃：肩端红肿痛难当，寒湿相争气血狂，若向肩髃明补泻，管君多灸自安康。《玉龙歌》

　　手三里：肩背患，责肘前之三里。《通玄指要赋》

　　中渚：肩背诸疾中渚下。《肘后歌》

　　肩髃：风湿传于两肩，肩髃可疗。《玉龙赋》

　　（2）肩痛连脐

　　手三里：手三里治肩连脐。《杂病穴法歌》

　　　　　　　　肩上痛连脐不休，手中三里便须求，下针麻重即须泻，得气之时不用留。《席弘赋》

　　（3）肘痛

　　尺泽、太渊：五般肘痛寻尺泽，太渊针后却收功。《席弘赋》

　　（4）臂疼、背痛

　　手三里：臂疼背痛针三里。《胜玉歌》

　　（5）手臂痛

　　间使、肩髃：如中鬼邪先间使，手臂挛痹取肩髃。《长桑君天星秘诀歌》

　　液门、中渚：手臂红肿连腕疼，液门穴内用针明，更将一穴名中渚，多泻中间疾自轻。《玉龙歌》

　　　　　　　　手臂红肿，中渚、液门要辨。《玉龙赋》

　　肩井：肩井除两臂难任。《通玄指要赋》

　　　　　　　　急疼两臂气功胸，肩井分明穴可攻，此穴元来真气聚，补多泻少应其中。《玉龙歌》

　　　　　　　　肩井除臂痛如拿。《玉龙赋》

　　（6）肘挛痛

　　尺泽、曲池：肘挛痛兮，尺泽合于曲池。《玉龙赋》

　　（7）手连肩痛

　　合谷、太冲：手指连肩相引疼，合谷太冲能救苦。《杂病穴法歌》

　　　　　　　　手连肩脊痛难忍，合谷针时要太冲。《席弘赋》

　　（8）两手活动受限

　　曲池、合谷、肩髃：曲池两手不如意，合谷下针宜仔细。《席弘赋》

两手酸痛难执物，曲池合谷并肩髃。《胜玉歌》

（9）手腕痛

腕骨： 腕骨疗手腕之难移。《玉龙赋》

（10）五指不伸

中渚： 五指不伸中渚取。《灵光赋》

（二十五）痿证

1.辨证施治

（1）肺热筋伤

大椎、曲泉： 风痹痿厥如何治？大杼曲泉真是妙。《肘后歌》

（2）肝肾亏虚

太冲： 且如行步难移，太冲最奇。《通玄指要赋》

照海： 四肢之懈惰，凭照海以清除。《通玄指要赋》

中封、太冲： 若人行步苦艰难，中封太冲针便痊。《胜玉歌》

（3）脾胃虚弱

太冲、足三里、中封： 行步艰难疾转加，太冲二穴效堪夸，更针三里中封穴，去病如同用手抓。《玉龙歌》

（4）湿热浸淫

悬钟、条口： 两足难移先悬钟，条口后针能步履。《杂病穴法歌》

绝骨、条口、冲阳： 足缓难行先绝骨，次寻条口及冲阳。《长桑君天星秘诀歌》

2.按部施治

（1）上肢

少海、手三里： 且如两臂顽麻，少海就傍于三里。《百症赋》

（2）腰部

委中： 腰软如何去得根，神妙委中立见效。《肘后歌》

人中、曲池： 人中、曲池，可治其痿伛。《玉龙赋》

（3）下肢

太溪、仆参： 两足酸麻补太溪，仆参内庭盘跟楚。《杂病穴法歌》

风市、阴市： 膝腿无力身立难，原因风湿致伤残，倘知二市穴能灸，步履悠然渐自安。《玉龙歌》

风市、阴市，驱腿脚之乏力。《玉龙赋》

（二十六）虚劳

1.肺脏虚损

魄户、膏肓：痨瘵传尸，趋魄户、膏肓之路。《百症赋》

膏肓：膏肓二穴治病强，此穴原来难度量，斯穴禁针多着艾，二十一壮亦无妨。《玉龙歌》

膏肓补虚劳。《玉龙赋》

风门、膏肓：或针劳，须向风门及膏肓。《行针指要歌》

2.脾气虚损

足三里：三里却五劳之羸瘦，华佗言斯。《通玄指要赋》

天枢：虚损天枢而可取。《标幽赋》

3.肾阳虚损

气海、丹田、委中：或针虚，气海丹田委中奇。《行针指要歌》

4.其他

涌泉、关元、丰隆：涌泉、关元、丰隆，为治尸劳之例。《玉龙赋》

涌泉：传尸劳病最难医，涌泉出血免灾危。《玉龙歌》

（二十七）疟疾

1.温疟

间使：间使剿疟疾。《玉龙赋》

疟生寒热兮，仗间使以扶持。《通玄指要赋》

间使、大椎：五疟寒多热更多，间使大椎真妙穴。《胜玉歌》

间使、支沟、大椎：疟疾寒热真可畏，须知虚实可用意，间使宜透支沟中，大椎七壮合圣治。《肘后歌》

合谷：合谷在虎口，两指歧骨间，头疼并面肿，疟病热还寒，齿龋鼻衄血，口噤不开言，针入五分深，令人即便安。《马丹阳天星十二穴并治杂病歌》

2.寒疟

商阳、太溪：寒疟兮，商阳、太溪验。《百症赋》

合谷、内庭：寒疟面肿及肠鸣，先取合谷后内庭。《长桑君天星秘诀歌》

3.劳疟

章门：经年或变劳怯者，痞满脐旁章门决。《胜玉歌》

4.疫疟

后溪：时行疟疾最难禁，穴法由来未审明，若把后溪穴寻得，多加艾火即时轻。

时疫疟疾寻后溪。《玉龙赋》

5.食疟

内庭：内庭次趾外，本属足阳明，能治四肢厥，喜静恶闻声，瘾疹咽喉痛，数欠及牙疼，疟疾不能食，针着便惺惺。《马丹阳天星十二穴并治杂病歌》

6.一日疟

金门：连日频频发不休，金门刺深七分是。《肘后歌》

7.三日疟

复溜、间使：疟疾三日得一发，先寒后热无他语，寒多热少取复溜，热多寒少用间使。《肘后歌》

8.分经治疟

疟疾素问分各经，危氏刺指舌红紫。《杂病穴法歌》

（二十八）霍乱

1.寒霍乱

阴谷、足三里：中邪霍乱，寻阴谷、三里之程。《百症赋》

2.热霍乱

中脘、足三里、内庭：霍乱中脘可入深，三里内庭泻几许。《杂病穴法歌》

3.霍乱兼证

（1）霍乱转筋

承山：承山名鱼腹，腨肠分肉间，善治腰疼痛，痔疾大便难，脚气并膝肿，辗转战疼酸，霍乱及转筋，穴中刺便安。《马丹阳天星十二穴并治杂病歌》

（2）霍乱并心疼

巨阙：霍乱心疼吐痰涎，巨阙着艾便安然。《胜玉歌》

二、外科病证

（一）乳痈

1.郁乳期

少泽、太阳：妇人乳肿，少泽与太阳之可推。《玉龙赋》

2.溃脓期

肩井：肩井乳痈而极效。《百症赋》

（二）吹乳

少泽：妇人吹乳痛难消，吐血风痰稠似胶，少泽穴内明补泻，应时神效气

能调。《玉龙歌》

（三）疔疮

劳宫：劳宫穴在掌中寻，满手生疮痛不禁。《玉龙歌》

（四）瘾疹

1.风热

肩髃、阳溪：肩髃、阳溪，消瘾风之热极。《百症赋》

天井：天井治瘰疬瘾疹。《玉龙赋》

2.胃肠积热

内庭：内庭次趾外，本属足阳明。能治四肢厥，喜静恶闻声，瘾疹咽喉痛。《马丹阳天星十二穴并治杂病歌》

（五）痔疮

承山、长强：九般痔瘘最伤人，必刺承山效如神，更有长强一穴是，呻吟大痛穴为真。《玉龙歌》

　　　　　　长强、承山，灸痔最妙。《玉龙赋》

承山：五痔原因热血作，承山须下病无踪。《肘后歌》

长强：痔疾肠风长强欺。《胜玉歌》

商丘：商丘痔瘤而最良。《百症赋》

二白：痔瘘之疾亦可憎，表里急重最难禁，或痛或痒或下血，二白穴在掌后寻。《玉龙歌》

　　　　　　二白医痔瘘。《玉龙赋》

三、五官科病证

（一）目赤肿痛

丝竹空、攒竹：目内红痛苦皱眉，丝竹攒竹亦堪医。《胜玉歌》

睛明、太阳、鱼尾：两眼红肿痛难熬，怕日羞明心自焦，只刺睛明鱼尾穴，太阳出血自然消。《玉龙歌》

攒竹：脑昏目赤，泻攒竹以便宜。《通玄指要赋》

（二）风弦赤眼

大骨空、小骨空：风眩目烂最堪怜，泪出汪汪不可言，大小骨空皆妙穴，多加艾火疾应痊。《玉龙歌》

　　　　　　大小骨空，治眼烂能止冷泪。《玉龙赋》

（三）胬肉攀睛

少泽、肝俞：攀睛攻少泽、肝俞之所。《百症赋》

睛明：睛明治眼胬肉攀。《灵光赋》

（四）眼睑睏动

颧髎、大迎：目睏兮，颧髎、大迎。《百症赋》

（五）流泪

头临泣、头维：泪出刺临泣、头维之处。《百症赋》

头临泣：眵冷泪，临泣尤准。《通玄指要赋》

（六）鼻渊、鼻窒

上星：头风鼻渊，上星可用。《玉龙赋》

迎香：鼻窒不闻迎香间。《灵光赋》

　　　不闻香臭从何治？迎香两穴可堪攻，先补后泻分明效，一针未出气先通。《玉龙歌》

　　　鼻窒无闻，迎香可引。《通玄指要赋》

　　　迎香攻鼻窒为最。《玉龙赋》

通天：通天去鼻内无闻之苦。《百症赋》

（七）鼻衄

口禾髎：两鼻齆衄针禾髎。《灵光赋》

（八）咽喉肿痛

少商：颔肿喉闭少商前。《胜玉歌》

天突：谁知天突治喉风。《席弘赋》

百会、太冲、照海、阴交：咽喉最急先百会，太冲照海及阴交。《席弘赋》

照海：嗓口喉风针照海，三棱出血刻时安。《拦江赋》

　　　取照海治喉中之闭塞。《标幽赋》

液门、鱼际：喉痛兮，液门、鱼际去疗。《百症赋》

（九）耳鸣、耳聋

听会、迎香：耳聋气痞听会针，迎香穴泻功如神。《席弘赋》

金门、听会：但患伤寒两耳聋，金门听会疾如风。《席弘赋》

听会：耳聋腮肿，听会偏高。《玉龙赋》

　　　耳聋气闭听会间。《灵光赋》

　　　耳聋之症不闻声，痛痒蝉鸣不快情，红肿生疮须用泻，宜从听会用

针行。《玉龙歌》

耳中蝉噪有声，听会堪攻。《百症赋》

耳闭听会莫迟延。《胜玉歌》

耳闭须听会而治也。《通玄指要赋》

听会、翳风：耳聋气闭，全凭听会、翳风。《百症赋》

翳风：耳聋气闭痛难言，须刺翳风穴始痊。《玉龙歌》

地五会、耳门、足三里：耳鸣腰痛先五会，次针耳门三里内。《长桑君天星秘诀歌》

足三里、地五会：耳内蝉鸣腰欲折，膝下明存三里穴，若能补泻五会间。且莫向人容易说。《席弘赋》

三阴交：耳鸣鼻衄胸中满，好把金针此穴寻。但遇痒麻虚即补，如逢疼痛泻而迎，更有伤寒真妙诀，三阴须要刺阳经。《拦江赋》

（十）牙痛

1.风火牙痛

二间：二间治牙疼。《玉龙赋》

牙疼阵阵苦相煎，穴在二间要得传。《玉龙歌》

二间、阳溪：牙齿肿痛并喉痹，二间阳溪疾怎逃。《席弘赋》

二间、足三里：牙疼头痛兼喉痹，先刺二间后三里。《长桑君天星秘诀歌》

2.胃火牙痛

大迎：牙腮疼紧大迎全。《胜玉歌》

承浆：承浆泻牙疼而即移。《百症赋》

耳门、丝竹空：耳门、丝竹空，住牙疼于顷刻。《百症赋》

3.肾虚牙痛

太溪：牙齿痛，吕细堪治。《通玄指要赋》

四、妇科病证

（一）带下

中极：赤白带下，求中极之异同。《玉龙赋》

冲门、气冲：带下产崩，冲门、气冲宜审。《百症赋》

（二）月经病

1.月经后期

天枢、水泉：月潮违限，天枢、水泉细详。《百症赋》

2.月经先后不定期

地机、血海：抑又论妇经事改常，自有地机、血海。《百症赋》

（三）胞衣、死胎不下

照海、外关：阴跷、阳维而下胎衣。《标幽赋》

三阴交：阴交针入下胎衣。《胜玉歌》

文伯泻死胎于阴交，应针而陨。《通玄指要赋》

（四）不孕症

阴交、石关：无子搜阴交、石关之乡。《百症赋》

（五）崩漏

交信、合阳：女子少气漏血，不无交信、合阳。《百症赋》